高等职业学校"十四五"规划创新创业教育改革教材

U0193678

护用药理

HUYONG YAOLI

主　编　曹　华　陈辉芳　郑沛林

主　审　周海波　孙平华

副主编　李海华　陈少斌　夏　红　曾琳玲

编　者　（按姓氏笔画排序）

孔幸珊　广州医科大学附属第二医院

刘　涛　佛山科学技术学院

刘盈萍　广州华夏职业学院

李海华　广东岭南职业技术学院

陈少斌　广州医科大学

陈辉芳　广东岭南职业技术学院

陈静敏　广东岭南职业技术学院

陈慧哈　广东岭南职业技术学院

郑沛林　深圳市人民医院

夏　红　广州市番禺中心医院

唐思丽　广州华夏职业学院

曹　华　广东岭南职业技术学院

曾琳玲　广东岭南职业技术学院

华中科技大学出版社

http://www.hustp.com

中国·武汉

内 容 简 介

本书是高等职业学校"十四五"规划创新创业教育改革教材。

全书包括总论、传出神经系统药理、中枢神经系统药理、心血管系统药理、内脏器官系统与血液系统药理、内分泌系统药理、化学治疗药物药理、其他类药物药理等八个部分。本书以成果为导向,体现高职高专创新创业教育特色;配套临床案例导入,理论与临床相结合;根据岗位需求设计教学内容,内容与护考无缝对接;配套目标检测习题,直击护考。

本教材适合护理、助产等相关专业学生使用,同时也可供护理、助产工作者参考。

图书在版编目(CIP)数据

护用药理/曹华,陈辉芳,郑沛林主编.—武汉:华中科技大学出版社,2021.1(2024.1重印)
ISBN 978-7-5680-6872-7

Ⅰ.①护…　Ⅱ.①曹…　②陈…　③郑…　Ⅲ.①护理学-药理学-高等职业教育-教材　Ⅳ.①R96

中国版本图书馆 CIP 数据核字(2021)第 017393 号

护用药理　　　　　　　　　　　　　　　　　　　　曹　华　陈辉芳　郑沛林　主编
Huyong Yaoli

策划编辑:史燕丽
责任编辑:丁　平　郭逸贤
封面设计:原色设计
责任校对:李　琴
责任监印:周治超
出版发行:华中科技大学出版社(中国·武汉)　　电话:(027)81321913
　　　　　武汉市东湖新技术开发区华工科技园　　邮编:430223
录　　排:华中科技大学惠友文印中心
印　　刷:武汉科源印刷设计有限公司
开　　本:889mm×1194mm　1/16
印　　张:28.75
字　　数:903千字
版　　次:2024年1月第1版第2次印刷
定　　价:79.90元

网络增值服务使用说明

欢迎使用华中科技大学出版社医学资源网yixue.hustp.com

1.教师使用流程

（1）登录网址：<u>http://yixue.hustp.com</u> （注册时请选择教师用户）

注册　　　登录　　　完善个人信息　　　等待审核

（2）审核通过后，您可以在网站使用以下功能：

管理学生

建立课程　　　　　　布置作业

下载教学资源　　　教师　　　查询学生学习记录等

2.学员使用流程

建议学员在PC端完成注册、登录、完善个人信息的操作。

（1）PC端学员操作步骤

①登录网址：<u>http://yixue.hustp.com</u> （注册时请选择普通用户）

注册　　　登录　　　完善个人信息

② 查看课程资源

如有学习码，请在个人中心-学习码验证中先验证，再进行操作。

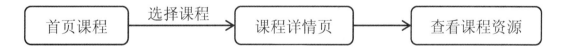

首页课程 →（选择课程）→ 课程详情页 → 查看课程资源

（2）手机端扫码操作步骤

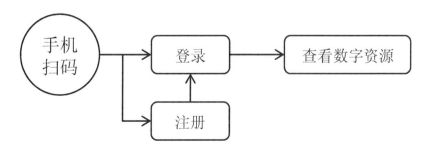

手机扫码 → 登录 → 查看数字资源

注册

　　《护用药理》是高等职业学校"十四五"规划创新创业教育改革教材,本教材根据教育部有关高职高专教材建设的文件精神和护用药理教学大纲的要求编写而成。

　　护用药理是护理和助产专业的一门重要的基础课程,也是医学基础课程与护理、助产专业课程之间的桥梁课程,为后续护理、助产专业课程打下基础,为护理临床药物治疗奠定基础。

　　本教材的内容包括总论、传出神经系统药理、中枢神经系统药理、心血管系统药理、内脏器官系统与血液系统药理、内分泌系统药理、化学治疗药物药理、其他类药物药理等八个部分。本教材以成果为导向,充分体现创新创业技能型人才培养理念,具有以下特色。

　　1. 内容适宜,特色鲜明。本教材突出高等职业技术教育的特点,以"三基"(基础理论、基本知识、基本技能)、"五性"(思想性、科学性、启发性、先进性、实用性)为教材编写基本原则,注重教材内容的改革创新、整体优化,把握好深度、广度和内容的衔接。

　　2. 编写体例多维化。本教材以培养学生职业能力为核心,首先,明确学习目标,再用临床案例导入,激发学生学习的兴趣,培养学生理论联系实际的能力;其次,正文插入知识链接,既突出了重点,主次分明,又开阔了学生的视野,启发了学生的思维;再次,每章内容结尾处配以思维导图,培养学生的整体观和系统化学习思维;最后,每章附有对接护考的目标检测,便于学生复习和自测。

　　3. 对接岗位,满足护考需求。本教材的内容和设计与护理岗位需求相结合,对接职业标准和岗位需求,对接护士执业资格考试,增加制剂、用法用量、相互作用等内容,设置目标检测,同时满足岗位与考试需求。

　　4. 纸数融合。通过扫描教材中各章节相应部位的二维码,可获得 PPT、微课等资源,有助于学生自主学习和碎片化学习。

　　本教材编写团队由多所高等学校、高职高专骨干教师和医院一线医生共同组成,编写团队工作经验丰富,对教材内容把握准确,契合岗位需求。本教材邀请了周海波教授(暨南大学药学院)和孙平华教授(暨南大学药学院)对全书进行了仔细审核,他们提出了许多宝贵的建设性意见,在此表示感谢! 本教材编写分工如下:第一、五章由曾琳玲编写,第二至四章由陈慧哈编写,第六至十一章由李海华编写,第十二至十五章由唐思丽编写,第十六至十九章由刘盈萍编写,第二十、二十九章由夏红编写,第二十一、二十二章由陈辉芳编写,第二十三、二十四章由郑沛林编写,第二十五至二十八章、三十章由曹华编写,第三十一至三十四章由孔幸珊编写,第三十五至四十章由陈少斌编写,第四十一至四十三章由刘涛编写,第四十四至四十八章由陈静敏编写。

　　本教材中主要制剂及用法用量仅作为参考,临床护理用药时以说明书为准。本教材中案例涉及的企业及个人仅为教学举例需要,不作商业推广用,特此声明。

　　本教材虽经多次讨论和修改,但由于时间仓促,编者水平有限,不足之处在所难免,殷切希望各位读者提出宝贵意见,以期不断完善。

编　者

目　录

MULU

第一篇　总　论

第二篇　传出神经系统药理

第三篇 中枢神经系统药理

第六篇　内分泌系统药理

第三十一章　肾上腺皮质激素类药物

第三十二章　降血糖药

第三十三章　甲状腺激素类药物与抗甲状腺药

第三十四章　性激素类药与抗生育药

第七篇　化学治疗药物药理

第三十五章　化学治疗药物概述

第八篇　其他类药物药理

第一篇

总论

第一章　绪　论

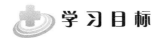

学习目标

知识目标

1. 掌握：药物、药品、药理学、药效学和药动学的概念。
2. 熟悉：医护人员在临床用药中的职责。
3. 了解：药理学的发展简史和学习方法。

技能目标

正确认识药物、药品、药理学、药效学、药动学等相关概念，能正确履行医护人员在临床用药中的职责。

本章PPT

微课

第一节　药理学的研究内容与学科任务

一、药理学的研究内容

药物（drug）是指能对机体生理功能、生化过程及病理状态产生影响，用于预防、诊断、治疗疾病和计划生育的化学物质。根据来源不同，药物可分为天然药物、化学合成药物和基因工程药物。天然药物是从植物、动物和矿物中提取的活性物质，如青蒿素；化学合成药物为通过化学反应得到的自然界存在或不存在的化合物，如喹诺酮类抗菌药；基因工程药物为利用基因重组技术获得的蛋白质类产物，如重组人粒细胞集落刺激因子。注意：药物与毒物之间并没有本质的区别，超剂量使用或者非正确使用药物可导致中毒反应，甚至危及生命，此时药物表现出毒物的特征。

药品是指用于预防、治疗、诊断疾病，有目的地调节生理机能并规定有适应证或者功能主治、用法和用量的物质，包括中药材、中药饮片、中成药、化学原料药及其制剂、抗生素、生化药品、放射性药品、血清、疫苗、血液制品和诊断药品等。

药理学（pharmacology）是研究药物与机体（包括病原体）之间相互作用及其作用规律的一门学科。药理学的研究内容包括药物效应动力学（pharmacodynamics，简称药效学）和药物代谢动力学（pharmacokinetics，简称药动学）两个方面，药效学主要研究药物对机体的作用及其机制，包括药物的药理作用、作用机制、临床应用及不良反应等；药动学研究机体对药物的处置过程及其规律，包括药物在体内的吸收、分布、代谢和排泄过程，特别是血药浓度随时间的变化规律等。药效学和药动学两个方面的相关过程在体内同时进行并且相互联系。

Note

二、药理学的学科任务

药理学以生理学、病理学、微生物学、生物化学等为基础，为疾病防治、合理用药提供科学依据，是联系基础医学和临床药学的桥梁学科。药理学的学科任务：阐明药物作用及作用机制，为临床合理用药、发挥药物最佳防治作用、减少药物不良反应提供理论基础；探索和发现新的生命现象，为研究生物机体的病理、生理及生化过程提供科学依据及研究方法；药理学是新药研发的核心内容，并为开发常用药物的新用途提供实验依据。我们学习药理学主要是为了能在护理工作中更加安全、合理、科学地使用药物，达到增效减毒、促进健康的目的。

第二节　药理学发展简史

药理学是在药物学的基础上发展起来的，药物学的历史悠久。药理学的建立和发展与现代科学技术的进步密切相关，大致可分为传统本草学、近代药理学和现代药理学三个阶段。

一、传统本草学阶段

远古时代的人类为了生存，从生活、生产实践中认识到某些天然物质能够治疗疾病和伤痛，这些丰富的药物知识和疾病防治经验被记录下来并被后人广为应用。古代记载药物知识的书籍称为"本草"，药物学形成的这段时期称为传统本草学阶段。

早在公元 1 世纪前后，我国就出现了最早的一部药物学著作《神农本草经》，该著作总结了东汉以前的药物知识，收载 365 种植物、动物及矿物药，其中不少至今仍在使用。

唐代《新修本草》(公元 659 年)也称《唐本草》，收载药物 800 余种，被认为是世界上最早的由政府颁布的药典。

明代李时珍通过长期医药实践，著成举世闻名的药物学巨著《本草纲目》(公元 1596 年)，全书共 52 卷，约 190 万字，收载药物 1892 种，插图 1000 余幅，药方 11000 余条，是药物尤其是天然来源药物研究的必读书籍。该著作已被译成英语、德语、法语、俄语、日语、韩语、拉丁语 7 种语言文字，在世界各地传播。

二、近代药理学阶段

18 世纪末，化学和生理学的迅速发展为近代药理学的形成和发展奠定了科学基础。实验药理学的创立，标志着近代药理学的开始。德国的泽尔蒂纳(F. W. A. Sertürner)首先从植物药罂粟中分离提纯得到吗啡，并证实了吗啡对犬的镇痛作用。此后，法国马让迪(Francois Magendie)用青蛙实验，发现了士的宁的致惊厥作用，并证明其作用部位在脊髓。在这些研究基础上，德国布赫海姆(R. Buchheim)(1820—1879)建立了第一个药理实验室，并写出第一本药理学教科书，开创了实验药理学，使药理学正式成为一门独立学科。

三、现代药理学阶段

现代药理学阶段约从 20 世纪初开始。1909 年，德国保罗·埃尔利希(Paul Ehrlich)发现砷凡纳明能治疗锥虫病和梅毒，从而开创了合成药物治疗传染病的新纪元。1940 年，英国钱恩(E. B. Chain)、弗洛里(H. W. Florey)在弗莱明(A. Fleming)研究的基础上从青霉菌中分离提纯得到了青霉素并将其应用于临床，化学治疗药的研究从此进入抗生素时代。20 世纪中叶是化学合成药物的黄金发展时期，磺胺类、抗生素、抗组胺药、镇痛药等相继问世,促进了药理学的快速发展。

近几十年来,随着计算机、电子显微镜、生物工程等技术的广泛应用,药物作用机制研究已由原来的系统、器官水平深入到细胞、亚细胞、受体、分子和量子水平。药理学的发展涉及多种学科、多个领域,已形成了许多分支,如分子药理学、免疫药理学、遗传药理学、生化药理学、时辰药理学、神经精神药理学、心血管药理学、内分泌药理学、生殖药理学等,这些分支学科的形成和发展极大地丰富和完善了药理学的研究。

第三节　医护人员在临床用药中的职责

医护人员是用药的直接执行者,除须具备药理知识和熟练的用药技术外,还应明确用药职责,加强用药责任心,认真把好用药关,严格查对,合理用药,注重监护才能确保用药的安全性。因此,医护人员需要掌握药理学相关知识以正确指导临床合理用药,其职责有以下几个方面。

一、给药前的评估

在用药前应该认真、全面了解患者的病情,了解患者的既往病史和用药史,尤其是药物过敏史;了解患者的身体状况,是否有药物禁忌证;了解相关检查结果,尤其是肝功能、肾功能、心功能、血常规及水、电解质等;注意用药是否正确,用法和用量是否恰当,因此用药前要认真检查药物制剂的外观、批号、有效期和失效期;明确用药目的、用法用量、临床应用、不良反应、药物相互作用及注意事项。了解医生用药的目的,包括患者的疾病诊断、当前病情和药物用途。

护理人员将评估后的诊断,与所用的药物及其药理作用联系起来加以分析,找出与用药有关的护理诊断,通常包括健康问题、病因、症状(或体征)三个方面,即护士在用药过程中应该高度重视的问题,采取相应的措施加以解决,并为患者制订护理计划,制订具体的护理措施。

二、用药过程中的查对职责

用药时,应视情况向患者解释用药过程中可能出现的药物不良反应,从而缓解其用药时的紧张、焦虑情绪,增强其战胜疾病的信心;在摆药、发药以及用药过程中,严格遵守"三查七对一注意"的原则。

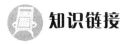

知识链接

三查七对一注意

"三查"即操作前检查,操作中检查,操作后检查;"七对"即对姓名、对药名、对床号、对规格、对剂量、对用法、对用药时间,应注意药名相近、同名同音的药品;"一注意"即注意观察用药后的疗效和不良反应。

三、用药后对用药情况进行检查和评价

护士在用药后须对患者病情和用药效果进行监测,在患者用药后主动观察及询问患者用药过程中有无不适反应,并做好记录,以便及时处理;根据用药目的,指导患者合理用药,避免药源性疾病的发生。根据监测情况及药物的作用特点实施相应的护理用药计划,并将观察到的结果及时反馈给医生,协助制订合理的用药方案,以便临床安全有效地用药。

Note

检查和评价的内容如下：是否产生了良好的治疗效果？是否产生了不良反应？患者是否按照治疗方案用药？

四、用药的健康教育

对患者进行用药的健康教育，可极大地促进药物的治疗效果及提高患者的依从性，从而保障药物治疗的安全性。用药健康教育的方法可以是口头阐述或书面表达，其内容涵盖了用药知识的各个方面，主要包括以下内容：①告知患者所用药物的名称，最好是药物的通用名称，以及药物所属类别；②告知患者准确的用药剂量和用药时间；③教会患者正确的用药方法；④使患者了解疗效出现的表现和时间；⑤教会患者使用增强药物疗效的非药物治疗方法；⑥告诉患者停药的时间；⑦告诉患者所用药物的不良反应以及减轻不适和损害的方法。

总之，医护人员要从思想上提高认识，加强合理用药的责任心，把好临床用药关。在认真执行医嘱的基础上，医护人员要密切观察患者的病情变化及用药后反应，监督用药，明确履行用药职责的重要性，加强药理学知识的学习和用药技术训练，才能安全用药，提高护理质量，这对发挥药物疗效、防止或减少药物毒副反应有重要作用。

第四节　药理学的学习方法

要学好药理学，应做到以下几点。

一、基础与临床学科相结合

药理学是一门综合性学科，与基础医学课程关系密切，学好人体解剖学、生理学、生物化学、微生物学、临床医学概论等相关知识，有利于理解和掌握药物的药理作用及作用机制。另外，联系内科学、外科学、妇科学、儿科学等主干学科，可以尽快、尽早将触角伸向临床，为临床合理用药做好实质性准备。

二、理论与实践相结合

药理学是一门实践性很强的学科，大多数药物知识都是从实验中获取的，因此，药理学实验对学生掌握药理学知识是必需的。实验不仅可以验证理论，加深对理论知识的理解，而且能够培养学生的动手能力，既有利于技能培养目标的实现，又有助于培养科学精神和创新精神。

药理学与日常用药和临床用药联系密切，可通过学习日常用药和临床用药知识，充分认识药物作用的两重性，全面掌握药物的防治作用和不良反应，减少药物不良反应的发生。联系护理专业实际，运用整体护理概念，将护理程序与用药护理知识紧密结合。日常学习中还可以进行模拟用药指导的练习，可以一位学生扮演医护人员，另一位学生扮演患者，这样把理论与实践结合起来，学习效果会更好。

三、掌握重点药物

掌握药理学的基本理论知识以及各类药物中代表药的药理作用、临床应用、不良反应、禁忌证等，能运用归纳比较等方法找出同类药物的主要特点加以记忆，并熟悉如何根据患者情况正确选用药物，力求做到安全用药、合理用药，避免或减少药物不良反应的发生。要善于归纳比较，分析本学科各章节的重点、难点，掌握药物的普遍性和特殊性；理解药物的双重性，提高学习效率和合理用药的能力。

本章思维导图

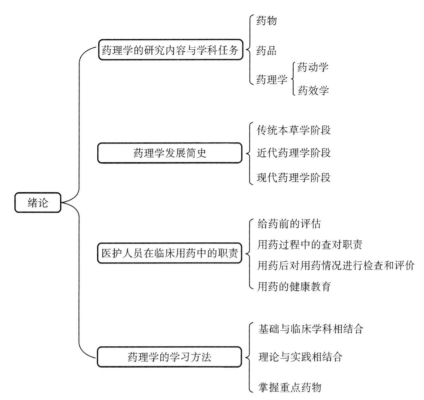

 目 标 检 测

1. 用于预防、诊断、治疗疾病或计划生育的化学物质称为（　　）。

A. 药物　　　　　B. 药物学　　　　　C. 生物制剂　　　　D. 合成药物　　　　E. 药品

2. 研究药物对机体作用的学科称为（　　）。

A. 药物学　　　　B. 药理学　　　　　C. 药动学　　　　　D. 药效学　　　　　E. 病理学

3. 研究药物与机体之间相互作用的学科称为（　　）。

A. 药物学　　　　B. 药理学　　　　　C. 药效学　　　　　D. 药动学　　　　　E. 药物化学

4. 药理学学习应着重放在（　　）。

A. 药物来源　　　　　　　　B. 药物的不良反应及防治　　　　　　　C. 药物制剂

D. 药物性质　　　　　　　　E. 药物结构

5. 药物可用于（　　）。

A. 治疗疾病　　　　　　　　B. 预防疾病　　　　　　　　　　　　　C. 诊断疾病

D. 计划生育　　　　　　　　E. 以上答案都正确

6. 德国布赫海姆（R. Buchheim）（1820—1879）建立了第一个药理实验室，并写出第一本药理学教科书，开创了实验药理学，这属于药理学发展史中的（　　）阶段。

A. 当代药理学　　　　　　　B. 后现代药理学　　　　　　　　　　　C. 现代药理学

D. 近代药理学　　　　　　　E. 传统本草学

7. 明代李时珍通过长期医药实践，著成举世闻名的药物学巨著《本草纲目》，这属于药理学发展史中的（　　）阶段。

目标检测

参考答案

Note

A. 当代药理学   B. 后现代药理学   C. 现代药理学

D. 近代药理学   E. 传统本草学

8. 关于"三查七对一注意"的原则说法不正确的是(　　)。

A. 医护人员在摆药、发药以及用药过程中,应该严格遵守"三查七对一注意"的原则

B. "一注意"即注意观察用药后的疗效和不良反应

C. "七对"即对姓名、对药名、对床号、对规格、对剂量、对用法、对用药时间,应注意药名相近、同名同音的药品

D. "三查"即操作前检查,操作中检查,操作后检查

E. "三查七对一注意"主要是药师的职责,护理人员不需要遵守此原则

9. 药物与毒物的最大区别是(　　)。

A. 应用目的不同   B. 有本质的区别   C. 安全范围大小不同

D. 均可用于治疗疾病   E. 毒性大小不同

10. 药学研究的内容不包括(　　)。

A. 血药浓度随时间变化的规律   B. 药物的体内过程

C. 药物的药理作用   D. 药物的剂型与合成方法

E. 药物的不良反应

第二章　药物效应动力学

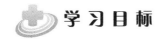

学习目标

知识目标

1. 掌握：药物的防治作用、不良反应以及受体激动药、受体阻断药的概念。
2. 熟悉：常用药物效应动力学参数的概念及意义。

技能目标

1. 能举例说出药物作用的两重性。
2. 能举例说明药物效应动力学内容在某一药品说明书中的表现形式。

本章 PPT

微课

药物效应动力学(pharmacodynamics,PD)简称药效学,是研究药物对机体(包括病原体)的作用及作用机制的科学。研究药效学可为临床合理用药、新药研究提供理论依据。

第一节　药　物　作　用

一、药物作用与药理效应

药物作用(drug action)指药物与其作用靶点的初始作用,是动因,是分子反应机制。药理效应(pharmacological effect)指药物与机体相互作用引起的生理、生化功能或形态的变化,是药物作用的结果,是机体反应的表现。

(一) 药物的基本作用

药物是通过影响机体的生理、生化功能,使其恢复正常平衡而发挥治疗作用的。药物的基本作用包括兴奋(excitation)和抑制(inhibition)。兴奋作用是指能使机体器官功能活动增强的作用,如心率加快、平滑肌收缩、腺体分泌增加等;抑制作用是指能使机体器官功能活动减弱的作用,如心率减慢、平滑肌松弛、腺体分泌减少等。两种基本作用在一定条件下可以相互转化,如中枢神经系统过度兴奋可转化为惊厥,持续惊厥又可致衰竭性抑制,甚至死亡。

(二) 直接作用和间接作用

药物与靶位接触后使作用部位的生理、生化功能发生变化称为直接作用,如去甲肾上腺素通过激动血管平滑肌上 α 受体产生血管收缩、血压升高等直接作用。但药物发挥直接作用时也可能使其他组织或器官功能发生变化称为间接作用,如去甲肾上腺素由于升压作用而引起减压反射,导致心率减慢则属于间接作用。

(三) 局部作用和吸收作用

药物未进入血液循环,仅在用药部位产生的作用称为局部作用(local action),如乙醇对皮肤的消毒

Note

作用,口服硫酸镁在肠道产生的导泻作用等。药物吸收进入血液循环后分布到各组织或器官所产生的作用,称为吸收作用(absorptive action),如口服对乙酰氨基酚的解热镇痛作用,舌下含化硝酸甘油的抗心绞痛作用等。需要注意的是药物使用不当时,局部作用也可引起吸收作用,如局麻药用于浸润麻醉时,可因药物的吸收而引起心血管反应。

二、药物作用的选择性

药物吸收进入血液循环后分布于全身,但并不是对各组织器官都产生相同的作用。多数药物在治疗剂量下只对某个或某些组织器官产生明显作用,对其他组织或器官作用较小或无作用,称为药物作用的选择性(selective action)。药物作用的选择性与药物在体内分布的不均匀性及机体组织细胞的结构、功能的差异性等有关。如:地高辛对心肌的选择性较高,而对骨骼肌则无作用;阿托品对腺体、平滑肌、心血管等均有作用,因此作用的选择性较低。

药物作用的选择性常作为临床上选药的依据。一般而言,选择性高的药物,作用专一,不良反应较少,用药的针对性较强;选择性低的药物,作用广泛,不良反应较多,用药的针对性不强。药物作用的选择性是相对的,与用药剂量有关,如咖啡因小剂量时可兴奋大脑皮层,较大剂量时,可兴奋延脑呼吸中枢,剂量更大时,可兴奋脊髓。绝大多数药物在剂量或浓度增加时,都可能作用于其他组织或器官,药物作用的选择性降低,不良反应增多。因此临床用药过程中,应严格掌握药物的剂量。

三、药物作用的两重性

药物作用具有两重性,即防治作用和不良反应。临床用药时,应充分发挥药物的治疗作用,尽量减少或规避药物不良反应的发生。

(一)防治作用

符合用药目的,对防治疾病有积极意义的作用。

1. 预防作用(preventive action) 凡能阻止或抵抗病原体的侵入或促使机体产生相应的抗体以预防疾病的发生称为预防作用,如接种卡介苗可预防结核病。

2. 治疗作用(therapeutic action) 用药目的在于消除原发致病因子,彻底治愈疾病,称为对因治疗(etiological treatment),如抗生素杀灭体内的病原微生物;用药目的在于改善疾病症状,不能消除病因,则称为对症治疗(symptomatic treatment),如用解热镇痛抗炎药来退热;用药目的是补充机体营养物质或代谢物质的不足,称替代疗法(replacement therapy),如小剂量糖皮质激素治疗肾上腺皮质功能不全。

(二)不良反应(adverse reaction,ADR)

不良反应是指药物在正常的用法用量时产生的不符合用药目的且给患者造成不适甚至有害的反应。多数不良反应是药物固有效应的延伸,在一般情况下是可以预知的,但不一定是可以避免的。少数较严重的不良反应是较难恢复的,称为药源性疾病(drug induced disease),例如庆大霉素引起神经性耳聋,肼屈嗪引起红斑性狼疮等。药物不良反应包括以下几种类型。

1. 副作用(side reaction) 药物在治疗量时出现的与用药目的无关的作用称为副作用,也称副反应。副作用是药物的固有作用,多数较轻微并可以预知,不能够避免,但可设法纠正。药物作用的选择性低是产生副作用的原因,药物作用于多个组织或器官时,当某一效应发挥防治作用时,其他效应就成了副作用。副作用和防治作用可随用药目的不同而互相转化,如:阿托品抑制腺体分泌作用用于治疗盗汗时,其松弛平滑肌引起的腹胀气则为副作用;松弛平滑肌作用用于解除胃肠痉挛时,其抑制腺体分泌作用引起的口干则为副作用。

2. 毒性反应(toxic reaction) 用药剂量过大、用药时间过长或机体对药物敏感度过高时,药物对机体产生的危害性反应称为毒性反应,也称毒性作用。毒性反应一般是可以预知的,可以避免发生。短期大剂量用药时,血药浓度会很快达到中毒水平引起毒性,称急性毒性反应,可造成呼吸系统、循环系统、神经系统的损害;长期反复用药,药物在体内蓄积而缓慢达到中毒水平引起毒性反应,称慢性毒性反应,多损害肝、肾、内分泌系统等。因为药物的毒性反应与用药剂量呈正相关关系，且一般是可以预知的，所以在临床用药时，应注意掌握药物的剂量和间隔时间，并密切观察，尽量避免毒性反应的发生或及早发现，以便采取补救措施。药物的特殊毒性作用，即致突变（mutagenesis）、致畸（teratogenesis）和致癌（carcinogenesis）作用，称为"三致反应"，也属于慢性毒性反应。

3. 变态反应（allergic reaction）　药物作为抗原或半抗原对机体所产生的病理性免疫反应称为变态反应，也称过敏反应、超敏反应。变态反应可由药物自身引起，也可由其代谢物或杂质引起。变态反应与给药剂量、给药途径及疗程无关，且不易预知。常见的变态反应有皮疹、药物热、血管神经性水肿、血清病样反应等，严重的可发生过敏性休克。对于过敏体质的患者或易致过敏的药物，用药前应询问用药史、过敏史，凡有过敏史或过敏试验阳性反应患者，均应禁用该药。

4. 特异质反应（idiosyncratic reaction）　少数患者因受遗传因素影响而对某些药物产生的特定不良反应称为特异质反应，如先天性葡萄糖-6-磷酸脱氢酶（G-6-PD）缺乏的患者服用抗疟药伯氨喹、磺胺类药物后可发生溶血性贫血。

5. 后遗效应（residual effect）　停药后血药浓度低于阈浓度（最小有效浓度）时残存的药理效应，称为后遗效应，如服用长效巴比妥类药物催眠后，次晨仍有困倦、乏力、嗜睡等现象。

6. 停药反应（withdrawal reaction）　长期使用某种药物治疗疾病，突然停药后导致原有疾病迅速重现或加剧的现象，称为停药反应，又称反跳现象，如长期服用普萘洛尔降血压，突然停药，可出现血压骤升。

7. 继发反应（secondary reaction）　继发于药物治疗作用之后的不良反应称为继发反应，也称治疗矛盾。如广谱抗菌药杀灭敏感菌后可致不敏感菌（如念珠菌等）大量繁殖引起二重感染。

8. 依赖性（dependence）　长期应用某些药物后，患者对药物产生主观上和客观上连续用药的现象，称为依赖性，包括精神依赖性和生理依赖性两种类型。若停药后仅表现为主观上的不适，没有客观上的体征，称为习惯性或精神依赖性；若用药时产生欣快感，而停药后不仅会出现主观上的不适，还会发生严重生理功能紊乱的戒断症状，称为成瘾性或生理依赖性。

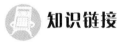

知识链接

非那西丁致严重肾损害事件

非那西丁由 Morse 于 1878 年发明，1887 年于美国上市，是市场上第一个合成的解热镇痛药。非那西丁原形及其代谢物对乙酰氨基酚均有解热作用，药效强度与阿司匹林相当，作用徐缓而持久，因而成为临床上广泛使用的解热镇痛药。但 1953 年发生的非那西丁致严重肾损害事件引起人们对该药安全性的警觉，而 1970 年出现的非那西丁致尿道癌事件使其安全性进一步受到质疑。各国相继宣布禁止使用含非那西丁成分的药物。

临床应用长达 90 年的非那西丁的撤市，使人们深刻认识到上市后药物安全性监测的重要性。药物不良反应的产生是复杂的，临床前的动物实验和上市前的各期临床试验存在很大局限性，上市后大规模应用过程中应加强其再评价，密切关注新出现的和严重的不良反应，避免严重药害事件的发生。

第二节　药物的量效关系

一、剂量-效应关系

剂量指用药量。剂量的大小决定血药浓度的高低，血药浓度又决定药理效应的强弱。因此，药物剂量决定药理效应的强弱,在一定剂量范围内,剂量越大,效应也随之增强。药理效应与剂量在一定范围内成正比,这就是剂量-效应关系(dose-effect relationship),简称量效关系。量效曲线可分为量反应型量效曲线和质反应型量效曲线。

(一) 量反应型量效曲线

药物的药理效应强度随剂量的变化而呈现连续的变化,可用测定的数据来衡量,如心率、血压、血糖、尿量等,称量反应。对量反应型药理效应与剂量所作的量效曲线,称量反应型量效曲线(图 2-1)。若横坐标取对数剂量,则量反应型量效曲线呈对称的 S 形曲线。通过对量反应型量效曲线进行分析,可得到效能、效价强度等药效学参数。

在一定剂量范围内,药物的药理效应随剂量的增加而增强。达到一定程度时,即使剂量再增加,效应也不再增强,此时药物所能产生的最大药理效应称为效能(efficacy)。

效价强度(potency)简称效价,指药物达到一定药理效应时需要的剂量,其值越小则效应强度越大。药物的效能与效价强度含义完全不同,引起同等药理效应的药物,其效价不一定相同,效能高的药物也不一定效价高。例如,利尿药以每日排钠量为效应指标,呋塞米的效能大于氢氯噻嗪,若均以排 100 mmol 的钠为指标,则后者的效价强度大于前者(图 2-2)。

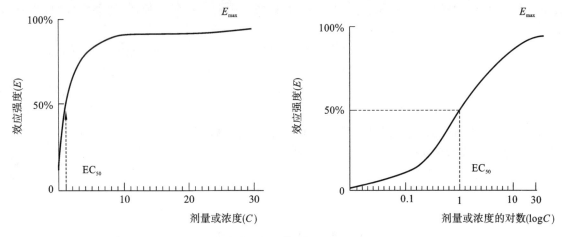

图 2-1　量反应型量效曲线

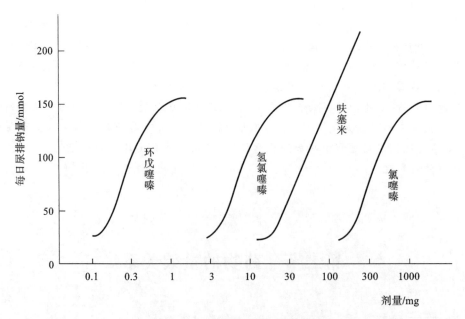

图 2-2　4 种利尿药效能、效价比较

（二）质反应型量效曲线

有些药理效应只能用全或无、阳性或阴性表示称为质反应（all-or-none response 或 quantal response），如死亡与生存、抽搐与不抽搐等，必须用多个动物或多个实验标本以阳性率表示。质反应型量效曲线呈近似正态分布，若横坐标取对数值，纵坐标取反应率，则呈对称 S 形曲线（图2-3）。

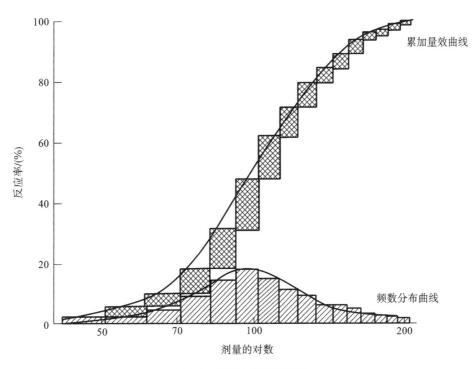

图 2-3 质反应型量效曲线

二、量效关系中重要的药效学参数

（1）无效量：药物未达到有效血药浓度，尚不能产生药理效应的剂量。

（2）最小有效量：药物产生药理效应对应的最小剂量，也称阈剂量。

（3）极量：药物产生最大治疗效应尚未引起毒性反应时对应的剂量，也称最大治疗量。我国药典规定，药物使用时一般不允许超过极量。

（4）有效量：介于最小有效量和极量之间的量，又称治疗量。在治疗量中，大于最小有效量而小于极量、疗效显著而安全的剂量，为临床常用量。

（5）最小中毒量：药物引起中毒反应的最小剂量。

（6）致死量：药物导致动物死亡的剂量。

（7）半数有效量（median effective dose，ED_{50}）：能引起 50% 最大效应（量反应）或 50% 阳性反应（质反应）的剂量或浓度。ED_{50} 反映药物的活性强度，其值越低表明药物活性越高，是反映药物治疗效应的重要参数。

（8）半数致死量（median lethal dose，LD_{50}）：能引起半数动物死亡的剂量，是反映药物毒性大小的重要参数。LD_{50} 反映药物的安全性，一般而言，LD_{50} 值越大，安全性越高。

（9）治疗指数（therapeutic index，TI）：LD_{50}/ED_{50} 的值。临床上常用 TI 来衡量药物的安全程度，一般而言，TI 越大，药物的安全性越高。

第三节 药物的作用机制

药物作用机制(mechanism of drug action)研究药物如何对机体发挥作用。学习药物的作用机制有助于理解药物作用和不良反应的本质,为医护人员临床合理用药提供理论依据。药物作用机制可分为药物-受体作用机制和其他作用机制。

一、药物-受体作用机制

药物-受体作用机制在药理学中占有重要地位,大多数药物是通过受体机制而产生作用的,如吗啡可激动中枢的阿片受体发挥镇痛作用,阿托品可阻断胃肠平滑肌上的胆碱受体发挥松弛胃肠平滑肌作用。

药物与受体结合引起生物效应必须具备亲和力和内在活性两个条件。亲和力是药物与受体结合的能力;内在活性是药物与受体结合后产生效应的能力。

(一) 受体

受体(receptor)是存在于细胞膜或细胞质内的一类大分子功能蛋白质,能识别和结合相应的生物活性物质,产生特定生理效应和药理效应。能与受体结合的生物活性物质称为配体,包括神经递质、自体活性物质、激素和药物等。

受体具有五大特征:灵敏性,受体与较低浓度的配体结合就能产生显著的效应;特异性,受体对特异配体有极高的识别能力;饱和性,受体的数量是一定的,因此配体与受体结合到一定程度后,效应便不再增加,且作用于同一受体的配体之间存在竞争结合现象;可逆性,受体与配体的结合是可逆的,既能结合,结合的复合物亦可以解离,解离后可得到原来的配体,而非代谢物;多样性,同一受体可广泛分布于不同的细胞而产生不同效应,受体多样性是受体亚型分类的基础。

(二) 药物与受体

根据药物与受体结合后呈现作用的不同,可将作用于受体的药物分为两类。

1. 激动药(agonist) 有很强的亲和力和内在活性,能有效激动受体产生生物效应的药物称为激动药,又称兴奋药,如毛果芸香碱为胆碱受体的激动药。有些药物虽能与受体结合,但内在活性低,产生的生物效应较弱,称为部分激动药,如喷他佐辛为阿片受体的部分激动药。

2. 拮抗药(antagonist) 虽与受体有亲和力,但无内在活性,与受体结合后可阻碍激动药或内源性配体与受体结合的药物,称为拮抗药,也称阻断药,如阿托品为胆碱受体的拮抗药。

(三) 受体类型

根据受体的结构、位置及作用特点等,受体可分为五种类型。

1. 配体门控离子通道受体 此类受体组成贯通细胞膜内外的离子通道。当受体激动时,离子通道开放,促进细胞内、外离子跨膜转运,使细胞膜去极化或超极化,引起兴奋或抑制效应。如 N 胆碱受体、GABA 受体等。

2. G 蛋白偶联受体 G 蛋白是鸟苷酸结合调节蛋白的简称,存在于细胞膜内侧。G 蛋白偶联受体是通过 G 蛋白连接细胞内效应系统的膜受体。其主要特点是受体与激动剂结合后,经过 G 蛋白的转导而将信号传递至效应器引起药理效应。此类受体最多。如肾上腺素受体、多巴胺受体、前列腺素受体等。

3. 酪氨酸激酶受体 此类受体镶嵌于细胞膜上,由三个部分组成,细胞外段为配体结合区,中段穿透细胞膜,细胞内段具酪氨酸激酶活性,能激活细胞内蛋白激酶,增加 DNA 和 RNA 合成,加速蛋白质合成,从而产生细胞生长、分化等效应。如胰岛素受体、表皮生长因子受体等。

4. 调节基因表达的受体 此类受体也称细胞内受体,位于细胞内,其配体较易通过细胞膜的脂质双分子层结构,与细胞内的受体结合并发生反应,产生诱导蛋白质的效应。如肾上腺皮质激素受体、甲状腺激素受体等。

5. 其他酶类受体 鸟苷酸环化酶也是一类具有酶活性的受体,有两种类型,一类为膜结合酶,另一类存在于细胞质中。心钠肽可兴奋鸟苷酸环化酶,使 GTP 转化为 cGMP 而产生生物效应。

(四)受体的调节

受体虽是遗传获得的固有蛋白,但并不是固定不变的,而经常代谢转换处于动态平衡状态,其数量、亲和力和内在活性受各种生理、生化、病理及药理因素的影响而发生变化,称为受体调节(receptor regulation)。受体调节是维持机体内环境稳定的一个重要因素,其调节方式有受体增敏和受体脱敏两种类型。

受体增敏也称向上调节,指受体长期反复与拮抗药接触产生的受体数目增加、亲和力和效应增强的现象,如长期应用普萘洛尔突然停药出现的反跳现象。

受体脱敏也称向下调节,指长期使用一种激动药产生的受体数目减少、亲和力和内在活性减弱的现象,如长期使用 β 受体激动药治疗哮喘,易出现耐受性。

二、其他作用机制

(一)改变理化环境

有些药物通过改变机体内周围环境的理化性质而发挥作用,如:口服碳酸氢钠中和胃酸,治疗胃酸过多;静滴甘露醇提高血浆渗透压,治疗脑水肿等。

(二)影响酶的活性

参与调节机体生理功能的前列腺素、神经递质、激素等自身活性物质大多在酶的参与下合成。如:阿司匹林通过抑制环氧化酶 2 抑制前列腺素的合成产生解热镇痛作用;大剂量碘可抑制蛋白水解酶而抑制甲状腺素的释放而发挥抗甲状腺作用。

(三)参与或干扰代谢

铁制剂中 Fe^{2+} 可参与血红蛋白合成,用于纠正缺铁性贫血;喹诺酮类抗菌药可抑制细菌 DNA 回旋酶而发挥杀菌作用;利福平可抑制病原菌 RNA 多聚酶,干扰 mRNA 合成而发挥抗结核作用。

(四)影响离子通道

局部麻醉药可阻滞 Na^+ 通道,抑制 Na^+ 内流而发挥局部麻醉作用;硝苯地平可阻滞 Ca^{2+} 通道,减少血管平滑肌细胞 Ca^{2+} 内流,使血管平滑肌松弛而降血压;巴比妥类药物可通过增加 Cl^- 通道的开放时间而产生中枢抑制作用。

(五)影响递质释放

麻黄碱可促进去甲肾上腺素能神经末梢释放去甲肾上腺素,间接地产生拟肾上腺素的作用。

(六)影响载体转运

许多无机离子、代谢物、激素和神经递质在体内的转运需要载体参与,应用药物干扰此环节,即可产生相应的药理作用。如氢氯噻嗪抑制肾小管 NaCl 的重吸收而发挥利尿作用。

(七)影响免疫机制

如免疫抑制剂环孢素能选择性抑制 T 细胞的增殖与分化,抑制移植器官移植后的排异反应。

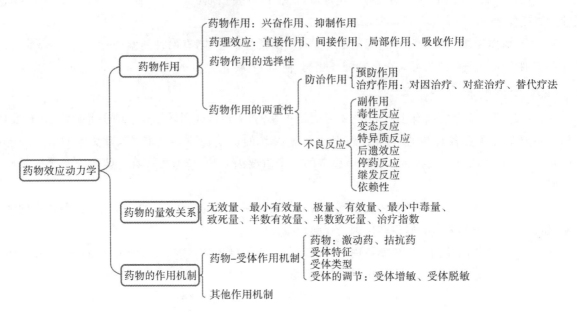

本章思维导图

药物效应动力学

药物作用
- 药物作用：兴奋作用、抑制作用
- 药理效应：直接作用、间接作用、局部作用、吸收作用
- 药物作用的选择性
- 药物作用的两重性
  - 防治作用
    - 预防作用
    - 治疗作用：对因治疗、对症治疗、替代疗法
  - 不良反应
    - 副作用
    - 毒性反应
    - 变态反应
    - 特异质反应
    - 后遗效应
    - 停药反应
    - 继发反应
    - 依赖性

药物的量效关系
- 无效量、最小有效量、极量、有效量、最小中毒量、致死量、半数有效量、半数致死量、治疗指数

药物的作用机制
- 药物-受体作用机制
  - 药物：激动药、拮抗药
  - 受体特征
  - 受体类型
  - 受体的调节：受体增敏、受体脱敏
- 其他作用机制

目 标 检 测

1. 能消除原发致病因子,彻底治疗疾病的作用,称为(　　　)。

A. 药物作用　　　 B. 防治作用　　　 C. 对因治疗　　　 D. 对症治疗　　　 E. 吸收作用

2. 表示药物安全性的最佳参数是(　　　)。

A. 最小有效量　　 B. 半数有效量　　 C. 极量　　　　　 D. 治疗指数　　　 E. 治疗量

3. 一成年患者因饮食不当出现腹痛腹泻而就诊,医生给予治疗量的解痉药阿托品后,原有症状有所缓解,但出现口干、心跳加快、视物模糊等症状,请问患者出现的上述症状属于哪种不良反应?(　　　)

A. 毒性反应　　　 B. 停药反应　　　 C. 特异质反应　　 D. 变态反应　　　 E. 副作用

4. 药物与特异性受体结合后,可能激动受体,也可能阻断受体,这取决于(　　　)。

A. 药物是否具有内在活性　　　　 B. 药物是否具有亲和力　　　　 C. 药物的作用强度

D. 药物的剂量大小　　　　　　　 E. 药物的脂溶性

5. 下列属于局部作用的是(　　　)。

A. 普鲁卡因的浸润麻醉作用　　　　　　　　 B. 利多卡因的抗心律失常作用

C. 洋地黄的强心作用　　　　　　　　　　　 D. 苯巴比妥的镇静催眠作用

E. 硫喷妥钠的麻醉作用

6. 选择性低的药物,在临床治疗时往往(　　　)。

A. 毒性较大　　　　　　　 B. 副作用较多　　　　　　 C. 过敏反应较剧烈

D. 成瘾性较大　　　　　　 E. 药理作用较弱

7. 机体对药物产生某种依赖性,一旦停药会产生戒断症状,称为(　　　)。

A. 习惯性　　　　 B. 耐受性　　　　 C. 过敏性　　　　 D. 成瘾性　　　　 E. 停药反应

8. 下列关于药物作用机制的描述,不正确的是(　　　)。

A. 改变细胞周围环境的理化性质　　 B. 干扰细胞物质代谢过程

C. 对某些酶有抑制或促进作用　　　 D. 影响细胞膜的通透性或促进、抑制递质的释放

E. 改变药物的生物利用度

第三章　药物代谢动力学

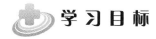

学习目标

知识目标

1. 掌握：药物消除动力学概念及其特点。
2. 熟悉：药物的吸收、分布、代谢、排泄及其影响因素。
3. 了解：药物的跨膜转运。

技能目标

能结合具体药物，描述药物代谢动力学及其常用参数在药品说明书中的具体表现。

药物代谢动力学（pharmacokinetics）简称药动学，是研究药物及其代谢物在体内的动态变化规律的科学，即应用数理方法分析药物的吸收、分布、代谢、排泄过程，并揭示体内血药浓度随时间的变化规律。

第一节　药物的体内过程

机体对药物的处置，即药物的体内过程，指药物在体内的吸收、分布、代谢（又称生物转化）和排泄过程的规律。

一、药物的跨膜转运

药物的跨膜转运是指药物在体内跨越各种生物膜的过程。药物的跨膜转运主要有被动转运和主动转运两种方式。

（一）被动转运

被动转运（passive transport）是指药物顺浓度梯度由浓度高的一侧向浓度低的一侧的跨膜转运，又称顺梯度转运，包括简单扩散、滤过扩散和易化扩散。被动转运不消耗能量，无饱和性，转运速度主要取决于膜两侧药物浓度差，当膜两侧药物浓度达到平衡时，转运相对停止。

1. 简单扩散　简单扩散指脂溶性药物溶于细胞膜的脂质双分子层后由浓度高的一侧扩散到浓度低的一侧的转运方式，大多数药物的转运方式属于简单扩散。

药物的扩散速度与生物膜的性质、膜两侧的浓度梯度有关，扩散过程还受药物的理化性质影响，一般而言，分子量小、脂溶性高、极性小、解离度小的药物，如激素、脂溶性维生素、巴比妥类等，较易通过细胞膜转运。药物属弱碱性化合物或弱酸性化合物，在溶液中可部分转化为离子，不利于扩散；非解离型药物脂溶性高，易于扩散。解离度与体液的 pH 值有关，因此体液的 pH 值也会影响药物的被动转运。

2. 滤过扩散　在流体静压或渗透压的作用下，小分子、水溶性的药物通过亲水孔道由高压侧转运至低压侧的过程，称为滤过扩散，如水、乙醇等，大分子、脂溶性的药物通常不能通过。

3. 易化扩散 少数药物如葡萄糖、氨基酸等,利用膜内载体扩散的转运方式,称为易化扩散。其特点是不耗能、需要载体、有竞争性和饱和现象。

(二) 主动转运

药物逆浓度梯度或电位梯度由浓度低的一侧至浓度高的一侧的转运方式,称为主动转运。主动转运需要载体,且消耗能量,有竞争性和饱和现象,主要存在于神经元、肾小管和肝细胞内,如去甲肾上腺素能神经末梢对去甲肾上腺素的再摄取过程。

二、药物的体内过程

药物在体内所经历的吸收、分布、代谢、排泄四个过程,称为药物的体内过程,见图3-1。其中代谢与排泄过程合称为消除。

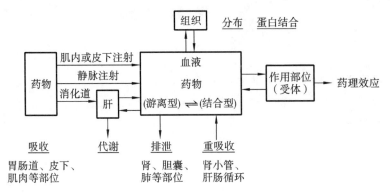

图 3-1 药物体内过程示意图

(一) 吸收

吸收(absorption)是指药物从给药部位进入血液循环的过程。药物吸收的速度和程度常与药物的理化性质、药物剂型、给药途径及吸收环境等因素有关。

1. 药物的理化性质 一般而言,分子量越小、脂溶性越高、极性越小的药物越易吸收。反之,则不易吸收。不溶于水又不溶于脂的药物(如活性炭)不易被吸收,口服后仅能在肠道中发挥局部作用。

2. 药物剂型 药物可制成多种剂型,如片剂、注射剂、胶囊剂、糖浆剂、颗粒剂、溶液剂、气雾剂、栓剂等。剂型不同,药物的吸收速度也不同,如片剂的崩解,胶囊剂的溶解等均可影响口服给药的吸收速度;油剂和混悬剂注射液可在给药局部滞留,使药物吸收缓慢,作用持久;缓释制剂和控释制剂可使药物缓慢或近恒速吸收,既可保证作用的持久性,又可提高使用的方便性。

3. 给药途径 除静脉注射和静脉滴注时药物直接进入血液循环外,其他给药途径均有吸收过程。常见的给药途径的吸收速度为吸入>肌内注射>皮下注射>舌下、直肠给药>口服给药>皮肤给药。吸收程度以吸入,肌内注射,皮下注射,舌下、直肠给药较完全,口服给药次之。少数脂溶性高的药物可通过皮肤吸收。

口服给药主要经小肠黏膜吸收,少数弱酸性药物可在胃中部分吸收。某些经胃肠吸收的药物,在进入血液循环前,会在胃肠黏膜或肝代谢灭活,使进入血液循环的有效药量减少,药效减弱,这种现象称为首关消除(first pass elimination),也称首过消除或首过效应,见图3-2。首关消除高的药物如硝酸甘油,不宜口服给药,否则将不能达到预期的疗效。舌下和直肠给药可不同程度地避免首关消除。

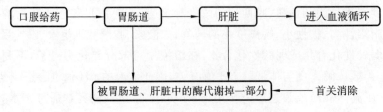

图 3-2 口服给药时首关消除示意图

4. 吸收环境 药物局部吸收面积、血流量、pH 值、胃肠蠕动和排空速度等均可影响药物的吸收。空腹服药吸收快，餐后服药吸收较慢。静脉注射和静脉滴注时，药物直接进入体循环，起效迅速。皮下注射或肌内注射时，药物通过毛细血管壁吸收进入血液循环，吸收迅速而完全。肌肉组织内血流量较皮下丰富，故肌内注射比皮下注射吸收快。

（二）分布

分布（distribution）指药物被吸收后随血液循环到达各组织器官的过程。药物在体内的分布过程是不均匀的、动态的，其影响因素主要有以下几种。

1. 药物与血浆蛋白结合 多数药物不同程度地与血浆蛋白可逆性结合形成结合型药物，未结合的药物为游离型药物。结合型药物占血液中药物总量的百分比称为血浆蛋白结合率。药物与血浆蛋白结合后呈现以下特点：不同药物与血浆蛋白的结合具有差异性；结合是可逆的；暂时失去药理活性；不易透出血管壁；存在竞争性和饱和性现象。临床上联合应用几种血浆蛋白结合率较高的药物时，应警惕可能会发生因竞争置换而造成的药效增强，甚至中毒。如华法林与保泰松的血浆蛋白结合率分别为 99% 和 98%，若两药同时应用，会使血浆蛋白中游离型华法林明显增多，导致抗凝血作用增强，甚至引起自发性出血。

2. 药物与组织的亲和力 有些药物对某些组织有特殊的亲和力，因而在该组织的浓度较高，如抗疟药氯喹在肝脏中的浓度比血浆中浓度高约 700 倍；正常情况下，碘在甲状腺中的浓度是血浆中浓度的 25 倍，甲状腺功能亢进（简称甲亢）时可达 250 倍。

3. 体液的 pH 值 生理条件下，细胞内液 pH 值约为 7.0，细胞外液 pH 值约为 7.4。弱酸性药物在细胞外液解离多，不易进入细胞内，弱碱性药物则相反。改变体液 pH 值，药物的分布也随之发生改变，如提高血液 pH 值，可使弱酸性药物向细胞外转运；降低血液 pH 值，则弱酸性药物向细胞内转运。例如巴比妥类弱酸性药物中毒时，可应用碳酸氢钠碱化血液、尿液，促进药物由脑组织向血液转运，加速其从尿液中排出。因此，调节血液或尿液 pH 值对临床合理用药及药物中毒的解救具有重要意义。

4. 器官的血流量 药物分布的快慢与组织器官血流量有关。心、肝、肺、肾和脑组织的灌注量高，药物分布快，药量多；肌肉、皮肤、脂肪等组织的灌注量低，药物分布慢，药量少。药物在体内还可再分布，如静脉注射硫喷妥钠，首先分布到血流量最大的脑组织，立即产生麻醉作用；因其脂溶性高，又可向血流量小的脂肪组织转移，因而患者可迅速苏醒。

5. 体内特殊屏障

（1）血脑屏障：血液与脑组织、血液与脑脊液及脑细胞与脑脊液之间的生物膜的总称。多数大分子、水溶性和解离型药物不易通过血脑屏障。因此，血脑屏障有利于中枢神经系统内环境的稳定。当血脑屏障处于病理状态时通透性增大，如脑膜炎其对青霉素的通透性增大，大量肌内注射可在脑脊液中达到有效抗菌浓度。

（2）胎盘屏障：胎盘绒毛与子宫血窦间的屏障，为保障胎儿的血氧和营养物质供应，其通透性与生物膜相似，几乎所有药物都能穿透胎盘屏障进入胚胎循环，故妊娠期间应禁用对胎儿发育有影响的药物，避免影响胎儿发育或致畸。

（3）其他屏障：血眼屏障、血关节囊液屏障等，临床常采用局部给药以使药物在眼和关节囊中达到有效浓度。

（三）代谢

药物在体内发生化学结构变化的过程称为代谢（metabolism），又称生物转化（biotransformation）。肝脏是药物代谢的主要器官，其次是肠、肾、肺等，还有少数药物在靶位被代谢。多数药物经代谢后药理活性或毒性减弱或消失，称为灭活；少数药物经代谢才有药理活性或经代谢后其活性或毒性增强，称为活化；还有部分药物在体内不被代谢而以原形经肾排出。药物代谢的最终目的是促进药物及其代谢物排出体外。

1. 代谢方式 药物在体内的代谢方式包括氧化、还原、水解、结合，分两个时相进行。

Note

（1）Ⅰ相反应包括氧化、还原及水解反应，经过Ⅰ相反应，大部分药物失去药理活性，少数药物被活化后作用增强，甚至产生毒性。

（2）Ⅱ相反应即结合反应，原形药物及其Ⅰ相反应代谢物可与内源性物质如葡萄糖醛酸、乙酰基、硫酸、氨基酸等结合，结合后形成活性低或无活性、极性大的代谢物，易经肾排出。

2. 代谢酶　药物代谢时多依赖体内酶的催化，代谢酶可分为专一性酶和非专一性酶。

（1）专一性酶：针对特定的化学结构、基团进行代谢的特异性酶，可催化特定的底物，如胆碱酯酶、单胺氧化酶可分别转化乙酰胆碱和单胺类药物。

（2）非专一性酶：一般指存在于肝细胞微粒体的混合功能氧化酶系统，简称肝药酶。肝药酶是非专一性酶，其主要的氧化酶为细胞色素 P_{450} 酶系，是肝内促进药物代谢的主要酶系。此酶可转化数百种化合物，其主要特性如下：选择性低，能同时转化多种药物；个体差异较大，酶的活性和数量可受遗传、年龄、营养、疾病等因素的影响而明显不同；酶活性和数量有限；药物对肝药酶活性可产生影响，使其活性增强或减弱。

3. 药酶诱导剂和药酶抑制剂　能增强肝药酶活性或加强肝药酶生成的药物称为药酶诱导剂，如苯巴比妥、利福平等。当药物与药酶诱导剂合用时，药物代谢加快，药效降低。能抑制肝药酶活性或使肝药酶生成减少的药物称为药酶抑制剂，如氯霉素、西咪替丁等。当药物与药酶抑制剂合用时，代谢减慢，药效增强。药酶诱导剂和药酶抑制剂还可增强或减弱自身的代谢导致效应强弱发生改变。

临床用药时，应密切注意患者的肝脏状态。在联合用药时，要充分考虑药物对肝药酶活性的影响，以确保用药安全有效。

（四）排泄

药物以原形或代谢物自体内排至体外的过程称为排泄（excretion）。排泄的主要器官是肾脏，其次是肠道、胆道、汗腺、乳腺、唾液腺及肺等。

1. 肾脏排泄　大多数游离型药物及其代谢物主要经肾小球滤过进入肾小管，部分又可自肾小管重吸收，其重吸收的程度取决于药物的理化性质和尿液的 pH 值。弱碱性药物在酸性尿液中解离度大，脂溶性小，重吸收少，排泄增加。如临床上苯巴比妥中毒时静脉滴注碳酸氢钠碱化尿液，促进药物排出。少数弱酸性或弱碱性药物可分别通过各自的载体从近曲小管分泌到管腔中。若两种药物由同一载体转运时，两者之间可发生竞争性抑制从而影响药物的排泄，如丙磺舒可抑制青霉素的主动分泌，使青霉素的排泄减慢，延长作用时间并增强药效。

2. 胆汁排泄　有些药物及其代谢物可经胆汁分泌进入肠道，然后随粪便排出。经胆汁排泄的药物如红霉素、四环素、利福平等在胆道内浓度较高，可用于治疗胆道疾病。有些药物经胆汁排入肠道后，在肠道内被小肠上皮细胞重吸收，经门静脉返回肝脏，这种肝、胆汁、肠道间的循环称为肝肠循环。洋地黄毒苷等药物因有肝肠循环作用可使其血药浓度维持时间延长。肝肠循环使药物作用明显延长，如多次给药，易引起蓄积中毒。

3. 肠道排泄　某些药物可经胃肠道壁脂质膜自血浆以被动转运的方式排入胃肠腔内，经肠道排泄。如地高辛、毒毛花苷、洋地黄毒苷、红霉素、奎宁、苯妥英钠等重要的排泄途径均是肠道排泄。药物自肠道排泄可降低药物的吸收程度，在药物解毒中有一定的临床意义。

经肠道排泄的药物主要有以下几种：未被吸收的口服药物；随胆汁排泄到肠道的药物；由肠黏膜主动分泌排泄到肠道的药物。

4. 乳汁排泄　脂溶性高或弱碱性药物易由乳汁排泄，如吗啡、氯霉素等，因此哺乳期妇女应谨慎用药，避免对婴儿造成不良影响。

5. 其他途径排泄　某些药物可经唾液腺排出，且排出量与血药浓度有相关性，临床上常用唾液中浓度进行药物监测。某些药物如利福平可通过汗腺排泄而使汗液呈红色。有些药物可经肺排泄，如检测呼气中的酒精含量，以判定其饮酒量等。

第二节 药物的速率过程

药物在体内的转运及转化形成了药物的体内过程,从而产生了药物在不同器官、组织、体液间的浓度随时间变化的动态过程,称为速率过程,或称动力学过程。将这种动态变化描记成曲线,建立数学方程,计算药动学参数,可定量反映药物在体内动态变化的过程,为临床制订和调整给药方案提供理论依据。

一、时量关系曲线

给药后药物浓度随时间发生变化,这种变化以药物浓度(或对数浓度)为纵坐标,以时间为横坐标绘制曲线,称为药物浓度-时间曲线,简称浓度-时间曲线、药-时曲线或时-量曲线。血液是药物及其代谢物在体内吸收、分布、代谢和排泄的媒介,各种体液和组织中的药物浓度与血液中的药物浓度保持一定的比例关系,而有些体液采集较困难,所以血药浓度变化最具有代表性,血液是最常用的样本,其次是尿液和唾液。图 3-3 以血中药物时-量曲线为例说明其变化规律。

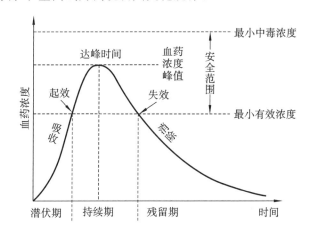

图 3-3 单次非静脉给药的时-量曲线

时-量曲线一般可分为三期:潜伏期、持续期和残留期。

1. 潜伏期 用药后到开始出现作用(起效)的一段时间称为潜伏期,潜伏期反映药物的吸收和分布过程。静脉注射一般无此期。

2. 持续期 药物维持有效浓度的时间称为持续期,其长短取决于药物的吸收和消除速度,与药物剂量呈正相关。

3. 达峰时间 用药后达到峰浓度的时间称为达峰时间,此时药物的吸收速度与消除速度相等。

4. 残留期 体内药物浓度已降至最小有效浓度(失效)以下,但尚未从体内完全消除的一段时间称为残留期,其长短与消除速度有关,残留期长,则药物消除速度慢,反复应用易引起蓄积中毒。

从图中还可得出药物的最小有效浓度和最小中毒浓度,以此确定安全范围。由横坐标和曲线围成的面积称为曲线下面积,表示一段时间内药物吸收入血的相对累积量,常被用于计算药物的生物利用度。

二、药物的消除与蓄积

(一) 药物消除动力学

药物消除动力学过程是指药物经分布、代谢和排泄等过程使血药浓度不断降低的动态变化过程,主要有恒比消除和恒量消除两种方式。

1. 恒比消除 单位时间内药物按恒定比例进行的消除,称为恒比消除,又称一级动力学消除。血药浓度高,单位时间内消除的药量多;血药浓度低,单位时间内消除的药量少。大多数药物的消除属于恒比消除,如图3-4所示。

2. 恒量消除　单位时间内药物按恒定数量进行消除,称为恒量消除,又称零级动力学消除。药物消除速度与血药浓度无关。当机体消除功能下降或药量超过最大消除能力时,机体只能按恒量消除方式消除,待血药浓度下降到一定浓度时则按恒比消除方式消除,如图3-4所示。

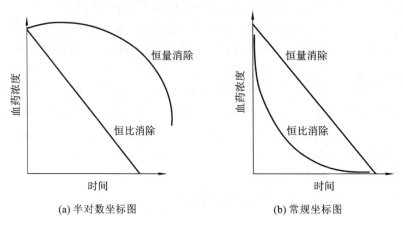

(a) 半对数坐标图　　　　　　　(b) 常规坐标图

图3-4　恒比消除和恒量消除的时-量曲线

(二) 药物的蓄积

经反复多次给药后,药物进入体内的速度大于消除速度,血药浓度不断升高的现象,称为药物的蓄积。临床用药时应有计划地使药物在体内适当蓄积,以达到和维持有效浓度。但药物蓄积过多又会引起蓄积中毒。所以应注意药物的剂量、给药速度、给药间隔时间和疗程长短,以及肝、肾功能等情况。

三、药动学的基本参数及其临床意义

(一) 半衰期

半衰期(half-life, $t_{1/2}$)通常指药物的血浆半衰期,即血浆药物浓度下降一半时所需要的时间。半衰期可反映药物在体内的消除速度,消除快的药物半衰期短,消除慢的药物半衰期长。对恒比消除的药物来说,其半衰期是一个常数,不随血药浓度的高低和给药途径的改变而改变。

临床用药中,半衰期具有重要意义:①作为药物分类的依据,根据药物半衰期的长短,药物可分为长、中、短效类药物。②确定临床给药间隔时间,半衰期长的药物,给药间隔时间长;半衰期短的药物,给药间隔时间短。通常给药间隔时间约为一个半衰期。③可预测药物基本消除的时间,一次给药4～5个半衰期后即可认为药物基本消除。④可预测药物到达稳态血药浓度的时间,以恒定的剂量和给药间隔连续给药,经5个半衰期达到的血药浓度接近稳态浓度的97%。

(二) 稳态血药浓度

以半衰期为给药间隔时间,连续恒量给药4～6次后,血药浓度维持在相对稳定的水平,称为稳态血药浓度(steady state concentration, C_{ss}),也称坪浓度或坪值。

坪浓度是多次用药的常用指标之一,对指导临床用药有实际意义。

1. 坪浓度的高低与一日的给药总量成正比　一日给药剂量越大,坪浓度越高,剂量加倍,坪浓度也提高1倍。因此调整一日用药总量可改变坪浓度的高低。若一日用药总量不变,增加或减少给药次数,坪浓度不变(图3-5(a))。因此,临床上小儿用药常规定一日总量,分几次给药可酌情而定。

2. 坪浓度峰谷的波动范围与每次用药量及用药间隔成正比　一日给药总量不变,服药次数越多,每次用药量越小,血药浓度的波动也越小。对于安全范围较小的药物,宜采用少量多次分服的给药方案。

3. 可预测药物达坪时间和基本消除时间　达坪时间为4～5个半衰期;单次给药或停药4～5个半

衰期,体内药物可基本消除。

4. 口服给药采取首次剂量加倍(负荷剂量)的给药方法可迅速达到坪浓度 首次剂量给予负荷剂量,然后再给予维持剂量,按半衰期给药,经给药1次即可达坪浓度(图3-5(b))。持续静脉滴注时,负荷量可采用第一个半衰期的1.44倍静脉滴注量静脉推注,临床上对于危重患者可采取此种给药方式。

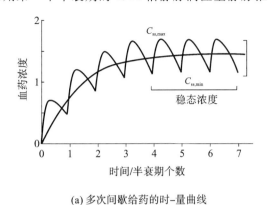

(a) 多次间歇给药的时-量曲线

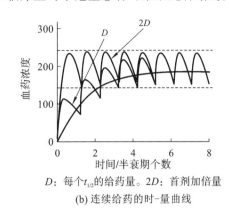

D:每个$t_{1/2}$的给药量。$2D$:首剂加倍量

(b) 连续给药的时-量曲线

图3-5 多次间歇给药、连续给药的时-量曲线

（三）生物利用度

生物利用度(bioavailability,F)指血管外途径给药时,实际吸收进入血液循环的药量占总给药量的百分比,用F表示:

$$F = A/D \times 100\%$$

式中,A为进入血液循环的药量,D为实际给药总量。

生物利用度是评价药物制剂质量和药物生物等效的重要指标,也是选择给药途径的重要依据。影响生物利用度的因素包括机体的生物因素和药物的制剂因素。同一药物的制剂由于各药厂的制造工艺不同,甚至同一药厂生产批号不同的制剂,其生物利用度也可有较大的差异。因此在临床用药时,不应随便更换药物剂型,应采用同一药厂、同一批号的药品,以保持所用药物生物利用度的一致性。

（四）表观分布容积

表观分布容积(apparent volume of distribution,V_d)指药物在体内分布达到动态平衡时,体内药量与血药浓度的比值。计算公式如下:

$$V_d = A/C$$

式中,A为体内药物总量,C为血药浓度。

表观分布容积并不代表真正的生理体积,只是一个理论容积,是便于进行体内药量与血药浓度互换运算的一个比值。但其可反映药物在体内分布的广泛程度以及组织结合程度。V_d值小,可推知药物大部分分布于血浆中,组织内药量少;V_d值大,表明血药浓度低,药物分布广泛或组织摄取多。此外,利用V_d可推算体内的药物总量或计算达到某血药浓度时的药物剂量。V_d越小的药物排泄越快,V_d越大的药物排泄越慢。

（五）清除率

清除率(clearance,CL)指单位时间内从体内清除药物的表观分布容积数,即单位时间内有多少毫升血浆中的药物被清除。CL是反映药物自体内消除的一个重要指标,其与消除速度常数(K)及表观分布容积成正比:

$$CL = K \cdot V_d$$

CL是肝、肾等消除药物的总和,可反映肝、肾功能,当肝、肾功能不良时,CL会下降。临床上可根据已知药物的有效浓度,利用CL确定给药剂量或给药次数,以免药物蓄积中毒。

Note

本章思维导图

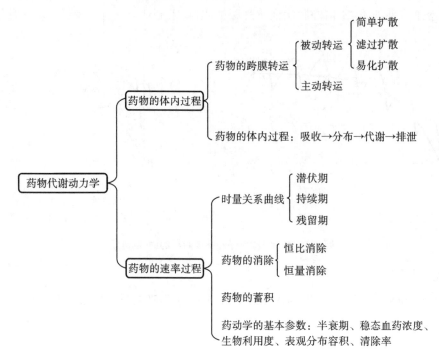

目 标 检 测

1. 青霉素从肾小管分泌排泄的方式是( )。

A. 载体转运   B. 被动转运   C.胞饮转运   D. 主动转运   E.易化扩散

2. 弱碱性药物在碱性尿液中( )。

A.解离多,再吸收多,排泄慢   B.解离少,再吸收多,排泄慢

C.解离多,再吸收少,排泄快   D.解离少,再吸收少,排泄慢

E.解离少,再吸收少,排泄快

3. 药物的生物利用度相同,代表其( )。

A.药理作用相同   B.毒性作用相同   C.吸收程度相同

D.生物转化相同   E.与血浆蛋白结合率相同

4. 下列属于首关消除的是( )。

A.普萘洛尔口服后经肝代谢,使进入血液循环的药量减少

B.青霉素口服后被胃酸破坏,使进入血液循环的药量减少

C.苯巴比妥钠肌内注射后被肝药酶代谢,使血中浓度降低

D.硝酸甘油舌下给药,自口腔黏膜吸收,经肝代谢后药效降低

E.洋地黄毒苷体内半衰期超长

5. 不影响药物分布的因素有( )。

A.肝肠循环   B.血浆蛋白结合率   C.膜通透性

D.体液 pH 值   E.特殊生理屏障

6. 某药的半衰期是 7 h,如果按每次 0.3 g,一天 3 次给药,则达到稳态血药浓度所需时间是( )。

A.5～10 h   B.10～16 h   C.17～23 h   D.24～28 h   E.28～36 h

7. 药物与血浆蛋白的结合( )。

A. 是不可逆的   B. 加速药物在体内的分布   C. 是可逆的

D. 对药物主动转运有影响   E. 促进药物的排泄

8. 药物肝肠循环影响药物在体内的( )。

A. 起效快慢   B. 代谢快慢   C. 分布程度

D. 作用持续时间   E. 血浆蛋白结合率

Note

第四章 影响药物作用的因素

学习目标

知识目标

1. 熟悉:年龄、性别、特异体质、病理状态对药物作用的影响及给药途径对药物作用的影响。
2. 了解:药物剂型对药物作用的影响及遗传因素、心理因素对药物作用的影响。

技能目标

能够结合实际用药情况,解释影响药物作用的各种因素。

药理学是研究机体与药物之间相互作用及其作用规律的学科。因此,影响药物作用的因素主要有药物与机体两个方面。

第一节 药物方面的因素

一、药物结构

药物的化学结构是影响药物作用的根本因素。一般来说,结构相似的药物可能具有相似的药理作用,如各种头孢类抗菌药结构相似,均有杀菌作用;结构相似的药物也可能表现出相反的药理作用,如维生素 K 和华法林化学结构相似,它们分别具有促凝血和抗凝血作用。

二、药物剂量

在一定剂量范围内,药物作用与药物剂量呈正相关关系,合适的剂量是保证临床用药安全有效的基础。低剂量时药物疗效较差甚至无效,过高剂量可因药物作用剧烈而产生毒性反应。临床用药常采用治疗量或常用量,一般不允许超过极量,但有时也可根据患者个体及患病情况适当调整剂量。

三、药物剂型

药物可制成多种剂型,如溶液剂、糖浆剂、片剂、胶囊剂、颗粒剂、注射剂、气雾剂、栓剂等。药物剂型可影响药物的吸收速度和分布范围,不同的剂型给药时产生的药物效应可能不同。口服制剂中,溶液剂吸收较快,散剂次之,胶囊剂和片剂较慢;注射制剂中,水溶液起效比混悬剂和油剂快。尤其要注意的是,不同厂家相同药物的同一制剂,甚至同一厂家同一药物不同批号的同一制剂,均可因生产工艺的微小差异,造成生物利用度或成分的差异,从而影响药效。临床用药时,特别是应用安全范围小的药物时,应尽量给同一患者连续应用同一厂家的同一制剂,最好是同一批号。否则,可能会因更换不同厂家或不同批号的药物而发生原有药效减弱或增强,甚至无效或引起中毒。

为使药物更好地发挥作用,常用一些特殊药物剂型。缓释制剂与控释制剂均为利用无药理活性的基质或包衣延缓药物溶出和吸收,从而达到延长作用时间的制剂。为减少药物对胃的刺激,还可将药物做成肠溶剂型。

四、给药途径

给药途径不同,药物吸收速度和程度也不同,出现作用的快慢和强弱不同。几种常用给药途径起效快慢的一般顺序是静脉给药＞吸入给药＞舌下给药＞肌内注射＞皮下注射＞口服给药,但也有例外,例如,地西泮肌内注射起效慢。有时甚至作用性质也不同,如硫酸镁口服呈现导泻和利胆作用,肌内注射则呈现抗惊厥、降血压作用,外用则可消肿止痛。

口服是临床最常见的给药方式,具有安全、方便的特点,但起效慢,药物经胃肠黏膜等途径吸收入血发挥作用。注射也是临床常用的给药方式。注射给药部位不同,药物产生效应的快慢不同,静脉注射药物无须吸收即可发挥作用;肌内注射时可通过肌肉组织吸收而较快地发挥作用;皮下注射吸收缓慢,但可使药物维持较长的作用时间。局部用药如吸入给药、舌下给药、滴眼、滴鼻、麻醉等,可发挥局部治疗作用。

五、给药时间与次数

合理的给药时间与次数是保证药物疗效和安全的重要因素。口服药物时,空腹用药,药物吸收快,起效快;饭后用药,药物吸收慢,起效慢。根据不同的用药目的或减少不良反应,可采取不用的给药时间,如有中枢抑制作用的药物宜在晚上或睡前使用;如食物会对药物吸收产生影响则宜餐前使用;如药物对胃有一定刺激性宜餐后服用。有时也可根据病情选择给药时间,如糖尿病患者使用的降糖药宜在餐前使用。还可根据昼夜节律选择给药时间,如糖皮质激素采用隔日晨服的给药方法。

合理的给药次数对维持稳态血药浓度具有重要意义,常根据病情需要和药物的半衰期确定给药次数。半衰期长的药物给药次数要相应减少,半衰期短的药物给药次数要相应增加。危重患者可能短时间给药次数较多,肝、肾功能不全时,为避免药物蓄积中毒,应注意给药次数和给药剂量。

六、药物相互作用

两种或两种以上药物不论给药途径是否相同,同时或先后应用时所出现的原有药物效应增强或减弱的现象,称为药物相互作用。药物相互作用有体内和体外相互作用之分。通常所说的相互作用是指药物在体内的相互影响,分两种结果:使原有的效应增强称为协同作用,使原有的效应减弱称为拮抗作用。协同作用又分相加作用、增强作用和增敏作用。相加作用指两药合用时的作用等于单用时的作用之和。增强作用指两药合用时的作用大于单用时的作用之和。如磺胺甲噁唑与甲氧苄啶合用后抑菌作用增强数倍至数十倍,甚至呈现杀菌作用。增敏作用指某药可使组织或受体对另一药的敏感性增强。如钙增敏剂使钙离子与肌丝上钙结合作用部位亲和力增加,起到正性肌力作用,可用于治疗心力衰竭。拮抗作用又分为相减作用或抵消作用。相减作用指两药合用时的作用小于单用时的作用。抵消作用指两药合用时的作用完全消失。

药物体外相互作用通常称为配伍禁忌,指将药物混合在一起发生的物理、化学变化,出现混浊、沉淀、结晶、降解而使疗效降低、毒性增强的现象,尤其容易发生在几种药物混合一起静脉滴注时。如氨基糖苷类抗生素与β-内酰胺类抗生素合用时,二者不能放在同一针管或同一溶液中混合,因为β-内酰胺环可使氨基糖苷类失去抗菌活性。红霉素只能配制在葡萄糖溶液中行静脉滴注,若配制在生理盐水中则易析出结晶。因此,注射剂配制时应特别注意配伍禁忌,避免出现严重后果。

第二节　机体方面的因素

一、年龄

机体的部分生理功能如肝功能、肾功能、体液与体重的比例、血浆蛋白结合量可因年龄而异,《中华人民共和国药典》规定 14 岁以下用药剂量为儿童剂量,14～16 岁之间为成人剂量,60 岁以上为老人剂量。儿童和老人的剂量应以成人剂量为参考酌情减量。

(一) 儿童

儿童正处于生长发育时期,各器官如肝功能、肾功能发育尚不完善,对药物的代谢和排泄均较慢;神经系统尚不成熟,对药物的敏感性较高;血浆蛋白含量少,药物与血浆蛋白结合率低;体液占体重的比例较大,对水盐代谢转换率较快。这些因素均易使药物引起不良反应。例如儿童应用氯霉素可导致灰婴综合征,使用氨基糖苷类抗生素易产生耳毒性,使用吗啡可引起呼吸抑制,使用喹诺酮类药物容易影响儿童的骨骼和牙齿生长。儿童用药剂量一般根据体重进行计算。

(二) 老人

老人各器官功能逐渐减退,特别是肝功能、肾功能逐渐减退,其对药物的代谢和排泄能力降低;神经系统功能减退,对药物的敏感性较高;体液量少、血浆蛋白少,且对药物的耐受性较差,对中枢神经抑制药、心血管系统药、非甾体抗炎药等药物的反应很强烈,易致严重不良反应,应用时需注意。老人用药剂量一般约为成人的 3/4。如抗高血压药物在老人中常引起体位性低血压;伴有心脑血管疾病的老人在拔牙时禁用含肾上腺素的局麻药,否则容易诱发脑卒中、心肌梗死、肾衰竭等。

二、性别

除性激素类药物外,不同性别对药物的反应通常无明显差别,但妇女有月经期、妊娠期、分娩期、哺乳期等特殊时期,用药时应予注意。月经期时子宫对泻药、刺激性较强的药物及能引起子宫收缩的药物较敏感,易引起月经过多、痛经等。在妊娠期时,这些药物易引起流产、早产等。有些药物能通过胎盘进入胎儿体内,对胎儿生长发育和活动造成影响,严重的可致畸胎,故妊娠期用药应十分慎重。在分娩期用药更应注意药物在母体内的维持时间,一旦胎儿离开母体,则新生儿体内药物无法被母体消除,引起药物滞留而产生药物反应。哺乳期的妇女服药后,药物可通过乳汁进入哺乳儿体内引起药物反应。

三、遗传

遗传因素是导致药物作用产生个体差异的主要原因。遗传因素对药物反应的影响比较复杂,因为体内的药物作用靶点、药物转运体和药物代谢酶等是在一定基因指导下合成的,基因的多态性使作用靶点、转运体和药物代谢酶呈现多态性,其性质和活性不同,影响了药物的反应。这种差异主要表现为种属差异、种族差异、个体差异、特异质反应等。造成这些差异的因素既有先天因素,又有后天因素。

(一) 种属差异

人与动物之间及动物与动物之间的生理、生化、病理特点的差异称为种属差异。如吗啡对人、犬、大鼠和小鼠的作用表现为抑制,而对猫、马、虎的作用表现为兴奋。

(二) 种族差异

不同种族的人生活的地理环境不同,具有不同的文化背景、食物来源和饮食习惯,这会对药物代谢的酶产生影响,从而产生种族差异。根据机体对药物的代谢速度,机体分为快代谢型和慢代谢型,前者表现为药物消除速度加快,药物作用减弱,但若代谢物有毒性作用则使药物毒性增强;后者的作用相反。如乙醇的代谢,服用等量的乙醇后,中国人体内生成的乙醛血浆浓度比白种人高,更容易出现面部潮红和心悸。

（三）个体差异

在年龄、性别、体重相同的情况下,大多数人对药物的反应是相似的,但少数人会存在较为明显的量和质的差异,即个体差异。量的差异表现为高敏性和耐受性,其中高敏性为个别敏感机体使用低于常用量的药物特性,而耐受性为个别不敏感机体使用高于常用量的药物特性。有些药物如苯妥英钠在不同个体用药时体内血药浓度存在较大的差异,在这种情况下临床则需采取剂量个体化。个体差异也有质的方面,如过敏体质者使用少量青霉素就可能产生剧烈的变态反应。

（四）特异质反应

患者因受遗传因素影响而对某些药物产生的特定不良反应,通常是有害的,甚至是致命的,反应的发生常与剂量无关。如先天性葡萄糖-6-磷酸脱氢酶缺乏者,服用伯氨喹、磺胺药易引起溶血反应。

四、病理因素

病理状态会影响药物的作用。阿司匹林具有解热作用,但只有当机体体温升高时,才能表现出解热效果,而对正常体温无影响。肝功能障碍会使药物代谢速度减慢,血药浓度升高;营养不良致血浆结合蛋白水平降低,血液中的游离型药物浓度升高,药物作用增强甚至出现毒性反应。肾功能障碍时药物排泄速度减慢,会使药物及其代谢物在体内蓄积而使作用和毒性增强。胆汁分泌不足时,会使体内维生素K吸收发生障碍。

五、心理因素

有些情况下,药物的疗效并不仅仅取决于药物本身,其他因素如患者的心理因素与药物的疗效存在一定联系。医护人员的言语、表情、工作态度、工作经验、技术熟练度及患者的文化素养、人格特征等会影响患者的心理状态。一般而言,乐观积极的情绪、对药物及医护人员的信任等因素有利于提高药物疗效;而消极失望、紧张焦虑的情绪及对医护人员的不信任,可降低药物疗效,甚至使病情加重。医护人员必须利用自己掌握的药物知识,耐心细致地向患者及家属宣传解释所用药物的治疗效果、不良反应及其防治措施,尤其是对于一些不良反应多的药物,应讲清其利弊,消除患者的心理顾虑,提高患者的依从性,在良好的心理状态下积极配合医护人员的治疗。

安慰剂是不具有药理活性的物质,如用乳糖、淀粉等制成的片剂或仅含生理盐水的注射剂。安慰剂效应主要由患者的心理因素引起,临床上治疗头痛、心绞痛、神经官能症等能获得30%～50%的疗效。故在评价药物的临床疗效时,应考虑安慰剂效应。但安慰剂不能随意使用,使用时还须遵循伦理原则。

六、长期用药机体对药物反应性的变化

长期或连续使用药物后,机体对药物的反应可能发生改变,其原因可能和机体与药物接触后,相应部位受体、神经及其递质或生化代谢改变等有关。

（一）耐受性

耐受性是指在连续用药后,机体对药物的敏感性降低而导致药效减弱,需增加剂量才能产生原有效应的现象。如连续应用苯巴比妥、麻黄碱及硝酸甘油等药物易产生耐受性。在短时间内连续用药数次,机体即产生的耐受性称为快速耐受性。如麻黄碱静脉注射数次后升压效应逐渐消失。个别机体对某种药物产生耐受性后,对另一种药物的敏感性也降低,称为交叉耐受性。如嗜酒者对乙醚的麻醉作用和苯巴比妥的反应性降低,使后两种药物的用药量比正常人高。一般来说,耐受性可在停药一段时间后消失,此时机体可重新恢复对药物的敏感性。

（二）耐药性

　　耐药性又称抗药性,是指病原体或肿瘤细胞对化学治疗(简称化疗)药物敏感性降低的现象,常是化疗药物治疗失败的原因之一。耐药性的产生主要是由病原体与药物反复接触后基因变异所致。抗菌药的广泛应用尤其是滥用是导致病原体产生耐药性的直接原因,因此临床用药时应注意合理应用抗菌药,以防止或减少耐药性的产生。

（三）依赖性

　　依赖性是指连续应用某些药物(麻醉药品或精神药品)后,用药者表现出一种强迫性连续或定期应用该药的行为和其他反应。

本章思维导图

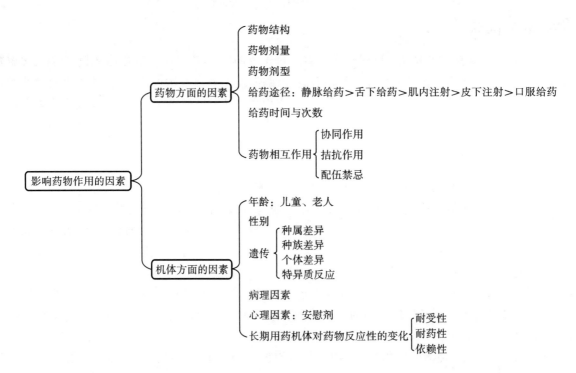

目 标 检 测

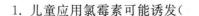

1. 儿童应用氯霉素可能诱发（　　　）。

A. 呼吸抑制　　　　B. 中枢兴奋　　　　C. 灰婴综合征　　　D. 牙齿发黄　　　　E. 耳毒性

2. 下列说法错误的是（　　　）。

A. 解离多,再吸收多,排泄慢

B. 50 岁以上为老人剂量

C. 月经期妇女应慎用引起子宫收缩的药物

D. 个体差异主要与用药者体质相关,而体质主要由遗传因素决定

E. 一般来说,耐受性可在停药后逐渐消失

3. 安慰剂是一种（　　　）。

A. 阳性对照药　　　　　　　　　　　　　　　　B. 口服制剂

C.不具有疗效的口服制剂　　　　　　　　　　D.不具有药理活性的制剂

E.使患者在精神上得到鼓励和安慰的药物

4. 连续用药时,机体对药物反应性降低的现象是(　　　)。

A.成瘾性　　　　　B.反跳现象　　　　C.高敏性　　　　　D.耐药性　　　　　E.耐受性

5. 病原微生物对抗菌药的耐受性降低的现象称为(　　　)。

A.耐受性　　　　　B.耐药性　　　　　C.成瘾性　　　　　D.习惯性　　　　　E.快速耐受性

第五章　药物的一般知识

学习目标

知识目标

1. 掌握：药品通用名和商品名的区别，处方药和非处方药的分类管理，常见的药物配伍禁忌以及常见药物剂型使用的注意事项。

2. 熟悉：药品批号、有效期、失效期的识别。药品说明书的具体内容。

3. 了解：药品的各种分类方法，药品常用剂型的种类。

技能目标

学会对常见的配伍禁忌进行预防与处理，能正确指导患者合理使用不同剂型的药物。

案例导入

王女士，70岁，因身体不舒服住院，临床诊断为肺炎，抽搐，医生开了以下处方：

注射用头孢曲松钠　　　1克/支　　6支　　　免试

用法：每日1次，每次2g，静脉滴注。

氯化钠注射液　　　100毫升/袋　　3袋

用法：每日1次，每次100 mL，静脉滴注。

葡萄糖酸钙注射液　　　10毫升/支　　3支

用法：每日1次，每次10 mL，静脉滴注。

讨论：该处方是否存在配伍禁忌？为什么？

第一节　药品的名称、分类管理及药物的分类

一、药品的名称

目前，我国药品名称包括通用名、商品名、国际非专利名和药物的化学名。

（一）通用名

通用名是国家药典委员会按照一定的原则制定的药品名称，是药品的法定名称，其特点是通用性。每种药品只能有一个通用名，如青霉素钠、布洛芬。在药品生产、流通、使用以及监督检验过程中，国家推行和倡导使用药品通用名。

（二）商品名

商品名是指一家企业生产的区别于其他企业同一产品、经过注册的法定标志名称，其特点是专有

性。商品名体现了药品生产企业的形象及其对商品名称的专属权。商品名是生产厂家为突出、宣传自己的商品,创造品牌效应而起的名字,与药品的成分、作用等没有关系。

一种药品常有多个厂家生产,许多药品生产企业为了树立自己的品牌,往往给自己的药品注册独特的商品名以示区别,因此,同一药品可以有多个商品名,例如对乙酰氨基酚复方制剂的商品名就有百服宁、泰诺林、必理通等商品名。

（三）国际非专利名

国际非专利名是世界卫生组织（WHO）制定的药物的国际通用名。它是 WHO 与各国专业术语委员会协作,经数次修订,为每一种在市场上按药品销售的活性物质所起的一个在世界范围内都可接受的唯一名称。例如青霉素的国际非专利名为 Penicillin,对乙酰氨基酚的国际非专利名为 Paracetamol。

（四）药物的化学名

药物的化学名是依据药物的化学组成按公认的命名法命名的名称,如布洛芬的化学名为 2-甲基-4-(2-甲基丙基)苯乙酸。因为化学名过于烦琐,很少被医护人员采用。

（五）正确区分药品通用名和商品名

不论商品名是什么,都要认准通用名,即药品的法定名称,也就是国家标准规定的药品名称。《中华人民共和国商标法》规定,通用名不能作为商标或商品名注册,因此通用名可以帮助识别药品,避免重复用药。如天津史克药厂生产的布洛芬,其商品名为芬必得(图 5-1);美国礼来制药公司生产的头孢克洛,其商品名为希刻劳。使用商品名须经国家主管部门批准。

药品包装上的通用名常显著标示,单字面积大于商品名的 2 倍;在横版标签上,通用名在上 1/3 范围内显著位置标出(竖版为右 1/3 范围内);字体颜色使用黑色或者白色。药品包装上的商品名一般与通用名分行书写,其单字面积小于通用名的 1/2。现在许多仿制药在广告宣传中使用的并不是药品商品名,而是注册商标。药品的注册商标,一般印刷在药品标签的边角,含文字的,其单字面积约为通用名的 1/4。

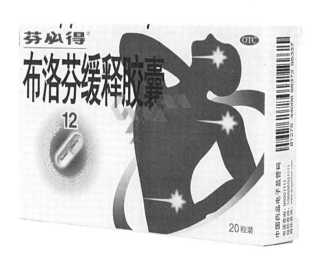

图 5-1 药品名称举例

从图 5-1 的包装盒可以看到该药的通用名为布洛芬,该药的商品名为芬必得。从药品说明书可以查到该药的化学名为 2-甲基-4-(2-甲基丙基)苯乙酸。

二、药物的分类

药物的分类方法很多。

（一）按照药物的自然状态分

按照药物的自然状态,药物可分为天然药、化学药和生物药。天然药是存在于自然界中对机体有防治疾病效果的植物药、矿物药等;化学药是指人工合成或从某些天然药中提取出的单一成分的药物。生物药指用生物体中的组织和体液等生物材料制备成的药物,如血液制品、疫苗等。

（二）按照药物的管理分

按照药物的管理,药物可分为普通药和特殊药。普通药指由医药卫生单位生产、管理和经营的药物。特殊药指由国家药品行政部门和有关部门指定的单位生产、管理和经营的药物,这类药包括麻醉性药品、精神药品、毒性药品、放射性药品。特殊药按照国家制定的特殊药品管理办法进行管理。

（三）按照药物产地分

按照药物产地,药物可分为国产药和进口药。国产药是指经国家药品行政主管部门批准的境内注册药厂生产的药物,进口药指在中华人民共和国境外生产的药物经国家药品行政主管部门批准可以在境内使用的药物,进口药按国家制定的《进口药品管理办法》进行管理。

（四）按照医疗保障分

按照医疗保障,药物可分为基本药物和非基本药物。基本药物是由国家医疗保障部门制定的能够保证患者基本治疗需要的药物。基本药物必须遵守临床必需、疗效好、安全性高、质量稳定、价格合理、中西医并重原则。

（五）按照药物的治疗类型分

按照药物的治疗类型,药物可分为抗生素类药品、心脑血管用药、消化系统用药、呼吸系统用药、泌尿系统用药、血液系统用药、五官科用药、抗风湿类药品、注射剂类药品、糖尿病用药、激素类药品、皮肤科用药、妇科用药、抗肿瘤用药、抗精神病药品、清热解毒药品、受体激动/阻断药和抗过敏药、滋补类药品、维生素与矿物质药品。

（六）按照药物的使用和管理分类

按照药物的使用和管理,药物可分为处方药和非处方药,《中华人民共和国药品管理法》规定了国家对药品实行处方药与非处方药的分类管理制度,这也是国际上通用的药品管理模式。

1. 处方药 必须凭执业医师或执业助理医师的处方才可调配、购买,并在医生指导下使用的药品。处方药只准在专业性医药报刊进行广告宣传,不准在大众传播媒介进行广告宣传。

2. 非处方药 非处方药是由专家遴选的、不需执业医师或执业助理医师处方并经过长期临床实践被认为患者可以自行判断、购买和使用并能保证安全的药品。

处方药和非处方药不是药品本质的属性,而是管理上的界定。无论处方药,还是非处方药,都经过国家药品监督管理部门批准,其安全性和有效性是有保障的。

三、药品的分类管理

按照 GSP 的规定,药品要求分类管理。根据药品品种、规格、适应证、剂量及给药途径不同,分别按处方药与非处方药进行管理。

（一）处方药与非处方药的分类管理

（1）处方药必须凭执业医师或执业助理医师处方才可调配、购买和使用;非处方药不需要凭执业医师或执业助理医师处方即可自行判断、购买和使用。

（2）非处方药标签和说明书除符合规定外,用语应当科学、易懂,便于消费者自行判断、选择和使用。非处方药的标签和说明书必须经国家药品监督管理部门批准。非处方药的包装必须印有国家指定的非处方药专有标识,必须符合质量要求,方便储存、运输和使用。每个销售基本单元包装必须附有标签和说明书。

（3）根据药品的安全性,非处方药分为甲、乙两类。非处方药的包装、标签、说明书上均有其特有标识"OTC"。红色为甲类,只能在药店出售;绿色为乙类,除药店外,还可在药品监督管理部门批准的宾馆、商店等商业企业中零售。相对而言,乙类比甲类更安全。

（4）医疗机构根据医疗需要可以决定或推荐使用非处方药。消费者有权自主选购非处方药,并须按非处方药标签和说明书所示内容使用。

（5）处方药只准在专业性医药报刊进行广告宣传,非处方药经审批可以在大众传播媒介进行广告宣传。

（二）药品存放的分类管理

医护人员在存放药品时,根据药品的分类管理,要注意以下原则。

（1）首先药品与非药品(如医疗器械、保健品等)要分开存放。

（2）处方药与非处方药要分开存放。

（3）口服药与外用药要分开存放,注射剂与非注射剂要分开存放。以上药品分类以后还要按剂型或用途分柜或分层存放。

（4）易串味药单独存放。

（5）危险品不能陈列,必须陈列时应该用真空包装。

（6）需要冷藏或阴凉处储存的药品要存放在 2～10 ℃的冰柜里。

（三）特殊药品的管理

麻醉药品、精神药品、医疗用毒性药品、放射性药品等属于特殊管理药品,在管理和使用过程中,应严格执行国家有关管理规定。医护人员在进行特殊药品使用的时候可以参照以下管理方法。

（1）严格执行国家对购进特殊管理药品的有关规定。

（2）特殊管理药品的验收应实行双人验收,并按规定逐项对品名、规格等各个相关项目进行验收到最小包装,并填写入库验收记录。

记录内容包括日期、凭证号、领用部门、品名、剂型、规格、单位、数量、批号、有效期、生产单位,发药人、复核人和领用人签字,做到账、物、批号相符。

（3）在药房设专柜,双人双锁管理,专人专账收付。

（4）特殊管理药品必须凭处方按规定调配,并做好记录,处方留存两年备查。

（5）特殊管理药品应做到每日结清,每月盘点,发现溢损,及时处理,做到账物相符。

（6）特殊药品处方的颜色:麻醉药品和第一类精神药品处方为淡红色,处方右上角标注"麻""精一";第二类精神药品处方为白色,处方右上角标注"精二"。

（7）注意特殊药品使用后的处理:注射剂和贴剂使用后,应将同批号空安瓿及废贴交回药房;当患者使用此类药品发生不良反应时,及时处置并上报。在使用麻醉药品和第一类精神药品注射剂过程中,若出现空安瓿丢失现象,应由当事人(当班护士)书写事件发生全过程说明并及时上报处理。

在使用麻醉药品和第一类精神药品注射剂过程中,若出现由于操作失误而导致的药品无法使用(玻璃空安瓿破碎)等现象、当事人再次取药时,医生应在处方上注明"药品破碎"字样,并将破碎安瓿拿回药房以新编号进行登记。

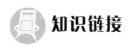

知识链接

国药准字

"国药准字"是药品生产单位在生产新药前,经国家药品监督管理部门严格审批后,取得的药品生产批准文号,相当于人的身份证。其格式为国药准字＋1 位字母＋8 位数字,其中"药"代表药品,这是最基本的性质(与保健食品和医疗器械的区别),"准"字代表国家批准生产的药品,化学药品使用的字母为"H",中药使用的字母为"Z"等。只有获得此批准文号,药品才可以生产、销售。

第二节 药品批号、有效期、失效期的识别及药物配伍禁忌

一、药品批号、有效期、失效期的识别

（一）药品的批号

在规定的限度内具有同一性质和质量,并在同一连续生产周期中生产出来的一定数量的药品为同一批号。《药品生产质量管理规范实施指南》规定,批号由年号、月号和流水号组成,如批号 180113,其中 1801 表示生产时间为 2018 年 1 月,13 是流水号,表示该批为 2018 年 1 月第 13 批生产。

（二）药品有效期、失效期的识别

药品有效期是指该药品被批准使用的期限,表示该药品在规定的储存条件下能够保证质量的期限。它是控制药品质量的指标之一。药品标签中的有效期按照年、月、日的顺序标注,年份用四位数字表示,月、日均用两位数字表示。其具体标注格式为"有效期至××××年××月"或者"有效期至××××年××月××日",也可以用数字和其他符号表示为"有效期至××××.××."或者"有效期至××××/××/××"等。有效期若标注到日,应当为起算日期对应年月日的前一日,若标注到月,应当为起算月份对应年月的前一月。例如,有效期至 2006/07/08,则该药品可使用至 2006 年 7 月 8 日。例如药品生产日期为 2004 年 10 月 20 日,有效期两年,则有效期标注为"有效期至 2006 年 10 月 19 日"。

二、药物配伍禁忌

（一）配伍使用与配伍变化

在临床治疗上,为了针对不同的症状和病情变化,达到有效治疗的目的,往往将几种甚至更多种类的药物同时或先后用于患者。药物的合理配伍能达到以下目的:①使配伍的药物产生协同作用,以增强疗效。如复方阿司匹林片等。②提高疗效,减少副作用,减少或延缓耐药性的发生。如阿莫西林与克拉维酸配伍联用。③利用药物间的拮抗作用以克服某些药物的毒副作用,如用吗啡镇痛时常与阿托品配伍,以消除吗啡对呼吸中枢的抑制作用等。④预防或治疗合并症。

随着新药、新剂型的不断涌现,中西药结合治疗、中西药联合组方的制剂日益增多,出现了药物配伍的许多新问题,易出现重复用药、剂量增加等现象。如蟾酥、罗布麻等含有强心苷或强心物质,若与洋地黄类强心药合用则总剂量增加,可引起强心苷中毒。甘草、鹿茸具有糖皮质激素样作用,与水杨酸钠合用能诱发或加重消化道溃疡的发病率,与胰岛素同服能发生相互拮抗而减弱降糖药的效应。

研究药物和制剂配伍变化的目的:根据药物和制剂成分的理化性质和药理作用,探讨其产生的原因和正确处理的方法,设计合理的处方、工艺,对可能发生的配伍变化有预见性,进行制剂的合理配伍,避免不良的药物配伍,保证用药的安全、有效。

（二）配伍禁忌及其类型

药物配伍变化又称药物相互作用,是指两种或两种以上的药物同时应用时所发生的药效变化,即产生协同(增效)、相加(增加)或拮抗(减效)作用。合理的药物相互作用可以增强疗效或降低药物不良反应,反之可导致疗效降低或毒性增加,还可能发生一些异常反应,干扰治疗,加重病情。而配伍禁忌仅指在一定条件下,产生的不利于生产、应用和治疗的配伍变化。

药物的相互作用是如何产生的呢? 人们使用药物后,一方面药物经历被人体吸收、分布、代谢及排泄的过程(药动学方面);另一方面药物作用于人体,改变人体的器官功能水平,从而产生药效(药效学方面)。不同药物在以上各方面与环节均可发生相互作用。

1. 影响吸收过程 药物自用药部位进入血液循环的过程叫吸收。一种药物可能影响另一种药物的吸收。例如治疗消化性溃疡的奥美拉唑可使胃内呈碱性环境,而使铁剂(如蔗糖铁)、多潘立酮、酮康唑、伊曲康唑等药物的吸收下降,使肠溶制剂、缓释和控释制剂受到破坏,药物溶出加快。脂溶性维生素类药物宜在饭后服用,因为菜里的油可以促进此类维生素的吸收。

2. 影响分布过程 药物吸收后从血液循环到达机体各个部位和组织的过程称为分布。药物必须到达特定的部位才能发挥药效,例如颅内有细菌感染时,抗菌药必须到达颅内才能发挥杀灭细菌的作用。一种药物也可能影响另一种药物的分布。例如阿司匹林、双香豆素、华法林等抗凝血药物与高效利尿药(呋塞米、托拉塞米、依他尼酸、布美他尼)合用,后者与前者竞争与血浆蛋白的结合,从而使前者的游离态药物浓度变大(药物与血浆蛋白结合后暂时失去药理作用),继而易致患者发生黑便、牙龈出血等出血反应。

3. 影响代谢过程 药物作为一种异物进入体内后,机体要动员各种机制使药物从体内消除,代谢是药物在体内消除的重要途径。药物代谢是指药物在体内发生的结构变化。大多数药物主要在肝脏被酶(肝脏有很多种催化药物代谢的酶)催化进行化学反应。有些药物可以使酶的活性增高或减弱,导致同时应用的一些药物代谢加快或减慢。使酶的活性增高的药物被称为肝药酶诱导剂,使酶的活性减弱的药物被称为肝药酶抑制剂。药物的相互作用往往缘于药物对代谢酶的诱导或抑制,进而影响代谢过程。以下分别举例说明。

1)肝药酶抑制剂

(1)奥美拉唑、埃索美拉唑可以抑制肝药酶 CYP2C19 的活性,使由 CYP2C19 催化代谢的氯吡格雷更难转化为其活性产物,使氯吡格雷难以发挥抗血小板的作用,从而导致患者中风发作。

(2)某些大环内酯类药物(红霉素、克拉霉素)、三唑类抗真菌药(酮康唑、伊曲康唑、氟康唑)、西咪替丁、吉非贝齐、某些抗抑郁药、HIV 蛋白酶抑制剂、胺碘酮等药物可以抑制肝药酶 CYP3A4 的活性,使某些他汀类药物(洛伐他汀、辛伐他汀、阿托伐他汀)、茶碱、他克莫司、西沙必利等药物的代谢变慢,从而发生不良反应。

(3)异烟肼是药物代谢酶抑制剂,卡马西平与异烟肼合用可使卡马西平的药物浓度明显提高,出现复视和共济失调等中毒症状。

2)肝药酶诱导剂 常见的肝药酶诱导剂有苯巴比妥、苯妥英钠、卡马西平、利福平、乙醇等。例如苯巴比妥、苯妥英钠、利福平可诱导肝药酶,加快茶碱的肝清除;苯巴比妥连续用药可使抗凝血药双香豆素的破坏加速。

4. 影响排泄过程 药物及其代谢物主要经肾脏或消化道在尿液或粪便中排泄。一种药物可能促进或抑制另一种药物的排泄,从而抑制或加强另一种药物的药效,或者产生不良反应。药物之间通过竞争肾小管的重吸收或分泌而影响其他药物的血药浓度,从而影响其疗效。

大环内酯类药物(红霉素、罗红霉素等)因抑制 P-糖蛋白参与地高辛经肾小管分泌,减少了地高辛尿中排泄量,致地高辛血中浓度升高,即红霉素能抑制地高辛从肾脏的排出。丙磺舒可以竞争性地抑制有机弱酸(如青霉素、头孢菌素)在肾小管经有机酸转运体的分泌,从而可以增加这些抗生素的血中浓度和延长它们的作用时间,可作为抗生素治疗的辅助用药。丙磺舒也可竞争性地抑制痛风患者尿酸的再吸收,促进尿酸排泄;阿司匹林则竞争尿酸的主动排泄过程,不利于尿酸的排泄。

5. 药效方面的相互作用 不同作用机制的药物作用于人体可以产生相同或相反的效应,合用时可以产生相加、协同或拮抗的效果,比如单种药物不能有效控制的高血压或感染,可以联合两种或两种以上的抗高血压药或抗菌药。磺胺嘧啶和甲氧苄啶联合用于抗菌,可以起到协同作用的效果,大于分别使用的效果总和。

通常作用机制相同的药物不会合用于给患者治疗疾病,合用则可能药效下降或不良反应增加。同样是头孢类的头孢呋辛和头孢他啶不可联合使用;克林霉素、红霉素、氯霉素作用于细菌的靶位完全相同,也不能合用。

同样地,药物的不良反应也可相互叠加或消除。例如呋塞米可以引起低血钾,而加重强心苷(地高辛）的毒性。

（三）注射液的配伍变化

注射液中产生配伍变化的因素很多，主要有以下几个方面。

1. 注射液的种类　常用的注射液有 5％葡萄糖注射液，等渗氯化钠注射液、复方氯化钠注射液、葡萄糖氯化钠注射液、右旋糖酐注射液、转化糖注射液及各种含乳酸钠的制剂等，这些单糖、盐、高分子化合物的溶液一般都比较稳定，常与注射液配伍。

1）血液　血液不透明，在产生沉淀混浊时不易观察。血液成分极复杂，与药物的注射液混合后可能引起溶血、血细胞凝聚等现象。

2）甘露醇　甘露醇注射液含 20％～25％甘露醇，为一过饱和溶液。20 ℃时，甘露醇在水中溶解度为 1∶5.5(18％)，故 20％甘露醇注射液是过饱和溶液，但一般不易析出结晶（如有结晶析出，可加热到 37 ℃使之完全溶解后应用）。这种溶液中加入某些药物如氯化钾、氯化钠等，会有甘露醇结晶析出。

3）静脉注射用脂肪油乳剂　这种制品要求油的分散程度很高，油相直径在几个微米以下，与其他注射液配伍应慎重。乳剂的稳定性受许多因素影响，加入药物往往能破坏乳剂的稳定性，产生乳剂破裂，油相合并或油相凝聚等现象。

2. 注射液之间的相互作用　除将两种以上的注射液混合以外，还常将两种以上的注射液加入同一输液瓶中一起进行静脉注射。两种注射液混合后的药物浓度变化较大，因而更容易出现问题。这方面的配伍变化，大部分是由 pH 值改变引起。不同注射液的 pH 值稳定范围相差较大，例如盐酸四环素注射液的 pH 值为 1.8～2.98，而磺胺嘧啶钠注射液的 pH 值为 8.5～10.5，如两者混合容易产生配伍变化。许多有机碱、有机酸类（如氯丙嗪、磺胺类等）在水中难溶，需制成盐才能配成溶液。所以这类注射液与其他碱性或酸性溶液配伍后，由于混合液 pH 值的变化而往往容易产生沉淀，如盐酸四环素注射液与乳酸钠注射液配伍时，可使盐酸四环素注射液 pH 值升高而析出四环素的沉淀。

3. 配伍环境的影响

（1）温度：反应速度受温度影响很大。通常输液过程中温度波动不大，但须注意注射液混合至注射（输入）前这段时间要短。如粉针剂配成储备浓溶液待用时应储存于冷暗处，防止因温度过高或时间过长而变质。

（2）空气（氧、二氧化碳与水分）：有些药物的注射液须在安瓿内充填惰性气体，防止被氧化；有些药物如苯妥英钠、硫喷妥钠等注射液，可因吸收空气中的 CO_2 而有析出沉淀的可能。吸湿性强的固体药物如配制时在空气中放置过久，则可能因潮解而不便于使用。

（3）光线：许多药物对光是敏感的，如硝普钠、两性霉素 B、呋喃妥因钠、维生素 B_1、雌性激素类等药物。两性霉素 B 的液体应用黑纸遮盖，避免强光照射。

（四）配伍禁忌的预防与处理

1. 处理原则　处理的一般原则如下。在审查处方发现疑问时，首先应该与开具处方的医师联系，了解用药意图，明确对象及给药途径作为配发的基本条件，如患者年龄、性别、病情及其严重程度、用药途径等，对患有合并症的患者审查处方时应注意禁忌证。再结合药物的物理、化学和药理等性质，分析可能产生的不利因素和作用，对成分、剂量、发出量、用法等各方面加以全面审查，使药剂能在具体条件下，较好地发挥疗效并使患者使用方便，保证用药安全。

2. 处理方法　药理的配伍禁忌，必须在了解医师用药意图后共同加以矫正和解决。但物理的或化学的配伍禁忌的处理，一般可在上述原则下按如下方法进行。

（1）改变储存条件。有些药物在患者使用过程中，由于储存条件（如温度、空气、光线、氧等）会加速沉淀、变色或分解，故应在密闭及避光的条件下，储存于棕色瓶中，发出的剂量不宜过多。

（2）改变调配次序。改变调配次序往往可以克服一些不应产生的配伍禁忌。

（3）改变溶剂或添加助溶剂。改变溶剂是指改变溶剂容量或改变成混合溶剂。此法常用于防止或延缓溶液析出沉淀或分层。

（4）调整溶液 pH 值：pH 值的改变能影响很多微溶性药物溶液的稳定性。

（5）改变用药途径、调整药量和临床观察及监测。如分开服用或注射，可克服直接的物理或化学反应和大多数影响药物吸收的配伍；调整药量主要指相加作用的配伍；临床观察及监测（血生化监测、血药浓度监测等）主要指可能增加毒副作用的配伍。

（6）改变有效成分或改变剂型。在征得医师的同意下可更换药物，但更换的药物疗效应力求与原成分类似，用法也尽量与原处方一致。注射剂间的物理化学配伍禁忌通常不能配伍使用，可分别注射或建议医师用其他的注射剂。

（7）拒绝调剂：主要指无法用药剂方法解决的配伍，应禁止配伍使用，请医师修改后再行调剂。在药物合用中应特别注意审查下列几类药物：剂量小而作用强的药物（如降糖药、抗心律失常药、抗高血压药等），毒性和血药浓度密切相关的药物（如氨基糖苷类、强心苷类、细胞毒素类），作用降低有危险性的药物（这类药物的作用降低可引起发病或治疗失败，如抗心律失常药、抗生素、抗癫痫药），产生严重毒副作用的药物。

临床工作者经长期实践编制了多种药物配伍变化表，如《256 种注射液配伍变化检索表》《八十种中草药浸出液配伍变化表》以及药物配伍变化计算机软件。这些资料对临床判断配伍变化有重要的参考价值，但应注意判断的情况是否与资料中的情况一致，如浓度、配合量、pH 值、温度、溶剂及附加剂等。同一药物制剂各厂制备的处方组成可能不同，往往产生不同的结果，要特别注意。

第三节　药品说明书简介

药品说明书应当包含药品安全性、有效性的重要科学数据、结论和信息，用以指导安全、合理使用药品。药品说明书的具体格式、内容和书写要求由国家药品监督管理部门制定并发布。

药品说明书可以帮助患者了解药品的主要成分、适应证、用法用量、副作用、储存条件及注意事项，但如果是处方药，仅凭说明书还难以全面了解、正确使用该药品。患者切不可凭借一份药品说明书擅自"对号入座"、乱用药，而必须在医务人员指导下使用。

（1）药品名称：有时一种药品可以有通用名、商品名。有些不同的药品，名称只差一个字，要注意区分，不要错用。

（2）批准文号、生产批号、有效期或失效期：批准文号是鉴别假药、劣药的重要依据。目前药品批准文号为"国药准字"＋1 位字母＋8 位数字（如国药准字 Z20050203），生产批号表示具体生产日期，有效期或失效期为药品质量可以保证的期限。

（3）药品成分：若是复方制剂则标明主要成分。

（4）适应证或功能主治：化学药品标"适应证"，中药标"功能主治"。它是药品生产厂家在充分的动物药效学实验及临床人体试验的基础上确定的，并经药品监督管理部门审核后才允许刊印，往往包含很多适应证，也有的标明药理作用和用途。

（5）用法用量：如果没有特别说明，一般标明的剂量为成人的常用剂量，并以药品的含量为单位，若小儿或老人使用须按规定进行折算。

（6）药品不良反应及副作用：药品的其他不良反应也常包括在这一栏中。

（7）注意事项或禁忌：安全剂量范围小的药品必标此栏，注意事项还包括孕妇、哺乳期妇女、慢性病等特殊患者应注意的内容及其他药品合用的禁忌等。

（8）储存：需特殊储存条件的药品，则在此栏标明，如避光、冷藏等。

（9）规格：包括药品最小计算单位的含量及每个包装所含药品的数量。

第四节　常用药物剂型

一、药物剂型的分类

随着药剂学的发展,药物新剂型不断出现,种类也逐渐增多,分类方法有多种。

（一）按形态分类

（1）固体剂型,如散剂、颗粒剂、胶囊剂、片剂、丸剂等。

（2）半固体剂型,如软膏剂、眼膏剂等。

（3）液体剂型,如溶液剂、乳剂、注射剂、洗剂、搽剂、芳香水剂等。

（4）气体剂型,如气雾剂、喷雾剂等。

（二）按给药途径分类

1. 经胃肠道给药剂型　药物口服后进入胃肠道,起局部作用或被吸收而发挥全身作用的剂型称为经胃肠道给药剂型,如溶液剂、乳剂、混悬剂、散剂、颗粒剂、片剂、胶囊剂等。

2. 非经胃肠道给药剂型　除口服给药途径以外的所有其他剂型统称为非经胃肠道给药剂型,该类剂型可在给药部位起局部作用或被吸收后发挥全身作用。

（1）注射给药,此类剂型经注射途径给药,一般较胃肠道给药起效快、生物利用度高,如静脉注射剂、肌内注射剂、皮内注射剂、皮下注射剂及腔内注射剂等。

（2）皮肤给药,如外用洗剂、搽剂、溶液剂、软膏剂、贴剂和糊剂等。该途径给药方便,可以起局部和全身治疗作用。

（3）口腔给药,如漱口剂、含片、舌下含片、膜剂等。

（4）鼻腔给药,如滴鼻剂、喷雾剂、粉雾剂等。

（5）肺部给药,如吸入剂、喷雾剂、吸入气雾剂、吸入粉雾剂等。此类剂型可以起局部治疗作用,也可以起全身治疗作用。

（6）眼部给药,如滴眼剂、眼膏剂、眼用凝胶等。

（7）直肠、阴道和尿道给药,如栓剂、灌肠剂等。

（三）按制法分类

1. 浸出制剂　用浸出方法制成的各种剂型,一般是指中药剂型,如流浸膏剂、浸膏剂、酊剂等。

2. 无菌制剂　用灭菌方法或无菌技术制成的剂型,如注射剂、滴眼剂等。

（四）按作用时间分类

按作用时间分类有普通、速释、缓控释、肠溶靶向制剂等。这种分类方法直接反映了用药后起效的快慢和作用持续时间的长短,因而有利于合理用药。

以上剂型分类方法各有特点,但均不完善或不全面,各有其优缺点。本教材根据医疗、生产实践、科研教学等方面的长期沿用习惯,采用综合分类的方法。

二、常见药物剂型的临床应用及注意事项

（一）液体制剂

液体制剂指药物分散在适宜的分散介质中制成的可供内服或外用的液体形态的制剂。按照给药途径,液体制剂可分为以下几类。

1. 内服液体制剂　经胃肠道给药、吸收发挥全身作用,如糖浆剂、乳剂、混悬剂、合剂等。

内服液体制剂应用的注意事项如下。

（1）两种药物混合可发生沉淀者，可分别溶解，稀释后再混合，并酌加糖浆或甘油等以避免或延缓沉淀的产生。

（2）水溶性药物应先溶于水，醇溶性药物应先溶于醇或醇溶液，然后混合，以防止或减少沉淀。

（3）用药之前最好摇匀后再使用，尤其是混悬剂。

2. 外用液体制剂　外用液体制剂有以下几类：皮肤用液体制剂（如洗剂、搽剂等）；五官科用液体制剂（如洗耳剂、滴耳剂、滴鼻剂、含漱剂等）；直肠、阴道、尿道用液体制剂（如灌肠剂、灌洗剂等）。

1）搽剂　搽剂一般是指专供皮肤表面用的液体制剂。搽剂有镇痛、收敛、保护、消炎、防腐及抗刺激作用。起镇痛、抗刺激作用的搽剂多以乙醇为溶剂，使用时用力揉搓，可增加药物的穿透性。起保护作用的搽剂多以油、液体石蜡为溶剂，搽剂时润滑、无刺激性，使用时涂于皮肤后搓搽或涂于敷料上再贴于患处。一般不用于破损或擦伤的皮肤表面，因为其可引起高浓度刺激。

2）涂剂　涂剂是指用纱布、棉花蘸取涂搽在皮肤或喉部黏膜的液体制剂。多为消毒、消炎药物的甘油溶液，也有用其他溶剂者。甘油可使药物滞留在局部，且有滋润作用。对喉头炎、扁桃体炎等均能起辅助治疗作用。

3）涂膜剂　涂膜剂是指药物溶解或分散在含成膜材料的溶剂中，涂抹患处后形成薄膜的外用液体制剂。用时涂于患处，有机溶剂迅速挥发，形成薄膜保护患处，同时逐渐释放所含药物起治疗作用。一般用于无渗出液的损害皮肤病等。涂膜剂具有制备工艺简单，不需要特殊的生产设备、使用方便、不易脱落、易洗除等特点。

4）洗剂　洗剂一般指专供涂、敷于皮肤或冲洗用的外用液体制剂。其分散剂多为水和乙醇。应用时涂于皮肤患处或涂于敷料上再施于患处。亦有用于冲洗皮肤伤患处或腔道等，一般有清洁、消毒作用。

5）灌肠剂　灌肠剂是指用灌肠器从肛门将药液注于直肠的一类液体制剂。其根据应用目的可分为以下三类。

（1）泻下灌肠剂：又称清除灌肠剂，主要是为了清除粪便，减低肠压，使肠恢复正常功能，这类药剂使用后必须排出，如生理盐水、5％软肥皂溶液、1％碳酸氢钠溶液等。一次用量为250～1000 mL，使用时必须温热并缓慢灌入。

（2）含药灌肠剂：又称保留灌肠剂，是指较长时间保留在直肠，起局部作用或被吸收而发挥全身作用的液体制剂，可加入适量附加剂以增加其黏度，如0.1％醋酸、0.1％～0.5％鞣酸、10％水合氯醛溶液等。

（3）营养灌肠剂：又称保留灌肠剂，是指患者不能经口摄取营养而应用的含有营养成分的液体制剂。如葡糖糖、鱼肝油及蛋白质等液体药剂。

6）滴鼻剂　滴鼻剂是指专供滴入鼻腔使用的液体制剂。

7）滴耳剂　滴耳剂是指供滴入耳腔内的外用液体制剂。

滴耳剂一般具有消毒、止痒、收敛、消炎及润滑作用。患慢性中耳炎时，由于黏稠分泌物的存在，药物很难到达中耳部，但若与溶菌酶、透明质酸酶、纤维致活酶等酶类并用，能使分泌物液化，促进药物的分散，加速肉芽组织再生。

8）含漱剂　含漱剂是指清洁口腔用的液体制剂。用于口腔具有清洗、防腐、去臭、杀菌、消毒及收敛等作用。多为水溶液，也含有少量乙醇及甘油的溶液。含漱剂呈弱碱性，有利于除去微酸性分泌物和溶解黏液蛋白。为了方便，有时配成浓溶液，临用时稀释。个别品种可发给患者粉末，临用时加水溶解。

9）滴牙剂　滴牙剂是指用于局部牙孔的液体制剂。其特点是药物浓度较大，往往不用溶剂或仅用少量的溶剂稀释。因其刺激性和毒性较大，应用时不能接触黏膜。滴牙剂一般不发给患者，由医护人员施于患者。

（二）灭菌制剂与无菌制剂

灭菌制剂与无菌制剂主要是指直接注入体内或直接接触创伤面、黏膜等的一类制剂。根据人体对环境微生物的耐受程度，《中华人民共和国药典》将不同给药途径的药物制剂大体分为规定无菌制剂和非规定无菌制剂(即限菌制剂)。限菌制剂是指允许一定限量的微生物存在,但不得有规定控制菌存在的药物制剂,如口服制剂不得含大肠杆菌、金黄色葡萄球菌等有害菌。

1. 注射剂　注射剂俗称针剂,是临床应用较广泛的剂型之一。注射给药是一种不可替代的临床给药途径,对抢救用药尤为重要。

【优点】

药效迅速、作用可靠。注射剂在临床应用时均以液体状态直接注射入人体组织、血管或器官内,因此吸收快或无吸收过程,作用迅速。特别是静脉注射,药液可直接进入血液循环,更适用于抢救危重病症。注射剂不经胃肠道,不受消化系统及食物的影响,因此剂量准确,作用可靠。

【注意事项】

(1)因药物配成溶液后的稳定性受到很多因素影响,所以注射剂一般要临用前配制以保证疗效和减少不良反应,且应注意 pH 值对注射剂稳定性的影响。

(2)当其他给药途径能够达到治疗效果时就尽量不使用注射给药。

(3)应尽量减少注射次数,积极采取序贯疗法(即急性或禁忌情况下先用注射剂,病情控制后马上改为口服给药)。

(4)应尽量减少注射剂联合使用的种类,以避免不良反应和配伍禁忌的出现。

(5)在不同注射途径的选择上,能够肌内注射的就不静脉注射给药。

(6)应严格掌握注射剂量和疗程。

2. 输液　大容量注射剂通常称为大输液(简称输液),是由静脉滴注输入体内的大剂量注射液。通常包装于玻璃或塑料的输液瓶或袋中,不含防腐剂或抑菌剂。使用时通过输液器调整滴速,持续而稳定地进入静脉,用以补充体液、电解质或提供营养物质。

【临床应用】

静脉输液速度随临床需求而改变,如静脉滴注氧氟沙星注射液速度宜慢,24～30 滴/分为宜,否则易发生低血压;复方氨基酸滴注过快可致恶心、呕吐;林可霉素类滴注时间要维持在 1 h 以上等。

【注意事项】

(1)由于药物配成溶液后稳定性受很多因素影响,所以一般要临用前配制以保证疗效和减少不良反应。

(2)规范临床合理、科学配伍用药,以降低患者和护理人员在多药"配伍试验"中的风险。

(3)规范和加强治疗室输液配制和病房输液过程中的管理。

(4)加强输液器具管理,避免使用包装破损、密闭不严、漏气污染和超过使用期的输液器。

3. 注射用无菌粉末　注射用无菌粉末又称粉针剂,临用前用灭菌注射用水溶解后注射,是一种较常用的注射剂型。依据生产工艺不同,注射用无菌粉末可分为注射用无菌分装产品和注射用冷冻干燥制品。注射用无菌分装产品是将已经用灭菌溶剂法或喷雾干燥法精制而得的无菌药物粉末在无菌操作条件下直接分装于洁净灭菌的小瓶或安瓿中密封而成,常见于抗生素药品,如青霉素;注射用冷冻干燥制品是将灌装了药液的安瓿进行冷冻干燥后封口而得,常见于生物制品,如辅酶类。

【临床应用】

适用于在水中不稳定的药物,特别是对湿热敏感的抗生素(如青霉素 G、先锋霉素类)及酶(如胰蛋白酶、辅酶 A 等)或血浆等生物制品。一般制剂稳定化技术较难得到满意的注射剂产品时,可考虑制成固体形态的注射剂。

【注意事项】

注射用无菌粉末的生产必须在无菌环境中进行,尤其是一些关键工序,如灌封等需采用较高的层流洁净措施来确保环境的洁净度。另外需严格控制原料质量、处理方法和环境。为了防止其吸潮变质,需要检查橡胶塞的密封率,若是铝盖则在压紧后进行烫蜡。

4. 眼用液体制剂　眼用液体制剂是指供洗眼、滴眼或眼内注射用以治疗或诊断眼部疾病的液体制剂。以水溶液为主,少数为混悬液或油溶液。

【临床应用】

（1）尽量单独使用一种滴眼剂，若有需要间隔 10 min 以上再使用另一种滴眼剂。若同时使用眼膏剂和滴眼剂，需先使用滴眼剂。

（2）滴眼剂主要用于治疗眼部疾病，如氯霉素滴眼液主要用于结膜炎、沙眼、角膜炎等眼部感染；人工泪液主要用于干燥综合征患者，起滋润眼睛的作用。

（3）眼用液体制剂应一人一用。

【注意事项】

（1）使用滴眼剂前后需要清洁双手，并将眼内分泌物和部分泪液用已消毒棉签拭去，从而避免药物浓度降低。

（2）眼用半固体制剂涂布之后需按摩眼球以便药物扩散。

（3）使用滴眼剂时需轻压泪囊区，以减少药物引发的全身效应。

（4）使用混悬滴眼剂前需充分混匀。

（5）制剂性状发生改变时禁止使用。

5. 植入剂 植入剂是指将药物与辅料制成的供植入体内的无菌固体制剂。植入剂一般采用特制的注射器植入，也可以手术切开植入。植入剂释放的药物经皮下吸收直接进入血液循环起全身作用，避开首关消除，生物利用度高。植入剂给药后作用时间较长，但需医生进行植入和取出。

植入剂是缓释、控释制剂的一个重要组成部分，因其具有使药物生物活性增强、药物作用时间延长、生物利用度高等特点，越来越被行业所重视，其种类也越来越多，应用范围也越来越广。已经扩大到各类疾病的治疗，如肿瘤、心血管疾病、眼科等方面的治疗。植入剂根据给药系统可分为植入泵、高分子聚合物植入系统及可降解型注射式原位植入给药系统型植入剂；根据药物释放的机制和药物在体内的过程，可分为植入缓释剂和植入控释剂两类。

【临床应用】

植入剂主要用于抗肿瘤药、胰岛素给药、激素给药、心血管疾病的治疗、眼部用药以及抗成瘾性等。如氟尿嘧啶植入剂用于食管癌、结肠癌、直肠癌和胃癌等；醋酸戈舍瑞林缓释植入剂主要治疗前列腺癌、乳腺癌和子宫内膜异位症。

【注意事项】

若植入剂的材料没有较好的降解性则容易引起炎症反应，需进行手术取出，从而导致患者的顺应性较差。植入剂移位会导致难以取出。若使用不当还可能出现多聚物的毒性反应。

6. 冲洗剂 冲洗剂是指用于冲洗开放性伤口或腔体的无菌制剂。

【临床应用】

冲洗剂主要用于冲洗开放性伤口或腔体，如鼻腔冲洗剂可用于慢性鼻窦炎和鼻腔肿瘤放、化疗后的清洗，各种鼻炎引发的鼻塞、分泌物过多等的鼻腔冲洗。如：妇炎洁可以起到消炎、杀菌和清洁作用。

【注意事项】

冲洗剂应为等渗、无菌溶液，生产时需注意灭菌。冲洗剂不能用于注射，并注明该制剂仅能使用 1 次，开启后应立即使用，未用完的均应弃去。大体积的灌肠剂用前应将药液加热至体温。

7. 烧伤及严重创伤用外用制剂

【临床应用】

烧伤及严重创伤用外用制剂主要用于烧伤及严重外伤。例如 10% 聚维酮碘软膏主要用于治疗烧伤。

【注意事项】

用于烧伤及外伤的溶液剂和软膏剂必须无菌，而气雾剂必须无刺激性。

（三）固体类制剂

常用的固体类制剂有散剂、颗粒剂、胶囊剂、片剂、滴丸剂、膜剂等，在药物制剂中约占 70%。固体制剂的共同特点：①与液体制剂相比，物理、化学稳定性好，生产制造成本较低，服用与携带方便；②制备过程的前处理经历相同的单元操作,以保证药物的均匀混合与准确剂量,而且剂型之间有密切的联系;③药物要先在体内溶解后才能透过生物膜被吸收入血液循环中。

1. 散剂 散剂(powders)是指药物或与适宜辅料经粉碎、均匀混合制成的干燥粉末状制剂,可供内服或外用。

【临床应用】

外用或局部外用散剂适于溃疡、外伤的治疗;内服散剂一般为细粉,以便儿童以及老人服用,服用时不宜过急,单次服用剂量应适量,服药后不宜饮过多水,以免药物过度稀释导致药效差等。

【注意事项】

外用散剂的使用主要有撒敷法和调敷法。撒敷法是将外用散剂直接撒布于患处,调敷法则需用茶、黄酒、香油等液体将散剂调制成糊状敷于患处。内服散剂应用温水送服,服用后半小时内不可进食,服用剂量过大时应分次服用以免引起呛咳;服用不便的中药散剂可加蜂蜜调和送服或装入胶囊吞服。对于温胃止痛的散剂不需用水送服,应直接吞服以利于延长药物在胃内的滞留时间。

2. 颗粒剂 颗粒剂(granules)是指药物与适宜的辅料混合制成具有一定粒度的干燥颗粒状制剂,供口服用。颗粒剂可分散或溶解在水中或其他适宜的液体中服用,也可直接吞服。

【临床应用】

适于老人和儿童以及吞咽困难的患者使用。普通颗粒剂冲服时应使药物完全溶解,充分发挥有效成分的治疗作用;肠溶、缓释、控释颗粒服用时应保证制剂释药结构的完整性。

【注意事项】

可溶颗粒、泡腾颗粒应加温开水冲服,切忌放入口中用水送服;混悬颗粒冲服如有部分药物不溶解也应该一并服用;中药颗粒剂不宜用铁质或铝质容器冲服,以免影响疗效。

3. 胶囊剂 胶囊剂(capsules)是指将药物或药物与适宜辅料充填于空心胶囊或密封于软质囊材中制成的固体制剂,主要供口服用,也有用于其他部位的,如直肠、阴道等。

【临床应用】

胶囊剂服用方便,疗效确切,适用于大多数患者。服用时的最佳姿势为站着服用、低头咽,且须整粒吞服。所用的水一般为不超过 40 ℃的温开水,水量在 100 mL 左右较为适宜,避免由于胶囊药物质地轻,悬浮在会咽上部,引起呛咳。

【注意事项】

干吞胶囊剂易导致胶囊的明胶吸水后附着在食管上,造成局部药物浓度过高危害食管,造成黏膜损伤甚至溃疡。服用胶囊剂时,送服水温度不宜过高。温度过高,会使以明胶为主要原料的胶囊壳软化,甚至破坏,影响药物在体内的生物利用度。

胶囊剂须整粒吞服,避免被掩盖的异味散发,确保服用剂量准确,在提高患者顺应性的同时,发挥最佳药效。尤其在服用缓释、控释胶囊时,胶囊壳有时会起到缓释或控释的作用,整粒服用才会发挥最佳疗效,若剥去囊壳会造成突释等不良效果。

4. 片剂 片剂是指原料药与适宜的辅料混匀压制成的圆形或异形片状固体制剂。其中,原料药可以为药物,也可以为中药材提取物、提取物加饮片细粉或饮片细粉。

【分类】

根据给药途径,片剂可分为口服片剂、口腔用片、外用等其他给药途径的片剂。

(1)口服片剂。

普通片:药物与适宜的辅料混合均匀后压制而成的片剂,如复方新诺明片。

包衣片:在普通片剂的外面包上一层衣膜的片剂。

咀嚼片:在口腔中嚼碎后吞服的片剂。咀嚼片硬度应适中。一般在胃肠道中发挥作用或经胃肠道吸收发挥全身作用。如氢氧化铝凝胶片、碳酸钙咀嚼片、酵母片等治疗胃部疾病。口中咀嚼或使片剂溶化后吞服,有利于一些崩解困难的药物的吸收。通常加入蔗糖、薄荷、食用香料等以调整口味,适合小儿服用和治疗胃部疾病。

泡腾片:含有碳酸氢钠和有机酸的片剂,遇水时反应可产生大量二氧化碳气体而呈泡腾状,使片剂迅速崩解。如维生素 C 泡腾片。

分散片:在水中能迅速崩解并均匀分散的片剂(在(21±1) ℃的水中 3 min 即可崩解分散并通过 180 μm 孔径的筛网)。分散片可加水分散后口服,也可将分散片含于口中吮服或吞服。其中所含的药物主要是难溶性的,也可以是易溶性的。如雷尼替丁分散片。

缓释片:在规定的释放介质中缓慢地非恒速释放药物的片剂。该片具有血药浓度平稳、服用次数少且作用时间长等优点。如硫酸沙丁胺醇缓释片。

控释片:在规定的释放介质中缓慢地恒速释放药物的片剂。该片具有药物释放平稳,接近零级速度过程;吸收可靠,血药浓度平稳;药物作用时间长,副作用小,并可减少服药次数等优点,如硫酸吗啡控释片、硝苯地平控释片。

多层片:由两层或多层组成的片剂,一般由两次或多次加压制成,各层可含有不同的药物或各层的药物相同而辅料不同。多层片可避免复方制剂中不同药物之间的配伍变化;也可采用多层片制成缓释片,如由速释和缓释两种颗粒压制成的双层复方氨茶碱片。

(2)口腔用片。

口含片:又称含片,是指含在口腔中缓慢溶化产生局部或全身作用的片剂。口含片中的药物是易溶性的,主要起局部消炎、杀菌、收敛、止痒或局部麻醉作用。如复方草珊瑚含片。

舌下片:置于舌下能迅速溶化,药物经舌下黏膜吸收发挥全身治疗作用的片剂。主要用于急症的治疗。如硝酸甘油舌下片等。

口腔贴片:贴于口腔,经黏膜吸收后起局部或全身作用的片剂。

口崩片:在口腔内不需要用水即能迅速崩解或溶解的片剂。一般适合于小剂量原料药,常用于吞咽困难或不配合服药的患者。口崩片应在口腔内迅速崩解或溶解、口感良好、容易吞咽,对口腔黏膜无刺激性。

【临床应用】

(1)口服片剂:①只有裂痕片和分散片可分开使用,其他片剂如糖衣片、包衣片和缓释片、控释片均不宜分开服用;②剂型有利于疗效的发挥,片剂粉碎或联合其他药外用是不正确的。

(2)口腔用片剂:①舌下片可立即起效或避免肝脏首关消除;②口含片适用于缓解咽干、咽痛等不适,但不宜长期服用。

(3)阴道片及阴道泡腾片:适用于治疗阴道炎症及相关疾病,应遵医嘱和药品说明。

【注意事项】

(1)口服片剂:服用方法与剂型有关;服药次数及时间应遵医嘱和药品说明;服药用白开水送服最佳;服药姿势为坐或站。

(2)口腔用片剂:舌下片,置于舌下,迅速溶于唾液,不可掰开、吞服。服药后 10 min 内禁止饮水或饮食。口含片应置于舌底,使其自然溶化分解。

(3)阴道片及阴道泡腾片:使用前清洗双手及阴道内、外分泌物;临睡前使用;用药后 1~2 h 内尽量不排尿,以免影响药效;用药期间避免性生活;避开经期使用。

(四) 其他制剂

1. 缓释、控释制剂 缓释制剂(sustained-release preparation)是指用药后能在较长时间内持续释放药物以达到长效作用的制剂。控释制剂(controlled-release preparation)是指药物能在设定的时间内自动以设定速度释药,使血药浓度长时间维持在有效浓度范围内的制剂。

【临床应用】

目前在临床上使用的缓释、控释制剂有以下种类:①治疗高血压、心绞痛的硝苯地平缓释片(伲福达)、硝苯地平控释片(拜新同)、盐酸维拉帕米缓释片(缓释异搏定)、盐酸尼卡地平缓释微丸、地尔硫草缓释胶囊、单硝酸异山梨酯缓释片(依姆多)等;②治疗糖尿病的格列吡嗪控释片(瑞易宁)、格列奇特缓释片(达美康);③起镇痛作用的盐酸羟考酮控释片(奥施康定)、吗啡控释片,盐酸曲马朵缓释片(奇曼丁)、缓释胶囊,芬太尼透皮贴剂(多瑞吉);④治疗抑郁症的盐酸文拉法辛缓释胶囊;⑤治疗慢性胃炎的硫酸庆大霉素缓释片(瑞斯达);⑥口服抗菌药,头孢氨苄缓释片及胶囊等。

国外上市的还有治疗糖尿病的二甲双胍胃滞留片;治疗儿童注意缺陷障碍伴多动症(ADHD)的盐酸哌甲酯缓释胶囊;治疗哮喘的沙丁胺醇(舒喘灵)渗透泵片等缓释、控释制剂。

【注意事项】

(1)剂量突释。

剂量突释是指缓释、控释制剂在释放初期出现的药物大剂量释放现象。如果服药方法不当,比如在咀嚼或研碎后服用。这种服药方式将破坏用于控制药物释放的包衣膜、骨架或渗透泵结构,从而造成药物快速释放。缓释、控释制剂的剂量通常是普通制剂的2倍以上,因此突释造成的血药浓度升高有可能导致患者中毒。

(2)服用间隔。

缓释、控释制剂的服用间隔一般为12 h或24 h。为维持有效血药浓度,避免不良反应,患者应注意不要漏服,以免血药浓度过低不能控制症状;也不要随意增加剂量,否则血药浓度太高,会增加毒性反应。服用时间必须间隔一致。

(3)形似完整的药片的"整排"问题。

需注意的是,某些缓释、控释制剂的部分结构在胃肠道中不会破坏,最后随粪便排出体外,例如微孔膜包衣片的包衣膜、不溶性骨架片的骨架及渗透泵片的生物学惰性组分,后两者形似完整的药片。因此须提前告知患者,以免其产生误解。

(4)中毒救治。

与普通剂型相比,缓释、控释制剂多吸收滞后、达峰时间延长,血药浓度维持时间也较长。因此,当因摄入过量缓释和控释制剂而中毒时,药物的毒性反应发作较迟、症状持续较久。

2. 乳膏剂 乳膏剂是指原料药溶解或分散于乳状液型基质中形成的均匀半固体制剂,主要用于抗感染、消毒、止痒、止痛和局部麻醉等。

【临床应用】

清洗皮肤,擦干,按说明涂药,并轻轻按摩给药部位,使药物进入皮肤,直到药膏或乳剂消失。同时在使用过程中注意不可多种药物联合使用。

【注意事项】

避免接触眼睛及黏膜(如口、鼻黏膜);用药部位如有烧灼感、红肿等情况应停药,并将局部药物洗净;在药物性状发生改变时禁止使用等。

乳膏剂应在外用后多加揉擦,对局限性苔藓化肥厚皮损可采用封包疗法,以促进药物吸收,提高疗效。用药要考虑患者年龄、性别、皮损部位,以及是否为儿童、孕妇、哺乳期妇女禁用的药品。在皮肤病患处使用,用药量和用药次数应适宜,用药疗程应根据治疗效果确定,不宜长期用药。

3. 凝胶剂 凝胶剂是指药物与能形成凝胶的辅料制成均一、混悬或乳状液型的稠厚液体或半固体制剂。除另有规定外,凝胶剂限局部用于皮肤及体腔(如鼻腔、阴道和直肠)。

【临床应用】

根据给药途径不同,凝胶剂的具体使用方法也不同,凝胶剂在临床上的合理使用需要掌握正确的方法并严格按照说明使用。例如,口服凝胶剂服用前要充分摇匀,否则有效成分可能分布不均,会影响给药剂量,从而影响药效发挥。外用凝胶剂,取适量涂在患处,每日2~3次。

【注意事项】

(1)皮肤破损处不宜使用。

(2)避免接触眼睛和其他黏膜(如口、鼻等)。

(3)用药部位如有烧灼感、瘙痒、红肿等情况应停药,并将局部药物洗净,必要时向医师咨询。

(4)如正在使用其他药品,使用本药前请咨询医师或药师。

(5)根据药品说明书规定的用药途径和部位正确使用凝胶剂。

(6)皮肤外用凝胶剂使用前需清洁皮肤表面患处,按痛处面积取用剂量,用手指轻轻反复按摩直至均匀涂展开。

（7）当凝胶剂性质发生改变时禁止使用。

与一般滴眼剂相比，眼膏剂的作用缓和、持久，并能减轻眼睑对眼球的摩擦，常用于眼部感染性、损伤性病变。眼膏剂的缺点是有油腻感，并能模糊视力，因此夜间使用眼膏剂，白天使用滴眼剂较为适宜。

4. 栓剂 栓剂是指药物与适宜基质制成的具有一定形状的供腔道给药的固体外用制剂。栓剂在常温下为固体，塞入人体腔道后，在体温下能软化熔融或溶解于分泌液，逐渐释放出药物而产生局部或全身作用。

【分类】

栓剂的品种较多，按使用腔道不同可分为直肠栓、阴道栓、尿道栓、喉道栓、耳用栓和鼻用栓等。

【临床应用】

常用的栓剂有直肠栓、阴道栓和尿道栓。

1) 直肠栓的临床应用 直肠栓常用于治疗痔疮。使用时要注意：使用前尽量排空大小便，并清洗肛门内外。然后剥去栓剂外裹的铝箔或塑料膜，在栓剂顶端蘸少许凡士林、植物油或润滑油。塞入时患者取侧卧位，小腿伸直，大腿向前屈曲，贴着腹部。放松肛门，将栓剂的尖端向肛门插入，并用手指缓缓推进，幼儿插入深度为距肛门口约 2 cm，成人约 3 cm，合拢双腿并保持侧卧姿势 15 min，以防栓剂被压出。在给药后 1～2 h 内尽量不要大小便，以保持药效。

2) 阴道栓的临床应用 阴道栓用于治疗妇科炎症。使用时除了严格按照医嘱的要求外，还应该掌握一些用药技巧。

（1）在使用栓剂前，先清洗阴道内外，清除过多分泌物，以利药物与阴道黏膜接触，快速起效。有些患者分泌物过多，可在使用栓剂前进行 1～2 次阴道冲洗，但不可过度清洗，过度冲洗会破坏阴道菌群，反而更易感染。

（2）患者仰卧于床上，双膝屈起并分开，露出会阴部，将药栓向阴道口塞入，并用手以向下、向前的方向轻轻推入阴道深处大约一指深。送入药栓后，患者要合拢双腿，保持仰卧姿势 20 min，以利于栓剂更好地发挥作用。

（3）一般栓剂要求戴上指套操作，以保证卫生和安全。如果一些栓剂允许用裸露的手指直接放置，那么在用药之前要注意手部的清洁，以免感染其他疾病。应尽量避免使用辅助送药工具。

（4）在给药后 1～2 h 内尽量不排尿，以免影响药效。应用时应放松，精神紧张反而会让简单轻松的用药过程变得困难。

（5）建议睡前用药，以使药物充分吸收，并防止药栓遇热溶解后外流，最好用一片卫生护垫，可以避免污染内裤。

（6）少数人在使用栓剂的最初一至两天感到阴道内有轻微的不适，此时应坚持用药，这些感觉会随着症状的好转而减轻直至消失。

（7）经期停用，有过敏史者慎用。

3) 尿道栓 尿道栓与阴道栓类似，只是使用腔道不同。另外，因尿道栓可引起轻微的尿道损伤和出血，故应用抗凝治疗者慎用。

【注意事项】

使用栓剂要注意以下问题。

（1）气温高时，使用前将栓剂置于冷水或冰箱中冷却后再剪开取用。

（2）栓剂性状发生改变时禁止使用。

（3）用药部位如有烧灼感、红肿等情况应停药，并将局部药物洗净。

（4）用药期间注意个人卫生，防止重复感染。

5. 气雾剂 气雾剂是指药物溶液、乳状液或混悬液与适宜的抛射剂共同装封于具有特制阀门系统的耐压容器中制成的制剂。使用时，借助抛射剂的压力将药物喷出，多为雾状气溶胶，其雾滴直径一般小于 50 μm。气雾剂可在呼吸道、皮肤或其他腔道起局部或全身治疗作用。

【临床应用】

气雾剂可用于呼吸道吸入给药,或直接喷至腔道黏膜、皮肤给药,也可用于空间消毒。

【注意事项】

(1) 使用前应充分摇晃储药罐,使罐中药物和抛射剂充分混合。首次使用前或距上次使用超过1周时,先向空中试喷一次。

(2) 患者吸药前需张口、头略后仰、缓慢地呼气,直到不再有空气可以从肺中呼出。垂直握住雾化吸入器,用嘴唇包绕住吸入器口,开始深而缓慢吸气并按动气阀,尽量使药物随气流方向进入支气管深部,然后闭口并屏气 10 s 后用鼻慢慢呼气。如需多次吸入,休息 1 min 后重复操作。

(3) 吸入结束后用清水漱口,以清除口腔残留的药物。如使用激素类药物应刷牙,避免药物对口腔黏膜和牙齿造成损伤。

(4) 气雾剂药物使用耐压容器、阀门系统,有一定的内压。抛射剂多为液化气体,在常压时,沸点低于室温,常温下蒸气压高于大气压。因此气雾剂药物遇热和受撞击有可能发生爆炸,储存时应注意避光、避热、防冷冻、防摔碰,即使药品已用完的小罐也不可弄破、刺穿或燃烧。

6. 喷雾剂　喷雾剂是指含药溶液、乳状液或混悬液填充于特制的装置中,使用时借助手动泵的压力、高压气体、超声振动或其他方法将内容物以雾状等形态喷出的制剂。用于肺部吸入或直接喷至腔道黏膜、皮肤及空间消毒。喷雾剂中不含有抛射剂,对大气环境无影响,目前已成为氟氯烷烃类气雾剂的主要替代途径之一。

【临床应用】

喷雾剂多数是根据病情需要临时配制而成,既可作局部用药,亦可治疗全身性疾病。

【注意事项】

(1) 喷雾剂用于呼吸系统疾病或经呼吸道黏膜吸收治疗全身性疾病,药物是否能到达或留置在肺泡中,抑或能否经黏膜吸收,主要取决于雾滴的大小。对肺的局部作用,其雾化粒径以 3~10 μm 为宜,若要迅速吸收发挥全身作用,其雾化粒径最好为 0.1~0.5 μm。

(2) 喷雾剂多为临时配制而成,保存时间不宜过久,否则容易变质,吸入剂因肺部吸收干扰因素较多,往往不能充分吸收。

 本章思维导图

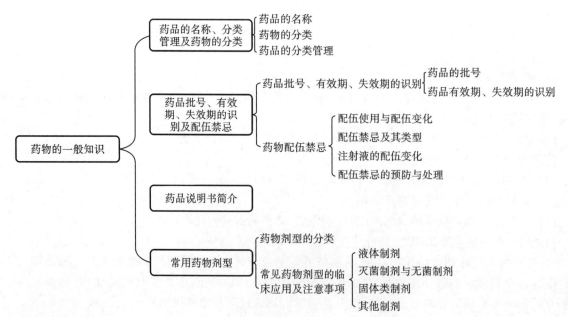

目 标 检 测

目标检测
参考答案

1. 以下不属于胃肠道给药制剂的是(　　)。

A. 片剂　　　　　B. 栓剂　　　　　C. 胶囊剂　　　　　D. 丸剂

2. 药物能在预定的时间内自动以预定的速度释放,使血药浓度长时间恒定维持在有效浓度范围之内的制剂是(　　)。

A. 咀嚼片　　　　B. 干混悬剂　　　C. 肠溶制剂　　　　D. 控释制剂

3. 以下对缓释、控释制剂的描述错误的是(　　)。

A. 能使血药浓度平稳

B. 减少服药次数

C. 缓释胶囊不能掰开、去胶囊或者半粒服用

D. 部分缓释、控释制剂可以咀嚼或研碎服用

4. 以下对干混悬剂的描述错误的是(　　)。

A. 既可口服,又可外用　　　　　　　B. 方便携带及运输,稳定性好

C. 有固体制剂和液体制剂的优点　　　D. 把干混悬剂溶于水中,搅拌均匀后再服用

5. 为了婴幼儿服药方便,把难溶性固体药物以微粒状态分散于分散介质中形成的非均匀的液体制剂是(　　)。

A. 肠溶制剂　　　B. 干混悬剂　　　C. 咀嚼片　　　　　D. 混悬滴剂

6. 以下不属于腔道及黏膜给药制剂的是(　　)。

A. 口含片　　　　B. 舌下片　　　　C. 肠溶胶囊　　　　D. 眼用凝胶

7. 以下对黏膜给药制剂的描述错误的是(　　)。

A. 不经过肝脏　　　　　　　　　　　B. 起局部作用

C. 可以避免对胃肠道的刺激　　　　　D. 没有首过效应

8. 以下对口含片使用的描述错误的是(　　)。

A. 5 岁以下幼儿服用口含片时,最好选用圈式中空的口含片

B. 含完药片后 30 min 内,最好不要吃东西和饮水

C. 含服的时间宜短

D. 口含片不要咀嚼,也不要吞咽

9. 对口含片和舌下片的描述正确的是(　　)。

A. 口含片和舌下片都起全身作用

B. 口含片和舌下片有时起局部作用,有时起全身作用

C. 口含片起局部作用,舌下片起全身作用

D. 口含片和舌下片都起局部作用

10. 以下对眼用凝胶使用的描述错误的是(　　)。

A. 使用时瓶口可以接触眼睛中没有病变的部位

B. 凝胶涂上后应闭上眼睛 5 min 左右

C. 使用时勿将瓶口接触患处

D. 扒开下眼皮,把凝胶挤到下眼皮内

11. 以下对口腔贴片使用的描述错误的是(　　)。

A. 溶化后不可咽下　　　　　　　B. 保持口腔卫生

C. 饭后使用　　　　　　　　　　D. 经黏膜吸收后起局部或全身作用

12. 以下对透皮吸收制剂的给药特点的描述错误的是(　　)。

A. 使用方便,患者可以自主用药

Note

B. 不对皮肤产生刺激与致敏作用

C. 维持恒定有效血药浓度或生理效应

D. 可避免肝脏的首过效应和药物在胃肠道的灭活

13. 对软膏剂使用的描述错误的是(　　)。

A. 涂敷部位有烧灼感或瘙痒、发红、肿胀、出疹等反应时应停药

B. 皮肤有破损、溃烂、渗出物的部位不要涂敷

C. 涂敷药前,应将患处皮肤清洗干净

D. 涂敷软膏越厚越好

14. 下列药品有效期的表示方法正确的是(　　)。

A. 有效期××××年　　　　　　　　　　B. 失效期至××××年××月××日

C. 失效期××××年　　　　　　　　　　D. 有效期至××××年××月××日

15. 根据《化学药品和治疗用生物制品说明书规范细则》,某药品与其他药品合并用药的注意事项应列在(　　)。

A.【适应证】　　　　　　　B.【不良反应】

C.【相互作用】　　　　　　D.【注意事项】

第二篇

传出神经系统药理

第六章 传出神经系统药理概论

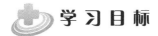 **学习目标**

知识目标
1. 掌握：传出神经系统递质、受体的种类，以及受体的生理效应。
2. 熟悉：传出神经系统解剖学分类，传出神经系统药物作用的方式及分类。
3. 了解：传出神经递质的合成、储存、释放及消除的方式。

技能目标
学会分析交感神经与副交感神经兴奋时引起的机体表现。

传出神经是传导来自中枢神经的冲动以支配效应器活动的神经，神经冲动通过传出神经末梢释放的递质乙酰胆碱（acetylcholine，ACh）和去甲肾上腺素（noradrenaline，NA 或 norepinephrine，NE），作用于相应组织器官上的受体，调节心脏、平滑肌、腺体及骨骼肌等效应器的生理功能。作用于传出神经系统的药物，通过影响传出神经末梢递质水平及其受体活性而发挥药理作用。

第一节 传出神经的分类和化学传递

一、传出神经的解剖学分类

传出神经系统包括自主神经系统和运动神经系统两大类。

1. 自主神经系统 自主神经系统又称植物神经系统，包括交感神经和副交感神经，主要支配心脏、血管、腺体、平滑肌和内脏器官等效应器，其活动为非随意性的，如心脏排血、血流分配和食物消化等。植物神经有节前纤维和节后纤维之分，神经冲动自中枢神经发出后，经过神经节中的突触更换神经元，然后到达所支配的效应器。

2. 运动神经系统 运动神经系统主要支配骨骼肌的活动。运动神经自中枢神经系统发出后，中途不更换神经元，直接到达骨骼肌，控制骨骼肌的活动。

二、传出神经按递质分类

递质是神经末梢兴奋时释放出的能够传递信息的化学物质，神经冲动在神经末梢与次一级神经元或效应器之间的传递是靠递质传递完成的。根据神经末梢释放的递质不同，可将传出神经分为以下两类（图 6-1）。

1. 胆碱能神经 神经末梢能释放乙酰胆碱的神经纤维称为胆碱能神经，包括：①交感神经和副交感神经的节前纤维；②副交感神经的节后纤维；③极少数交感神经节后纤维，如支配汗腺分泌的神经和骨骼肌的血管舒张神经;④运动神经。

2. 去甲肾上腺素能神经　神经末梢能释放去甲肾上腺素的神经纤维称为去甲肾上腺素能神经,也称为肾上腺素能神经。绝大部分交感神经节后纤维属于此类神经。

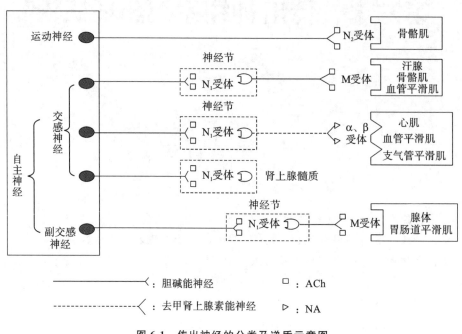

图6-1　传出神经的分类及递质示意图

第二节　传出神经系统的递质

递质主要在神经细胞中合成,而后储存于突触前膜囊泡内,在信息传递过程中由突触前膜释放到突触间隙,然后作用于效应细胞的受体,引起生理效应,完成神经细胞之间或神经细胞与效应器细胞之间的信息传递。传出神经系统释放的递质主要有乙酰胆碱和去甲肾上腺素。

一、乙酰胆碱

乙酰胆碱主要在胆碱能神经细胞末梢合成。胆碱和乙酰辅酶A在胆碱乙酰化酶的催化下合成ACh,随即转运到囊泡内并与ATP和囊泡蛋白共同储存于囊泡中。当神经冲动到达神经末梢时,神经末梢去极化,引起Ca^{2+}内流,囊泡中的ACh及内容物以胞裂外排的方式释放到突触间隙。释放入突触间隙的ACh与相应的受体结合产生效应,随后迅速被突触间隙的乙酰胆碱酯酶(acetylcholinesterase,AChE,也称胆碱酯酶)水解形成乙酸和胆碱而灭活,水解产物胆碱又可被摄入神经末梢,重新合成ACh(图6-2)。

二、去甲肾上腺素

去甲肾上腺素主要在去甲肾上腺素能神经末梢细胞合成。酪氨酸在酪氨酸羟化酶的催化下生成多巴(dopa),再经多巴脱羧酶催化生成多巴胺(dopamine,DA),多巴胺经主动转运进入囊泡中,在多巴胺β-羟化酶催化下生成NA。NA与ATP及嗜铬颗粒蛋白结合,储存于囊泡中。NA还可在去甲肾上腺素N-甲基转移酶的催化下转变为肾上腺素(adrenaline,AD)。当神经冲动到达神经末梢时,囊泡中的NA以胞裂外排的方式,释放到突触间隙,与相应的受体结合产生效应。

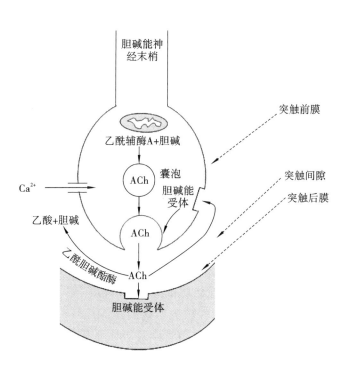

图 6-2　ACh 的合成、释放与代谢示意图

NA 释放后，75％～90％的 NA 可被突触前膜再摄入神经末梢内，称为摄取-1，这是 NA 消除的主要方式，进入神经末梢的 NA 转入囊泡储存，以供再次释放。少部分进入囊泡内的 NA 被胞浆中线粒体膜上的单胺氧化酶（mono-amine oxidase，MAO）破坏。少量非神经组织如心肌，平滑肌等也能摄取 NA，被细胞内的儿茶酚氧位甲基转移酶（catechol-O-methyltransferase，COMT）和 MAO 破坏，称为摄取-2。此外，尚有小部分 NA 从突触间隙扩散到血液，最后被肝、肾等组织的 COMT 和 MAO 降解失活（图 6-3）。

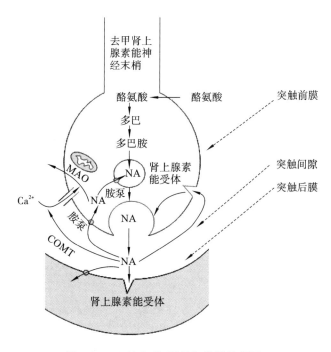

图 6-3　NA 的合成、释放与代谢示意图

第三节　传出神经系统受体

受体与相应的递质结合激动后,呈现不同的生理效应。传出神经系统的受体根据与其选择性结合的递质不同分为胆碱受体、肾上腺素受体。

一、胆碱受体与效应

能选择性地与乙酰胆碱结合的受体称为胆碱受体。按其对某些药物的敏感性不同,胆碱受体又可分为以毒蕈碱(muscarine)为代表的对拟胆碱药较为敏感的毒蕈碱型胆碱受体,即 M 胆碱受体;以及对烟碱(nicotine)较敏感的烟碱型胆碱受体,即 N 胆碱受体。

1. M 胆碱受体　M 胆碱受体简称 M 受体,主要分布在副交感神经节后纤维所支配的效应器细胞膜上。目前根据配体对不同组织 M 受体的相对亲和力不同,可将 M 受体分为五种亚型,分别命名为 M_1、M_2、M_3、M_4 和 M_5。生理功能和药理学特性较为明确的是 M_1、M_2 和 M_3 三种亚型。M_1 受体主要分布于胃壁细胞、神经节细胞和中枢神经系统等处,受体激动时可引起胃酸分泌增加、NA 分泌减少、中枢兴奋等;M_2 受体主要分布于心脏,激动时使心肌收缩力减弱、心率减慢、传导减慢等;M_3 受体主要分布于内脏平滑肌、腺体、瞳孔括约肌等处,激动时使平滑肌收缩、腺体分泌增加、瞳孔缩小等。

2. N 胆碱受体　N 胆碱受体简称 N 受体,主要分布于神经节细胞、骨骼肌细胞和中枢神经系统。根据分布不同,N 受体可分为 N_N 受体和 N_M 受体,位于神经节的 N 受体称为 N_N 受体,激动时可引起神经节兴奋和肾上腺髓质分泌增加;位于骨骼肌细胞膜的 N 受体称为 N_M 受体,激动时可引起骨骼肌收缩。N_M 受体及 N_N 受体被激动后的效应统称为 N 样作用。

二、肾上腺素受体与效应

肾上腺素受体是指能与 NA 或 AD 结合的受体。肾上腺素受体又可分为 α 型肾上腺素受体和 β 型肾上腺素受体,分布于大部分交感神经节后纤维所支配的效应器细胞膜上。

1. α 型肾上腺素受体　α 型肾上腺素受体简称 α 受体,可分为 α_1 受体和 α_2 受体两种亚型。α_1 受体主要位于突触后膜,分布于皮肤、血管平滑肌、瞳孔开大肌、胃肠和膀胱括约肌等处,激动时可引起皮肤黏膜和内脏血管收缩、瞳孔扩大及胃肠、膀胱括约肌收缩;α_2 受体主要位于去甲肾上腺素能神经末梢突触前膜,激动时可反馈性抑制 NA 和 ACh 的释放。

2. β 型肾上腺素受体　β 型肾上腺素受体简称 β 受体,可分为 β_1 受体、β_2 受体和 β_3 受体三种亚型。β_1 受体主要分布于心脏和肾小球旁细胞,激动时可引起心脏兴奋、肾素分泌增加;β_2 受体主要分布于支气管平滑肌、骨骼肌血管、冠状动脉血管、肝脏和去甲肾上腺素能神经末梢突触前膜,激动突触后膜 β_2 受体时引起支气管平滑肌松弛、血管扩张、糖原分解等;激动突触前膜 β_2 受体时可促进 NA 释放。β_3 受体主要分布于脂肪细胞,激动时引起脂肪分解。

三、多巴胺受体与效应

在肾、肠系膜、心、脑等器官的血管平滑肌及心肌上有多巴胺(DA)受体分布,激动时,主要表现为肾、肠系膜血管舒张。

机体多数器官都接受胆碱能神经和去甲肾上腺素能神经的双重支配。去甲肾上腺素能神经兴奋时所产生的生理效应,有利于机体适应精神紧张和危急状态的急剧变化。胆碱能神经兴奋时所产生的生理效应,有利于机体在静息和睡眠状态进行休整和积蓄能量。在中枢神经系统的调节下,胆碱能神经和去甲肾上腺素能神经产生的效应既是对立的又是统一的,这种对立统一,保证了内脏器官活动的协调性。

传出神经系统受体类型、分布及生理效应见表 6-1。

表 6-1 传出神经系统受体类型、分布及生理效应

胆 碱 受 体			去甲肾上腺素受体		
类型	分布	生理效应	类型	分布	生理效应
M_1	胃壁细胞	胃酸分泌增加	α_1	血管(皮肤、黏膜、内脏)	收缩
M_2	心脏	心肌收缩力减弱、传导减慢、心率减慢		瞳孔开大肌	瞳孔扩大
M_3	瞳孔括约肌	收缩(瞳孔缩小)	α_2	突触前膜	NA 释放减少
	睫状肌	收缩(近视)	β_1	心脏	心肌收缩力增强、传导加快、心率加快
	内脏平滑肌	收缩		肾小球旁细胞	肾素分泌增多
	腺体	分泌增多		突触前膜	NA 释放增加
	血管(缺乏胆碱神经支配)	舒张(与胆碱受体无关)	β_2	血管(骨骼肌、冠状动脉血管)	扩张
N_N	神经节	兴奋		支气管平滑肌	松弛
	肾上腺髓质	分泌肾上腺素		肝脏	糖原分解及糖异生
N_M	骨骼肌	收缩	β_3	脂肪组织	脂肪分解

第四节 传出神经系统药物的作用方式和分类

一、传出神经系统药物的作用方式

传出神经系统药物可直接或间接影响传出神经的信息传递,产生与传出神经的生理功能相似或相反的药理效应。

1. 直接作用于受体 药物与胆碱受体或肾上腺素受体结合后能激动受体,产生与递质相似的作用,称之为受体激动药;如结合后不激动受体,并阻碍递质或激动药与受体结合,产生与递质相反的作用,则称为受体阻断药或拮抗药。

2. 影响递质

(1)抑制递质的合成:密胆碱可以抑制乙酰胆碱的生物合成,α-甲基酪氨酸能抑制去甲肾上腺素的生物合成,但两者目前无临床应用价值,仅作为药理学研究的工具药。

(2)影响递质的释放:如麻黄碱和间羟胺可进促 NA 的释放而发挥拟肾上腺素作用,而可乐定和碳酸锂则可分别抑制外周和中枢 NA 释放而产生效应。

(3)影响递质的代谢:如乙酰胆碱在体内主要被乙酰胆碱酯酶水解灭活,新斯的明能通过抑制乙酰胆碱酯酶的活性,导致乙酰胆碱堆积,而产生拟胆碱效应。

(4)影响递质的储存:如利血平通过抑制去甲肾上腺素能神经末梢内囊泡膜对 NA 的摄取,使囊泡内 NA 逐渐减少以至耗竭,从而发挥拮抗去甲肾上腺素能神经的作用。

二、传出神经系统药物的分类

传出神经系统药物可按其作用性质及对受体的选择性不同进行分类,其分类如表 6-2 所示。

Note

表 6-2 传出神经系统药物分类

受体激动药	受体阻断药
（一）胆碱受体激动药	（一）胆碱受体阻断药
1. M、N 受体激动药（乙酰胆碱、卡巴胆碱）	1. M 受体阻断药
2. M 受体激动药（毛果芸香碱）	非选择性 M 受体阻断药（阿托品、山莨菪碱）
3. N 受体激动药（烟碱）	2. N 受体阻断药
（二）抗胆碱酯酶药（新斯的明）	（1）N_N 受体阻断药（美卡拉明）
（三）肾上腺素受体激动药	（2）N_M 受体阻断药（琥珀胆碱）
1. α 受体激动药	（二）乙酰胆碱酯酶复活药（碘解磷定）
（1）α_1、α_2 受体激动药（去甲肾上腺素）	（三）肾上腺素受体阻断药
（2）α_1 受体激动药（去氧肾上腺素）	1. α 受体阻断药
（3）α_2 受体激动药（可乐定）	（1）α_1、α_2 受体阻断药（酚妥拉明、酚苄明）
2. β 受体激动药	（2）α_1 受体阻断药（哌唑嗪）
（1）β_1、β_2 受体激动药（异丙肾上腺素）	（3）α_2 受体阻断药（育亨宾）
（2）β_1 受体激动药（多巴酚丁胺）	2. β 受体阻断药
（3）β_2 受体激动药（沙丁胺醇）	（1）β_1、β_2 受体阻断药（普萘洛尔）
3. α、β 受体激动药（肾上腺素）	（2）β_1 受体阻断药（阿替洛尔）
	3. α、β 受体阻断药（拉贝洛尔）

本章思维导图

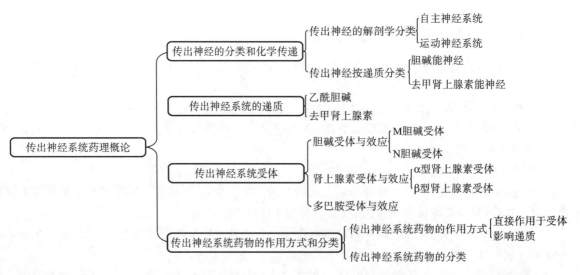

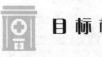

目 标 检 测

1. 突触间隙 ACh 消除的主要方式是（　　　）。

A. 被 MAO 氧化　　　　　　　B. 被 COMT 灭活　　　　　　　C. 被 AChE 水解

D. 被磷酸二酯酶灭活　　　　　E. 被神经末梢重摄取

2. 胆碱能神经不包括( )。

A. 交感神经节前纤维 　　　　　　　B. 副交感神经节前纤维 　　　　　　C. 运动神经

D. 副交感神经节后纤维 　　　　　　E. 大部分交感神经节后纤维

3. α受体激动时可引起( )。

A. 心脏兴奋 　　　　　　　　　　　　B. 胃肠平滑肌收缩 　　　　　　　　C. 骨骼肌收缩

D. 皮肤、黏膜、内脏血管收缩 　　　　E. 腺体分泌增多

4. M受体激动时引起( )。

A. 支气管舒张 　　　　　　　　　　　B. 心率加快,传导加速 　　　　　　C. 瞳孔扩大

D. 骨骼肌收缩 　　　　　　　　　　　E. 胃肠道平滑肌收缩

5. 下列哪类药物可用于治疗支气管哮喘?( )

A. α受体激动药 　　B. α受体阻断药 　　C. β受体激动药 　　D. β受体阻断药 　　E. 以上都不是

6. 下列不是α受体激动时的效应的是( )。

A. 血管收缩 　　　　B. 支气管松弛 　　　C. 瞳孔散大 　　　D. 血压升高 　　　E. 括约肌收缩

7. β受体兴奋时不会引起( )。

A. 心脏兴奋 　　　　B. 血管收缩 　　　　C. 平滑肌松弛 　　　D. 脂肪分解 　　　E. 视近物不清

8. M样作用不包括( )。

A. 瞳孔缩小 　　　　B. 腺体分泌增加 　　C. 骨骼肌收缩 　　　D. 心率减慢 　　　E. 平滑肌收缩

9. β₂受体主要分布于( )。

A. 皮肤、黏膜血管 　　　　　　　　　B. 支气管平滑肌和冠状动脉血管平滑肌

C. 心脏 　　　　　　　　　　　　　　D. 瞳孔括约肌 　　　　　　　　　　E. 唾液腺

目标检测
参考答案

Note

第七章　胆碱受体激动药和抗胆碱酯酶药

学习目标

知识目标

1. 掌握：毛果芸香碱、新斯的明的药理作用、临床应用及不良反应。
2. 熟悉：有机磷酸酯类中毒的表现及解救药物的特点。
3. 了解：其他胆碱受体激动药的特点，有机磷酸酯类中毒的机制。

技能目标

1. 学会观察毛果芸香碱和新斯的明的疗效和不良反应，能够正确指导患者安全、合理用药。
2. 能够对有机磷酸酯类中毒患者做出初步诊断并了解解救措施。

案例导入

　　患者，女，28岁，因"吞服农药2h"入院。2h前患者与家人言语不和，后偷服家中农药一小瓶，被家人发现后即送急诊。病程中患者腹痛明显，恶心、呕吐，呕吐物有大蒜味，大小便失禁。入院查体：T 36.5 ℃，P 60次/分，R 30次/分，BP 110/80 mmHg，神志不清，呼之不应，平卧位，压眶上有反应，瞳孔明显缩小，呈针尖样，口腔流涎，大汗淋漓，肌肉颤动，两肺较多哮鸣音和湿啰音，心律齐，无杂音，腹平软，肝脾未触及，双下肢无水肿。患者既往体健，无肝、肾疾病和糖尿病史，无药物过敏史。进行相应辅助检查后，医生诊断为"有机磷农药急性中毒"。

　　讨论：

1. 有机磷农药中毒的机制是什么？
2. 医护人员应该采取哪些救护措施？
3. 有机磷农药中毒的治疗方案以及主要解毒药物有哪些？

第一节　胆碱受体激动药

　　胆碱受体激动药（cholinoceptor agonists），也称拟胆碱药，可直接激动胆碱受体，产生与乙酰胆碱类似的作用。根据对胆碱受体的选择性，胆碱受体激动药可分为 M、N 受体激动药，M 受体激动药和 N 受体激动药三类。

一、M、N 受体激动药

乙酰胆碱（acetylcholine）

　　乙酰胆碱（ACh）为胆碱能神经递质，化学性质不稳定，在体内极易被胆碱酯酶（AChE）迅速水解，作用广泛,选择性差,故临床上无实用价值,可在科学研究工作中作为工具药使用。但由于 ACh 作为一种内源性神经递质,具有非常重要的生理功能,因此熟悉该递质的药理作用及机制是非常重要的。

【药理作用】

1. 心血管系统

(1)血管:静脉注射小剂量 ACh,激动 M_3 受体,导致内皮依赖性舒张因子即一氧化氮(nitric oxide, NO)释放,从而舒张全身血管,如肺血管和冠状动脉血管。此外,ACh 可激动去甲肾上腺素能神经末梢突触前膜 M_1 受体,抑制 NA 的释放而产生舒张血管的作用。

(2)心:激动心脏 M_2 受体,减弱心肌收缩力,减慢心率,减慢房室结和浦肯野纤维传导,缩短心房不应期。

2. 胃肠道 ACh 可兴奋胃肠道平滑肌,使其收缩幅度、张力和蠕动增加,促进胃、肠分泌,引起恶心、嗳气、呕吐、腹痛及排便等症状。

3. 泌尿道 ACh 使泌尿道平滑肌蠕动增加,膀胱逼尿肌收缩,使膀胱最大自主排空压力增加,降低膀胱容积,同时膀胱三角区和外括约肌舒张,导致膀胱排空。

4. 其他

(1)腺体:ACh 可使泪腺、气管和支气管腺体、唾液腺、消化道腺体和汗腺分泌增加。

(2)眼:ACh 局部滴眼可使瞳孔括约肌收缩,瞳孔缩小,睫状肌收缩(调节近视)。

(3)支气管:ACh 可使支气管收缩。

(4)神经节和骨骼肌:ACh 激动神经节 N_N 受体和运动神经终板膜上的 N_M 受体,引起交感神经、副交感神经兴奋和骨骼肌收缩。另外,ACh 还能兴奋肾上腺髓质,故 N_N 受体激动能引起肾上腺素释放。

卡巴胆碱(carbachol)

卡巴胆碱为人工合成的拟胆碱药,化学结构和作用都与乙酰胆碱相似,但其不易被胆碱酯酶水解,作用时间较长,因其副作用较多,全身用药已不用。目前其临床制剂有卡巴胆碱注射液,适用于人工晶体植入、白内障摘除、角膜移植等需要缩瞳的眼科手术,采用前房内注射,2 s 后瞳孔即开始缩小,为快速强效缩瞳剂。

二、M 受体激动药

毛果芸香碱(pilocarpine,匹鲁卡品)

毛果芸香碱是从毛果芸香属植物中提取的生物碱,现已能够人工合成。常用其硝酸盐,其硝酸盐水溶液性质稳定。

【药理作用】

1. 眼 滴眼后可引起缩瞳、降低眼内压和调节痉挛等作用。

(1)缩瞳:本药可激动瞳孔括约肌的 M 受体,使瞳孔括约肌向中心收缩,表现为瞳孔缩小。局部用药后作用可持续数小时至 1 天。

(2)降低眼内压:眼内压是眼球内容物作用于眼球的压力,房水是影响眼内压的最主要因素。毛果芸香碱通过缩瞳作用使虹膜向中心拉动,虹膜根部变薄,从而使处于虹膜周围的前房角间隙扩大,房水易于通过小梁网及孔膜静脉窦进入眼静脉,然后进入血液循环,最终使眼内压下降(图 7-1)。

(3)调节痉挛:毛果芸香碱能激动睫状肌上的 M 受体,使睫状肌向瞳孔中心方向收缩,使悬韧带松弛,晶状体变凸,屈光度增大,使远物成像于视网膜前方,故视近物清楚,看远物模糊,这种作用称为调节痉挛。

2. 腺体 较大剂量的毛果芸香碱(10～15 mg,皮下注射)可明显增加汗腺和唾液腺的分泌,也可使泪腺、胃腺、胰腺、小肠腺体和呼吸道黏膜分泌增加。

Note

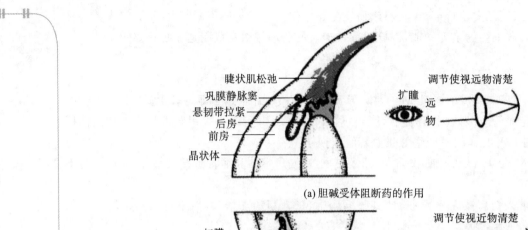

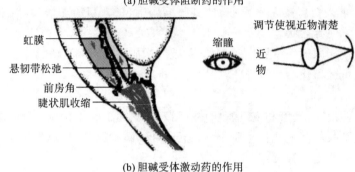

(a) 胆碱受体阻断药的作用

(b) 胆碱受体激动药的作用

图 7-1　M 受体激动药和 M 受体阻断药对眼的作用示意图

【临床应用】

1. 青光眼　青光眼的主要特征是眼内压增高,可引起头痛、视力减退等症状,严重时可致失明。毛果芸香碱对闭角型青光眼疗效较好,用药后使瞳孔缩小,前房角间隙扩大,房水易于回流,眼内压降低。对开角型青光眼的早期也有一定疗效。临床常用 1‰~2‰溶液滴眼,易透过角膜进入眼房,用药数分钟即可见眼内压下降,并可持续 4~8 h。

2. 虹膜炎　与扩瞳药交替使用,使虹膜收缩和舒张交替进行,以防止虹膜与晶状体粘连。

3. 抗胆碱药中毒　因有拮抗阿托品的作用,可用于阿托品中毒的解救。

【主要制剂】

(1) 硝酸毛果芸香碱滴眼液:10 mL:50 mg。

(2) 硝酸毛果芸香碱片:4 mg;2 mg。

【用法用量】

1. 滴眼液　慢性青光眼,0.5‰~4‰溶液,一次 1 滴,一日 1~4 次;急性闭角型青光眼急性发作期,1‰~2‰溶液,一次 1 滴,每 5~10 min 滴眼 1 次,3~6 次后每 1~3 h 滴眼 1 次,直至眼内压下降;对抗散瞳作用,1‰溶液,一次 1 滴,一日 2~3 次;先天性青光眼房角切开或外路小梁切开术前,1‰溶液,一般滴眼 1~2 次;虹膜切除术前,2‰溶液,一次 1 滴。

2. 口服　口干症患者口服片剂,一次 4 mg(一次 2 片),一日 3 次。

【不良反应】

(1) 滴眼治疗初期,可有眼刺痛、烧灼感,结膜充血引起睫状肌痉挛,浅表角膜炎,颞侧或眼周头痛,诱发近视,但可在治疗过程中逐渐消失,长期使用可出现晶状体混浊。

(2) 局部用药后出现全身不良反应的情况罕见,但偶见特别敏感的患者,局部常规用药后出现流涎、出汗、胃肠道反应和支气管痉挛,可用阿托品对症处理。

【注意事项】

(1) 哮喘、急性角膜炎患者慎用。

(2) 瞳孔缩小常引起暗适应困难,同时可能会出现短暂的近视、眼痛等局部反应,应告知需在夜间开车或从事照明不好的危险职业的患者,避免高空作业、驾驶车船等。

（3）滴眼后需用手指压迫内眦 1～2 min，避免药液经鼻泪管流入鼻腔，经鼻黏膜引起全身不良反应。

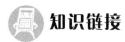

知识链接

青光眼分型

原发性青光眼可分为闭角型青光眼和开角型青光眼。闭角型青光眼是由于虹膜向前膨隆，前房角狭窄，因此房水出路被阻断导致眼内压升高。开角型青光眼是由于小梁网和巩膜静脉窦变性或硬化而使房水不能正常回流，导致眼内压升高。目前青光眼治疗方法主要有药物控制、激光治疗、手术治疗等。

三、N 受体激动药

烟碱（nicotine，尼古丁）

烟碱（尼古丁）是烟草中提取的生物碱，能兴奋自主神经节上的 N_N 受体和骨骼肌上的 N_M 受体，表现为自主神经节的短暂兴奋及随后出现的持续性抑制作用，骨骼肌的收缩。其作用广泛、复杂，但无临床实用价值，仅具有毒理学意义，可作为药理学和毒理学研究的工具药。

第二节 抗胆碱酯酶药

胆碱酯酶（AChE）可将 ACh 水解为胆碱和乙酸，终止 ACh 的作用。抗胆碱酯酶药也称间接作用的拟胆碱药，是指能与 AChE 结合，使该酶的活性受到抑制，降低 ACh 水解速度，导致 ACh 在胆碱能神经末梢大量堆积，产生拟胆碱作用。根据药物与 AChE 结合后水解的难易，抗胆碱酯酶药可分为易逆性抗胆碱酯酶药和难逆性抗胆碱酯酶药。

一、易逆性抗胆碱酯酶药

新斯的明（neostigmine）

【体内过程】

新斯的明脂溶性低，口服吸收差，一般口服剂量为皮下注射量的 10 倍以上。不易通过血脑屏障，故无明显的中枢作用。

【药理作用】

新斯的明可与 AChE 结合，可暂时抑制 AChE 的活性，使胆碱能神经末梢的 ACh 水解减少，并大量堆积，增强 ACh 对胆碱受体的激动作用。

1. 兴奋骨骼肌 对骨骼肌的兴奋作用最强，这是因为新斯的明除抗胆碱酯酶外，还能直接激动骨骼肌运动终板膜上的 N_2 受体以及促进运动神经末梢释放 ACh。

2. 兴奋平滑肌 对胃肠道和膀胱平滑肌有较强的兴奋作用，增加胃肠和膀胱平滑肌的蠕动及张力。对心血管、腺体、眼和支气管平滑肌作用较弱。

3. 减慢心率 新斯的明抑制胆碱酯酶后可使 ACh 浓度升高，进而兴奋心脏上的 M 受体，使心率减慢。

4. 其他 新斯的明可升高 ACh 浓度，能对抗筒箭毒碱和阿托品的作用。

【临床应用】

1. 重症肌无力　新斯的明对骨骼肌有强大的兴奋作用,为治疗重症肌无力的常规使用药物,皮下或肌内注射本药能迅速改善症状,除严重和紧急情况需注射给药外,一般多采用口服给药。

2. 术后腹胀气和尿潴留　新斯的明能兴奋胃肠平滑肌和膀胱逼尿肌,促进排气、排尿,用于术后腹胀气和尿潴留。

3. 阵发性室上性心动过速　通过拟胆碱作用,减慢心率,可用于阵发性室上性心动过速。

4. 非去极化型肌松药中毒　用于解除氨基糖苷类和筒箭毒碱中毒引起的肌肉松弛。

5. 其他　解救阿托品过量引起的中毒等。

【主要制剂】

(1)甲硫酸新斯的明注射液:1 mL:0.5 mg。

(2)溴新斯的明片:15 mg。

【用法用量】

1. 注射剂　常用量:皮下或肌内注射,一次 0.25～1 mg,一日 1～3 次。极量:皮下或肌内注射,一次 1 mg,一日 5 mg。

2. 口服　常用量为一次 15 mg,一日 3 次;极量为一次 30 mg,一日 100 mg。

【不良反应】

可致药疹,治疗量时不良反应较小,过量可产生恶心、呕吐、腹痛、心动过缓以及肌肉颤动等,本药过量中毒可致"胆碱能危象",导致骨骼肌持久性去极化而阻断神经肌肉接头的正常传导,加重肌无力症状,严重者可出现呼吸肌麻痹。在治疗重症肌无力时要注意鉴别疾病与药物过量引起的肌无力症状。

【禁忌证】

过敏体质、心动过缓、低血压、机械性肠梗阻、尿路梗阻和支气管哮喘患者禁用。

【注意事项】

(1)用药前应注意测心率,若心动过缓宜先用阿托品使心率增至 80 次/分,再用本药。解救筒箭毒碱中毒时,应注意给患者吸氧,并备好阿托品。

(2)一般不做静脉注射,以免引起心动过缓甚至心搏骤停。

(3)甲状腺功能亢进和帕金森病等患者慎用。

其他易逆性抗胆碱酯酶药

其他易逆性抗胆碱酯酶药主要特点见表 7-1。

表 7-1　其他易逆性抗胆碱酯酶药的特点

药　物	药　理　作　用	临　床　应　用	不良反应及注意事项
毒扁豆碱（依色林）	外周作用与新斯的明相似。中枢作用:小剂量兴奋,大剂量抑制,中毒时引起呼吸麻痹	治疗青光眼,对抗阿托品类药物中毒	恶心、呕吐、腹痛、腹泻、头痛、眼痛、视物模糊;滴眼时应压迫内眦的鼻泪管开口,避免药液被吸收产生不良反应
吡斯的明	与新斯的明相似而稍弱,维持时间长	重症肌无力,术后腹胀气和尿潴留	适于晚上用药;不良反应及禁忌证同新斯的明
安贝氯铵（酶抑宁）	较新斯的明强而持久	重症肌无力,尤其适用于不能耐受新斯的明或吡斯的明的患者	M 样副作用较新斯的明少

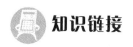
知识链接

重症肌无力

　　重症肌无力是由于神经肌肉传递功能障碍所致的自身免疫性疾病,主要为机体对自身突触后运动终板的 N_M 受体产生免疫反应,多数患者血清中有抗胆碱受体的抗体,因而导致 N_M 受体数目减少。症状表现为骨骼肌活动后易疲乏,休息后好转,症状"晨轻晚重"。肌无力早期以局部症状为主,多为眼睑下垂;后期可发展至全身,累及四肢肌肉及呼吸肌,导致全身瘫痪、呼吸困难,甚至危及生命。新斯的明、吡斯的明和安贝氯铵为治疗重症肌无力的常规药物,常用来控制疾病症状,常与免疫抑制剂(糖皮质激素、硫唑嘌呤、环孢素 A 等)合用。

二、难逆性抗胆碱酯酶药——有机磷酸酯类

　　有机磷酸酯类主要作为农业和环境杀虫剂,如敌百虫、乐果、马拉硫磷、敌敌畏、内吸磷(1059)以及化学毒气沙林、塔崩等。有机磷酸酯类脂溶性高,毒性很强,可经胃肠道、呼吸道、皮肤和黏膜吸收引起中毒。本类药物对人畜均有毒性,临床药用价值不大,但有毒理学意义。

【中毒机制】

　　有机磷酸酯类进入体内,迅速与 AChE 牢固结合生成难以水解的磷酰化胆碱酯酶,使 AChE 失去水解 ACh 的能力,导致 ACh 在体内大量堆积,引起一系列中毒症状。若不及时抢救,胆碱酯酶会发生"老化","老化"过程可能是生成更稳定的单烷氧基磷酰化胆碱酯酶。此时即使再用胆碱酯酶复活药也难以使酶活性恢复。因此,抢救有机磷酸酯类中毒时,应尽早使用胆碱酯酶复活药。

【中毒表现】

　　1. 急性中毒　轻度中毒以 M 样症状为主,中度中毒可同时表现出 M 样症状和 N 样症状,重度中毒除 M 样症状和 N 样症状外,还出现中枢神经系统中毒症状(表 7-2)。

表 7-2　有机磷酸酯类急性中毒的表现

作　　用		中 毒 症 状
M 样症状	睫状肌、虹膜括约肌收缩	瞳孔缩小、视物模糊、眼痛
	腺体分泌增多	流涎、流泪、多汗、呼吸道腺体分泌增加
	呼吸道平滑肌收缩	支气管痉挛、呼吸困难、严重者肺水肿
	胃肠道平滑肌收缩	恶心、呕吐、腹痛、腹泻、大便失禁
	膀胱逼尿肌收缩,括约肌松弛	小便失禁
N 样症状	心脏抑制	心动过缓
	血管扩张	血压下降
	兴奋 N_N 受体	心动过速,血压升高
	兴奋 N_M 受体	肌肉震颤、抽搐,严重者肌无力甚至麻痹
中枢神经系统	先兴奋后抑制	不安、失眠、震颤、谵妄、昏迷、循环衰竭、呼吸抑制甚至麻痹而死亡

　　2. 慢性中毒　常见于长期接触有机磷酸酯类的人员,主要表现为血中 AChE 活性持续明显下降。临床体征为神经衰弱症候群、腹胀、多汗,偶见肌束颤动及瞳孔缩小。

【急性中毒防治】

　　1. 迅速清除毒物　发现中毒时,应立即将患者撤离现场,去除污染的衣物。对由皮肤吸收者,应用

Note

温水或肥皂水清洗皮肤。眼部污染，可用2%碳酸氢钠溶液或生理盐水冲洗数分钟。经口服中毒者，用微温的2%碳酸氢钠溶液或1%盐水或0.02%高锰酸钾溶液反复洗胃，直至洗出液中不含农药味，然后给予硫酸镁导泻。敌百虫口服中毒时，不用碱性溶液洗胃，因其遇碱后可转化为毒性更大的敌敌畏。对硫磷中毒禁用高锰酸钾溶液洗胃，因其可被氧化成毒性更强的对氧磷。

2. 尽早使用解毒药 应联合应用 M 受体阻断药与胆碱酯酶复活药进行解毒。M 受体阻断药常用阿托品，只能解除有机磷酸酯类中毒的 M 样症状，原则上是尽早、足量、反复用药，当出现瞳孔散大、颜面潮红、腺体分泌减少、轻度躁动不安等症状时，即达到阿托品化，然后再减量维持。胆碱酯酶复活药常用氯解磷定、碘解磷定等，这些药不仅能恢复 AChE 的活性，还能改善 N 样症状。

3. 对症及支持治疗 需要及时给予吸氧、人工呼吸、补充液体等措施，以缓解症状。

第三节　胆碱酯酶复活药

胆碱酯酶复活药是一类能使已被有机磷酸酯类抑制的 AChE 恢复活性的药物。常用药物有氯解磷定、碘解磷定等。

氯解磷定(pralidoxime chloride,PAM-C,氯磷定,氯化派姆)

氯解磷定水溶性好，水溶液较稳定，可肌内注射或静脉给药，作用极快。不良反应较少，是解救有机磷酸酯类中毒的首选药。

【药理作用】

氯解磷定进入体内后，迅速与磷酰化胆碱酯酶结合，形成无毒的磷酰化解磷定，由尿排出，同时使 AChE 游离出来，恢复其水解 ACh 的活性。此外，氯解磷定也能与体内游离的有机磷酸酯类直接结合，阻止了游离的毒物继续抑制 AChE 活性。

氯解磷定对骨骼肌的作用最为明显，能迅速控制肌束颤动，对中枢神经系统的中毒症状也有一定的改善作用。对自主神经系统功能的恢复较差。

【临床应用】

氯解磷定对治疗内吸磷、马拉硫磷和对硫磷中毒疗效较好，对敌百虫、敌敌畏中毒疗效稍差，而对乐果中毒则无效。可根据患者中毒情况反复给药，常采用缓慢静脉注射给药。

【主要制剂】

氯解磷定注射液：2 mL：0.5 g。

【用法用量】

注射剂：肌内注射或静脉缓慢注射 0.5～1 g，视病情需要可重复注射，根据临床病情和血中胆碱酯酶水平，每 1.5～2 h 可重复 1～3 次。

【不良反应】

本品不良反应少，肌内注射局部疼痛但能忍受；静脉注射速度过快(>500 mg/min)时，可出现复视、眩晕、头痛、乏力、视物模糊、恶心、呕吐、心率加快和动作不协调等症状。剂量过大(>8 g/24 h)时，可抑制 AChE 作用，抑制呼吸和引起癫痫发作。

【注意事项】

(1)用药过程中要随时测定血中胆碱酯酶，要求血中胆碱酯酶维持在 50% 以上，密切观察临床表现，及时重复用药。

(2)本药在碱性溶液中易分解，禁与碱性药物配伍。

碘解磷定(pralidoxime iodide,PAM)

PAM 为最早应用的胆碱酯酶复活药，药理作用和应用与氯解磷定相似。该药水溶性较低且不稳

66

定,久置可释放出碘,常以结晶形式存放于安瓿内,用时溶解。PAM 对不同有机磷酸酯类中毒疗效存在差异,如对内吸磷、马拉硫磷和对硫磷中毒疗效较好,对敌百虫、敌敌畏中毒效果较差;对乐果中毒无效。使用时仅限于静脉注射,避免引起局部疼痛及周围发麻。如出现口苦、咽痛及腮腺肿大等过敏症状,应更换为氯解磷定,碘过敏者禁用。

 本章思维导图

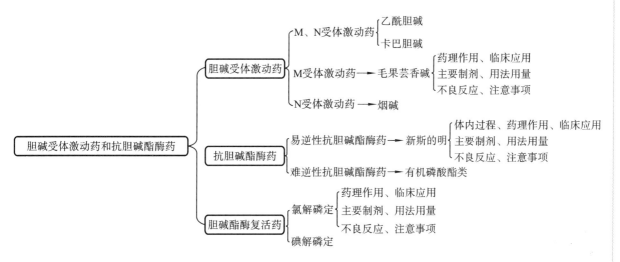

 目 标 检 测

目标检测
参考答案

1. 毛果芸香碱滴眼可引起（　　）。

A. 缩瞳、眼内压升高、调节痉挛　　　　　　B. 缩瞳、眼内压降低、调节麻痹

C. 扩瞳、眼内压降低、调节麻痹　　　　　　D. 扩瞳、眼内压升高、调节痉挛

E. 缩瞳、眼内压降低、调节痉挛

2. 下列有关新斯的明的叙述,错误的是（　　）。

A. 对骨骼肌的兴奋作用最强　　　　　　　　B. 可用于有机磷酸酯类中毒

C. 可直接激动 N_M 受体　　　　　　　　　　D. 可促进运动神经末梢释放 ACh

E. 禁用于支气管哮喘患者

3. 下列药物中可使有机磷酸酯类中毒患者 AChE 复活的是（　　）。

A. 阿托品　　　B. 氯解磷定　　　C. 毒扁豆碱　　　D. 新斯的明　　　E. 肾上腺素

4. 有机磷农药中毒用阿托品不能消除的症状是（　　）。

A. 流涎　　　B. 心动过缓　　　C. 瞳孔缩小　　　D. 肌束颤动　　　E. 大小便失禁

5. 患者,女,53 岁,胆囊切除术后 3 天,食欲差,腹部有胀满感,术后一直无排便、排气,请问应选择下列哪种药物治疗?（　　）

A. 乙酰胆碱　　　B. 毛果芸香碱　　　C. 新斯的明　　　D. 毒扁豆碱　　　E. 以上均不对

6. 抗胆碱酯酶药不用于（　　）。

A. 青光眼　　　　　　　　　　　　　　　　B. 重症肌无力

C. 手术后腹气胀和尿潴留　　　　　　　　　D. 房室传导阻滞

E. 小儿麻痹后遗症

7. 治疗重症肌无力,应首选（　　）。

Note

A. 毒扁豆碱   B. 阿托品   C. 新斯的明

D. 胆碱酯酶复活药   E. 琥珀胆碱

8. 下列药物中既可抑制代谢酶的活性,又可直接激动受体的是( )。

A. 筒箭毒碱   B. 新斯的明   C. 毛果芸香碱   D. 肾上腺素   E. 间羟胺

第八章　胆碱受体阻断药

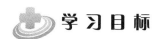

学习目标

知识目标

1. 掌握:阿托品的药理作用、临床应用及不良反应。

2. 熟悉:东莨菪碱、山莨菪碱的作用特点;常用人工合成解痉药和扩瞳药的作用特点;去极化型肌松药和非去极化型肌松药的特点及其中毒后解救的原则。

3. 了解:琥珀胆碱与筒箭毒碱的药理作用和不良反应。

技能目标

学会观察 M 受体阻断药和肌松药的疗效和不良反应,能够正确指导患者安全、合理用药。

案例导入

张先生,62 岁,因左眼老年性成熟期白内障住院,欲在局麻下进行白内障摘除术。术前一天晚上滴 1%阿托品液 3 次,每次 1~2 滴。半小时后,患者自觉口干,下腹部有胀满感,欲排小便未果。检查发现:面色正常,左眼瞳孔扩大 5 mm,膀胱区胀满隆起,触之软,有波动感,即导尿 750 mL。次日上午术前又滴 1%阿托品液 3 次,每次 1~2 滴,滴药半小时后患者上述症状再现。再次导尿 800 mL,并留置导尿管。术后停用阿托品,当晚导尿管自行滑出,患者能自行小便,上述症状消失。

讨论:

1. 阿托品滴眼液导致尿潴留的原因是什么?

2. 临床应用阿托品滴眼液时应注意哪些问题?

胆碱受体阻断药(cholinoceptor blocking drugs)又称抗胆碱药,能与胆碱受体结合,阻止 ACh 或胆碱受体激动药与胆碱受体结合,产生抗胆碱作用。按其对胆碱受体选择性的不同,可分为 M 受体阻断药和 N 受体阻断药。

第一节　M 受体阻断药

一、阿托品类生物碱

阿托品类生物碱包括阿托品、东莨菪碱、山莨菪碱等,多从茄科植物颠茄、曼陀罗、洋金花和莨菪、唐古特莨菪等植物中提取而来。

本章 PPT

微课

案例导入
参考答案

Note

69

阿托品(atropine)

【药理作用】

阿托品能阻断 M 受体,竞争性拮抗 ACh 或胆碱受体激动药对 M 受体的激动作用,大剂量时能阻断神经节上的 N_1 受体。阿托品作用广泛,随着剂量增大,各器官对药物的敏感性亦不同。

1. 腺体 阿托品阻断腺体 M 受体,抑制腺体分泌,其中对唾液腺和汗腺最为敏感,0.5 mg 阿托品即可见口干和皮肤干燥。其次是抑制泪腺和呼吸道腺体,对胃腺的抑制作用弱。

2. 眼

(1)扩瞳:阻断瞳孔括约肌上 M 受体,使瞳孔括约肌松弛,从而使去甲肾上腺素能神经支配的瞳孔开大肌收缩功能占优势,导致瞳孔扩大。

(2)升高眼内压:瞳孔扩大后使虹膜退向边缘,前房角间隙变窄,阻碍房水回流,导致眼内压升高。

(3)调节麻痹:阻断睫状肌上 M 受体,使睫状肌松弛,悬韧带拉紧,晶状体变扁平,屈光度降低从而使近距离的物体成像于视网膜后,故视远物清楚,视近物模糊。

3. 平滑肌 阻断内脏平滑肌上的 M 受体,松弛多种内脏平滑肌。对过度兴奋或痉挛状态的平滑肌,松弛作用更为显著。对胃肠平滑肌松弛作用最突出,其次是膀胱逼尿肌,对胆道、输尿管和支气管平滑肌的作用较弱。

4. 心脏 治疗量阿托品(0.4~0.6 mg)能阻断副交感神经节后纤维突触前膜上 M_1 受体,ACh 释放增多,使部分患者心率短暂性地每分钟减少 4~8 次。较大剂量(1~2 mg)可阻断心脏 M 受体,解除迷走神经对心肌的抑制作用,如加快心率,加快心房和房室结传导。

5. 血管 治疗量的阿托品对血管与血压影响很小。大剂量阿托品可扩张血管,解除小血管痉挛。尤其是对痉挛状态的微血管扩张最明显,改善微循环,恢复重要器官的血液供应,迅速缓解组织缺氧状态。阿托品扩血管的作用与其抗胆碱作用无关,可能与抑制汗腺分泌引起的代偿性散热反应有关或由阿托品的直接扩血管作用所致。

6. 中枢神经系统 治疗量阿托品对中枢神经作用不明显。较大剂量(1~2 mg)轻度兴奋延髓和大脑。大剂量(3~5 mg)时中枢兴奋明显加强,可出现烦躁不安、多语、谵妄、幻觉等反应。中毒剂量(10 mg 以上)可出现定向障碍、运动失调和惊厥等反应,严重时可由兴奋转入抑制,导致昏迷和呼吸麻痹。

【临床应用】

1. 全身麻醉前给药 减少呼吸道腺体及唾液腺分泌,防止分泌物阻塞呼吸道及吸入性肺炎的发生;也可用于治疗严重盗汗和流涎。

2. 眼科应用

(1)治疗虹膜睫状体炎:阿托品滴眼后,松弛虹膜括约肌和睫状肌,使其活动减少,有利于炎症消退,由于其具有扩瞳作用,与缩瞳药交替使用,可防止虹膜与晶状体粘连。

(2)检查眼底:阿托品扩大瞳孔,利于观察眼底的周边部位,但其扩瞳作用可维持 1~2 周,调节麻痹作用也可以维持 2~3 天,视力恢复较慢,故常以作用时间较短的托吡卡胺等替代。

(3)验光配镜:利用阿托品的调节麻痹作用可使晶状体固定,可准确地测定晶状体的屈光度。但由于持续时间过长,现已少用。目前仅用于儿童验光,因儿童的睫状肌调节功能较强,需用阿托品充分麻痹睫状肌。

3. 缓解内脏绞痛 对胃肠绞痛疗效最好;其次是膀胱刺激症状如尿频、尿急等,利用其松弛膀胱逼尿肌作用可用于治疗遗尿症;对胆绞痛和肾绞痛疗效较差,需与哌替啶等镇痛药合用以增强疗效;对支气管解痉作用较弱,且由于抑制呼吸道腺体分泌,使痰液黏稠不易清除,故不宜用作平喘药。

4. 缓慢型心律失常 用于治疗因迷走神经过度兴奋所致的窦性心动过缓、房室传导阻滞等缓慢型心律失常。

5. 抗休克 主要用于治疗暴发性流脑、中毒性菌痢、中毒性肺炎等所致的感染中毒性休克。在补充血容量的基础上,用大剂量阿托品解除血管痉挛,改善微循环,对伴有高热或心动过速的休克患者,改用山莨菪碱。

6. 解救有机磷酸酯类中毒 能迅速解除有机磷酸酯类中毒的 M 样症状,解除部分中枢症状和神经节兴奋作用。

【主要制剂】

(1)硫酸阿托品注射液:1 mL。

(2)硫酸阿托品眼用凝胶:2.5 g。

(3)硫酸阿托品片:0.3 mg。

【用法用量】

1. 注射剂 皮下、肌内或静脉注射,每次 0.3～0.5 mg,一日 0.5～3 mg。极量:一次 2 mg。儿童皮下注射:每次按体重 0.01～0.02 mg/kg,一日 2～3 次。

2. 凝胶 一次 1 滴,滴于结膜囊内,一日 3 次。

3. 口服 1 次 0.3～0.6 mg,一日 3 次。

【不良反应】

阿托品作用广泛,不良反应较多。治疗量时不良反应有口干、视物模糊、心悸、瞳孔扩大、便秘、排尿困难、皮肤干热等,停药后可逐渐消失。使用大剂量时,还可出现呼吸加快、中枢兴奋等,严重时可由兴奋转入抑制,出现昏迷和呼吸麻痹等症状。眼部用药后可能产生皮肤、黏膜干燥,发热,面部潮红,心动过速等现象。少数患者眼睑出现发痒、红肿、结膜充血等过敏现象,应立即停药。

【注意事项】

(1)用药期间避免强光照射,避免从事高空、高速作业等。

(2)密切监测患者的心率和体温,心率高于 100 次/分,体温高于 38 ℃的患者不宜使用。

(3)青光眼、前列腺肥大和幽门梗阻者禁用。老人及心动过速者慎用。

【相互作用】

(1)与碳酸氢钠、枸橼酸盐等配伍时,阿托品排泄延迟,作用时间和(或)毒性增加。

(2)与金刚烷胺、吩噻嗪类药、其他抗胆碱药、扑米酮、普鲁卡因胺、三环类抗抑郁药配伍时,阿托品的毒副反应可加剧。

其他阿托品类生物碱

其他阿托品类生物碱的作用与应用见表 8-1。

表 8-1 其他阿托品类生物碱的作用与应用

	东莨菪碱	山莨菪碱(654)
作用特点	抑制腺体分泌、扩瞳和调节麻痹作用强于阿托品; 对心血管及胃肠平滑肌的作用较弱; 对中枢的作用与阿托品不同,有镇静、催眠作用,但能兴奋呼吸中枢; 防晕、止吐和抗帕金森病作用	对中枢的作用、抑制腺体分泌和扩瞳作用弱; 解除平滑肌痉挛作用和改善微循环作用明显
临床应用	麻醉前给药优于阿托品; 抗晕动病,止吐; 治疗帕金森病; 解救有机磷酸酯类中毒	缓解内脏绞痛; 治疗感染中毒性休克

二、阿托品的合成代用品

阿托品药理作用广泛,不良反应较多,为了克服这些缺点,合成了选择性高、副作用少的阿托品合成代用品。主要有合成扩瞳药、合成解痉药和选择性 M 受体阻断药。

1. 合成扩瞳药 与阿托品相比,合成扩瞳药的扩瞳和调节麻痹作用维持时间明显缩短,故适合一般的眼科检查。几种扩瞳药滴眼作用的比较见表 8-2。

表 8-2 几种扩瞳药滴眼作用的比较

药　　物	浓度/(%)	扩瞳作用		调节麻痹作用	
		高峰/min	恢复/天	高峰/h	恢复/天
硫酸阿托品	1.0	30～40	7～10	1～3	7～12
氢溴酸后马托品	1.0～2.0	40～60	1～2	0.5～1	1～2
托吡卡胺	0.5～1.0	20～40	0.25	0.5	<0.25
环喷托酯	0.5	30～50	1	1	0.25～1
尤卡托品	2.0～5.0	30	1/12～1/4	无作用	

2. 合成解痉药 与阿托品相比,对内脏平滑肌 M 受体的选择性较高,能解除胃肠道痉挛、减少胃酸分泌。主要用于内脏绞痛及消化性溃疡等胃肠道疾病的治疗。根据药物的化学结构及性质的不同,可分为两大类,即季铵类和叔胺类。合成解痉药的分类及药物作用特点见表 8-3。

表 8-3 合成解痉药的分类及药物作用特点

药物分类	代表药物	脂　溶　性	口服吸收	中枢作用
季铵类	异丙托溴铵 溴丙胺太林 奥芬溴铵 格隆溴铵	低	差 (宜饭前 0.5～1 h 服用)	弱,很少发生
叔胺类	双环维林 羟苄利明 贝那替嗪	高	易吸收	有 (安定作用,适用于伴焦虑患者)

3. 选择性 M 受体阻断药 选择性 M 受体阻断药对受体的特异性较高,从而使副作用明显减少,有广泛的临床应用前景。M_1 受体阻断药有哌仑西平,可抑制胃酸及蛋白酶的分泌,主要用于消化性溃疡的治疗。M_2 受体阻断药有 tripitamine,可用于对抗胆碱能性的心动过缓。M_3 受体阻断药有达非那新,可抑制平滑肌活性过高或上皮细胞分泌增加。目前达非那新缓释片已被美国 FDA 批准用于治疗尿失禁、尿频和尿急等膀胱活动过度症。

第二节　N 受体阻断药

一、N_N 受体阻断药

N_N 受体阻断药又称神经节阻断药,能选择性地与神经节细胞的 N_N 受体结合,竞争性阻断 ACh 与受体结合,从而阻断神经冲动在神经节中的传递。本类药物对交感神经节和副交感神经节均有阻断作用,因此其综合效应常视两类神经对该器官支配以何者占优势而定。

N_N 受体阻断药过去曾用于治疗高血压,但由于其不良反应多,现已被其他抗高血压药取代。目前主要用于麻醉时控制血压,能有效地防止因手术剥离而撕拉组织引起的交感神经反射,使患者血压不致明显升高,以减少手术区出血。临床较常用的此类药物有美卡拉明(美加明)、樟磺咪芬,其中美卡拉明还较广泛运用于对抗吸烟成瘾时的戒断治疗。该类药物中的其他药物已基本不用。

二、N_M 受体阻断药

N_M 受体阻断药又称骨骼肌松弛药(简称肌松药),能作用于神经肌肉接头后膜上的 N_M 受体,产生神经肌肉阻滞作用,故亦称为神经肌肉阻滞药,主要用作外科全麻时的辅助用药,便于在较浅的麻醉下进行外科手术。根据其作用方式和特点,分为去极化型肌松药和非去极化型肌松药两类。

(一)去极化型肌松药

琥珀胆碱(succinylcholine,scoline,司可林)

【药理作用】

本药与运动终板膜上的 N_M 受体结合,产生与 ACh 相似的激动 N_M 受体的作用。本类药不易被突触间隙胆碱酯酶破坏,因此,产生持久的去极化作用,使终板膜失去对 ACh 的反应性而致骨骼肌松弛。琥珀胆碱的肌松作用快而短暂,静脉注射 20 s 后即可出现肌束颤动,1 min 后转为松弛,2 min 时作用达高峰,持续时间为 5～8 min,肌松作用从颈部肌肉开始,逐渐波及肩胛、腹部和四肢。肌松部位以颈部和四肢肌肉明显,面、舌、咽喉和咀嚼肌次之,而对呼吸肌麻痹作用不明显。

【临床应用】

静脉注射用于气管内插管、气管镜、食道镜、胃镜等短时操作。静脉滴注维持全麻患者的肌松状态,适用于在较浅的麻醉状态下进行外科手术。

【主要制剂】

氯化琥珀胆碱注射液:2 mL:0.1 g。

【用法用量】

注射剂:气管插管时,按体重 1～1.5 mg/kg,最高按体重 2 mg/kg。维持肌肉松弛:一次 150～300 mg 溶于 500 mL 5%～10% 葡萄糖注射液或 1% 盐酸普鲁卡因注射液混合溶液中静脉滴注。

【不良反应】

1. 血钾升高 骨骼肌去极化时,大量 K^+ 从细胞内释放入血,引起高血钾。

2. 术后肌痛 由肌束颤动时损伤肌梭所致,一般表现为肌肉酸痛感。

3. 眼内压升高 可引起眼外肌痉挛性收缩而致眼内压升高。

4. 恶性高热 多见于本药与氟烷合用时,也多发生于儿童。

5. 呼吸肌麻痹 可见于遗传性胆碱酯酶活性低下者,出现数秒的呼吸暂停。

【注意事项】

(1)本药目前无法用药物解救,故不具备控制或辅助呼吸条件时,严禁使用。

(2)青光眼、视网膜脱离和白内障晶状体摘除术患者禁用。

(3)严重肝功能不全、营养不良、晚期癌症、严重贫血、年老体弱、严重电解质紊乱等患者慎用。

【相互作用】

(1)本药在碱性溶液中分解,故不宜与硫喷妥钠混合注射。

(2)与吩噻嗪类、普鲁卡因胺、奎尼丁、卡那霉素、多黏菌素 B、新霉素等药物合用有去极化型肌松作用,能增强本药作用。

(二)非去极化型肌松药

筒箭毒碱(tubocurarine)

筒箭毒碱是从南美印第安人用数种植物制成的植物浸膏箭毒(curare)中提取出的生物碱,其右旋体具有生物活性。该药口服难吸收,静脉注射 4～6 min 后起效。肌松作用从眼与头部肌肉开始,其次是颈部、四肢和躯干肌松弛,接着肋间肌松弛,剂量加大,最终可致膈肌麻痹,患者呼吸停止。临床上可作为麻醉辅助用药,用于胸腹部手术和气管内插管。抗胆碱酯酶药可拮抗其肌松作用,故过量摄入时可用适量的新斯的明解救。其作用时间较长,用药后作用不易逆转,不良反应多,现已少用。临床多用安

Note

全性较高的非去极化型肌松药,如阿曲库铵、多库溴铵、米库氯铵、罗库溴铵、泮库溴铵、哌库溴铵和维库溴铵等。

本章思维导图

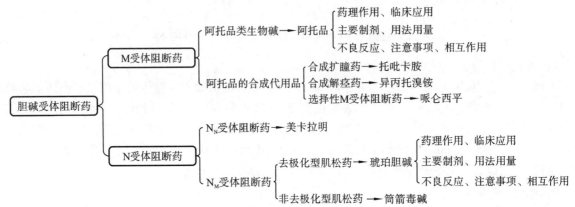

目 标 检 测

1. 阿托品对内脏平滑肌松弛作用最显著的是( )。

A. 子宫平滑肌　　　　　　　　B. 胆管输尿管平滑肌　　　　　　C. 胃肠道平滑肌

D. 支气管平滑肌　　　　　　　　E. 胃肠道括约肌

2. 与阿托品相比,氢溴酸后马托品对眼的作用的特点是( )。

A. 对眼的作用强　　　　　　　　　　　　B. 扩瞳作用维持时间长

C. 调节麻痹充分　　　　　　　　　　　　D. 调节麻痹作用维持时间短

E. 调节麻痹作用高峰出现较慢

3. 全身麻醉前常注射阿托品,其目的是( )。

A. 兴奋呼吸中枢　　　　　　　　B. 术中镇痛　　　　　　　　　　C. 预防心动过缓

D. 松弛骨骼肌　　　　　　　　　　E. 减少呼吸道腺体分泌

4. 阿托品对眼睛的作用是( )。

A. 扩瞳,升高眼内压,视远物模糊　　　　　　B. 扩瞳,升高眼内压,视近物模糊

C. 扩瞳,降低眼内压,视近物模糊　　　　　　D. 扩瞳,降低眼内压,视远物模糊

E. 缩瞳,升高眼内压,视近物模糊

5. 一位经常晕车、晕船的患者,为了防止晕车、晕船,在上车、上船前可口服( )。

A. 东莨菪碱　　　B. 山莨菪碱　　　C. 阿托品　　　D. 氢溴酸后马托品　　E. 匹鲁卡品

6. 阿托品禁用于( )。

A. 肠痉挛　　　　　B. 虹膜睫状体炎　　C. 溃疡病　　　　D. 青光眼　　　　　E. 胆绞痛

7. 阿托品的不良反应不包括( )。

A. 口干　　　　　B. 大小便失禁　　C. 心率加快　　　D. 视物模糊　　　　E. 皮肤干燥

8. 有机磷酸酯类中毒患者出现口吐白沫、恶心、呕吐和呼吸困难时,应立即注射( )。

A. 阿托品　　　　B. 碘解磷定　　　C. 麻黄碱　　　　D. 肾上腺素　　　　E. 新斯的明

9. 东莨菪碱的作用特点是( )。

A. 兴奋中枢,增加腺体分泌　　　　　　　　B. 兴奋中枢,减少腺体分泌

C. 有中枢镇静作用,减少腺体分泌　　　　　　D. 有中枢镇静作用,增加腺体分泌

E. 抑制心脏,减慢传导

第九章　肾上腺素受体激动药

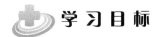

学习目标

知识目标

1. 掌握:肾上腺素、去甲肾上腺素、异丙肾上腺素和多巴胺的药理作用、临床应用和不良反应。
2. 熟悉:麻黄碱、间羟胺和去氧肾上腺素的药理作用及临床应用。
3. 了解:其他肾上腺素受体激动药的作用特点。

技能目标

学会观察肾上腺素、去甲肾上腺素、异丙肾上腺素和多巴胺的疗效和不良反应,能够正确指导患者安全、合理用药。

案例导入

　　患者,男,35岁。因肺部感染在注射青霉素的过程中发生头晕、心慌、憋气、四肢发冷,随即出现呼吸困难、大汗淋漓、面色苍白、抽搐、表情淡漠。诊断为过敏性休克,医生立即采用1‰肾上腺素注射液0.5 mL皮下注射进行抢救。

　　讨论:

　　1. 肾上腺素为什么是过敏性休克的首选药?

　　2. 应用肾上腺素抢救时应如何做好用药护理?

　　肾上腺素受体激动药(adrenoceptor agonists)是一类能与肾上腺素受体结合并激动受体,产生与肾上腺素相似效应的药物,故又称拟肾上腺素药。根据药物对肾上腺素受体的选择性不同,本类药分为三类,即α、β受体激动药,α受体激动药和β受体激动药。

第一节　α、β受体激动药

肾上腺素(adrenaline,AD)

　　肾上腺素是肾上腺髓质嗜铬细胞合成和分泌的主要激素。药用肾上腺素可从家畜肾上腺中提取或人工合成。

【体内过程】

　　口服易被碱性肠液和肝脏破坏,故口服无效;皮下注射因能收缩血管,吸收缓慢,维持1 h左右;肌内注射可扩张骨骼肌血管,吸收迅速,维持10～30 min。静脉注射立即生效,仅维持数分钟,但作用强烈,一般不作静脉给药。

Note

【药理作用】

肾上腺素主要激动 α 受体和 β 受体。

1. 心脏 激动心脏 β₁ 受体,产生强大的兴奋心脏作用,使心肌收缩力增强,心率加快,传导加速,心输出量增加。为起效快、作用强的心脏兴奋药。

2. 血管 激动 α₁ 受体,使皮肤、黏膜及内脏血管收缩;激动 β₂ 受体,使骨骼肌血管和冠状动脉血管扩张;对肺和脑血管收缩作用微弱。

3. 血压 本品对血压的影响与剂量有关。①治疗量(0.5~1.0 mg)的肾上腺素或低浓度静脉滴注时,由于心脏兴奋,心输出量增加,收缩压升高;因骨骼肌血管的舒张,抵消或超过了皮肤黏膜和内脏血管的收缩作用,故舒张压变化不大或略有下降;②大剂量肾上腺素使血管平滑肌的 α₁ 受体兴奋占优势,收缩压和舒张压均升高。大剂量单次注射肾上腺素的典型血压变化为双向反应,即给药后迅速出现明显的升压作用,而后出现微弱的降压反应。此外,肾上腺素尚能激动肾小球旁细胞的 β₁ 受体,促使肾素分泌,升高血压。静脉滴注肾上腺素受体激动药对心血管系统的影响见图 9-1。

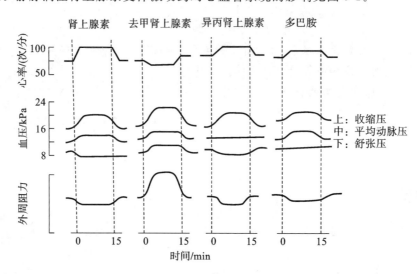

图 9-1 静脉滴注肾上腺素受体激动药对心血管系统的影响(除多巴胺为 500 μg/min,其余均为 10 μg/min)

4. 平滑肌 肾上腺素能激动支气管平滑肌的 β₂ 受体,使支气管舒张,对处于收缩痉挛状态的支气管平滑肌作用尤为突出。还可激动支气管黏膜血管的 α₁ 受体而收缩血管,降低其通透性,有利于减轻支气管黏膜的充血和水肿。

5. 促进代谢 肾上腺素激动 β₂ 受体和 α 受体,促进肝糖原分解和糖异生,加速脂肪分解,使血糖和游离脂肪酸升高。

【临床应用】

1. 心搏骤停 肾上腺素是心搏骤停复苏的首选药物,主要用于溺水、麻醉和手术意外、药物中毒、传染病及心脏严重传导阻滞等所致的心搏骤停。

2. 过敏性休克 肾上腺素是抢救过敏性休克的首选药物。肾上腺素能激动 α 受体,收缩小动脉和毛细血管,降低毛细血管的通透性;同时肾上腺素能激动 β 受体,兴奋心脏,增加心输出量,使血压升高,又能扩张支气管,缓解支气管痉挛,并且能抑制过敏介质的释放,改善呼吸困难,从而迅速而有效缓解过敏性休克的临床症状。

3. 支气管哮喘 作用快而强,维持时间短,不良反应多,仅用于控制支气管哮喘急性发作。

4. 局部应用 在局麻药中加入少量肾上腺素,可延缓局麻药的吸收,延长麻醉时间,并减少局麻药吸收中毒的发生。因使血管收缩而止血,还可将浸有 0.1% 盐酸肾上腺素的纱布或棉球用于鼻黏膜和牙龈出血。

【主要制剂】

肾上腺素注射液:1 mL:1 mg。

【用法用量】

注射剂:常用量为皮下注射,1次0.25~1 mg;极量为皮下注射,1次1 mg。

(1)抢救过敏性休克:皮下注射或肌内注射0.5~1 mg,也可用0.1~0.5 mg缓慢静脉注射。

(2)抢救心搏骤停:0.25~0.5 mg用10 mL生理盐水稀释后静脉或心内注射。

(3)治疗支气管哮喘:皮下注射0.25~0.5 mg。必要时每4 h重复注射1次。

(4)与局麻药合用:加少量(1:(200000~500000))于局麻药中,在混合药液中,本药浓度为2~5 g/mL,总量不超过0.3 mg。

(5)制止鼻黏膜和牙龈出血:将浸有(1:20000)~(1:1000)溶液的纱布填塞在出血处。

【不良反应】

常见的有心悸、烦躁、头痛、血压升高、面色苍白、出汗等不良反应,停药后可自行消失。但大剂量或静脉注射速度过快,可引起血压骤升、搏动性头痛,有诱发脑出血的危险,也可导致心律失常,甚至心室纤颤,故应严格控制剂量。

【注意事项】

(1)化学性质不稳定,遇光易分解,在碱性溶液中迅速氧化变色而失活,禁止与碱性药物配伍使用。

(2)手指、足趾、耳廓、阴茎等末梢部位手术时,禁加肾上腺素,以免引起局部组织缺血性坏死。

(3)器质性心脏病、高血压、糖尿病、冠状动脉疾病、脑动脉硬化、心律失常、甲状腺功能亢进、洋地黄中毒、外伤性及出血性休克、心源性哮喘等患者禁用,老人慎用。

【相互作用】

(1)与洋地黄、三环类抗抑郁药合用,可致心律失常。

(2)与利血平、胍乙啶合用,可致高血压和心动过速。

多巴胺(dopamine,DA)

多巴胺是去甲肾上腺素生物合成的前体,药用的为人工合成品。

【体内过程】

口服无效,主要采用静脉滴注给药。在体内易被COMT及MAO灭活,作用时间短暂。不易透过血脑屏障,不产生中枢作用。

【药理作用】

多巴胺能激动α受体、β受体和外周多巴胺受体。

1. 心脏 多巴胺激动心脏β受体,并能促进去甲肾上腺素能神经末梢释放NA,使心肌收缩力增强,心输出量增加。一般剂量对心率影响不大,较少引起心律失常。

2. 血管和血压 多巴胺可激动外周多巴胺受体,使脑、肾、肠系膜血管和冠状动脉血管舒张,激动α_1受体,使皮肤、黏膜血管收缩,但作用较弱。小剂量以激动多巴胺受体为主,使收缩压升高而舒张压几乎无变化或略有升高。大剂量以激动α_1受体为主,使收缩压和舒张压均升高。

3. 肾脏 小剂量多巴胺能激动肾血管多巴胺受体,使肾血管舒张,肾血流量和肾小球滤过率增加,并有排Na^+利尿的作用。大剂量时使肾血管明显收缩,肾血流量减少。

【临床应用】

1. 各种休克 用于治疗感染中毒性休克、心源性休克、失血性休克,尤其对伴有心肌收缩力减弱、尿量减少的休克疗效较好。

2. 急性肾衰竭 与利尿药合用治疗急性肾衰竭,可增加尿量,改善肾功能。

【主要制剂】

盐酸多巴胺注射液:2 mL:20 mg。

【用法用量】

注射剂:20 mg加入5%葡萄糖溶液200~500 mL内静脉滴注,75~100 μg/min。极量为20 μg/(kg·min)。

【不良反应】

一般较轻,偶见恶心、呕吐。如剂量过大或静脉滴注过快可出现心动过速、头痛、高血压、心律失常、肾功能下降等。小剂量用于外周血管病患者出现的反应有手足疼痛或手足发冷。

【注意事项】

（1）高血压、动脉硬化、甲状腺功能亢进、心动过速、心室颤动和嗜铬细胞瘤患者禁用。

（2）静脉注射或静脉滴注时选用粗大的静脉,以防药液外溢及产生组织坏死。如确认已发生药液外溢,可用 5～10 mg 酚妥拉明稀释溶液在注射部位做浸润处理。

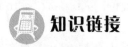

过敏性休克

　　过敏性休克是外界某些抗原性物质进入已致敏的机体后引发的一种广泛的全身性过敏反应。常由药物、血清制剂、输血等引起,蚊虫叮咬过敏、食物或花粉过敏也可导致。主要表现为血压下降、呼吸道阻塞,与血管扩张、毛细血管通透性增加有关。过敏性休克多为典型的Ⅰ型变态反应,发病突然,若不及时抢救可危及生命。

麻黄碱

【药理作用】

麻黄碱可直接激动 α 受体和 β 受体,另外可促进肾上腺素能神经末梢释放去甲肾上腺素而发挥间接作用。

1. 心血管　兴奋心脏,使心肌收缩力加强、心输出量增加。在整体情况下由于血压升高,反射性减慢心率,此作用可抵消其直接加快心率的作用,故心率变化不大。麻黄碱的升压作用出现缓慢,但维持时间较长。

2. 支气管平滑肌　松弛支气管平滑肌作用较肾上腺素弱,起效慢,作用持久。

3. 中枢神经系统　具有较显著的中枢兴奋作用,较大剂量可兴奋大脑和皮层下中枢,引起兴奋、不安和失眠等。

【临床应用】

1. 预防支气管哮喘　用于防治轻度支气管哮喘,对重症急性发作疗效较差。

2. 防治低血压　常用于硬脊膜外麻醉或蛛网膜下腔麻醉时引起的低血压。

3. 消除鼻黏膜充血肿胀引起的鼻塞　可用 0.5%～1% 药液滴鼻。

【主要制剂】

（1）盐酸麻黄碱片:5 mg。

（2）盐酸麻黄碱滴鼻液:1%。

【用法用量】

（1）口服:①慢性低血压:每次口服 25～50 mg,一日 2～3 次。②支气管哮喘:常用量为成人口服一次 15～30 mg,一日 3 次;极量为成人口服一次 60 mg,一日 150 mg。

（2）滴鼻:一次每鼻孔 2～4 滴,一日 3～4 次。

【不良反应】

较大剂量可引起兴奋、不安、焦虑、失眠等中枢兴奋症状,晚间服用宜加用镇静催眠药以防止失眠。大剂量或长期使用还可引起心动过速、血压升高等症状。

伪麻黄碱(pseudoephedrine)

伪麻黄碱主要通过促进去甲肾上腺素的释放,间接发挥拟交感神经作用;其选择性地收缩上呼吸道毛细血管,消除鼻咽部黏膜充血、肿胀,减轻鼻塞症状,对全身其他脏器的血管无明显收缩作用,对心率、心律、血压和中枢神经无明显影响。本药常用于减轻感冒、过敏性鼻炎及鼻炎引起的鼻黏膜充血症状,也是复方抗感冒药的组成成分之一。

第二节 α受体激动药

一、α₁、α₂受体激动药

去甲肾上腺素(noradrenaline,NA,正肾素)

去甲肾上腺素是去甲肾上腺素能神经末梢释放的主要递质,也有少量自肾上腺髓质分泌。药用为人工合成品,化学性质不稳定,遇光或碱易氧化变为粉红色而失效,在酸性溶液中稳定。

【体内过程】

去甲肾上腺素易被碱性肠液和肝脏破坏,因此口服无效。其收缩血管作用强烈,皮下或肌内注射,吸收很少,易引起局部组织缺血性坏死,临床一般采用静脉滴注给药。去甲肾上腺素不易透过血脑屏障。进入机体后迅速被摄取和代谢,作用时间短。

【药理作用】

去甲肾上腺素对 α₁ 受体和 α₂ 受体的激动作用强,对 β₁ 受体激动作用较弱,对 β₂ 受体几乎无作用。

1. 兴奋心脏　激动心脏的 β₁ 受体,使心肌收缩力增强,心率加快,心输出量增加,心肌耗氧量增加。但在整体状态下,可因血压升高而反射性地使心率减慢。

2. 收缩血管　激动血管平滑肌上的 α₁ 受体,使小动脉、小静脉强烈收缩,以皮肤黏膜血管收缩最明显,其次是肾、脑、肝、肠系膜血管,骨骼肌血管也呈收缩反应。由于心脏兴奋,心肌的代谢物(腺苷等)增加,腺苷直接扩张冠状动脉血管,使冠状动脉血流量增加。

3. 升高血压　小剂量静脉滴注时,心输出量增加,收缩压升高,舒张压略有升高,脉压增大。较大剂量时由于全身血管强烈收缩,外周阻力明显增加,故收缩压、舒张压均明显升高,脉压变小。

【临床应用】

1. 抗休克　已不占重要地位,仅限于某些休克如神经源性休克早期,短期用小剂量静脉滴注,以保证心、脑、肾等重要器官供血。现主张去甲肾上腺素和 α 受体阻断药酚妥拉明合用以拮抗去甲肾上腺素的缩血管作用,改善微循环。

2. 低血压　去甲肾上腺素可用于中枢抑制药中毒、嗜铬细胞瘤切除后等的低血压。本药作为急救时补充血容量的辅助治疗,可使血压回升。如氯丙嗪、酚妥拉明引起的体位性低血压要选用去甲肾上腺素,禁用肾上腺素。

3. 上消化道出血　可使食管或胃黏膜血管收缩产生局部止血作用。

【主要制剂】

重酒石酸去甲肾上腺素注射液:1 mL：2 mg;2 mL：10 mg。

【用法用量】

注射剂:2 mg 加入 5％ 葡萄糖注射液或葡萄糖溶液 500 mL 中静脉滴注,4～8 μg/min(1～2 mL/min)。上消化道出血止血:取去甲肾上腺素 1～3 mg 适当稀释后口服。

【不良反应】

1. 局部组织缺血性坏死　静脉滴注时间过长、浓度过高或静脉滴注时漏出血管外,可因局部血管强烈收缩而引起组织缺血性坏死。

2. 急性肾衰竭　静脉滴注去甲肾上腺素时间过长或用量过大,使肾血管强烈收缩,肾脏严重缺血,出现少尿、尿闭甚至急性肾衰竭。

【注意事项】

（1）静脉滴注时药液勿外溢，严格控制滴速和静脉滴注时长，浓度不能过高。

（2）用药过程中注意观察注射部位，一旦药液外漏或注射部位皮肤苍白，应及时更换注射部位，进行局部热敷，并用普鲁卡因或酚妥拉明做局部浸润注射，使血管扩张，防止局部组织坏死。

（3）用药过程中必须监测动脉压、中心静脉压、尿量、心电图。

（4）高血压、动脉硬化、器质性心脏病、少尿、尿闭等患者禁用。

【相互作用】

（1）与全麻药如氯仿、环丙烷、氟烷等同用，可使心肌对拟交感胺类药反应更敏感，容易发生室性心律失常，不宜同用，必须同用时应减量给药。

（2）与洋地黄类同用，易致心律失常，需严密进行心电监测。

二、α_1 受体激动药

去氧肾上腺素（phenylephrine，苯肾上腺素，新福林）

能选择性地直接激动 α_1 受体，作用较去甲肾上腺素弱而持久，可收缩血管、升高血压，反射性地兴奋迷走神经使心率减慢。主要用于防治低血压和阵发性室上性心动过速。此外，本药还能激动瞳孔开大肌 α_1 受体而扩大瞳孔，扩瞳作用弱，起效快而维持时间短，但不升高眼内压和调节麻痹，可用 2%～5% 溶液滴眼来检查眼底。高血压、动脉硬化、器质性心脏病患者禁用。

三、α_2 受体激动药

可乐定（clonidine）

通过激动交感神经突触前膜的 α_2 受体，引起负反馈，减少神经递质的释放，有利于降低血压（详见第二十章）。

第三节　β受体激动药

一、β_1、β_2 受体激动药

异丙肾上腺素（isoprenaline，喘息定，治喘灵）

【体内过程】

在肠道易被破坏，因此不宜口服，可采用静脉滴注、舌下或气雾剂吸入等途径给药，作用时间较肾上腺素略长，不易透过血脑屏障。

【药理作用】

异丙肾上腺素对 β_1 受体和 β_2 受体有很强的激动作用，对 α 受体几乎无作用。

1. 兴奋心脏　激动心脏 β_1 受体，使心肌收缩力增强，心率加快，传导加速，心输出量增加。作用比肾上腺素强，但异丙肾上腺素对心脏正位起搏点有显著兴奋作用，对异位节律点的兴奋作用较弱故较少引起心律失常。

2. 舒张血管　激动 β_2 受体，使骨骼肌血管舒张，对肾血管和肠系膜血管舒张作用较弱，对冠状动脉

血管也有舒张作用。

3. 影响血压 小剂量兴奋心脏,收缩压升高;骨骼肌血管舒张,舒张压下降,脉压增大。大剂量时,因血管明显扩张,回心血量减少,心输出量减少,收缩压和舒张压均降低。

4. 扩张支气管 激动支气管平滑肌 β_2 受体,舒张支气管平滑肌,作用稍强于肾上腺素。也能抑制组胺等过敏性物质的释放,但对支气管黏膜血管无收缩作用,故消除支气管黏膜充血、水肿作用比肾上腺素弱。

5. 对代谢的影响 与肾上腺素相比,升高血中游离脂肪酸作用相似,而升高血糖作用较弱。能促进糖和脂肪的分解,增加组织的耗氧量。

【临床应用】

1. 支气管哮喘 疗效快而强,用于控制支气管哮喘的急性发作。

2. 房室传导阻滞 治疗二、三度房室传导阻滞,舌下或静脉滴注给药。

3. 心搏骤停 适用于心室自身节律缓慢、高度房室传导阻滞、窦房结功能衰竭并发的心搏骤停。常与 NA 或间羟胺合用进行心内注射。

4. 抗休克 在补足血容量的基础上,用于治疗低心输出量和高外周阻力的感染性休克。因不能明显改善组织微循环障碍,同时增加心肌耗氧量和心率,现已少用。

【主要制剂】

(1)盐酸异丙肾上腺素注射液:2 mL∶1 mg。

(2)盐酸异丙肾上腺素气雾剂:35 mg;0.175 mg。

(3)盐酸异丙肾上腺素片:10 mg。

【用法用量】

1. 注射剂 救治心搏骤停,心腔内注射 0.5～1.0 mg。三度房室传导阻滞,心率每分钟不及 40 次时,可以本药 0.5～1 mg 加在 5％葡萄糖注射液 200～300 mL 内缓慢静脉滴注。

2. 气雾剂 成人常用量:以 0.25％气雾剂每次吸入 1～2 揿,一日 2～4 次,喷吸间隔时间不得少于 2 h。喷吸时应深吸气,喷毕闭口 8 s,而后徐缓地呼气。极量:喷雾吸入一次 0.4 mg,一日 2.4 mg。

3. 片剂 舌下含服,一次 10～15 mg,一日 3 次。

【不良反应】

常见的不良反应有心悸、头痛、皮肤潮红等。过量时,尤其是支气管哮喘患者,易引起心律失常、诱发心肌梗死,严重时甚至导致室颤而猝死。长期反复应用易产生耐受性。

【注意事项】

(1)心绞痛、心肌梗死、心肌炎和甲状腺功能亢进患者禁用。

(2)交叉过敏,患者对其他肾上腺素受体激动药过敏者,对本药也常过敏。

二、β_1 受体激动药

多巴酚丁胺(dobutamine)

多巴酚丁胺能选择性地激动 β_1 受体,对心脏有强大的正性肌力作用,能增强心肌收缩力,增加心输出量,对心率影响不大。主要用于治疗慢性心功能不全(见第二十二章)。

三、β_2 受体激动药

本类药物对 β_2 受体选择性高,激动 β_2 受体,使支气管扩张。口服有效,作用维持时间较长。它是目前临床上治疗支气管哮喘的主要药物,常用药物有沙丁胺醇、克仑特罗、特布他林等(见第二十七章)。

本章思维导图

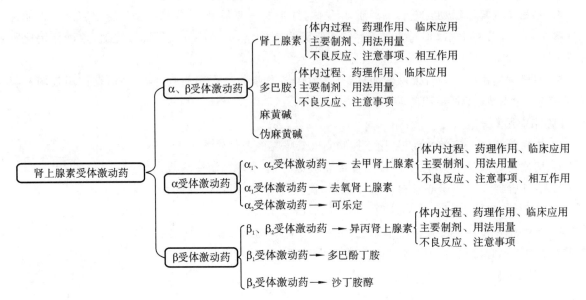

 目 标 检 测

1. 青霉素过敏性休克时,首选何药抢救?(　　)

A. 多巴胺　　　　　　　　　B. 去甲肾上腺素　　　　　　　C. 肾上腺素

D. 异丙肾上腺素　　　　　　E. 氯苯那敏

2. 去甲肾上腺素静脉滴注时间过长或剂量过大的主要危险是(　　)。

A. 心率加快　　　　　　　　B. 急性肾衰竭　　　　　　　　C. 局部组织缺血坏死

D. 血压升高　　　　　　　　E. 支气管平滑肌收缩

3. 临床上治疗二、三度房室传导阻滞宜选用(　　)。

A. 去甲肾上腺素　　　　　　B. 多巴胺　　　　　　　　　　C. 异丙肾上腺素

D. 肾上腺素　　　　　　　　E. 麻黄碱

4. 抢救心搏骤停时,应首选(　　)。

A. 肾上腺素　　　　　　　　B. 多巴胺　　　　　　　　　　C. 麻黄碱

D. 去甲肾上腺素　　　　　　E. 地高辛

5. 急性肾衰竭时,常选用下列何药与利尿药配伍使用?(　　)

A. 多巴胺　　　　　　　　　B. 肾上腺素　　　　　　　　　C. 去甲肾上腺素

D. 多巴酚丁胺　　　　　　　E. 麻黄碱

6. 静脉注射治疗量后,心率加快,收缩压升高,舒张压降低,总外周阻力降低的是(　　)。

A. 去甲肾上腺素　　　　　　B. 麻黄碱　　　　　　　　　　C. 肾上腺素

D. 异丙肾上腺素　　　　　　E. 多巴胺

7. 过量最易引起心动过速、心室颤动的药物是(　　)。

A. 肾上腺素　　　　　　　　B. 麻黄碱　　　　　　　　　　C. 去氧肾上腺素

D. 多巴胺　　　　　　　　　E. 间羟胺

8. 无尿的休克患者禁用(　　)。

A. 去甲肾上腺素　　　　　　B. 阿托品　　　　　　　　　　C. 多巴胺

D. 间羟胺   E. 肾上腺素

9. 为了延长局麻药的局麻作用和减少不良反应,可加用( )。

A. 去甲肾上腺素   B. 异丙肾上腺素   C. 多巴胺

D. 肾上腺素   E. 麻黄碱

Note

第十章　肾上腺素受体阻断药

本章PPT

微课

案例导入
参考答案

学习目标

知识目标

1. 掌握：酚妥拉明的药理作用、临床应用、不良反应。
2. 熟悉：β受体阻断药的药理作用、临床应用和不良反应。

技能目标

学会观察β受体阻断药的疗效和不良反应，能够正确指导患者合理、安全用药。

案例导入

患者，女，30岁，因手指麻木、疼痛入院。该患者自述1年前开始有四肢麻木、苍白、发绀、疼痛等反应，双手发作较双足明显，双手时有红肿，如受寒凉刺激、沾冷水或遇冷空气时，症状更为明显。有指（趾）甲生长缓慢现象。医生诊断为雷诺综合征。

讨论：

1. 可选用何种药物治疗？
2. 应如何做好用药护理？

肾上腺素受体阻断药（adrenoceptor blocking drugs）又称肾上腺素受体拮抗剂，是一类能与肾上腺素受体结合，阻断去甲肾上腺素能神经递质或肾上腺素受体激动药与受体结合，而产生拮抗效应的药物。按其对受体的选择性不同，肾上腺素受体阻断药可分为α受体阻断药、β受体阻断药和α、β受体阻断药三类。

第一节　α受体阻断药

α受体阻断药又称α受体拮抗药，能选择性地与α受体结合，阻断去甲肾上腺素能神经递质或肾上腺素受体激动药的作用，从而产生拮抗作用。根据药物对α受体的选择性不同，可分类如下：①非选择性α受体阻断药，如酚妥拉明，对α_1、α_2受体均有阻断作用；②选择性α_1受体阻断药，如哌唑嗪；③选择性α_2受体阻断药，如育亨宾。

一、α_1、α_2受体阻断药

根据药物作用时间长短不同，又分为短效类（如酚妥拉明、妥拉唑啉）和长效类（如酚苄明）。短效类与α受体结合疏松，阻断作用较弱，作用温和，维持时间短，其作用可被大量拟肾上腺素药竞争拮抗，又称竞争性α受体阻断药；长效类与α受体结合牢固，阻断作用强，作用时间长，大剂量的激动药也难以与

之竞争,称非竞争性 α 受体阻断药。

酚妥拉明(phentolamine,立其丁)

【药理作用】

1. 舒张血管 酚妥拉明具有阻断血管平滑肌 α_1 受体和直接舒张血管平滑肌的作用,使血管舒张,外周阻力降低,血压下降。酚妥拉明能使肾上腺素的升压作用转变为降压作用,这种现象称为"肾上腺素升压作用的翻转"。

2. 兴奋心脏 酚妥拉明舒张血管,使血压下降,从而反射性兴奋交感神经引起的心脏兴奋,另外还能阻断神经末梢突触前膜 α_2 受体,促进去甲肾上腺素释放,激动 β_1 受体,兴奋心脏,使心肌收缩力增强,心率加快,心输出量增加。

3. 其他 本药有拟胆碱作用及组胺样作用,可使胃肠平滑肌兴奋,胃酸分泌增加。

【临床应用】

1. 外周血管痉挛性疾病 如肢端动脉痉挛症(雷诺综合征),血栓闭塞性脉管炎及冻伤后遗症。

2. 去甲肾上腺素滴注外漏 皮下浸润注射可对抗静脉滴注去甲肾上腺素外漏引起的局部血管收缩。

3. 抗休克 本药能解除小血管痉挛,增加内脏组织血流灌注,降低心脏前、后负荷,降低耗氧量,还能增加心肌收缩力,增加心输出量,并能降低肺循环阻力,防止肺水肿的发生。适用于感染性休克、心源性休克和神经源性休克。目前主张与 NA 合用,目的是对抗 NA 的缩血管作用,保留其增强心肌收缩力的作用。

4. 急性心肌梗死和充血性心力衰竭 可扩张血管,降低外周阻力和心脏的前、后负荷,使心输出量增加,心肌耗氧量降低,缓解心力衰竭及肺水肿症状。

5. 诊治嗜铬细胞瘤 酚妥拉明能降低嗜铬细胞瘤所致的高血压,用于肾上腺嗜铬细胞瘤的鉴别诊断、骤发的高血压危象以及术前治疗。但此方法可靠性和安全性较差,可引起严重低血压,故应特别慎重。

6. 男性勃起功能障碍 本药治疗男性勃起功能障碍的作用机理可能是通过扩张阴茎动脉血管,使其海绵体的血流量增加,从而改善阴茎勃起功能,使阴茎硬度增加、勃起持续时间延长。

【主要制剂】

(1) 甲磺酸酚妥拉明注射液:10 mg：1 mL。

(2) 甲磺酸酚妥拉明片:40 mg。

【用法用量】

(1) 注射液:肌内或静脉注射,1 次 2～5 mg。预防静脉或静脉外注射去甲肾上腺素后出现的皮肤坏死和腐烂,在 12 h 内,将本药 5～10 mg 溶于 10 mL 生理盐水中,然后注入去甲肾上腺素外溢处。

(2) 口服:治疗男性勃起功能障碍,每次 40 mg,性生活前 30 min 服用,每日最多服用一次,根据需要及耐受程度,剂量可调整至 60 mg,最大推荐剂量为 80 mg。

【不良反应】

常见的不良反应有低血压,胃肠平滑肌兴奋所致的腹痛、腹泻、呕吐和诱发溃疡病。静脉给药可能引起严重的心律失常和心绞痛。

【注意事项】

(1) 低血压、严重动脉硬化、胃炎、消化性溃疡患者禁用,冠状动脉供血不足患者慎用。

(2) 注射后注意让患者静卧 30 min,一旦发生体位性低血压,采用头低足高位,必要时给予 NA,不可用 AD。

(3) 酚妥拉明静脉注射宜缓慢或采用静脉滴注,用药过程中要监测血压、脉搏变化,调整滴速及用量,避免导致心律失常,避免诱发和加重心绞痛。

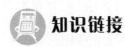

知识链接

雷诺综合征

雷诺综合征是由于寒冷或情绪激动引起的发作性的手指(足趾)苍白、发绀继而潮红的一组综合征。多发于20～40岁女性。原发性雷诺综合征病因未明,继发性雷诺综合征可继发于吸烟、寒冷环境及风湿病、甲状腺功能减退等疾病。基本病理过程是血管痉挛。典型发作时,以掌指关节为界,手指发凉、苍白、发绀继而潮红。

二、α_1 受体阻断药

本类药物对 α_1 受体有较强选择性阻断作用,能扩张血管,降低血压;对 α_2 受体阻断作用很弱,加快心率作用较弱。常用药物有哌唑嗪、多沙唑嗪、特拉唑嗪等。主要用于高血压和顽固性心力衰竭的治疗(见第二十章)。

三、α_2 受体阻断药

育亨宾(yohimbine)

育亨宾可选择性阻断中枢和外周部位的 α_2 受体,促进去甲肾上腺素能神经末梢释放 NA,增加交感神经的张力,使心率加快,血压升高,但不良反应较多,目前主要用作科学研究的工具药。

第二节　β受体阻断药

β受体阻断药能与去甲肾上腺素能神经递质或肾上腺素受体激动药竞争β受体,从而拮抗其β型拟肾上腺素作用。根据药物对β受体的选择性不同,可分类如下:①非选择性β受体阻断药,即对 β_1 和 β_2 受体都有阻断作用,无明显差别;②选择性 β_1 受体阻断药,对 β_2 受体阻断作用很弱或几乎无作用。在β受体阻断药物中,部分具有内在拟交感活性,因此本类药物又可分为有内在拟交感活性药及无内在拟交感活性药两类。

【体内过程】

本类药的吸收、首关消除、生物利用度等受药物脂溶性的影响。脂溶性高的药物如普萘洛尔、美托洛尔口服吸收快而完全,但首关消除率高,生物利用度较低,体内分布广泛,易透过血脑屏障,主要在肝脏代谢,少数从尿中排泄。脂溶性低的药物如吲哚洛尔、阿替洛尔口服吸收差,但首关消除率较低,生物利用度较高,脑脊液浓度较低,主要以原形经肾排泄。

【药理作用】

1. β受体阻断作用

(1)抑制心脏:因阻断心脏上的 β_1 受体,可使心脏抑制,表现为心肌收缩力减弱,心率减慢,房室传导减慢,心输出量减少,心肌耗氧量降低。

(2)收缩血管:因抑制心脏上的 β_1 受体,可使心输出量减少,反射性兴奋交感神经,引起血管收缩。

(3)收缩支气管:因阻断支气管上的 β_2 受体,可使支气管平滑肌收缩,增加呼吸道阻力,可诱发或加重支气管哮喘。

(4)抑制肾素:因阻断肾小球旁细胞的 β_1 受体,可抑制肾素的释放,降低血压。

(5)代谢:脂肪和糖原的分解与激动β受体有关,受体阻断药可抑制交感神经兴奋所引起的脂肪分

解,拮抗肾上腺素的升高血糖作用。普萘洛尔对正常人的血糖无影响,也不影响胰岛素的降血糖作用,但能延缓用胰岛素后血糖水平的恢复,并能掩盖低血糖症状如心悸等,可能延误低血糖的诊治。

2. 膜稳定作用 有些β受体阻断药能降低细胞膜对离子的通透性,产生局部麻醉作用和奎尼丁样作用,称为膜稳定作用。此作用通常在高于临床有效血药浓度50~100倍时发生,临床应用意义不大。

3. 内在拟交感活性 某些β受体阻断药在阻断β受体的同时,还能产生较弱的β受体激动效应,称为内在拟交感活性。这种作用较弱,往往被β受体阻断作用所掩盖。内在拟交感活性较强的药物,其阻断β受体,抑制心肌收缩力,减慢心率和收缩支气管作用较弱。

4. 眼 有些β受体阻断药可减少房水的产生,降低眼内压,其作用机制可能是通过阻断睫状体的β受体,减少cAMP生成,进而减少房水产生。

【临床应用】

1. 快速型心律失常 对多种原因的室上性和室性心律失常均有效。

2. 心绞痛和心肌梗死 对心绞痛疗效较好。早期和长期应用可降低心肌梗死的复发率和猝死率。

3. 高血压 本药是治疗高血压的常用药物(见第二十章)。

4. 充血性心力衰竭 对扩张型心肌病的心力衰竭有明显的治疗作用。长期应用可以明显改善心功能、显著降低患者的死亡率。常选用美托洛尔、卡维地洛等。

5. 甲状腺功能亢进 用于甲状腺功能亢进的辅助治疗,可降低基础代谢率,对控制激动不安、心动过速等症状有效,也可用于甲状腺危象及甲状腺功能亢进术前准备。

6. 其他 噻吗洛尔局部滴眼可减少房水生成,降低眼内压,治疗开角型青光眼。同类药物还有左布诺洛尔、美替洛尔等。

【不良反应】

1. 胃肠道反应 恶心、呕吐、轻度腹泻等,停药后可消失。

2. 心血管反应 可出现心脏功能抑制、血压下降等反应,对于严重心功能不全、窦性心动过缓和房室传导阻滞的患者应慎用或禁用。

3. 反跳现象 长期用药的患者不能突然停药,应在两周内逐渐减量,以免诱发心绞痛加剧、血压骤升等突然停药症状。

4. 诱发或加重哮喘 阻断支气管平滑肌β₂受体,易引起支气管平滑肌痉挛,能诱发或加重哮喘,故哮喘患者禁用。

5. 其他 偶见过敏反应如皮疹、血小板减少等。

【注意事项】

肝功能不全者慎用。心功能不全、重度房室传导阻滞、窦性心动过缓和支气管哮喘等患者禁用。

常用的β受体阻断药

常用的β受体阻断药分类及药理学特征见表10-1。

表 10-1 常用的 β 受体阻断药分类及药理学特征

药物分类	药物名称	内在拟交感活性	膜稳定作用	脂溶性 ($\lg K_p^*$)	生物利用度/(%)	血浆半衰期/h	首关消除率/(%)	主要消除器官
非选择性β受体阻断药	普萘洛尔	−	++	3.65	30	3~5	60~70	肝
	纳多洛尔	−	−	0.71	30~40	14~24	0	肾
	噻吗洛尔	−	−		75	3~5	25~30	肝
	吲哚洛尔	++	+	1.75	90	3~4	10~20	肝、肾
选择性β₁受体阻断药	美托洛尔	−	+−	2.15	50	3~4	25~60	肝
	阿替洛尔	−	−	0.23	40	5~8	0~10	肾
	醋丁洛尔	+	+	1.9	40	2~4	30	肝

续表

药物分类	药物名称	内在拟交感活性	膜稳定作用	脂溶性 (lgK_p^*)	生物利用度/(%)	血浆半衰期/h	首关消除率/(%)	主要消除器官
α、β 受体阻断药	拉贝洛尔	+-	+-	-	20～40	4～6	60	肝

一、非选择性β受体阻断药

普萘洛尔(propranolol,心得安)

【药理作用】

普萘洛尔对 β_1 受体和 β_2 受体均有较强的阻断作用。阻断 β_1 受体,可引起心肌收缩力减弱,心率和传导减慢,心输出量减少,冠状动脉血流量下降,心肌耗氧量降低,肾素分泌减少,血压降低。阻断 β_2 受体,可收缩支气管平滑肌,使呼吸道阻力增加,诱发或加重哮喘的急性发作。同时具有膜稳定作用,无内在拟交感活性。

【临床应用】

普萘洛尔为最早应用的β受体阻断药,主要用于治疗心律失常、高血压、心绞痛、甲状腺功能亢进等。因不良反应较多,个体差异大,近年来逐渐被选择性β受体阻断药取代。

【主要制剂】

盐酸普萘洛尔片:10 mg。

【用法用量】

(1)高血压:口服,初始剂量 10 mg,每日 3～4 次,可单独使用或与利尿剂合用。剂量应逐渐增加,日最大剂量为 200 mg。

(2)心绞痛:开始时 5～10 mg,每日 3～4 次;每 3 日可增加 10～20 mg,可渐增至每日 200 mg,分次服用。

(3)心律失常:每日 10～30 mg,日服 3～4 次。饭前、睡前服用。

(4)心肌梗死:每日 30～240 mg,日服 2～3 次。

(5)肥厚型心肌病:10～20 mg,每日 3～4 次。按需要及耐受程度调整剂量。

【不良反应】

常见的有恶心、呕吐、轻度腹泻;若应用不当可引起急性心功能不全、诱发或加重哮喘等严重不良反应;偶可出现皮疹、血小板减少等过敏反应。长期用药突然停药,可出现反跳现象。

【注意事项】

心功能不全、窦性心动过缓、重度房室传导阻滞、外周血管痉挛性疾病及支气管哮喘患者禁用。

【相互作用】

(1)本药与利血平合用,可导致体位性低血压、心动过缓、头晕、晕厥,与单胺氧化酶抑制剂合用,可致极度低血压。

(2)与洋地黄合用,可发生房室传导阻滞而使心率减慢,需严密观察。

(3)与钙通道阻滞药合用,特别是静脉注射维拉帕米,要十分警惕本药对心肌和传导系统的抑制。

二、选择性β₁受体阻断药

本类药对 β_1 受体选择性较高,治疗剂量对 β_2 受体阻断作用较弱,较少发生支气管痉挛,但哮喘患者仍应慎用本药。

常用药物有美托洛尔(metoprolol,美多心安,倍他乐克)、阿替洛尔(atenolol)、醋丁洛尔

(acebutolol)、妥拉洛尔(tolarnolol)、倍他洛尔(betaxolol)等。临床主要用于治疗高血压、心绞痛、心律失常及甲状腺功能亢进等。

第三节 α、β 受体阻断药

本类药物选择性不高,对 α 受体和 β 受体均有阻断作用,对 β 受体阻断作用比对 α 受体阻断作用强。常用药物有拉贝洛尔(labetalol)、布新洛尔(bucindolol)、阿罗洛尔(arotinolol)、氨磺洛尔(amosulalol)、卡维地洛(carvedilol)等。

拉贝洛尔(labetalol,柳胺苄心定)

拉贝洛尔对 β 受体阻断作用比对 α 受体阻断作用强 5~10 倍,阻断 β_1 受体和 β_2 受体的作用为普萘洛尔的 12.5 倍,具有较弱的内在拟交感活性和膜稳定作用,降压作用出现较快,减慢心率作用较弱,扩张血管作用明显,能增加肾血流量。临床主要用于治疗中度和重度高血压及心绞痛,静脉注射用于高血压危象、嗜铬细胞瘤。一般不良反应有眩晕、乏力、恶心等,主要不良反应是体位性低血压,采用分次给药可减少低血压的发生。心功能不全、支气管哮喘患者禁用。

卡维地洛(carvedilol)

卡维地洛是一个新型的同时具有 α_1、β_1、β_2 受体阻断作用的药物,对 β 受体的阻断作用强于 α 受体,无内在拟交感活性。高浓度还具有钙拮抗和抗氧化作用。

卡维地洛在 1995 年被美国 FDA(Food and Drug Administration)批准用于原发性高血压的治疗,1997 年批准用于治疗充血性心力衰竭,本药是第一个被正式批准用于治疗慢性心功能不全的 β 受体阻断药(详见第二十二章)。

 本章思维导图

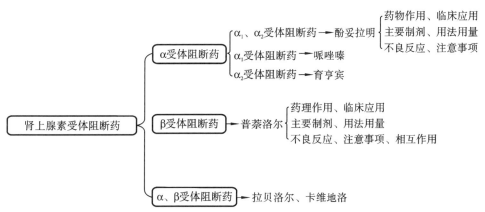

 目 标 检 测

1. 酚妥拉明扩张血管作用的机制是( )。

A. 直接扩张血管和阻断 α 受体　　　　B. 直接扩张血管　　　　　　　　C. 激动 β 受体

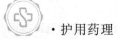

D.阻断 α 和 β 受体　　　　　　　　　　E.激动 β 受体和扩张血管

2. 治疗外周血管痉挛性疾病常选用的药物是(　　)。

A.拉贝洛尔　　　　B.肾上腺素　　　　C.酚妥拉明　　　　D.美托洛尔　　　　E.噻吗洛尔

3. β 受体阻断药治疗心绞痛的主要机制是(　　)。

A.扩张外周血管　　　　　　　　B.扩张冠状动脉　　　　　　　　C.降低心脏前负荷

D.抑制心肌收缩力,减慢心率　　　E.以上都不是

4. 下述哪一种药可诱发或加重支气管哮喘?(　　)

A.肾上腺素　　　　B.普萘洛尔　　　　C.酚苄明　　　　D.酚妥拉明　　　　E.阿托品

5. 患者,男,45 岁,因外伤引起休克,血压为 60/40 mmHg,立即给予补液治疗,并积极针对病因治疗,同时给予去甲肾上腺素升压,应用过程中,用药部位局部皮肤苍白、冰凉。请问该患者应做何处理?(　　)

A.更换注射部位　　　　　　　　B.酚妥拉明局部浸润注射　　　　　　　　C.肾上腺素皮下注射

D.口服普萘洛尔　　　　　　　　E.以上均不对

6. 可翻转肾上腺素升压效应的药物是(　　)。

A.阿托品　　　　B.美托洛尔　　　　C.甲氧胺　　　　D.酚妥拉明　　　　E.毒扁豆碱

7. 帮助诊断嗜铬细胞瘤引起的高血压可用(　　)。

A.肾上腺素　　　　B.普萘洛尔　　　　C.酚妥拉明　　　　D.阿托品　　　　E.多巴酚丁胺

8. 不属于 β 受体阻断药适应证的是(　　)。

A.心绞痛　　　　　　　　B.快速型心律失常　　　　　　　　C.高血压

D.房室传导阻滞　　　　　E.甲状腺功能亢进

Note

第十一章 局部麻醉药

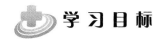

学习目标

知识目标

1. 掌握:局部麻醉药的药理作用、常用的局部麻醉药的作用特点及临床应用。
2. 熟悉:局部麻醉药的给药方法。

技能目标

学会观察局部麻醉药的疗效和不良反应,能够掌握正确的给药方法。

案例导入

　　患者,男,38 岁,手掌外伤,拟在腋路臂丛麻醉下行右手正中神经修复术,无癫痫发作病史,血压 110/70 mmHg,心率 75 次/分,快速注射 1% 利多卡因加 0.25% 布比卡因混合液 46 mL(不含肾上腺素)。注药 2 min 后,患者出现头昏、耳鸣、失明,继而失语、四肢抽搐,血压 140/90 mmHg,心率 145 次/分。

　　讨论:

　　1. 患者使用药物后为什么会出现上述反应?

　　2. 应用局部麻醉药时应注意哪些问题?

本章 PPT

微课

案例导入
参考答案

第一节　局部麻醉药的药理作用

　　局部麻醉药(local anesthetics),简称局麻药,是一类局部应用于神经末梢或神经干周围的药物,它们能暂时、完全和可逆性地阻断神经冲动的产生和传导,在意识清醒的条件下,使局部痛觉暂时消失。对各类组织都无损伤性影响。

　　【药理作用】

　　1. 局麻作用　局麻药对任何神经,无论是外周或中枢、传入或传出、轴索或胞体、末梢或突触,都有阻断作用。局麻药使兴奋阈升高、动作电位降低、传导速度减慢、不应期延长,直至完全丧失兴奋性和传导性。此时神经细胞膜仍保持正常的静息跨膜电位,但对任何刺激不再引起去极化。局麻药在较高浓度下也能抑制平滑肌和骨骼肌的活动。

　　局麻药对神经、肌肉的麻醉的顺序是痛、温觉纤维→触、压觉纤维→中枢抑制性神经元→中枢兴奋性神经元→植物神经→运动神经→心肌(包括传导纤维)→血管平滑肌→胃肠平滑肌→子宫平滑肌→骨骼肌。

　　2. 吸收作用　局麻药吸收入血并达到足够浓度,即可影响全身神经肌肉的功能,这实际上是局麻

Note

药的毒性反应。

（1）中枢神经系统：局麻药对中枢神经系统的作用是先兴奋后抑制，初期表现为眩晕、烦躁不安、肌肉震颤。进一步发展为神志错乱及全身性强直-阵挛性惊厥。最后转入昏迷、呼吸麻痹。中枢神经抑制性神经元对局麻药比较敏感，首先被局麻药抑制，因此引起脱抑制而出现兴奋现象。局麻药引起的惊厥是由边缘系统兴奋灶扩散所致。

（2）心血管系统：局麻药对心血管系统有直接抑制作用。表现为心肌收缩性减弱、不应期延长、传导减慢及血管平滑肌松弛等。开始时的血压上升及心率加快是中枢兴奋的结果，以后表现为心率减慢、血压下降、传导阻滞直至心搏停止。心肌对局麻药耐受性较高，中毒后常见呼吸先停止，故宜采用人工呼吸抢救。

为了避免局麻药的毒性反应，麻醉前详细询问病史，了解有无局麻药或其他药物过敏史，应严格掌握局麻药适应证、常规剂量、浓度及限量，避免单位时间内使用过量。可在局麻药中加入适量血管收缩药（肾上腺素），以延缓机体吸收和延长麻醉作用时间。严防局麻药误入血管，注药期间应按时回抽观察有无血液回流，判断无误后方可注入。备好急救设备（呼吸机及简易呼吸器、监测仪器及氧气等）和所需药品。局麻药注入前应先建立静脉通路，一旦出现毒性反应或过敏反应可立即静脉给药拮抗处理。

第二节　局部麻醉药的应用方法及注意事项

临床常用的局部麻醉方法及注意事项如下。

1. 表面麻醉（surface anesthesia）　表面麻醉是将穿透性较强的局麻药涂于黏膜表面，使黏膜下神经末梢麻醉。适用于眼、鼻、咽喉、气管、尿道等黏膜部位的浅表手术。

2. 浸润麻醉（infiltration anesthesia）　浸润麻醉是将局麻药注入皮下或手术切口部位，使局部的神经末梢被麻醉。适用于脓肿切开引流、表浅小手术。

3. 传导麻醉（conduction anesthesia）　传导麻醉又称神经干阻滞麻醉，是将局麻药注入神经干或神经丛周围，阻断神经冲动的传导使该神经分布的区域麻醉。多用于口腔、四肢等手术。应注意勿将药物注入血管内。

4. 蛛网膜下腔麻醉（subarachnoid anesthesia）　蛛网膜下腔麻醉简称腰麻（spinal anesthesia），将局麻药经腰椎间隙注入蛛网膜下腔，以阻滞该部位的神经根。适用于腹部或下肢手术。腰麻时，由于交感神经被阻滞，也常伴有血压下降，可用麻黄碱预防。此外由于硬脊膜被穿刺，脑脊液渗漏，易致麻醉后头痛，还应注意药液注入所达水平面过高可致呼吸肌瘫痪及呼吸中枢麻痹。药液的相对密度和患者体位将影响药液的水平面，如用放出的脑脊液溶解药物，相对密度高于脑脊液。用蒸馏水溶解，相对密度小于脑脊液，高相对密度液用于坐位患者，药液下沉至马尾周围，将安全有效，用低相对密度液易使水平面提高而危及呼吸。

5. 硬脊膜外腔麻醉（epidural anesthesia）　将局麻药注入硬脊膜外腔，药液经神经鞘扩散，阻断附近的脊神经根。用药量比腰麻时大 5～10 倍，起效较慢（15～20 min），对硬脊膜无损伤，不引起麻醉后头痛反应。硬脊膜外腔不与颅腔相通，注药水平可高达颈椎，不会麻痹呼吸中枢。如果插入停留导管，重复注药可以延长麻醉时间。硬脊膜外腔麻醉也能使交感神经麻醉，导致外周血管扩张及心肌抑制，引起血压下降，可注射麻黄碱预防或治疗。

第三节　常用的局部麻醉药

常用的局部麻醉药（局麻药）的化学结构中含有一个亲水性氨基和一个亲脂性芳香基团，两者通过酯键或酰胺键相互连接。常用局麻药的比较见表 11-1。

表 11-1 常用局麻药的比较

分类	化学结构			pK_a	相对强度（比值）	起效快慢	作用持续时间	组织穿透力
	亲脂基团	中间链	亲水基因					
酯类								
普鲁卡因				8.90	1	中等	短效	差
丁卡因				8.45	16	极慢	长效	中等
酰胺类								
利多卡因				7.90	4	快	中等	好
布比卡因				8.20	16	较慢	长效	中等
罗哌卡因				8.10	16	较慢	长效	中等

普鲁卡因（procaine，奴佛卡因）

普鲁卡因毒性较小，是常用的局麻药之一。它亲脂性低，不易穿透黏膜，一般不用于表面麻醉，主要局部注射用于浸润麻醉。

【药理作用】

盐酸普鲁卡因口服可抑制单胺氧化酶 B（MAO-B），可调节神经系统，过量时则引起兴奋；抑制突触前膜乙酰胆碱释放，产生一定的神经肌肉阻断，可增强非去极化型肌松药的作用，并直接抑制平滑肌，解除平滑肌痉挛。

【临床应用】

广泛用于浸润麻醉、传导麻醉、蛛网膜下腔麻醉和硬脊膜外腔麻醉，还可用于损伤部位的局部封闭。片剂主要用于缓解神经衰弱、神经衰弱综合征及植物神经功能紊乱的症状。

【主要制剂】

（1）盐酸普鲁卡因片：0.1 g。

（2）盐酸普鲁卡因注射液：10 mL：25 mg；10 mL：50 mg；2 mL：40 mg；每支 150 mg（粉针）。

【用法用量】

(1)口服:一日 2 片(一次服用或分两次服用),连续服用 12 天为一个疗程,停药 18 天继续服用下一个疗程。

(2)注射剂:浸润麻醉用 0.5%～1%等渗液。传导麻醉、蛛网膜下腔麻醉及硬脊膜外腔麻醉均可用 2%的溶液。一次极量为 1000 mg。蛛网膜下腔麻醉不宜超过 200 mg。

【不良反应】

(1)偶见过敏反应。

(2)个别患者用药后可出现高铁血红蛋白血症。

(3)剂量过大,吸收速度过快或误入血管可致中毒反应。

【注意事项】

用药前宜做皮肤过敏试验(简称皮试),但皮试阴性者仍可发生过敏反应。过敏者可用利多卡因代替。营养不良、饥饿状态下易出现毒性反应,应予减量。

利多卡因(lidocaine,塞罗卡因)

利多卡因是目前应用最多的局麻药。相同浓度下与普鲁卡因相比,利多卡因具有起效快、作用强而持久、穿透力强及安全范围较大等特点,同时无扩张血管作用且对组织几乎没有刺激性。可用于多种形式的局部麻醉,有全能麻醉药之称。但进行蛛网膜下腔麻醉时因其扩散性强而导致麻醉平面难以掌握。而且利多卡因用于蛛网膜下腔麻醉时比其他药物更容易引起神经损害,可能与其在蛛网膜下腔分布不均,局部药液浓度过高有关。因此,蛛网膜下腔麻醉慎用本药。

利多卡因属于酰胺类,在肝脏被肝微粒体酶水解失活,但代谢较慢,$t_{1/2}$ 为 90 min,作用持续 1～2 h。此药反复应用后可产生快速耐受性。利多卡因的毒性大小与用药浓度有关,增加浓度可相应增加毒性反应。本药也可用于心律失常的治疗(详见第二十三章)。

丁卡因(tetracaine,地卡因)

丁卡因作用及毒性均比普鲁卡因强 10 倍,亲脂性高,穿透力强,易进入神经,也易被吸收入血。最常用作表面麻醉、腰麻及硬脊膜外腔麻醉,一般不用于浸润麻醉。此药与神经脂质亲和力较大,在血中被胆碱酯酶水解速度较普鲁卡因慢,故作用较持久,约 2～3 h。

布比卡因(bupivacaine,麻卡因)

布比卡因是目前常用局麻药中作用维持时间最长的药物,约 5～10 h。其局麻作用较利多卡因强 4～5 倍,安全范围较利多卡因宽,无血管扩张作用。主要用于浸润麻醉、传导麻醉和硬脊膜外腔麻醉。

其他常用酰胺类局麻药的比较见表 11-2。

表 11-2 其他常用酰胺类局麻药的比较

药　名	作用特点	主要临床应用
罗哌卡因 (ropivacaine)	阻断痛觉作用较强,但对运动的影响较弱;维持时间短;对心脏和中枢的毒性小;收缩血管;对子宫和胎盘血流几乎无影响	硬脊膜外腔麻醉、浸润麻醉、臂丛阻滞麻醉、产科麻醉、术后镇痛
依替卡因 (etidocaine)	起效快,长效;麻醉作用为利多卡因的 2～3 倍;对感觉和运动神经阻滞效果都较好;适用于需要肌松的手术	浸润麻醉、传导麻醉、硬脊膜外腔麻醉
甲哌卡因 (mepivacaine,卡波卡因)	麻醉作用、毒性与利多卡因相似,持续时间达 2 h 以上;血液内浓度高,不适用于产科手术;具有弱的缩血管作用	表面麻醉、浸润麻醉、传导麻醉、硬脊膜外腔麻醉

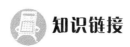 **知识链接**

麻醉药与麻醉药品

麻醉药和麻醉药品是两类完全不同的药物,要正确区分。

麻醉药是指能够引起机体全身或局部感觉(特别是痛觉)暂时消失的药物。临床主要用于全身麻醉和局部麻醉,以便进行外科手术。如乙醚、普鲁卡因、利多卡因等。麻醉药属于一般性局麻药。

麻醉药品是指能产生欣快感,连续使用极易产生生理依赖性的药品。如吗啡、哌替啶、可卡因等镇痛药。其属于国家特殊管理药品,必须按《中华人民共和国药品管理法》《麻醉药品管理条例》严格管理。

 本章思维导图

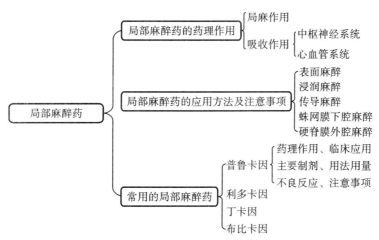

 目 标 检 测

1. 普鲁卡因一般不用作( )。

A.表面麻醉　　　　　　　　B.浸润麻醉　　　　　　　　C.蛛网膜下腔麻醉

D.传导麻醉　　　　　　　　E.硬脊膜外腔麻醉

2. 丁卡因一般不用作( )。

A.表面麻醉　　　B.浸润麻醉　　　C.蛛网膜下腔麻醉　　D.传导麻醉　　　E.硬脊膜外腔麻醉

3. 注射用局麻药液中加入少量肾上腺素的目的是( )。

A.防止手术中出血　　　　　　　　　　　　B.预防局麻药过敏

C.减少吸收,延长局麻作用时间　　　　　　D.预防支气管痉挛

E.防止手术中低血压

4. 除局麻作用外,还有抗心律失常作用的药物是( )。

A.普鲁卡因　　　B.阿托品　　　C.布比卡因　　　D.苯妥英钠　　　E.利多卡因

5. 蛛网膜下腔麻醉及硬脊膜外腔麻醉时常合用麻黄碱,其目的是防止局麻药( )。

目标检测
参考答案

Note

A. 抑制呼吸　　　　　　　　　　B. 降低血压　　　　　　　　　　C. 抑制中枢

D. 引起心律失常　　　　　　　　E. 引起支气管痉挛

6. 关于利多卡因的叙述,错误的是(　　　)。

A. 对黏膜穿透力强　　　　　　　B. 安全范围大　　　　　　　　　C. 毒性比普鲁卡因小

D. 可用于多种局麻方法　　　　　E. 有抗心律失常作用

7. 局麻药液中禁止加入少量肾上腺素的情况是(　　　)。

A. 面部手术　　　　　　　　　　B. 胸部手术　　　　　　　　　　C. 下腹部手术

D. 指、趾末端手术　　　　　　　E. 颈部手术

8. 关于丁卡因的叙述,正确的是(　　　)。

A. 为酰胺类药物　　　　　　　　B. 毒性低　　　　　　　　　　　C. 穿透力强

D. 一般不用于表面麻醉　　　　　E. 常用于浸润麻醉

9. 下列哪一种药局麻作用持续时间最长?(　　　)

A. 普鲁卡因　　　B. 丁卡因　　　C. 利多卡因　　　D. 布比卡因　　　E. 氯胺酮

10. 王某,男,35 岁,髋部有炎症要行局部封闭术,常选用下列哪一种药?(　　　)

A. 普鲁卡因　　　B. 丁卡因　　　C. 利多卡因　　　D. 布比卡因　　　E. 辛可卡因

第三篇
中枢神经系统药理

第十二章　全身麻醉药

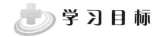

学习目标

知识目标

1. 了解:全身麻醉药的分类。
2. 了解:全身麻醉药的主要药理作用和特点。

技能目标

学会分析和处理全身麻醉药使用过程中可能出现的不良反应。

案例导入

患者,男,48岁,因怀疑患结肠息肉或肿瘤,自愿做无痛结肠镜检查。经肠道准备后,左侧屈曲卧位,鼻导管给氧同时开放静脉通路后,静脉注射芬太尼 30 μg,1 min 后静脉注射丙泊酚 110 mg,患者睫毛反射消失后开始检查。

讨论:

1. 丙泊酚在无痛结肠镜检查中的作用是什么?
2. 丙泊酚在使用过程中还需注意哪些方面?

全身麻醉药(general anesthetics)简称全麻药,是指能可逆性抑制中枢神经系统,引起暂时的意识、感觉尤其是痛觉等反射消失,使骨骼肌松弛,具有麻醉作用的、适用于外科手术的药物。

按给药途径的不同,全麻药可分为吸入麻醉药和静脉麻醉药。

第一节　吸入麻醉药

吸入麻醉药是一类挥发性的液体或气体,由呼吸道进入,经肺泡生物膜吸收进入血液循环,通过血脑屏障进入中枢神经系统产生麻醉作用。吸入麻醉药多为挥发性液体,如乙醚(ether)、氟烷(halothane)、七氟烷(sevoflurane)、恩氟烷(enflurane)、异氟烷(isoflurane)等;少数为气体,如氧化亚氮(nitrous oxide,笑气)。

七氟烷(sevoflurane)

七氟烷结构与异氟烷相似,其特点是对心肺功能影响较小,血/气分布系数低,麻醉诱导和苏醒比其他麻醉药快。目前吸入麻醉药中,七氟烷使用率占比达95%。

【临床应用】

适用于成人和儿科患者的院内手术及门诊手术的全身麻醉的诱导和维持。

【主要制剂】

吸入用七氟烷:120 mL。

【用法用量】

(1) 诱导:剂量须个体化,并须依据患者的年龄和临床状况来调整。

(2) 维持:七氟烷伴或不伴氧化亚氮维持外科水平麻醉的浓度为 0.5%～3%。

(3) 老年患者:同其他吸入麻醉药一样,通常较低的七氟烷浓度即可维持外科麻醉。

(4) 苏醒:七氟烷麻醉的苏醒期通常较短。因此,患者会较早要求减轻手术疼痛。

【不良反应】

与所有的吸入麻醉药一样,七氟烷可导致剂量相关性心肺功能低下。大多数不良反应的严重程度是轻度到中度,而且是暂时的。恶心和呕吐是术后常见的不良反应,而且和其他吸入麻醉药的出现此类反应的概率相似。这些反应是手术和全身麻醉的普通的后遗症,可能由吸入麻醉药、其他术中和术后使用的药物以及患者对外科手术过程的反应引起。

【注意事项】

(1) 七氟烷只能由接受过麻醉科培训的人员使用。维持呼吸道通畅、人工通气、氧气供给和循环再生的设备必须准备好,以便随时使用。

(2) 七氟烷应通过经特殊校准过的专用挥发器来使用,以便能准确地控制七氟烷的浓度。麻醉加深时会加重血压过低和呼吸功能低下。

【相互作用】

(1) 七氟烷可明显地加强非去极化型肌松药的肌松作用,因此,使用时,应适当调整肌松药剂量。

(2) 七氟烷与异氟烷类似,均须在因心肌敏感而发生外因性心律失常时加用肾上腺素。

(3) 和其他药物相似,七氟烷与静脉麻醉药如丙泊酚合用时可降低其使用浓度。

(4) CYP2E1 诱导剂(异烟肼、酒精)会增加七氟烷的代谢,但巴比妥类不会增加其代谢。

恩氟烷(enflurane)

恩氟烷为无色、无刺激性的挥发性液体,是目前较为常用的吸入麻醉药。其麻醉诱导迅速、平稳,苏醒快,肌松作用大于氟烷。

【临床应用】

恩氟烷适用于全身麻醉的诱导和维持。

【主要制剂】

恩氟烷:100 mL;150 mL;250 mL。

【用法用量】

(1) 恩氟烷应使用专用的有准确刻度的挥发罐。

(2) 术前用药:术前用药应根据患者的具体情况而定,需考虑到使用恩氟烷后患者分泌物会轻度增加,心脏节律仍保持稳定。抗胆碱药物的使用没有禁忌。

(3) 诱导:通过吸入恩氟烷和纯氧,或恩氟烷与氧气/笑气混合物进行诱导。为使患者丧失意识,也可合用催眠剂量的短效巴比妥类药。建议使用恩氟烷诱导的初始剂量为 0.5%,在呼吸抑制后逐渐增加 0.5%,直至达到手术所需的麻醉深度。此时恩氟烷的浓度应小于 4.0%。

(4) 维持:浓度为 0.5%～2.0% 的恩氟烷可维持一定的麻醉深度。在该浓度的恩氟烷的作用下,肌松药作用增强。

(5) 苏醒:手术操作快结束时可将恩氟烷浓度降至 0.5%,也可在开始缝合切口时停药。停药后可用纯氧"清洗"患者的呼吸通路数次,直至患者完全清醒。

(6) 或遵医嘱。

【不良反应】

(1) 使用恩氟烷麻醉过深时,尤其伴有过度通气时,可引起以肌张力过高为特点的强直性肌痉挛。

（2）用恩氟烷进行诱导时，报道过有低血压和呼吸抑制的发生，在开始手术刺激后自行消失。清醒时恶心呕吐的发生率与恩氟烷之间的相关性比与其他大多数麻醉药的相关性均弱。偶见呃逆和呕吐的发生。极少病例出现一过性心律失常。有些患者在使用恩氟烷后偶见血糖轻度升高，所以将恩氟烷用于糖尿病患者时应慎重。

【注意事项】

（1）由于恩氟烷的麻醉深度改变迅速，应该使用能准确计量的挥发罐。

（2）对恩氟烷敏感的患者可能出现骨骼-肌肉高代谢状态以及恶性高热。该综合征包括肌肉强直、心动过速、呼吸急促、发绀、心律失常及血压波动。其治疗方法包括终止麻醉、给予丹曲林及支持治疗。可能继发肾衰竭，条件允许时应该导尿。

（3）恩氟烷不宜用于有痉挛性疾病的患者。减小恩氟烷的剂量和（或）降低呼吸频率可抑制肌肉痉挛。通过单次给予小剂量肌松药也可迅速解除肌肉痉挛。

【相互作用】

（1）恩氟烷可加强非去极化型肌松药的作用，所以合用时肌松药的剂量应减小。

（2）在使用恩氟烷的同时，经皮下、表面浸润或注射给予肾上腺素可导致心律失常，所以这种情况下应尽量避免经皮下、表面浸润或注射使用肾上腺素。

（3）避免同时合用恩氟烷和三环类抗抑郁药，尤其是患者有惊厥史、需要过度通气或需要使用大剂量麻醉药时。

第二节　静脉麻醉药

静脉麻醉药是由静脉给药的非挥发性全麻药，使用时麻醉方法简便易行，作用迅速，但缺点是麻醉深度不易控制，主要用于诱导麻醉。

硫喷妥钠(thiopental sodium)

硫喷妥钠属超短效巴比妥类药，其脂溶性高，注射后易透过血脑屏障进入脑组织发挥麻醉作用，起效快，无兴奋期，维持时间短，若要延长麻醉时间，需反复给药。镇痛作用弱，肌松作用不完全。

【临床应用】

主要用于诱导麻醉、基础麻醉及短时间小手术，也可用于控制惊厥。

【主要制剂】

注射用硫喷妥钠：按($C_{11}H_{17}N_2NaO_2S$)计，0.5 g；1 g。

【用法用量】

（1）临用前，用灭菌注射用水溶解成2.5%溶液后应用。

（2）常用量：静脉注射，成人一次按体重4～8 mg/kg。老人应减量至按体重2～2.5 mg/kg；肌内注射，小儿一次按体重5～10 mg/kg。

（3）极量：静脉注射一次全麻总用量为1 g。

【不良反应】

主要有呼吸抑制、喉肌痉挛和支气管痉挛等。

【注意事项】

（1）严重肝、肾、甲状腺功能不全，黏液性水肿，肾上腺皮质功能减退症，重症肌无力等患者慎用。

（2）新生儿、婴儿、支气管哮喘患者禁用。

（3）本药水溶液不稳定，应临用前配制，如出现沉淀、混浊或变色即不能应用。

（4）本药呈强碱性，2.5%的溶液 pH 值在10以上，静脉注射可引起组织坏死；误入动脉可出现血管痉挛、血栓形成,重者肢端坏死;肌内注射易致深层肌肉无菌性坏死,无特殊情况不要应用。

(5) 用药时注意监测呼吸深度和频率、血压、脉搏、心律以及呼吸和循环功能等。

【相互作用】

(1) 与巴比妥类药物间存在交叉过敏。

(2) 与酸性药物配伍即出现沉淀。

(3) 因有明显抑制呼吸作用,与吗啡等中枢神经抑制药合用作用加强,应适当减量。

(4) 与抗高血压药包括利尿剂、中枢性抗高血压药、肾上腺素能神经末梢药(如利血平)等,以及交感神经节阻滞药(如曲咪芬)和钙通道阻滞药同用时,应适当减少本药用量并减慢注射速度,以免血压剧降、心血管虚脱或休克。

(5) 忌与下列药物配伍:阿米卡星、青霉素 G、甲氧西林、头孢匹林、克林霉素、氯霉素、葡萄糖、茶苯海拉明、苯海拉明、麻黄碱、胰岛素、转化糖、果糖、间羟胺、去甲肾上腺素、纤溶酶、喷他佐辛、普鲁卡因、丙氯拉嗪、丙嗪、碳酸氢钠、磺胺异噁唑、琥珀酰胆碱、红霉素葡庚糖酸盐、红霉素乳糖醛酸盐、四环素。

氯胺酮(ketamine)

氯胺酮可阻断痛觉冲动向丘脑和大脑皮层传导,从而引起痛觉消失,产生较好的镇痛效果;同时兴奋脑干和大脑边缘系统,导致患者出现意识未完全消失,呈睁眼、肌张力增高、心率加快、幻觉和烦躁不安等表现,这种感觉和意识分离的现象称为"分离麻醉"。本药静脉注射后起效快,维持时间短,毒性小。本药可兴奋心血管系统,还可升高眼内压。故青光眼、严重的高血压及心功能不全者禁用。

【临床应用】

适用于小手术或诱导麻醉。

【主要制剂】

盐酸氯胺酮注射液:2 mL∶0.1 g;10 mL∶0.1 g;20 mL∶0.2 g。

【用法用量】

(1) 全麻诱导:成人按体重静脉注射 1~2 mg/kg,维持可采用连续静脉滴注,每分钟不超过 1~2 mg,即按体重 10~30 μg/kg,加用苯二氮䓬类药,可减少其用量。

(2) 镇痛:成人先按体重静脉注射 0.2~0.75 mg/kg,2~3 min 注射完,而后连续静脉滴注,每分钟按体重 5~20 μg/kg。

(3) 基础麻醉:个体间临床差异大,小儿肌内注射按体重 4~5 mg/kg,必要时追加 1/3~1/2 量。

【不良反应】

(1) 麻醉恢复期可出现幻觉、躁动不安、噩梦、谵语、浮想、错视、嗜睡等,青壮年多见且严重。

(2) 以血压升高和脉搏增快常见,术中常有泪液、唾液分泌增多,血压、颅内压及眼内压升高。异常的低血压、心动过缓、呼吸减慢或困难,以及呕吐等少见,不能自控的肌肉收缩偶见。这些反应一般均能自行消失,但所需要的时间,个体间差异大。

(3) 偶有呼吸抑制或暂停、喉痉挛及气管痉挛,多半是在用量较大、分泌物增多时发生。

(4) 行为恢复正常需要一定的时间,用药后 24 h 不能进行精密性工作,包括驾车。

【注意事项】

(1) 颅内压增高、脑出血及青光眼患者禁用。

(2) 静脉注射切忌过快,否则易致呼吸暂停。

(3) 苏醒期间可出现噩梦、幻觉,预先应用镇静药,如苯二氮䓬类,可减少此反应。

(4) 完全清醒后心理恢复正常需一定时间,24 h 内不得驾车和进行精密性工作。

(5) 失代偿的休克患者或心功能不全患者可引起血压剧降,甚至心搏骤停。

【相互作用】

(1) 氯胺酮与苯二氮䓬类及阿片类药物并用时,可延长作用时间并减少不良反应的发生,剂量应酌情减少。

（2）与氟烷等含卤全麻药同用时，氯胺酮的作用延长，苏醒延迟。

（3）与抗高血压药或中枢神经抑制药合用，尤其是氯胺酮用量偏大，静脉注射过快时，可导致血压剧降或呼吸抑制，或者同时导致血压剧降、呼吸抑制。

（4）服用甲状腺素的患者，氯胺酮有可能引起血压过高和心动过速。

依托咪酯（etomidate）

依托咪酯为非巴比妥类催眠性静脉麻醉药，无镇痛作用。静脉注射后作用迅速而短暂，入睡快，苏醒快，对中枢神经有较强的抑制作用。随着剂量增加，其作用持续时间可相应延长。

【临床应用】

作为静脉全麻诱导药或麻醉辅助药。

【主要制剂】

依托咪酯注射液：10 mL：20 mg。

【用法用量】

（1）本药仅供静脉注射用，剂量必须个体化。

（2）用作静脉全麻诱导，成人按体重静脉注射 0.3 mg/kg（范围在 0.2～0.6 mg/kg），于 30～60 s 内注完。

（3）合用琥珀酰胆碱或非去极化型肌松药，便于气管内插管。术前给予镇静药，或在全麻诱导 1～2 min 后注射芬太尼 0.1 mg，应酌减本药用量。

（4）10 岁以上儿童用量可参照成人。

【不良反应】

（1）本药可阻碍肾上腺皮质产生可的松和其他皮质激素，引起暂时的肾上腺功能不全而呈现水、盐失衡，低血压甚至休克。已有术后或危重患者由于应用此药需要补充肾皮质激素的报道。

（2）本药应用后常见恶心、呕吐、呃逆。

（3）本药可使肌肉发生阵挛，肌颤发生率在 6% 左右，不自主的肌肉活动发生率可达 32%（22.7%～63%）。

（4）注射部位疼痛可达 20%（1.2%～42%），但若在肘部较大静脉内注射或使用乳剂时发生率较低。

【注意事项】

（1）使用本药须备有复苏设备，并供氧。

（2）给药后有时可发生恶心、呕吐，麻醉前给予东莨菪碱或阿托品以预防误吸。

（3）与任何中枢性抑制剂并用，用量应酌减。

（4）麻醉前应用氟哌利多或芬太尼可减少肌阵挛的发生。

（5）如将本药作为氟烷的诱导麻醉剂，宜将氟烷用量减少。

【相互作用】

（1）与任何抗高血压药合用均可导致血压剧降，应避免合用。

（2）当与芬太尼配伍时，可出现不能自制的肌肉强直或阵挛，安定可减少其发生。

（3）长期大剂量静脉滴注依托咪酯可抑制肾上腺皮质对促肾上腺素的应激，导致血浆皮质激素低于正常，如遇中毒性休克、多发性创伤或肾上腺皮质功能低下的患者，可同时给予适当氢化考的松。

丙泊酚（propofol）

丙泊酚能抑制中枢神经系统，产生较强的麻醉、镇静催眠作用，镇痛作用弱。起效快，苏醒快，维持时间短，无蓄积作用，是目前较为常用的静脉麻醉药。

【临床应用】

适用于诱导和维持全身麻醉，也可用于重症监护患者辅助通气治疗时的镇静。

【主要制剂】

丙泊酚乳状注射液:10 mL：0.1 g;20 mL：0.2 g;50 mL：0.5 g。

【用法用量】

(1)麻醉诱导:静脉注射用量为按体重2.0～2.5 mg/kg,注射速度为4 mL/10 s,老人及体弱者用量较小,注射速度宜慢。

(2)麻醉维持:连续静脉滴注用量为4～12 mg/(kg·h),或根据需要每次静脉注射25～50 mg,因本品镇痛作用不强,常需与麻醉性镇痛药、肌松药合用。

(3)本药为乳剂,用前要摇匀,可用5%葡萄糖溶液稀释,不可与其他药物混合使用。

(4)本品应储存于2～25 ℃。

【不良反应】

丙泊酚常见的不良反应有低血压和呼吸抑制。这些不良反应与丙泊酚的给药剂量有关,但也与麻醉前用药的种类和其他合并用药有关。

【注意事项】

(1)本药应由受过训练的麻醉医师或加强监护病房医师给药,不应由外科医师或诊断性手术医师给药。用药期间应保持呼吸道畅通,并备有人工通气和供氧设备,患者全身麻醉后必须保证完全苏醒后方能出院。

(2)癫痫患者使用本药可能有惊厥的危险。

(3)对于循环血流量减少及衰弱等患者,使用本药时需与其他麻醉药一样谨慎。

(4)使用前应该振摇,使用后剩余的丙泊酚注射液均应丢弃。

(5)必须保证本药及其输注装置无菌。

【相互作用】

(1)和其他精神类药物,如地西泮、咪达唑仑合用时,有协同作用,可延长睡眠时间。

(2)阿片类药物可增强其呼吸抑制作用。

第三节　复合麻醉

复合麻醉是指同时或先后应用两种及两种以上麻醉药物或其他辅助药物,旨在克服全麻药单独应用时难以达到理想全麻效果的缺点,减少不良反应,增强麻醉效果和增加麻醉的安全性的联合用药方法。常用的复合麻醉有以下几种方法。

一、麻醉前给药(premedication)

麻醉前给药是指患者进入手术麻醉前预先使用某些药物如地西泮、巴比妥类、吗啡、哌替啶等药物以消除患者的紧张、恐惧、不安情绪,增强麻醉效果、减少麻醉药用量及防治不良反应。

二、基础麻醉(basal anesthesia)

全麻前使用硫喷妥钠、氯胺酮等药使患者达到深睡眠的浅麻醉状态,在此基础上再进行全麻。临床主要适用于小儿麻醉。

三、诱导麻醉(induced anesthesia)

应用作用迅速的全麻药如硫喷妥钠或氧化亚氮等使患者迅速进入外科麻醉期,避免兴奋期各种不良症状的出现,然后改为易于调节麻醉深度的麻醉药维持麻醉。

四、低温麻醉(hypothermic anesthesia)

麻醉时配合用氯丙嗪等使体温降至较低水平(28~30 ℃),降低心、脑、肾等重要器官的耗氧量及反应性,以保证手术顺利实施,主要用于脑手术和心血管手术。

本章思维导图

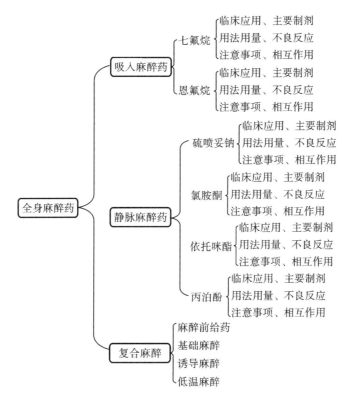

目标检测

1. 下列有关恩氟烷的作用特点的描述不正确的是( )。

A. 诱导期短　　　　　　　　　　　B. 苏醒慢

C. 肌肉松弛作用良好　　　　　　　D. 不增加心肌对儿茶酚胺的敏感性

E. 反复使用无明显副作用

2. 硫喷妥钠静脉麻醉的最大缺点是( )。

A. 麻醉深度不够　　　　　　　B. 升高颅内压　　　　　　　C. 兴奋期长

D. 易产生呼吸抑制　　　　　　E. 易发生心律失常

3. 关于全身麻醉药的叙述,下列错误的是( )。

A. 抑制中枢神经系统功能　　　　　　　　B. 使骨骼肌松弛

C. 必须静脉注射给药　　　　　　　　　　D. 使意识、感觉和反射暂时消失

E. 主要用于外科手术前麻醉

4. 静脉注射硫喷妥钠,其作用时间短暂是由于( )。

A. 很快由肾排出　　　　　　　　　　　　B. 迅速从脑组织转移到外周脂肪组织

C. 很快被血浆中单胺氧化酶破坏　　　　　D. 很快被肝药酶破坏

目标检测
参考答案

Note

E. 很快由肺呼出

5. 关于氯胺酮说法不正确的是（　　）。

A. 诱导迅速,维持时间短　　　　　　　　　　B. 使意识与感觉分离

C. 对体表镇痛作用弱　　　　　　　　　　　　D. 可使心率加快

E. 对呼吸影响小

6. 下列关于吸入性麻醉药作用机制的表述正确的是（　　）。

A. 作用于呼吸中枢　　　　　　　B. 阻断痛觉中枢

C. 作用于大脑皮层　　　　　　　D. 抑制脑干网状结构上行激活系统

E. 其脂溶性影响神经细胞膜脂质,阻断神经冲动传递

7. 关于氧化亚氮的叙述,不正确的是（　　）。

A. 麻醉效能很低　　　　　　　B. 脂溶性低　　　　　　　　　C. 对呼吸道无刺激性

D. 诱导期短、苏醒快　　　　　　E. 镇痛作用较差

8. 主要用于诱导麻醉和基础麻醉的药物是（　　）。

A. 氧化亚氮　　　B. 丁卡因　　　C. 利多卡因　　　D. 硫喷妥钠　　　E. 氟烷

9. 具有"分离麻醉"作用的新型全麻药是（　　）。

A. 甲氧氟烷　　　B. 氯胺酮　　　C. 麻醉乙醚　　　D. γ-羟基丁酸　　　E. 硫喷妥钠

10. 吸入性麻醉药的吸收及其作用的深浅快慢首先取决于药物在（　　）。

A. 肺泡气体中的浓度　　　　　　　　　　　　B. 血液中的浓度

C. 中枢神经系统的浓度　　　　　　　　　　　D. 作用部位的浓度

E. 肺排出的快慢

11. 硫喷妥钠麻醉的适应证是（　　）。

A. 肝功能损害患者　　　　　　B. 支气管哮喘患者　　　　　　C. 喉头痉挛患者

D. 用于麻醉前给药　　　　　　E. 短时小手术麻醉

12. 硫喷妥钠静脉注射使患者直接进入外科麻醉期,称为（　　）。

A. 麻醉前给药　　　B. 基础麻醉　　　C. 分离麻醉　　　D. 强化麻醉　　　E. 诱导麻醉

13. 以下关于硫喷妥钠作用特点的描述错误的是（　　）。

A. 对呼吸循环影响小　　　　　　B. 镇痛效果较差　　　　　　　C. 无诱导兴奋现象

D. 肌肉松弛作用差　　　　　　　E. 维持时间短

14. 下列不属于麻醉前给药的药物是（　　）。

A. 氯丙嗪　　　B. 苯巴比妥　　　C. 地西泮　　　D. 阿托品　　　E. 哌替啶

15. 抑制子宫平滑肌作用较强,临产妇禁用的药物是（　　）。

A. 乙醚　　　B. 氟烷　　　C. 氯胺酮　　　D. 氧化亚氮　　　E. 硫喷妥钠

Note

第十三章 镇静催眠药

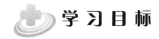

学习目标

知识目标

1. 掌握:苯二氮䓬类药物的药理作用、临床应用和不良反应。
2. 熟悉:巴比妥类药物的药理作用、临床应用、不良反应和急性中毒的解救。

技能目标

学会观察镇静催眠药的疗效和不良反应,能够正确指导患者安全、合理用药。

案例导入

　　患者,男,28岁,近期入睡困难,勉强入睡后噩梦连连,且觉醒次数过多,经诊断确定为失眠症。给予艾司唑仑,睡前口服1 mg,用药后能够入睡,噩梦及觉醒次数减少,但因自觉缺乏熟睡感,将用药剂量调整至2 mg,睡眠状态得到改善。服用一段时间后,又将剂量调至1 mg,继续服用一段时间,剂量减少至0.5 mg,其间睡眠状态一直保持良好。

　　讨论:

　　1. 艾司唑仑属于哪类镇静催眠药?

　　2. 本类药物的药理作用、临床应用和不良反应是什么?

　　镇静催眠药是指一类通过选择性抑制中枢神经系统,能缓和激动、消除躁动、恢复安静情绪和产生镇静催眠作用的药物。镇静催眠药对中枢神经系统的抑制作用具有剂量依赖性,小剂量可引起镇静作用,较大剂量可引起类似生理催眠的作用。随着剂量的增大,还可有抗惊厥等作用。

　　镇静催眠药按化学结构可分为三类:苯二氮䓬类药物、巴比妥类药物及其他镇静催眠药。苯二氮䓬类药物最常用,因不良反应少,安全范围大,在镇静催眠方面几乎取代了传统的巴比妥类药物。

第一节　苯二氮䓬类药物

　　苯二氮䓬类(benzodiazepines,BZ)药物的基本化学结构为1,4-苯并二氮䓬,于20世纪60年代开始应用,种类繁多,作用相似,有抗焦虑、镇静催眠、抗惊厥、肌肉松弛等作用。目前临床常用的苯二氮䓬类药物有20多种,根据药物的消除半衰期可分为三类:短效类、中效类和长效类。其中地西泮为苯二氮䓬类的典型代表药物。

　　苯二氮䓬类药物的分类及其特点比较见表13-1。

本章PPT

微课

案例导入
参考答案

Note

表 13-1　苯二氮䓬类药物的分类及其特点比较

分　类	药　物	$t_{1/2}/h$	作用特点和临床应用
短效类	三唑仑	2～3	催眠作用强，用于失眠症及神经紧张
	奥沙西泮	5～15	与地西泮相似但较弱，用于焦虑症、失眠及癫痫
中效类	氯硝西泮	26～48	抗惊厥、抗癫痫作用强，用于惊厥和癫痫及焦虑症
	艾司唑仑	10～24	镇静催眠，抗焦虑作用强，用于焦虑症、失眠症等
长效类	地西泮	20～70	用于焦虑症、失眠症、惊厥和癫痫持续状态
	氟西泮	40～100	催眠作用强，维持时间长，用于各种失眠症

地西泮(diazepam,安定)

【体内过程】

地西泮是苯二氮䓬类药物，口服吸收快速且完全，肌内注射吸收慢且不规则，因此本类药以口服或静脉注射方式给药。易透过血脑屏障和胎盘，血浆蛋白结合率高达99%。主要在肝脏代谢，活性代谢物主要有去甲地西泮、奥沙西泮等，最终形成无活性的葡萄糖醛酸结合物。主要经肾脏排泄，也可从乳汁排出。

【药理作用】

地西泮是苯二氮䓬类药物，可选择性地与中枢神经系统相应部位的苯二氮䓬受体结合，诱导受体发生构象变化，进而促进γ-氨基丁酸(GABA)与 GABA$_A$ 受体结合，使细胞膜 Cl$^-$ 通道开放频率增加，Cl$^-$ 内流增多，引起细胞膜超极化，使神经元兴奋性降低，产生中枢抑制效应。

【临床应用】

1. 抗焦虑作用　焦虑是多种精神失常的常见症状，患者多有恐惧、紧张、忧虑、失眠并伴有心悸、出汗、震颤等症状。小剂量可明显改善上述症状，发挥良好的抗焦虑作用。主要用于焦虑症及各种原因引起的焦虑状态。

2. 镇静催眠作用　小剂量可快速产生镇静作用；增大剂量可产生催眠作用，能缩短睡眠诱导时间，延长睡眠持续时间，提高睡眠质量。本药有安全范围大、治疗指数大、对快动眼睡眠影响小及后遗效应、戒断症状轻等优点，已取代巴比妥类用于治疗各种类型的失眠症。还可用于麻醉前给药、心脏电击复律及内窥镜检查。

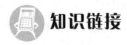

知识链接

生理性睡眠

正常生理性睡眠可分为非快动眼睡眠(non-rapid-eye movement sleep，NREMS，慢波睡眠)和快动眼睡眠(rapid-eye movement sleep，REMS，快波睡眠)两种时相。睡眠时两个时相相互交替，首先经过 80～120 min NREMS，然后进入 REMS，维持 20～30 min 后，又进入 NREMS。整个睡眠过程有 4～5 个交替周期。NREMS 有利于恢复体力和消除疲劳，REMS 有利于脑和智力的发育。

3. 抗惊厥、抗癫痫作用　本类药可通过抑制惊厥、癫痫病灶引起的异常放电及扩散，减轻惊厥、癫痫发作。用于辅助治疗破伤风、子痫、小儿高热惊厥和药物中毒性惊厥。地西泮是目前治疗癫痫持续状态的首选药，须静脉注射。硝西泮和氯硝西泮则对其他类型的癫痫发作有效。

4. 中枢性肌肉松弛作用　本类药有较强的中枢性肌肉松弛作用。可用于脑血管意外或脊髓损伤等引起的肌肉强直，也可缓解炎症或内镜检查等所致的肌肉痉挛。

【主要制剂】

（1）地西泮片：2.5 mg；5 mg。

（2）地西泮注射液：2 mL：10 mg。

【用法用量】

（1）成人常用量：抗焦虑，一次 2.5～10 mg，一日 2～4 次；镇静，一次 2.5～5 mg，一日 3 次；催眠，5～10 mg，睡前服；急性酒精戒断，第一日一次 10 mg，一日 3～4 次，以后按需要减少到一次 5 mg，每日 3～4 次。

（2）小儿常用量：6 个月以下不用，6 个月以上，一次 1～2.5 mg 或按体重 40～200 μg/kg 或按体表面积 1.17～6 mg/m^2，每日 3～4 次，用量根据情况酌量增减。最大剂量不超过 10 mg。

【不良反应】

（1）常见的不良反应有嗜睡、头昏、乏力等，大剂量可有共济失调、震颤。

（2）长期连续用药可产生依赖性和成瘾性，停药可能发生停药症状，表现为激动或忧郁。

【注意事项】

（1）治疗量连续用药可出现头晕、乏力、嗜睡等反应；大剂量可致共济失调、精神错乱、视物模糊等。

（2）急性中毒时可表现为昏迷和呼吸抑制，抢救时除采用洗胃、导泻、对症处理外，还可用苯二氮䓬受体拮抗药氟马西尼（flumazenil）进行诊断和治疗。

（3）长期应用可产生耐受性和依赖性，停药时可出现停药反应和戒断症状，表现为激动、焦虑、震颤、失眠等。

（4）因本类药属于精神药品，使用时应严格掌握适应证，避免滥用或长期使用。

【相互作用】

（1）与其他中枢抑制药（如乙醇、全麻药、可乐定等）合用可增强中枢抑制作用，如临床需合用时，应调整剂量，并密切监护患者。

（2）与肝药酶诱导剂（如苯妥英钠、苯巴比妥、利福平等）合用可缩短半衰期，而与肝药酶抑制剂（如西咪替丁、异烟肼等）药物合用可延长半衰期。

第二节　巴比妥类药物

巴比妥类药物为巴比妥酸的衍生物，巴比妥酸本身并无中枢抑制作用，其 C$_5$ 上两个氢原子被不同基团取代后，可得到一系列中枢抑制药。根据作用维持时间可分为四类：超短效类，如硫喷妥钠（pentothal sodium）（见第十二章全身麻醉药）；短效类，如司可巴比妥（secobarbital）；中效类，如戊巴比妥（pentobarbital）、异戊巴比妥（amobarbital）；长效类，如苯巴比妥（phenobarbital）（表 13-2）。

表 13-2　巴比妥类药物的分类及其特点比较

分　类	药　物	起效时间/h	维持时间/h	临 床 应 用
超短效类	硫喷妥钠	静脉注射，立即	0.25	静脉麻醉、诱导麻醉
短效类	司可巴比妥	0.15	2～3	镇静催眠、抗惊厥
中效类	戊巴比妥	0.25～0.5	3～6	镇静催眠、抗惊厥
长效类	苯巴比妥	0.5～1	6～8	镇静催眠、抗惊厥、抗癫痫

【体内过程】

巴比妥类药物口服或肌内注射均易吸收，迅速分布于各组织及体液中，也易通过胎盘屏障分布于胎儿体内。药物的脂溶性与药物的体内过程相关。脂溶性极高，易通过血脑屏障，起效快，主要在肝脏中代谢，作用持续时间短；脂溶性低，起效较慢，主要以原形自肾脏排泄，作用持续时间长。

【药理作用】

巴比妥类药物的中枢作用与其激活 GABA$_A$ 受体有关。GABA$_A$ 受体被激活后,可使 Cl$^-$ 通道开放时间增加,Cl$^-$ 内流增多,引起细胞膜超级化,产生中枢抑制效应。也可选择性地抑制脑干网状结构上行激活系统。

【临床应用】

巴比妥类药物的作用呈剂量相关性,随着剂量的增加,中枢抑制作用相继增强,表现为镇静、催眠、抗惊厥和麻醉作用,剂量再大则可抑制呼吸,甚至引起死亡。

1. 镇静催眠 小剂量时有镇静作用,可缓解焦虑、烦躁情绪;中等剂量具有催眠作用,可使正常睡眠模式改变,缩短 REMS。长期使用停药后,可"反跳性"地显著延长 REMS 睡眠时相,伴有梦魇,引起睡眠障碍,导致患者出现停药困难。因易出现耐受性、依赖性、后遗效应等(表 13-3),目前已不作镇静催眠常规药使用。

表 13-3 苯二氮䓬类药物和巴比妥类药物作用特点比较

作 用 特 点	苯二氮䓬类药物	巴比妥类药物
快动眼睡眠时相	影响小	影响大
麻醉作用	无	有
安全范围	较大	较小
后遗效应	较弱	较强
依赖性	较小	较大
诱导肝药酶	无	有
特异性拮抗药	氟马西尼	无

2. 抗惊厥 巴比妥类药物大于催眠剂量时有较强的抗惊厥作用,可用于小儿高热、破伤风、子痫、脑膜炎、脑炎及中枢兴奋药引起的惊厥,也可用于癫痫大发作和癫痫持续状态的治疗。

3. 静脉麻醉、诱导麻醉及麻醉前给药 硫喷妥钠静脉注射可产生短暂的麻醉作用,用于静脉麻醉、诱导麻醉等。为消除患者手术前的焦虑情绪,巴比妥类药物可用于麻醉前给药。

4. 增强中枢抑制药作用 与中枢抑制药如解热镇痛药合用,可使中枢抑制作用加强,用于中枢抑制药的复方制剂。

【不良反应】

1. 后遗效应 后遗效应表现为头晕、嗜睡、精细运动不协调及定向障碍等。驾驶员或高空作业人员作业期间服用巴比妥类药物应警惕后遗效应。

2. 耐受性和依赖性 短期内反复服用巴比妥类药物可引起耐受性,需加大剂量才能维持原来的预期作用。长期服用巴比妥类药物可使患者产生精神依赖性和躯体依赖性,迫使患者连续用药,终致成瘾。

3. 对呼吸系统的影响 治疗量可引起呼吸中枢抑制,严重肺气肿或哮喘等呼吸功能不全者禁用。

4. 急性中毒及解救 服用剂量过大或静脉注射过快时,可引起急性中毒,主要表现为深度昏迷、呼吸抑制、血压下降、体温降低、反射消失甚至休克等。对急性中毒者应积极采取各种抢救措施对症治疗,维持呼吸和循环功能,为加速药物的排泄,可用碳酸氢钠等碱性药物静脉滴注,严重中毒者可采用血液透析疗法。

司可巴比妥钠(secobarbital sodium)

【临床应用】

本品适用于不易入睡的患者,也可用于抗惊厥(如破伤风等)。

【主要制剂】

司可巴比妥钠胶囊:0.1 g。

【用法用量】

口服给药。

1. 成人常用量

(1)催眠,50～200 mg,睡前一次顿服。

(2)镇静,一次 30～50 mg,每日 3～4 次。

(3)麻醉前用药,200～300 mg,术前 1 h 服。

(4)成人极量为一次 300 mg。

2. 小儿常用量

(1)镇静,每次按体重 2 mg/kg,或按体表面积 60 mg/m² ,每日 3 次。

(2)麻醉前用药,50～100 mg,术前 1 h 给药。

【不良反应】

(1)对巴比妥类药物过敏的患者可出现皮疹以及哮喘,严重者发生剥脱性皮炎和史-约综合征(Stevens-Johnson syndrome),可致死,一旦出现皮疹,应当停药。

(2)长时间使用可发生药物依赖,或心因性依赖、戒断综合征;停药后易发生停药综合征。

(3)较少发生的不良反应有过敏而出现意识模糊,抑郁或逆向反应(兴奋),以老人、儿童患者及糖尿病患者为多。

(4)偶有下列不良反应:粒细胞减少,皮疹、环形红斑,眼睑、口唇、面部水肿;幻觉、低血压;血小板减少;肝功能损害、黄疸;骨头疼痛、肌肉无力。

【注意事项】

(1)对一种巴比妥类药物过敏者,可能对本药过敏。

(2)作抗癫痫药应用时,可能需 10～30 天才能达到最大效果,需按体重计算药量,如有可能应定期测定血药浓度,以达最大疗效。

(3)肝功能不全者,用量应从小剂量开始。

(4)长期用药可产生精神或躯体的药物依赖性,停药需逐渐减量,以免引起停药症状。

(5)与其他中枢抑制药合用,对中枢产生协同抑制作用,应注意。

(6)下列情况慎用:脑功能轻微失调(MBD)、低血压、高血压、贫血、甲状腺功能减退、肾上腺功能减退、心肝肾功能损害、高空作业及驾驶员、精细和危险工种作业者。

【相互作用】

(1)本药为肝药酶诱导剂,可提高肝药酶活性,长期用药不但加速自身代谢,还可加速其他药物代谢。如饮酒、全麻药、中枢性抑制药或单胺氧化酶抑制药等与巴比妥类药物合用时,可相互增强效应。

(2)与口服抗凝药合用时,可降低后者的效应。

(3)与皮质激素、洋地黄类(包括地高辛)、土霉素或三环类抗抑郁药合用时,可降低这些药物的效应。

异戊巴比妥(amobarbital)

【临床应用】

主要用于催眠、镇静、抗惊厥和麻醉前给药。

【主要制剂】

(1)异戊巴比妥片:0.1 g。

(2)注射用异戊巴比妥钠:0.1 g;0.25 g。

【用法用量】

1. 口服

(1)成人常用量:催眠,100～200 mg,晚上一次顿服;镇静,一次 30～50 mg,每日 2～3 次。极量为一次 200 mg,一日 600 mg。

（2）小儿常用量：催眠，个体差异大；镇静，每次按体重 2 mg/kg，或按体表面积 60 mg/m²，每日 2～3 次。

2. 肌内或静脉注射

（1）成人常用量：催眠，100～200 mg；镇静，一次 30～50 mg，每日 2～3 次；抗惊厥（常用于治疗癫痫持续状态），缓慢静脉注射 300～500 mg。成人极量为一次 250 mg，一日 500 mg。

（2）小儿常用量：催眠或抗惊厥，肌内注射，每次按体重 3～5 mg/kg，或按体表面积 125 mg/m²；镇静，每日 6 mg/kg，分 4 次给予。

【不良反应】

（1）用于抗癫痫时最常见的不良反应为镇静，但随着疗程的持续，其镇静作用逐渐变得不明显。

（2）可能引起微妙的情感变化，出现认知和记忆的缺损。

（3）大剂量时可产生眼球震颤、共济失调和严重的呼吸抑制。

（4）应用本药的患者中 1‰～3‰的人出现皮肤反应，以各种皮疹以及哮喘多见，严重者可出现剥脱性皮炎和多形红斑（或史-约综合征），中毒性表皮坏死极为罕见。

【注意事项】

参见司可巴比妥。

【相互作用】

同司可巴比妥。

苯巴比妥(phenobarbital)

【临床应用】

主要用于治疗焦虑、失眠（用于睡眠时间短、早醒患者）、癫痫及运动障碍，是治疗癫痫大发作及局限性发作的重要药物，也可用作抗高胆红素血症药及麻醉前用药。

【主要制剂】

苯巴比妥片：15 mg；30 mg；50 mg；100 mg。

【用法用量】

1. 成人常用量 催眠，30～100 mg，晚上一次顿服；镇静，一次 15～30 mg，每日 2～3 次；抗惊厥，每日 90～180 mg，可在晚上一次顿服，或每次 30～60 mg，每日 3 次；极量为一次 250 mg，一日 500 mg；抗高胆红素血症，一次 30～60 mg，每日 3 次。

2. 小儿常用量 用药应个体化，镇静，每次按体重 2 mg/kg，或按体表面积 60 mg/m²，每日 2～3 次；抗惊厥，每次按体重 3～5 mg/kg；抗高胆红素血症，每次按体重 5～8 mg/kg，分次口服，3～7 天见效。

【不良反应】

同异戊巴比妥。

【注意事项】

同异戊巴比妥。

【相互作用】

同司可巴比妥、异戊巴比妥。

第三节　其他镇静催眠药

唑吡坦(zolpidem)

【药理作用】

唑吡坦是一种与苯二氮䓬类药物有关的咪唑吡啶类催眠药物。催眠作用较强，但抗焦虑、抗惊厥及中枢性肌肉松弛作用较弱。

【临床应用】

用于偶发性、暂时性和慢性失眠症。

【主要制剂】

酒石酸唑吡坦片：5 mg；10 mg。

【用法用量】

1. 口服给药　在临睡前服用。

2. 剂量

（1）一般人群：应用本药治疗通常应使用最低有效量，不得超过 10 mg。成人常用量：每次 10 mg，每日 1 次。

（2）特殊人群。

老人：剂量应减半，即 5 mg，每日剂量不得超过 10 mg。

儿童：由于缺乏相应的临床研究资料，本药不应用于 18 岁以下的患者。

（3）肝功能受损：因为肝功能受损患者对唑吡坦的清除和代谢降低，所以这些患者应该从 5 mg 剂量开始用药，尤其应当慎用于老年肝功能受损患者。在成人（65 岁以下）中，只有在临床疗效不充分且药物耐受良好时，才可以将剂量增加至 10 mg。

3. 治疗持续时间　本药的治疗时间应尽可能短，最短为数天，最长不超过 4 周，包括逐渐减量期，不建议长期使用唑吡坦。

【不良反应】

服药后少数患者可能产生以下不适症状：眩晕、嗜睡、恶心、呕吐、头痛、记忆减退、夜寝不安、腹泻、摔倒、麻醉感觉和肌痛。

【注意事项】

（1）本药有中枢抑制作用，服药后应禁止从事驾驶、高空作业和机器操作等工作。

（2）唑吡坦应在睡前服用，保证充足睡眠。不建议在夜间增加服用次数，不应与酒精及其他中枢神经系统抑制药联合使用。应加强对老人用药后的监护。

（3）部分患者服用唑吡坦后，次日早晨出现头晕、困倦、乏力、精神警觉度降低等状况。在此状况下或服药不足 8 h，不建议驾驶机动车、操纵机械或从事其他需要精神警觉度高的工作。

（4）使用苯二氮䓬类药物或类似苯二氮䓬类药物可能对这些药物产生生理和精神依赖性。

（5）苯二氮䓬类药物和类似苯二氮䓬类药物引起的短暂综合症状可能使失眠症复发并加重。停止安眠治疗可能出现失眠症反弹。

【相互作用】

（1）不推荐同时饮酒。因酒精可能增强镇静效果，影响驾驶或操作机械的能力。

（2）慎与中枢神经系统镇静剂合用。

（3）麻醉止痛剂可能会增强欣快感，从而导致精神依赖性增加。

（4）抑制肝药酶（特别是细胞色素 P_{450}）的化合物，可能会增强苯二氮䓬类药物或类似苯二氮䓬类药物的作用。

水合氯醛（chloral hydrate）

水合氯醛口服吸收迅速，催眠作用较强，不缩短快动眼睡眠，无后遗效应。因对胃刺激性强，须稀释后口服。安全范围小，主要用于顽固性失眠和抗惊厥。

【药理作用】

本药为催眠药、抗惊厥药。催眠剂量下 30 min 内即可诱导入睡，催眠作用温和，不缩短 REMS 睡眠时间，无明显后遗作用。本药可能引起近似生理性睡眠，无明显后遗效应。较大剂量有抗惊厥作用，可用于小儿高热、破伤风及子痫引起的惊厥。大剂量可引起昏迷和麻醉。抑制延髓呼吸及血管运动中枢,导致死亡。曾作为基础麻醉的辅助用药,现已极少应用。

【临床应用】

(1) 治疗失眠,适用于入睡困难的患者。作为催眠药,短期应用有效,连续服用超过两周则无效。

(2) 麻醉前、手术前和睡眠脑电图检查前用药,可镇静和解除焦虑,使相应的处理过程比较安全和平稳。

(3) 抗惊厥,用于癫痫持续状态的治疗,也可用于小儿高热、破伤风引起的惊厥。

【主要制剂】

水合氯醛溶液。

【用法用量】

1. 成人常用量　催眠,口服或灌肠,0.5～1.0 g,睡前 1 次口服,宜配制成 10% 的溶液或胶浆使用,灌肠宜将 10% 的溶液再稀释 1～2 倍灌入;镇静,一次 0.25 g,一日 3 次,饭后服用;用于癫痫持续状态,常用 10% 的溶液 20～30 mL,稀释 1～2 倍后一次灌入,方可见效;极量为一次 2 g。

2. 小儿常用量　催眠,一次按体重 50 mg/kg 或按体表面积 1.5 g/m²,睡前服用,一次最大量为 1 g,也可按体重 16.7 mg/kg 或按体表面积 500 mg/m²,每日 3 次;镇静,一次按体重 8 mg/kg 或按体表面积 250 mg/m²,最大量为 500 mg,每日 3 次,饭后服用;灌肠,每次按体重 25 mg/kg,极量为每次 1 g。

【不良反应】

(1) 大剂量能抑制心肌收缩力,缩短心肌不应期,并抑制延髓的呼吸及血管运动中枢。

(2) 长期服用,可产生依赖性及耐受性,突然停药可引起神经质、幻觉、烦躁、异常兴奋、震颤等严重停药综合征。

【注意事项】

1. 一般注意事项

(1) 有直肠炎或结肠炎时不可直肠给药。

(2) 本药及直肠给药注射器,只能一次性用于一个患者。

(3) 因有可能引起呼吸抑制,所以必须仔细观察患者的状态。特别是婴幼儿,必须监控并注意呼吸频率、心率、经皮血氧饱和度与动脉血氧饱和度。

(4) 磷酸三氯乙酯钠与本药同样会在体内形成活性代谢物三氯乙醇,因此需要注意合用时有可能造成药物过量。

2. 药物对实验室检查的干扰

(1) 尿儿茶酚胺荧光测定,试验前 48 h 内,不得服用水合氯醛。

(2) 酚妥拉明试验前至少 24 h 停用本药,最好 48～72 h,否则会引起假阳性。

(3) 应用 Reddy、Jenkins 及 Thorn 法测定尿 17-羟皮质类固醇时,服用本药可导致数据不可靠。

(4) 用班氏液测定尿葡萄糖时,可产生假阳性。

3. 药物滥用和药物依赖

(1) 连续服用 2 周后,药效可能有所降低。

(2) 长期使用可能导致药物依赖。

(3) 如长期使用,不可骤然停药,以免骤然戒断引起不良后果。

【相互作用】

(1) 禁与以下药物合用:苄普地尔、西沙必利、硫利达嗪、美索达嗪、匹莫齐特、齐拉西酮、左醋美沙朵等。

(2) 与 I A 类和 III 类抗心律失常药、三环类抗抑郁药、抗精神病药、氟喹诺酮类药物以及其他证实具有 Q-T 间期延长作用的药物(如特非那定、三氧化二砷、甲氧苄啶、复方磺胺甲噁唑、克拉霉素、红霉素、螺旋霉素、泰利霉素、氟康唑、氟西汀、三氟拉嗪、氟烷、异氟烷、甲氟奎、奥曲肽、喷他脒、后叶加压素等)合用,Q-T 间期延长的作用叠加,出现 Q-T 间期延长、尖端扭转型室性心动过速、心脏停搏等心脏毒性的风险增加。不作推荐。

（3）与阿片类镇痛药、巴比妥类药物、苯二氮䓬类药物、中枢作用的肌松药等具有呼吸和中枢神经系统抑制作用的药物合用,呼吸抑制的风险增加。

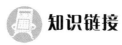 **知识链接**

镇静催眠药与精神药品

镇静催眠药多为精神药品,三唑仑、司可巴比妥属于我国第一类精神药品;地西泮、苯巴比妥等属于第二类精神药品。精神药品处方的开具及使用应严格按照《麻醉药品和精神药品管理条例》进行,如果这些药物不是用于医疗而是被滥用,则被称为毒品。

 本章思维导图

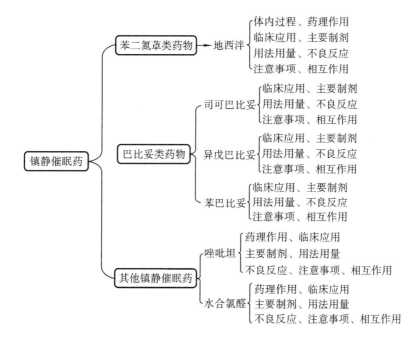

 目 标 检 测

1. 下列描述与苯二氮䓬类药物无关的是哪一项?（　　　）
A. 长期大量应用产生依赖性　　　　　　　B. 有抗惊厥作用
C. 有镇静催眠作用　　　　　　　　　　　D. 大量使用产生锥体外系症状
E. 中枢性骨骼肌松弛作用

2. 苯二氮䓬类药物不适合下列哪类患者?（　　　）
A. 焦虑　　　　　　　　B. 头昏、嗜睡　　　　　　　　C. 癫痫持续状态
D. 破伤风、惊厥　　　　E. 术前恐惧、不安

3. 下列对巴比妥类药物的不良反应的描述不正确的是（　　　）。
A. 成瘾性　　　　　　　　　　　B. 不影响精细运动的协调性
C. 酶诱导作用　　　　　　　　　D. 眩晕、困倦　　　E. 突然停药有"反跳"现象

目标检测
参考答案

Note

4. 下列哪一项不是巴比妥和安定的共同作用?(　　)

A. 抗癫痫　　　　B. 麻醉　　　　C. 镇静　　　　D. 抗惊厥　　　　E. 催眠

5. 下列应用巴比妥类药物所出现的现象中哪一项是错误的?(　　)

A. 酸化尿液会加速苯巴比妥的排泄　　　　　　　B. 长期应用会产生生理依赖性

C. 长期应用苯巴比妥可加速自身代谢　　　　　　D. 苯巴比妥的量效曲线比地西泮要陡

E. 大剂量的巴比妥类药物对中枢抑制程度远比苯二氮䓬类药物要深

6. 苯二氮䓬类药物取代巴比妥类药物的优点不包括(　　)。

A. 无肝药酶诱导作用　　　　　B. 用药安全　　　　　C. 耐受性轻

D. 治疗指数大,对呼吸影响小　　　E. 停药后 NREMS 时间增加

7. 张某,男,58 岁,患焦虑失眠症伴有腰肌劳损、肌强直等表现,应选择以下哪种药治疗?(　　)

A. 司可巴比妥　　B. 艾司唑仑　　C. 劳拉西泮　　D. 地西泮　　E. 氟西泮

8. 下列用于镇静催眠最好的药物是(　　)。

A. 氯氮平　　　B. 地西泮　　　C. 巴比妥类药物　　D. 苯妥英钠　　E. 硫喷妥钠

9. 具抗癫痫作用的巴比妥类药物是(　　)。

A. 地西泮　　　B. 硫喷妥钠　　　C. 苯巴比妥　　　D. 戊巴比妥　　　E. 司可巴比妥

第十四章 抗癫痫药和抗惊厥药

本章 PPT

微课

案例导入
参考答案

学习目标

知识目标

1. 掌握:各类型癫痫的首选药,苯妥英钠的药理作用、临床应用和不良反应。

2. 熟悉:其他抗癫痫药的药理作用和临床应用。

3. 了解:抗癫痫药临床用药原则,抗惊厥药硫酸镁的药理作用、临床应用、不良反应及注意事项。

技能目标

能够正确指导癫痫患者和惊厥患者合理使用抗癫痫药和抗惊厥药,会处理药物使用过程中发生的不良反应。

案例导入

患者,男,8岁,上课时突然丧失意识,并伴有全身肌肉强直和四肢阵挛性抽搐,患者有时会有发作性愣神,2~3 s后意识转为清醒,对以往发生的事情无记忆。结合脑电图检查,诊断为癫痫失神性发作和强直-阵挛性发作。给予丙戊酸钠一日3次,1次0.2 g,治疗1个月后,发作明显减少。

讨论:

1. 丙戊酸钠可用于哪种类型的癫痫发作?

2. 使用时需要注意的不良反应是什么?

癫痫是由于大脑局部神经元异常高频率放电,并向周围正常组织扩散所引起的功能失调综合征,具有突发性、短暂性和反复性等特点,常伴有脑电图异常。抗癫痫药通过抑制脑细胞异常放电的产生或扩散以控制癫痫的发作。临床常用的抗癫痫药有苯妥英钠、卡马西平、苯巴比妥、乙琥胺、丙戊酸钠等,因不能彻底治疗,常需终生用药。

根据临床表现,癫痫可分为全身性发作和局限性发作,主要有以下几种类型。

1. 强直-阵挛性发作(癫痫大发作) 最常见,表现为患者突然意识丧失,全身肌肉强直-阵挛性抽搐,持续几分钟后全身松弛或进入昏睡,此后意识逐渐恢复。

2. 失神性发作(小发作) 多见于儿童,表现为突然而短暂的意识丧失,动作中断,无抽搐现象。

3. 肌阵挛性发作 表现为突然、短暂、快速的肌肉或肌群收缩,引起面部、躯干或肢体突然快速的抽动,也可遍及全身。

4. 癫痫持续状态 大发作连续发生,患者意识未恢复,持续昏迷,称为癫痫持续状态,为急危重症,常危及生命,必须及时抢救。

5. 复合局限性发作 发作时多有不同程度的意识障碍,伴有无意识非自主运动,有时表现为精神失常。

6. 单纯局限性发作 发作时患者表现为一侧肢体或局部肌群抽搐或感觉异常,意识清醒,持续时间短暂。

Note

第一节　常用抗癫痫药

苯妥英钠(phenytoin sodium，大仑丁)

【体内过程】

本药口服吸收缓慢且不规则，需连续用药6～10天才能达稳态血药浓度。因呈强碱性(pH≈10.4)，刺激性大，故不宜肌内注射，静脉给药易透过血脑屏障。个体差异较大，常需采用个体化治疗方案。

【药理作用】

(1)苯妥英钠可降低细胞膜对Na^+和Ca^{2+}的通透性，阻滞离子内流，对异常高频放电的神经元的Na^+通道阻滞作用更明显，从而稳定细胞膜，降低其兴奋性。此外苯妥英钠升高脑内抑制性递质GABA的含量，也与其抗癫痫作用有关。苯妥英钠是治疗癫痫大发作和单纯局限性发作的首选药，对精神运动性发作也有效，但对小发作和肌阵挛性发作无效，有时甚至会增加发作次数。

(2)苯妥英钠可减轻外周神经痛，减少疼痛次数。

【临床应用】

(1)适用于治疗全身强直-阵挛性发作、复杂部分性发作(精神运动性发作、颞叶癫痫)、单纯部分性发作(局限性发作)和癫痫持续状态。

(2)可用于治疗三叉神经痛、隐性营养不良性大疱性表皮松解、发作性舞蹈手足徐动症、发作性控制障碍(包括发怒、焦虑和失眠的兴奋过度等行为障碍疾病)、肌强直症及三环类抗抑郁药过量时心脏传导障碍等。

(3)本药也适用于洋地黄中毒所致的室性及室上性心律失常，对其他各种原因引起的心律失常疗效较差。

【主要制剂】

(1)苯妥英钠片：50 mg；100 mg。

(2)注射用苯妥英钠：100 mg；250 mg。

【用法用量】

1. 成人常用量

(1)抗癫痫：每日250～300 mg，开始时100 mg，每日2次，1～3周内增加至250～300 mg，分3次口服，极量为一次300 mg，一日500 mg。由于个体差异及药动学特点，用药需要个体化。应用达到控制发作和血药浓度达稳态后，可改用长效(控释)制剂，一次顿服。如发作频繁，可按体重12～15 mg/kg，分2～3次服用，每6 h一次，第二天开始给予100 mg(或按体重1.5～2 mg/kg)，每日3次直到调整至恰当剂量。

(2)抗心律失常：100～300 mg，一次服用或分2～3次服用，或第一日按体重10～15 mg/kg，第2～4日按体重7.5～10 mg/kg，维持量为按体重2～6 mg/kg。

2. 小儿常用量

(1)抗癫痫：开始每日按体重5 mg/kg，分2～3次服用，按需调整，以每日不超过250 mg为度。维持量为按体重4～8 mg/kg或按体表面积250 mg/m²，分2～3次服用，如有条件可进行血药浓度监测。

(2)抗心律失常：开始每日按体重5 mg/kg，分2～3次口服，根据病情调整每日量不超过300 mg，维持量为按体重4～8 mg/kg，或按体表面积250 mg/m²，分2～3次口服。

【不良反应】

(1)局部刺激：最常见的是胃肠道反应，如恶心、呕吐、腹痛等，故宜餐后服用。静脉注射可致静脉炎，故静脉注射时宜稀释后缓慢注射。

（2）牙龈增生：长期用药可致牙龈增生，青少年和儿童多见，此反应与部分药物从唾液排出，刺激胶原组织增生有关。

（3）神经系统反应：用药量过大或用药时间过长，可致眩晕、复视、共济失调、眼球震颤等，严重者可引起精神失常甚至昏迷。

（4）巨幼红细胞贫血：因可抑制二氢叶酸还原酶，长期服用本药可致巨幼红细胞贫血，宜补充甲酰四氢叶酸钙。

（5）变态反应：可见药物热、皮疹、骨髓造血功能异常及肝功能损害等，用药期间应定期检查血常规和肝功能。

（6）其他：小儿长期服用本药易引起佝偻病，由加速维生素 D 代谢所致，故服药期间应加服维生素 D。长期服用突然停药可使癫痫加重，甚至诱发癫痫持续状态。

【相互作用】

本药为肝药酶诱导剂，通过诱导肝药酶而加速如肾上腺皮质激素、避孕药等多种药物的代谢进而降低其药效。保泰松、磺胺类和苯二氮䓬类药物等可与苯妥英钠竞争结合血浆蛋白，使苯妥英钠血药浓度升高；苯巴比妥通过诱导肝药酶而降低其血药浓度；氯霉素、异烟肼等通过抑制肝药酶而提高苯妥英钠的血药浓度。

卡马西平（carbamazepine，酰胺咪嗪）

【体内过程】

本药口服吸收较慢，服药 3～6 天达到稳态血药浓度。用药初期，血浆半衰期约为 36 h，因本药为肝药酶诱导剂，可诱导自身代谢，长期用药时半衰期可缩短为 10～20 h。

【药理作用和临床应用】

（1）抗癫痫：卡马西平为广谱的抗癫痫药，对各种类型的癫痫均有效，尤其对精神运动性发作有良好疗效，对大发作和局限性发作也有效，适用于伴有精神症状的癫痫，对癫痫小发作效果差。

（2）抗外周神经痛：对三叉神经痛疗效优于苯妥英钠，对舌咽神经痛和坐骨神经痛也有效。

（3）抗躁狂：可控制癫痫并发的躁狂症状，对锂盐无效的躁狂症也有效，还可减轻或消除精神分裂症的躁狂、妄想症状。

【主要制剂】

（1）卡马西平片：0.1 g；0.2 g。

（2）卡马西平胶囊：0.2 g。

【用法用量】

1. 成人常用量

（1）抗惊厥：开始一次 0.1 g，一日 2～3 次；第二日后每日增加 0.1 g，直到出现疗效为止；维持量调整至最低有效量，分次服用；注意个体化，最高量每日不超过 1.2 g。

（2）镇痛：开始一次 0.1 g，一日 2 次；第二日后每隔一日增加 0.1～0.2 g，直到疼痛缓解，维持量为每日 0.4～0.8 g，分次服用；最高量每日不超过 1.2 g。

（3）尿崩症：单用时一日 0.3～0.6 g，如与其他抗利尿药合用，每日 0.2～0.4 g，分 3 次服用。

（4）抗躁狂或抗精神病：开始每日 0.2～0.4 g，每周逐渐增加至最大量 1.6 g，分 3～4 次服用。每日限量：12～15 岁，不超过 1 g；15 岁以上不超过 1.2 g；有少数用至 1.6 g。通常成人限量为 1.2 g，12～15 岁每日不超过 1 g，少数人需用至 1.6 g。作止痛用每日不超过 1.2 g。

2. 小儿常用量

抗惊厥：6 岁以前，开始每日按体重 5 mg/kg，每 5～7 天增加一次用量，达每日按体重 10 mg/kg，必要时增至按体重 20 mg/kg，维持量调整到维持血药浓度为 8～12 μg/kg，一般为按体重 10～20 mg/kg，0.25～0.3 g，不超过 0.4 g；6～12 岁儿童第一日 0.05～0.1 g，分 2 次服用，隔周增加 0.1 g 至出现疗效；维持量调整到最小有效量，一般为每日 0.4～0.8 g，不超过 1 g，分 3～4 次服用。

【不良反应】

（1）用药初期可见视物模糊、眩晕、恶心、呕吐、复视、共济失调等症状，也可见皮疹和心血管反应，一般不需治疗，1周左右可自行消退。

（2）少数患者可有骨髓造血功能抑制（如再生障碍性贫血、粒细胞缺乏症等）、肝损害等，用药期间应定期检查血常规和肝功能。

（3）本药为肝药酶诱导剂，反复用药可增加自身及其他药物的代谢，长期用药需要注意。

【相互作用】

（1）与对乙酰氨基酚合用，尤其是单次超量或长期大量使用，肝脏中毒的危险增加，有可能使后者疗效降低。

（2）与香豆素类抗凝药合用，应测定凝血酶原时间来调整药量。

（3）与碳酸酐酶抑制药合用，骨质疏松的危险增加。

（4）由于本药的肝药酶诱导作用，与氯磺丙脲、氯贝丁酯、去氨加压素、赖氨加压素、垂体后叶素、加压素等合用，可加强抗利尿作用，合用的各药都需减量。

苯巴比妥（phenobarbital，鲁米那）

【药理作用】

苯巴比妥既能提高癫痫病灶周围组织的兴奋阈值、抑制异常放电扩散，又能降低病灶细胞的兴奋性、抑制病灶的异常放电，其抗癫痫机制目前尚未完全阐明。

【临床应用】

主要用于治疗焦虑、失眠（用于睡眠时间短、早醒患者）、癫痫及运动障碍，是治疗癫痫大发作及局限性发作的重要药物，也可用作抗高胆红素血症药及麻醉前用药。

【主要制剂】

苯巴比妥片：15 mg；30 mg；50 mg；100 mg。

【用法用量】

1. 成人常用量

（1）催眠：30～100 mg，晚上一次顿服。

（2）镇静：一次 15～30 mg，每日 2～3 次。

（3）抗惊厥：每日 90～180 mg，可在晚上一次顿服，或每次 30～60 mg，每日 3 次；极量为一次 250 mg，一日 500 mg。

（4）抗高胆红素血症：一次 30～60 mg，每日 3 次。

2. 小儿常用量

（1）镇静：用药应个体化，每次按体重 2 mg/kg，或按体表面积 60 mg/m²，每日 2～3 次。

（2）抗惊厥：用药应个体化，每次按体重 3～5 mg/kg。

（3）抗高胆红素血症：用药应个体化，每次按体重 5～8 mg/kg，分次口服，3～7 天见效。

【不良反应】

苯巴比妥在镇静催眠剂量下可出现嗜睡、精神萎靡等后遗效应，长期用药可致耐受性和依赖性，也可因用药量过大引起呼吸衰竭而死亡。

【相互作用】

（1）本药为肝药酶诱导剂，能提高肝药酶活性，长期用药不但加速自身代谢，还可加速其他药物代谢。

（2）与口服抗凝药合用时，可降低后者的效应，应定期测定凝血酶原时间，从而决定是否调整抗凝药的用量。

扑米酮(primidone,扑痫酮)

【体内过程】

扑米酮口服后吸收迅速而完全,在体内代谢为苯巴比妥和苯乙基丙二酰胺,两种代谢物均有抗癫痫作用,且消除较慢。

【药理作用】

扑米酮在体内的主要代谢物为苯巴比妥,二者共同发挥作用。体外电生理实验见其使神经细胞的氯离子通道开放,细胞超极化,似 γ-氨基丁酸(GABA)的作用。在治疗浓度时可降低谷氨酸的兴奋作用、加强 γ-氨基丁酸的抑制作用、抑制中枢神经系统单突触和多突触传递,导致整个神经细胞兴奋性降低,提高运动皮质电刺激阈。

【临床应用】

用于癫痫强直-阵挛性发作(大发作)、单纯部分性发作和复杂部分性发作的单药或联合用药治疗,也用于特发性震颤和老年性震颤的治疗。

【主要制剂】

扑米酮片:50 mg;100 mg;250 mg。

【用法用量】

(1)成人常用量:从 50 mg 开始,睡前服用,3 日后改为每日 2 次,一周后改为每日 3 次,第 10 日开始改为 250 mg,每日 3 次,总量不超过每日 1.5 g;维持量一般为 250 mg,每日 3 次。

(2)小儿常用量:8 岁以下,每日睡前服 50 mg;3 日后增加为每次 50 mg,每日 2 次;一周后改为每次 100 mg,每日 2 次;10 日后根据情况可以增加至 125～250 mg,每日 3 次;或每日按体重 10～25 mg/kg,分次服用。8 岁以上同成人。

【不良反应】

(1)患者不能耐受或服用过量可产生视力改变、复视、眼球震颤、共济失调、认识迟钝、情感障碍、精神错乱、呼吸短促或障碍。

(2)少见的不良反应有儿童和老年患者出现异常的兴奋或不安等。

(3)偶见过敏反应(呼吸困难、眼睑肿胀、喘鸣或胸部紧迫感)、巨细胞性贫血。

(4)出现手脚不灵活或引起步态不稳、关节挛缩、眩晕、嗜睡。少数患者出现性功能减退、头痛、食欲不振、恶心或呕吐,但继续服用往往症状会减轻或消失。出现中毒性表皮坏死。

【注意事项】

下列情况慎用:

(1)肝肾功能不全者(可能引起本药在体内的蓄积)。

(2)有卟啉病者(可引起新的发作)。

(3)伴有哮喘、肺气肿或其他可能加重呼吸困难或气道不畅的呼吸系统疾病。

(4)可引起轻微脑功能障碍的病情加重。

(5)个体间血药浓度差异很大,用药需个体化。

(6)停药时用量应递减,防止重新发作。

【相互作用】

(1)酒、全麻药、具有中枢神经抑制作用的药、注射用硫酸镁与本药合用时可增加中枢神经活动或呼吸的抑制,用量需调整。

(2)与抗凝药、皮质激素、洋地黄、地高辛、盐酸多西环素或三环类抗抑郁药合用时,苯巴比妥对肝药酶的诱导作用,使这些药物代谢增快而疗效降低。

(3)与单胺氧化酶抑制药合用时,本药因代谢抑制可能导致中毒。

(4)本药可减低维生素 B_{12} 的肠道吸收,增加维生素 C 由肾排出,由于肝药酶的正诱导作用,可使维生素 D 代谢加快。

乙琥胺(ethosuximide)

【体内过程】

乙琥胺口服吸收良好,较少与血浆蛋白结合,很快分布到各组织,连续服药7~10日可达稳态血药浓度,大部分经肝代谢,经肾脏排泄。

【药理作用】

目前认为丘脑在小发作时出现3 Hz异常放电中起重要作用。而乙琥胺在治疗浓度时可抑制丘脑神经元低阈值Ca^{2+}电流,从而抑制3 Hz异常放电的发生。乙琥胺在临床用药浓度高于治疗浓度时,还可以抑制Na^+-K^+-ATP酶,抑制GABA转氨酶的作用。

【临床应用】

(1)对抗戊四氮引起的阵挛性惊厥。

(2)对小发作疗效好,且副作用及耐受性的产生较少,是临床治疗小发作(失神性发作)的首选药,对其他类型癫痫无效。

【不良反应】

(1)乙琥胺毒性低,常见的不良反应为胃肠道反应,其次为中枢神经系统症状。

(2)偶见嗜酸性粒细胞缺乏症或粒细胞缺失症,严重者发生再生障碍性贫血。

【注意事项】

(1)肝肾功能受损患者慎用。

(2)对大、小发作混合型癫痫的治疗应合并苯巴比妥或苯妥英钠。

(3)用药期间应监测肝肾功能。

丙戊酸钠(sodium valproate)

【药理作用】

丙戊酸钠的抗癫痫作用与GABA有关,它是GABA转氨酶抑制剂,能减少GABA代谢;同时提高谷氨酸脱羧酶活性,使GABA生成增多,并能提高突触后膜对GABA的反应性,从而增强GABA能神经突触后抑制。它不抑制癫痫病灶放电,但能阻止病灶异常放电的扩散。此外丙戊酸钠也能抑制Na^+和L型Ca^{2+}通道。

【临床应用】

(1)为原发性大发作和失神小发作的首选药,对部分性发作(简单部分性和复杂部分性及部分性发作继发大发作)疗效不佳。

(2)对肌阵挛性失神发作需加用乙琥胺或其他抗癫痫药才有效。

(3)对难治性癫痫可以试用。

(4)还可治疗热性惊厥、运动障碍、舞蹈症、卟啉症、精神分裂症、带状疱疹引发的疼痛、肾上腺功能紊乱,以及预防酒精戒断综合征。

【主要制剂】

(1)丙戊酸钠片:0.1 g;0.2 g。

(2)丙戊酸钠缓释片:0.5 g(以丙戊酸钠计)。

(3)注射用丙戊酸钠:0.4 g。

【用法用量】

丙戊酸钠片用法用量如下。

(1)成人常用量:每日按体重15 mg/kg或每日600~1200 mg,分2~3次服用。开始时按体重5~10 mg/kg,一周后递增,至能控制发作为止。当每日用量超过250 mg时应分次服用,以减少胃肠刺激。每日最大量为按体重不超过30 mg/kg或每日1.8~2.4 g。

(2)小儿常用量:按体重计,与成人相同。也可每日按体重20~30 mg/kg,分2~3次服用或每日

15 mg/kg,按需每隔一周按体重增加 5～10 mg/kg,至有效或不能耐受为止。

【不良反应】

胃肠道不适、肝功能受损、血小板减少、体重增加、多囊卵巢综合征等。

【注意事项】

(1)用药期间避免饮酒,饮酒可加重镇静作用。

(2)停药应逐渐减量以防再次发作;取代其他抗惊厥药时,本药应逐渐增加用量,而被取代药应逐渐减少用量。

(3)外科手术或其他急症治疗时应考虑可能遇到的时间延长或中枢神经抑制药作用的增强。

(4)用药前和用药期间应定期做全血细胞(包括血小板)计数、肝肾功能检查。

(5)对于驾驶员和机器操作者要特别告知有嗜睡的危险,特别是当多药合用抗癫痫治疗时或与其他嗜睡药物合用时。

(6)注射制剂应严格应用静脉给药途径,不可肌内注射。

【相互作用】

(1)饮酒可加重镇静作用。

(2)全麻药或中枢神经抑制药与丙戊酸钠合用,前者的临床效应可更明显。

(3)与抗凝药(如华法林或肝素等)以及溶血栓药合用,出血的危险性增加。

(4)与阿司匹林或双嘧达莫合用,可由于减少血小板凝聚而延长出血时间。

(5)与苯巴比妥类合用,后者的代谢减慢,血药浓度上升,因而增加镇静作用而导致嗜睡。

第二节 抗癫痫药临床用药原则

一、尽早用药

癫痫患者应尽量早期用药、早期治疗,一旦确诊,需积极治疗,尽早用药,以避免癫痫发作引起脑损害,防止智力减退,治疗越早,效果越好。

二、对症选药

根据发作类型合理选择药物。不同类型的癫痫可选择的药物见表 14-1。

表 14-1 癫痫发作类型及抗癫痫药物

癫痫发作类型	抗癫痫药物
大发作	苯妥英钠、卡马西平、苯巴比妥、丙戊酸钠、扑米酮
持续状态	地西泮、苯巴比妥、苯妥英钠、劳拉西泮
小发作	乙琥胺、丙戊酸钠、氯硝西泮
精神运动性发作	卡马西平、苯妥英钠、苯巴比妥、丙戊酸钠、扑米酮
单纯局限性发作	苯妥英钠、卡马西平、苯巴比妥

三、单药为主

抗癫痫药以单用为主,通常应尽量采用单药治疗,小剂量开始,逐渐增加剂量至能控制发作且不引起严重不良反应为度。单药治疗的优点是无药物间相互作用、不良反应少、费用少、依从性好,单药治疗可使约 65% 的发作得到控制。若单用一种药难以奏效或对于混合型癫痫患者,常需合并用药。联合用药一般不宜超过 3 种,要注意药物间相互作用可能引起的不良反应。

四、久用慢停

治疗过程中不宜突然停药,需坚持长期用药,减少复发。即使癫痫症状完全控制后,也不可随意停药,应维持 2～3 年,然后在数月至 1～2 年内逐渐减量至停药,防止反跳,一般大发作患者减药过程至少要 1 年,小发作至少需 6 个月,部分患者需终生用药。

五、正确用药

在用药治疗过程中,不宜随意更换药物,确需更换药物时,应采用逐渐过渡换药方法,即在原用药物的基础上,在逐渐减少原用药物的剂量的同时,逐渐加用新药的剂量,待其发挥疗效后,将原用药物减量渐停,防止发生反跳现象,诱发癫痫或导致癫痫持续状态。

六、加强监测

治疗癫痫的药物都有一定的毒副作用,常用药物是较安全的,不良反应多为轻微、可逆的。但每个人对药物的反应有差异,对于长期使用抗癫痫药的患者,用药期间需密切和定期进行相关检查,观察药效与不良反应,定期监测血药浓度和血常规、肝肾功能,如出现过敏、中毒症状,应及时与医生取得联系,以免出现严重后果,对症处理。

第三节　抗惊厥药

惊厥(convulsion)是中枢神经系统过度兴奋的一种症状,表现为全身骨骼肌不自主地强烈收缩,呈强直性或阵挛性抽搐。多伴有意识障碍,如救治不及时,可危及生命。惊厥发病与多种因素相关,包括遗传、感染、中毒、微量元素缺乏、离子紊乱、神经递质失衡等。多见于小儿高热、子痫、破伤风、癫痫大发作和中枢兴奋药中毒等。

常用抗惊厥药包括巴比妥类、苯二氮䓬类中的部分药物、水合氯醛以及硫酸镁。

硫酸镁(magnesium sulfate)

硫酸镁可因给药途径不同而产生不同的药理作用。口服给药很少吸收,有泻下和利胆作用,外用热敷可消炎去肿,注射给药则产生全身作用。

【药理作用】

Mg^{2+} 参与多种酶活性的调节,在神经冲动传递和神经肌肉应激性维持等方面发挥重要作用。作用机制可能是由于 Mg^{2+} 和 Ca^{2+} 化学性质相似,可特异性地竞争 Ca^{2+} 结合位点,拮抗 Ca^{2+} 的作用。如运动神经末梢 ACh 的释放过程需要 Ca^{2+} 参与,而 Mg^{2+} 竞争拮抗 Ca^{2+} 的这种作用,干扰 ACh 的释放,使神经肌肉接头处 ACh 减少,导致骨骼肌松弛。同时 Mg^{2+} 也作用于中枢神经系统,引起感觉及意识丧失。出于同样的原理,当 Mg^{2+} 过量引起中毒时亦可用 Ca^{2+} 来解救。

【临床应用】

临床上主要用于缓解子痫、破伤风等惊厥,也常用于高血压危象。临床上常以肌内注射或静脉滴注给药。

【主要制剂】

硫酸镁注射液:10 mL∶1 g;10 mL∶2.5 g。

【用法用量】

(1) 首次负荷剂量为 2.5～4 g,用 25% 葡萄糖注射液稀释至 20 mL 后,5 min 内缓慢静脉注射,以后每小时 1～2 g 静脉滴注维持。

(2) 治疗应持续至发作停止。控制抽搐理想的血清镁浓度为 6 mg/100 mL。24 h 用药总量不应超过 30 g,根据膝腱反射、呼吸频率和尿量监测调整用量。

【不良反应】

（1）静脉注射硫酸镁常引起潮红、出汗、口干等症状，快速静脉注射可引起恶心、呕吐、心慌、头晕，个别患者出现眼球震颤，减慢注射速度症状可消失。

（2）肾功能不全、用药剂量大时，可发生血清镁聚积，血清镁浓度达 5 mmol/L 时，肌肉兴奋性受抑制，感觉反应迟钝，膝腱反射消失，呼吸开始受抑制。血清镁浓度达 6 mmol/L 时可发生呼吸停止和心律失常，心脏传导阻滞，浓度进一步升高，可使心搏停止。

（3）连续使用硫酸镁可引起便秘，部分患者可出现麻痹性肠梗阻，停药后好转。

（4）极少数患者血钙降低，出现低钙血症。

（5）镁离子可自由通过胎盘屏障，造成新生儿高镁血症，表现为肌张力低、吸吮力差、不活跃、哭声不响亮等，少数有呼吸抑制现象。

【注意事项】

（1）应用硫酸镁注射液前须检查肾功能，如肾功能不全应慎用，用药量应减小。

（2）有心肌损害、心脏传导阻滞时应慎用或不用。

（3）每次用药前和用药过程中，定时做膝腱反射检查，测定呼吸次数，观察排尿量，抽血查血镁浓度，出现膝腱反射明显减弱或消失，或呼吸次数每分钟少于 16 次，每小时尿量少于 30 mL 或 24 h 尿量少于 600 mL 时，应及时停药。

（4）用药过程中突然出现胸闷、胸痛、呼吸急促，应及时听诊，必要时行胸部 X 线摄片，以便及早发现肺水肿。

（5）如出现急性镁中毒，可用钙剂静脉注射解救，常用 10% 葡萄糖酸钙注射液 10 mL 缓慢注射。

【相互作用】

与硫酸镁配伍禁忌的药物有硫酸多黏菌素 B、硫酸链霉素、葡萄糖酸钙、盐酸多巴酚丁胺、盐酸普鲁卡因、四环素、青霉素和萘夫西林（乙氧萘青霉素）。

 本章思维导图

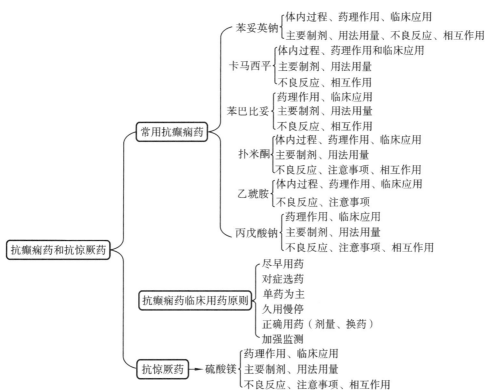

目 标 检 测

1. 苯妥英钠与苯巴比妥相比,其抗癫痫作用的特点是(　　)。

A. 治疗剂量时不抑制中枢神经系统　B. 不良反应少

C. 起作用快　　　　　　　　　　　D. 刺激性小　　　　　　　　　E. 对各种癫痫都有效

2. 下列叙述中错误的是(　　)。

A. 苯妥英钠能诱导其自身的代谢

B. 扑米酮可代谢为苯巴比妥

C. 丙戊酸钠对所有类型的癫痫都有效

D. 乙琥胺对失神小发作的疗效优于丙戊酸钠

E. 硝西泮对肌阵挛性发作和小发作疗效较好

3. 苯妥英钠抗癫痫作用的主要机制是(　　)。

A. 抑制病灶异常发电　　　　　　B. 稳定神经细胞膜,阻止放电扩散

C. 抑制脊髓神经元　　　　　　　D. 抑制骨骼肌收缩　　　　　　E. 广泛抑制大脑皮质

4. 长期应用苯妥英钠应补充(　　)。

A. 维生素 K　　　　　　　　　　B. 维生素 B_1　　　　　　　　　C. 叶酸

D. 甲酰四氢叶酸　　　　　　　　E. 维生素 C

5. 下列抗癫痫药中同时具有抗心律失常作用的是(　　)。

A. 丙戊酸钠　　　B. 地西泮　　　C. 乙琥胺　　　　D. 卡马西平　　　E. 苯妥英钠

6. 关于苯妥英钠的药动学特点,下列叙述不正确的是(　　)。

A. 口服吸收慢而不规则　　　　　B. 一般血药浓度为 $10\ \mu g/mL$ 时可有效控制大发作

C. 血浆蛋白结合率高　　　　　　D. 生物利用度有明显个体差异

E. 急需时,最好采用肌内注射

7. 对癫痫强直-阵挛性发作、失神性发作和肌阵挛性发作均有效的药物是(　　)。

A. 苯巴比妥　　　B. 卡马西平　　　C. 丙戊酸钠　　　D. 苯妥英钠　　　E. 乙琥胺

8. 下列药物中对癫痫并发的精神症状以及锂盐并发的躁狂抑郁症均有效的是(　　)。

A. 苯巴比妥　　　B. 卡马西平　　　C. 扑米酮　　　　D. 苯妥英钠　　　E. 乙琥胺

9. 能有效治疗癫痫强直-阵挛性发作而无镇静催眠作用的首选药物是(　　)。

A. 地西泮　　　　B. 苯妥英钠　　　C. 苯巴比妥　　　D. 乙琥胺　　　　E. 氨己烯酸

第十五章　抗精神失常药

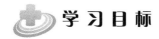

学习目标

知识目标

1. 掌握:氯丙嗪的药理作用、临床应用、不良反应及禁忌证。
2. 熟悉:碳酸锂及丙咪嗪的药理作用和临床应用。
3. 了解:其他抗精神失常药的药理作用和临床应用。

技能目标

能为不同类型精神失常患者正确选择药物,并指导患者合理用药。

案例导入

　　患者,男,39岁,言行怪异并出现幻觉、妄想1年入院。平时说话较少,脾气暴躁,很少与人交往。1年前因失恋受到很大打击,听到警车鸣响就害怕,看到陌生人就恐慌、激越,时而自语自笑,凝神倾听,认为自己是个大人物,受到坏人监视、追杀。入院诊断为"精神分裂症",医生给予氯丙嗪治疗,服用数月后病情好转。

　　讨论:

　　1. 氯丙嗪治疗精神分裂症的机制是什么?

　　2. 在使用过程中应注意观察哪些不良反应?

　　精神失常(psychiatric disorders)是一类由多种病理因素导致的情感、认知、意识和行为等精神活动不同程度异常的疾病。根据临床症状不同,分为精神分裂症、躁狂症、抑郁症和焦虑症。凡能消除患者的精神活动障碍并使其恢复正常状态的药物统称为抗精神失常药,根据临床应用可分为抗精神分裂症药、抗躁狂症药、抗抑郁症药和抗焦虑症药。

第一节　抗精神分裂症药

　　精神分裂症主要表现为患者的精神活动与客观现实相脱离,造成患者思维、情感、行为之间不协调,是最为常见的一类精神科疾病。根据临床症状可分为Ⅰ型和Ⅱ型,Ⅰ型以阳性症状(躁动、幻觉、妄想等)为主;Ⅱ型以阴性症状(情感淡漠、主动性缺乏、意志减退等)为主。

　　由于大多数用于治疗精神分裂症的药物对其他精神失常症状也有效,故统称为抗精神病药,也称作神经安定药。根据临床用途,可将抗精神病药分为两类:①典型抗精神病药,如氯丙嗪、奋乃静、氟奋乃静、氟哌啶醇等,主要用于阳性症状者;②非典型抗精神病药,如氯氮平、舒必利、利培酮等,多数对阳性症状和阴性症状有效。经典抗精神分裂症药根据化学结构又分为四类:吩噻嗪类(phenothiazine)、硫杂

本章PPT

微课

案例导入
参考答案

Note

蒽类(thioxanthene)、丁酰苯类(butyrophenone)及其他类。

一、吩噻嗪类

吩噻嗪具有由硫、氮联结两个苯环的一种三环结构,其 2 位、10 位被不同基团取代就得到不同吩噻嗪类抗精神分裂症药。根据吩噻嗪类抗精神分裂症药 C_{10} 侧链不同,又被分为二甲胺类、哌嗪类和哌啶类。哌嗪类抗精神病作用最强,其次是二甲胺类,哌啶类最弱。目前国内临床常用的有氯丙嗪(chlorpromazine)、奋乃静(perphenazine)、氟奋乃静(fluphenazine)、三氟拉嗪(trifluoperazine)等。氯丙嗪是吩噻嗪类药物的典型代表,也是应用最广泛的抗精神分裂症药。

氯丙嗪

氯丙嗪又名冬眠灵(wintermin),其抗精神分裂症作用的主要机制是拮抗脑内边缘系统多巴胺(dopamine,DA)受体。氯丙嗪也能拮抗肾上腺素 α 受体和 M 胆碱受体,因此其药理作用广泛,这是其长期应用而产生严重不良反应的基础。DA 能神经元并不只存在于边缘系统,如 D_2 样受体也分布在黑质-纹状体系统(锥体外系)以及其他区域(如下丘脑控制激素释放因子处)。因此,DA 受体拮抗剂氯丙嗪虽可改善精神分裂症症状,但长期应用也可导致锥体外系运动障碍和内分泌改变。尽管氯丙嗪选择性较低,但作为第一个精神安定药及抗精神失常药,目前在临床治疗中仍发挥着巨大的作用。

【体内过程】

氯丙嗪口服后吸收慢而不规则,达到血药浓度峰值的时间为 2～4 h。肌内注射吸收迅速,进入血液后,90% 以上与血浆蛋白结合。氯丙嗪分布于全身,在脑、肺、肝、脾、肾中较多,其中脑内浓度可达血浆浓度的 10 倍。主要在肝经 P_{450} 酶系代谢为多种产物,经肾排泄。其因脂溶性高,易蓄积于脂肪组织,停药后数周乃至半年后,尿中仍可检出其代谢物。不同个体口服相同剂量的氯丙嗪后血药浓度可相差 10 倍以上,故给药剂量应个体化。氯丙嗪在体内的消除和代谢随年龄而递减,故老年患者须减量。

【药理作用】

1. 对中枢神经系统的作用

(1) 抗精神分裂症作用:氯丙嗪对中枢神经系统有较强的抑制作用,也称神经安定作用(neuroleptic effect)。精神分裂症患者服用氯丙嗪后显现良好的抗精神分裂症作用,能迅速控制兴奋躁动状态,大剂量连续用药能消除患者的幻觉和妄想等症状,减轻思维障碍,使患者恢复理智,安定情绪,生活自理。对抑郁无效,甚至可使抑郁加重。

氯丙嗪等吩噻嗪类主要通过拮抗中脑-边缘系统和中脑-皮质系统的 D_2 样受体而发挥疗效。但是,由于氯丙嗪对这两个通路和黑质-纹状体通路的 D_2 样受体的亲和力几乎无差异,因此,在长期应用氯丙嗪的患者中,锥体外系反应的发生率较高。

(2) 镇吐作用:氯丙嗪具有较强的镇吐作用。小剂量时拮抗延髓第四脑室底部的催吐化学感受区的 D_2 受体,可对抗 DA 受体激动剂阿扑吗啡(apomorphine)引起的呕吐反应。大剂量的氯丙嗪直接抑制呕吐中枢。但是,氯丙嗪不能对抗前庭刺激引起的呕吐。对顽固性呃逆有效,其机制是氯丙嗪抑制位于延髓与催吐化学感受区旁呃逆的中枢调节部位。

(3) 对体温调节的作用:氯丙嗪对下丘脑体温调节中枢有很强的抑制作用,与解热镇痛药不同,氯丙嗪不仅降低发热机体的体温,也能降低正常体温。氯丙嗪的降温作用随外界环境温度而变化,环境温度越低其降温作用越显著,与物理降温同时应用,则有协同降温作用;在炎热天气,氯丙嗪却可使体温升高,这是其干扰了机体正常散热机制的结果。

2. 对自主神经系统的作用 氯丙嗪能拮抗 α 受体和 M 受体。拮抗 α 受体可致血管扩张、血压下降,但由于连续用药可产生耐受性,且有较多副作用,故不适合高血压的治疗。拮抗 M 受体作用较弱,可引起口干、便秘、视物模糊。

3. 对内分泌系统的影响 结节-漏斗系统中的 D_2 亚型受体可促使下丘脑分泌多种激素,如催乳素释放抑制因子、促卵泡激素释放因子、黄体生成素释放因子和 ACTH 等。氯丙嗪拮抗 D_2 亚型受体,增加催乳素的分泌,抑制促性腺激素和糖皮质激素的分泌。氯丙嗪也可抑制垂体生长激素的分泌,可用于巨人症的治疗。

【临床应用】

1. 精神分裂症 氯丙嗪能够显著缓解阳性症状(如进攻、亢进、妄想、幻觉等),但对阴性症状(冷漠等)效果不显著。急性期药物起效较快。氯丙嗪主要用于Ⅰ型精神分裂症(精神运动性兴奋和幻觉妄想为主)的治疗,尤其对急性患者效果显著,但不能根治,需长期用药,甚至终生治疗;对慢性精神分裂症患者疗效较差。对Ⅱ型精神分裂症患者无效甚至加重病情。氯丙嗪对其他精神分裂症伴有的兴奋、躁动、紧张、幻觉和妄想等症状也有显著疗效。对各种器质性精神分裂症(如脑动脉硬化性精神分裂症、感染中毒性精神分裂症等)和症状性精神分裂症的兴奋、幻觉和妄想症状也有效,但剂量要小,症状控制后须立即停药。

2. 呕吐和顽固性呃逆 氯丙嗪对多种药物(如洋地黄、吗啡、四环素等)和疾病(如尿毒症和恶性肿瘤)引起的呕吐具有显著的镇吐作用。对顽固性呃逆具有显著疗效。对晕动症无效。

3. 低温麻醉与人工冬眠 物理降温(冰袋、冰浴)配合氯丙嗪可降低患者体温,因而可用于低温麻醉。氯丙嗪与其他中枢抑制药(哌替啶、异丙嗪)合用,则可使患者深睡,体温、基础代谢及组织耗氧量均降低,增强患者对缺氧的耐受力,减轻机体对伤害性刺激的反应,并可使自主神经传导阻滞及中枢神经系统反应性降低,机体处于这种状态,称为"人工冬眠",有利于机体度过危险的缺氧缺能阶段,为进行其他有效的对因治疗争取时间。人工冬眠多用于严重创伤、感染性休克、高热惊厥、中枢性高热及甲状腺危象等病症的辅助治疗。

【主要制剂】

(1)盐酸氯丙嗪片:12.5 mg;25 mg;50 mg。

(2)盐酸氯丙嗪注射液:1 mL∶10 mg;1 mL∶25 mg;2 mL∶50 mg。

【用法用量】

1. 口服

(1)用于精神分裂症或躁狂症,从小剂量开始,一次 25～50 mg,一日 2～3 次,每隔 2～3 日缓慢逐渐递增至一次 25～50 mg,治疗剂量为一日 400～600 mg。

(2)用于其他精神病,剂量应偏小。

(3)体弱者剂量应偏小,缓慢加量。用于止呕,一次 12.5～25 mg,一日 2～3 次。

2. 肌内注射 一次 25～50 mg,一日 2 次,待患者合作后改为口服。

3. 静脉滴注 从小剂量开始,25～50 mg 稀释于 500 mL 葡萄糖氯化钠注射液中缓慢静脉滴注,一日 1 次,每隔 1～2 日缓慢增加 25～50 mg,治疗剂量为一日 100～200 mg。不宜静脉推注。

【不良反应】

氯丙嗪的药理作用广泛,所以不良反应也较多。

1. 常见不良反应 ①中枢抑制症状,如嗜睡、淡漠、无力等;②M 受体拮抗症状,如视物模糊、口干、无汗、便秘、眼内压升高等;③α 受体拮抗症状,如鼻塞、血压下降、体位性低血压及反射性心悸等。局部刺激性较强,可用深部肌内注射。静脉注射可致血栓性静脉炎,应以生理盐水或葡萄糖注射液稀释后缓慢注射。为防止体位性低血压,注射给药后应卧床休息 2 h 左右,然后缓慢起立。

2. 锥体外系反应 长期大量服用氯丙嗪可出现 3 种反应:①帕金森综合征(震颤、肌僵直、运动迟缓、唾液分泌过多等);②静坐不能(坐立不安、反复徘徊);③急性肌张力障碍(多出现在用药后第 1 天至第 5 天。舌、面、颈及背部肌肉痉挛,患者可出现强迫性张口、伸舌、斜颈、呼吸运动障碍及吞咽困难)。以上 3 种反应可通过减少药量、停药来减轻或消除,也可用抗胆碱药来缓解。

此外,长期服用氯丙嗪后,部分患者还可引起一种特殊而持久的运动障碍,表现为口-面部不自主的刻板运动,广泛性舞蹈样手足徐动症,称为迟发性运动障碍。停药后仍长期不消失。此反应难以治疗,用抗胆碱药反而使症状加重,抗 DA 药使此反应减轻。

3. 精神异常 氯丙嗪本身可以引起精神异常,如意识障碍、萎靡、淡漠、兴奋、躁动、消极、抑郁、幻觉、妄想等,应与原有疾病加以鉴别,一旦发生应立即减量或停药。

4. 惊厥与癫痫 少数患者用药过程中出现局部或全身抽搐,有癫痫样放电,有惊厥或癫痫史者更易发生,应慎用,必要时加用抗癫痫药。

5. 过敏反应 常见症状有皮疹、接触性皮炎。

6. 心血管和内分泌系统反应 体位性低血压,持续性低血压休克,多见于年老伴动脉硬化、高血压患者;心电图异常,心律失常。长期用药还会引起内分泌系统紊乱,如乳腺增生、泌乳、月经停止、抑制儿童生长等。

7. 急性中毒 一次吞服大剂量氯丙嗪后,可致急性中毒,患者出现昏睡、血压下降至休克水平,并出现心肌损害,如心动过速、心电图异常(P-R 间期或 Q-T 间期延长,T 波低平或倒置),此时应立即对症治疗。

【相互作用】

(1)氯丙嗪与乙醇或其他中枢神经系统抑制药合用时,中枢抑制作用增强,联合使用时应注意调整剂量。

(2)某些肝药酶诱导剂如苯妥英钠、卡马西平等可加速氯丙嗪的代谢,应注意适当调整剂量。

(3)与抗高血压药合用易致体位性低血压。

奋乃静对慢性精神分裂症的疗效优于氯丙嗪;氟奋乃静和三氟拉嗪抗幻觉、妄想作用,以及对行为退缩、情感淡漠等症状疗效较好。与氯丙嗪相比,这三种药抗精神病作用及锥体外系反应突出,而镇静作用弱。硫利达嗪(thioridazine)的镇静作用明显,但抗幻觉、妄想作用不及氯丙嗪。因锥体外系反应少,作用温和,老人较易耐受。

氯丙嗪、奋乃静、氟奋乃静、三氟拉嗪、硫利达嗪结构相似,但其作用特点有所不同(表 15-1)。

表 15-1 氯丙嗪、奋乃静、氟奋乃静、三氟拉嗪、硫利达嗪的作用特点比较

药　　物	抗精神病作用强度	镇 静 作 用	锥体外系反应	低血压反应
氯丙嗪	1	＋＋＋	＋＋	＋＋＋(肌内注射) ＋＋(口服)
奋乃静	10	＋	＋＋＋	＋
氟奋乃静	50	＋	＋＋＋	＋
三氟拉嗪	20	＋＋	＋＋＋	＋
硫利达嗪	0.5～1	＋＋	＋	＋＋

注:＋表示弱;＋＋表示较强;＋＋＋表示强。

二、硫杂蒽类

硫杂蒽类(thioxanthene)的基本结构与吩噻嗪类相似,但在吩噻嗪环上第 10 位的氮原子被碳原子取代,所以此类药物的基本药理作用与吩噻嗪类也极为相似。

氯普噻吨(chlorprothixene)

氯普噻吨,也称泰尔登(tardan),又名氯丙硫蒽,是硫杂蒽类药物的代表,其结构与三环类抗抑郁药相似,故有较弱的抗抑郁作用。其调整情绪,控制焦虑、抑郁的作用较氯丙嗪强,但抗幻觉、妄想作用不及氯丙嗪。

【药理作用】

本药可通过阻断脑内神经突触后多巴胺受体而改善精神障碍;可产生阻断 α 受体而影响下丘脑和垂体的激素分泌;抑制延脑的化学感受区而起止吐作用;减少脑干上行激活系统而起镇静作用。

【临床应用】

用于急性和慢性精神分裂症,适用于伴有精神运动性激越、焦虑、抑郁症状的精神障碍。

【主要制剂】

(1) 氯普噻吨片:12.5 mg;15 mg;25 mg;50 mg。

(2) 氯普噻吨注射液:2 mL:26.90 mg。

【用法用量】

(1) 口服:从小剂量开始,首次剂量为 25～50 mg,一日 2～3 次,以后逐渐增加至一日 400～600 mg。维持量为一日 100～200 mg。6 岁以上儿童开始剂量为一次 25 mg,一日 3 次,渐增至一日 150～300 mg,维持量为一日 50～150 mg。

(2) 对兴奋、躁动、不合作的患者可肌内注射,一次 30 mg,一日 2～3 次。

【不良反应】

(1) 头晕、嗜睡、无力、体位性低血压和心悸、口干、便秘、视物模糊、排尿困难等抗胆碱能症状。

(2) 剂量偏大时可出现锥体外系反应,如震颤、僵直、流涎、运动迟缓、静坐不能、急性肌张力障碍。长期大量使用可引起迟发性运动障碍。

(3) 可引起血浆中泌乳素浓度增加,可能有关的症状为溢乳、男子乳房女性化、月经失调、闭经。

(4) 可引起肝功能损害、粒细胞减少。偶可引起癫痫。偶见过敏性皮疹及恶性综合征。

(5) 注射剂可引起注射局部红肿、疼痛、硬结。

【注意事项】

(1) 心血管疾病(如心功能衰竭、心肌梗死、传导异常)患者慎用。

(2) 出现迟发性运动障碍,应停用所有的抗精神病药。

(3) 肝、肾功能不全者应减量。

(4) 用药期间不宜驾驶车辆、操作机械或高空作业。

(5) 注射制剂的注射液颜色变深或有沉淀时禁止使用。

【相互作用】

(1) 能促使中枢神经系统抑制药如吸入全麻药或巴比妥类等静脉全麻药增效,合用时应将中枢神经系统抑制药的用量减少到常用量的 1/4～1/2。

(2) 可降低惊厥阈值,使抗惊厥药作用减弱,不宜用于癫痫患者。

(3) 可掩盖某些抗生素(如氨基糖苷类)的耳毒性。

三、丁酰苯类

尽管丁酰苯类(butyrophenone)的化学结构与吩噻嗪类完全不同,但其药理作用和临床应用与吩噻嗪类相似。

氟哌啶醇(haloperidol)

【药理作用】

氟哌啶醇是第一个合成的丁酰苯类药物,是这类药物的典型代表。其化学结构与氯丙嗪完全不同,却能选择性拮抗 D₂ 样受体,有很强的抗精神分裂症作用。在同等剂量时,其拮抗多巴胺受体的作用为氯丙嗪的 20～40 倍,因此属于强效低剂量的抗精神病药。特点为抗焦虑症、抗精神病作用强而久,对精神分裂症和其他精神病的躁狂症状都有效。镇吐作用亦较强,但镇静作用弱。降温作用不明显。抗胆碱及抗 NA 的作用较弱,心血管系统不良反应较少。口服吸收快,3～6 h 血浆浓度达高峰。$t_{1/2}$ 一般为 21 h(13～35 h)。在肝内代谢,单剂口服后约 40% 在 5 日内由尿排出。胆汁也可排泄少量。

【临床应用】

用于急、慢性各型精神分裂症、躁狂症、抽动秽语综合征。控制兴奋躁动、敌对情绪和攻击行为的效果较好。因本药心血管系统不良反应较少,也可用于脑器质性精神障碍和老年性精神障碍。

【主要制剂】

(1) 氟哌啶醇片:2 mg;4 mg。

（2）氟哌啶醇注射液：1 mL：5 mg。

【用法用量】

1. 口服

（1）治疗精神分裂症，从小剂量开始，起始剂量为一次 2～4 mg，一日 2～3 次。逐渐增加至常用量，一日 10～40 mg，维持剂量为一日 4～20 mg。

（2）治疗抽动秽语综合征，一次 1～2 mg，一日 2～3 次。

2. 肌内注射　常用于兴奋躁动和精神运动性兴奋，成人剂量一次 5～10 mg，一日 2～3 次，安静后改为口服。

3. 静脉滴注　10～30 mg 加入 250～500 mL 葡萄糖注射液内，静脉滴注。

【不良反应】

（1）锥体外系反应较重且常见，急性肌张力障碍在儿童和青少年更易发生，出现明显的扭转痉挛，吞咽困难，静坐不能及类帕金森病。

（2）长期大量使用可出现迟发性运动障碍。

（3）可出现口干、视物模糊、乏力、便秘、出汗等。

（4）可引起血浆中泌乳素浓度增大，可能有关的症状为溢乳、男子乳房女性化、月经失调、闭经。

【注意事项】

（1）下列情况应慎用：心脏病尤其是心绞痛、药物引起的急性中枢神经抑制、癫痫、肝功能损害、青光眼、甲状腺功能亢进或毒性甲状腺肿、肺功能不全、肾功能不全、尿潴留。

（2）应定期检查肝功能与白细胞计数。

（3）用药期间不宜驾驶车辆、操作机械或高空作业。

（4）注射制剂注射液颜色变深或有沉淀时禁止使用。

【相互作用】

（1）与乙醇或其他中枢神经抑制药合用，中枢抑制作用增强。

（2）与苯丙胺合用，可降低后者的作用。

（3）与巴比妥或其他抗惊厥药合用时，可改变癫痫的发作形式，不能使抗惊厥药增效。

（4）与抗高血压药合用时，可产生严重低血压。

（5）与肾上腺素合用，由于阻断了 α 受体，使 β 受体的活动占优势，可导致血压下降。

氟哌利多（droperdol）

【药理作用】

氟哌利多也称氟哌啶。氟哌利多在体内代谢快，作用维持时间短，作用时间在 6 h 左右，知觉的改变约需 12 h，作用与氟哌啶醇相似。抗精神病作用主要与其拮抗多巴胺受体，并可促进脑内多巴胺的转化有关。氟哌利多吸收快，肌内注射后起效时间几乎与静脉注射相同，在体内广泛代谢，75% 从尿中排出，其余从粪便中排泄。血浆 $t_{1/2}$ 分为两个部分，开始为 10 min，最终为 2.2 h。因为其作用时间比芬太尼长，故第二次重复给药一般只给芬太尼，避免氟哌利多蓄积。

【临床应用】

用于精神分裂症和躁狂症兴奋状态。本药有神经安定作用及可增强镇痛药的镇痛作用，与芬太尼合用静脉注射时，可使患者产生特殊麻醉状态，称为神经安定镇痛术，用于大面积烧伤换药，各种内窥镜检查。

【主要制剂】

氟哌利多注射液：2 mL：5 mg；2 mL：10 mg。

【用法用量】

（1）用于控制急性精神病的兴奋躁动：肌内注射，一日 5～10 mg。

（2）用于神经安定镇痛：5 mg 加入 0.1 mg 枸橼酸芬太尼，在 2～3 min 内缓慢静脉注射。

【不良反应】

（1）锥体外系反应较重且常见，急性肌张力障碍在儿童和青少年中更易发生，出现明显的扭转痉挛、吞咽困难、静坐不能及类帕金森病。

（2）可出现口干、视物模糊、乏力、便秘、出汗等。

（3）可引起血浆中泌乳素浓度增加，可能有关的症状为溢乳、男子乳房女性化、月经失调、闭经。

（4）少数患者可能引起抑郁反应。

（5）可引起注射局部红肿、疼痛、硬结。

【注意事项】

（1）下列情况慎用：心脏病尤其是心绞痛、药物引起的急性中枢神经抑制、癫痫、肝功能损害、青光眼、甲状腺功能亢进或毒性甲状腺肿、肺功能不全、肾功能不全、尿潴留。

（2）应定期检查血常规、肝功能。

（3）注射液颜色变深或产生沉淀时禁止使用。

【相互作用】

（1）本药与乙醇或其他中枢神经系统抑制药合用，中枢抑制作用增强。

（2）本药与抗高血压药合用，易致体位性低血压。

四、其他类

五氟利多（penfluridol）

【药理作用】

五氟利多属二苯基丁基哌啶类（diphenylbutylpiperidines），是口服长效抗精神分裂症药，一次用药，疗效可维持 1 周。其长效的原因可能与储存的脂肪组织缓慢释放入血有关。五氟利多能阻断 D_2 样受体，有较强的抗精神分裂症作用，亦可镇吐。对精神分裂症的疗效与氟哌啶醇相似，镇静作用较弱。

【临床应用】

适用于急、慢性精神分裂症，尤其适用于慢性患者，对幻觉、妄想、退缩均有较好疗效。

【主要制剂】

五氟利多片：10 mg；20 mg。

【用法用量】

口服。治疗剂量范围为 20～120 mg，每周一次。宜从每周 10～20 mg 开始，逐渐增量，每一周或两周增加 10～20 mg，以减少锥体外系反应。通常治疗量为一周 30～60 mg，待症状消失后用原剂量继续巩固 3 个月，维持剂量为每周 10～20 mg。

【不良反应】

（1）主要为锥体外系反应，如静坐不能、急性肌张力障碍和类帕金森病。

（2）长期大量使用可发生迟发性运动障碍，亦可发生嗜睡、乏力、口干、月经失调、溢乳、焦虑或抑郁反应等。

（3）偶见过敏性皮疹、心电异常、粒细胞减少及恶性综合征。

【注意事项】

（1）肝、肾功能不全者慎用。

（2）不宜与其他抗精神病药合用，避免增加锥体外系反应的危险性。

（3）应定期检查肝功能与白细胞计数。

（4）用药期间不宜驾驶车辆、操作机械或高空作业。

【相互作用】

（1）与乙醇或其他中枢神经系统抑制药合用，中枢抑制作用增强。

（2）与抗高血压药合用，有增加体位性低血压的危险。

第二节　抗躁狂症药和抗抑郁症药

一、抗躁狂症药

躁狂症以情感高涨或易激惹为主要临床表现,伴随精力旺盛、言语增多、活动增多,严重时伴有幻觉、妄想、紧张症状等精神病性症状。其发病机制与脑内 5-HT 缺乏,NA 功能活动增强有关。

抗躁狂症药(antimanic drugs)是一类能抑制去甲肾上腺素能神经功能,消除躁狂症状的药物。治疗躁狂症的药物有锂制剂(碳酸锂)、抗精神病药(氯丙嗪、氟哌啶醇、奥氮平)、抗癫痫药(卡马西平、丙戊酸钠)以及钙通道阻滞剂等,其中碳酸锂最为常用。

碳酸锂(lithium carbonate)

【体内过程】

碳酸锂口服吸收快,但通过血脑屏障进入神经组织需一定时间,故显效慢,经 6～7 天症状才有改善。主要由肾脏排泄,因与钠离子竞争性重吸收,钠盐摄入量改变对血浆锂离子的浓度有显著影响。

【药理作用】

碳酸锂可抑制脑内 NA 的释放,并促进其再摄取与灭活,使突触间隙 NA 浓度降低,产生抗躁狂作用。治疗量对正常人精神活动几乎无影响,但可改善躁狂症和精神分裂症患者的躁狂症状,使言语、行为恢复正常,长期用药还可防止继发性抑郁症。

【临床应用】

主要治疗躁狂症,对躁狂和抑郁交替发作的双相情感性精神障碍有很好的治疗和预防复发作用,对反复发作的抑郁症也有预防发作作用,可用于治疗分裂-情感性精神病。

【主要制剂】

(1)碳酸锂片:0.1 g;0.25 g。

(2)碳酸锂缓释片:0.3 g。

【用法用量】

(1)碳酸锂片:口服。成人用量按体重 20～25 mg/kg 计算,躁狂症治疗剂量为一日 600～2000 mg,分 2～3 次服用,宜在饭后服,以减少对胃的刺激,剂量应逐渐增加并参照血锂浓度调整。维持剂量为一日 500～1000 mg。

(2)碳酸锂缓释片:口服。剂量应逐渐增加并参照血锂浓度调整,治疗期一日 0.9～1.5 g,分 1～2 次服用,维持治疗量为一日 0.6～0.9 g。

【不良反应】

(1)常见不良反应有口干、烦渴、多饮、多尿、便秘、腹泻、恶心、呕吐、上腹部痛。

(2)神经系统不良反应:双手细震颤、萎靡、无力、嗜睡、视物模糊、腱反射亢进。

(3)可引起白细胞升高。

(4)上述不良反应加重可能是中毒的先兆,应密切观察。

【注意事项】

(1)由于锂盐的治疗指数低,治疗量和中毒量较接近,应对血锂浓度进行监测,帮助调节治疗量及维持量,及时发现急性中毒。

(2)治疗期应每 1～2 周测量血锂一次,维持治疗期可每月测定一次。

(3)脑器质性疾病、严重躯体疾病和低钠血症患者慎用本药。

(4)服用本药患者需注意体液大量丢失,如持续呕吐、腹泻、大量出汗等情况易引起锂中毒。服用本药期间不可进行低盐饮食。

(5)长期服药者应定期检查肾功能和甲状腺功能。

【相互作用】

（1）与氨茶碱、咖啡因或碳酸氢钠合用时，本药的尿排出量增加，血药浓度和药效降低。

（2）与氯丙嗪及其他吩噻嗪衍生物合用时，氯丙嗪的血药浓度降低。

二、抗抑郁症药

抑郁症是一种以情感病态变化为主要症状的精神病，表现为思维迟钝、消极悲观、情绪低落、意志行为减退，并伴有早醒、消瘦等症状。发病机制与 5-HT 能神经功能活动降低有关。抗抑郁症药（antidepressant drugs）是一类增强 5-HT 能神经和（或）去甲肾上腺素能神经功能而使精神振奋的药物。目前常用的抗抑郁症药包括三环类抗抑郁药、NA 再摄取抑制药、5-HT 再摄取抑制药及其他抗抑郁药。

（一）三环类抗抑郁药（tricyclic antidepressants，TCAs）

这些药物结构中都有 2 个苯环和 1 个杂环，故统称为三环类抗抑郁药，在结构上与吩噻嗪类有一定相关性。常用的有丙咪嗪（imipramine）、阿米替林等。

丙咪嗪（imipramine，米帕明）

【体内过程】

丙咪嗪口服吸收良好，但个体差异大。口服后 2～8 h 血药浓度达高峰，血浆 $t_{1/2}$ 为 10～24 h。广泛分布于全身组织，以脑、肝、肾及心脏分布量较多，主要在肝脏代谢，在侧链 N 上脱甲基转变为去甲基丙咪嗪，后者具有显著抗抑郁作用。丙咪嗪及去甲基丙咪嗪大部分被氧化为无效的羟化物或与葡萄糖醛酸结合，经肾排出。

【药理作用】

临床研究表明抑郁症患者脑内的 NA、5-HT 代谢异常，浓度降低。目前认为，丙咪嗪发挥抗抑郁症作用是通过抑制突触前膜对 NA、5-HT 的再摄取，使突触间隙 NA、5-HT 的浓度增高。

1. 中枢神经系统　正常人服用后出现安静、嗜睡、血压稍降、头晕、目眩、口干、视物模糊等；长期应用后可出现注意力不集中、思维能力低下等症状。但抑郁症患者连续用药后，情绪显著提高，精神振奋，症状减轻。本药起效慢，服用 2～3 周后才出现显著疗效，故不宜用于急性治疗。

2. 抗胆碱作用　治疗量有明显的抗胆碱作用，能阻断 M 受体，引起阿托品样作用。

3. 对心血管系统的影响　治疗量可降低血压，易致心律失常。

【临床应用】

主要用于各种原因引起的抑郁症。对内源性、反应性及更年期抑郁症疗效好，对精神分裂症的抑郁症状疗效较差。本药也可用于治疗酒精依赖症、慢性疼痛、遗尿症等。

【主要制剂】

盐酸丙咪嗪片：12.5 mg；25 mg。

【用法用量】

口服。常用量：开始时一次 25～50 mg，一日 2 次，早上与中午服用，晚上服药易引起失眠，不宜晚上服药。以后逐渐增加至一日总量 100～250 mg。最高量为一日 300 mg。维持量为一日 50～150 mg。小儿遗尿症，一次 25～50 mg，一日 1 次，睡前 1 h 服用。

【不良反应】

（1）常见不良反应有口干、便秘、视物模糊、尿潴留及眼内压升高等，前列腺肥大及青光眼患者禁用。

（2）对中枢神经系统的影响主要表现为嗜睡、乏力及肌肉震颤等，有些患者用量过大可转为躁狂、兴奋状态。

（3）其他还有过敏反应，可出现皮疹、粒细胞减少及黄疸等。

【注意事项】

（1）不得与单胺氧化酶抑制剂合用，应在停用单胺氧化酶抑制剂后 14 天使用本药。

（2）用药期间应定期检查血常规和肝肾功能。

（3）患者有转向躁狂倾向时应立即停药。

（4）用药期间不宜驾驶车船、操作机械或高空作业。

【相互作用】

（1）与乙醇合用，可使中枢神经抑制作用增强。

（2）与抗惊厥药合用，可降低抗惊厥药的作用。

（3）与抗组胺药或抗胆碱药合用，药效相互加强。

（4）与甲状腺制剂合用，可互相增效，导致心律失常。

阿米替林（amitriptyline）

【药理作用】

阿米替林为临床最常用的三环类抗抑郁药，其药理作用是阻断 NA、5-HT 的再摄取，从而使突触间隙的递质浓度升高，促使突触发挥传递功能而发挥抗抑郁作用，可使抑郁症患者的情绪、思维缓慢、行为迟缓及食欲不振等症状得到改善。

【临床应用】

适用于各型抑郁症或抑郁状态，也可用于治疗小儿遗尿。

【主要制剂】

盐酸阿米替林片：25 mg。

【用法用量】

口服。成人常用量开始时一次 25 mg，一日 2～3 次，然后根据病情和耐受情况逐渐增至一日 150～250 mg，一日 3 次，一日不超过 300 mg，维持量为一日 50～150 mg。

【不良反应】

（1）常见的不良反应有多汗、口干、视物模糊、排尿困难、便秘等。

（2）中枢神经系统不良反应有嗜睡、震颤、眩晕。

（3）可发生体位性低血压。

（4）偶见癫痫发作、骨髓抑制及中毒性肝损害等。

【注意事项】

（1）肝、肾功能严重不全，前列腺肥大，老年或心血管疾病患者慎用。

（2）使用期间应监测心电图。

（3）患者有转向躁狂倾向时应立即停药。

（4）用药期间不宜驾驶车船、操作机械或高空作业。

【相互作用】

（1）与舒托必利合用，有增加室性心律失常的危险，严重者可致尖端扭转型心律失常。

（2）与乙醇或其他中枢神经系统抑制药合用，中枢神经抑制作用增强。

（3）与肾上腺素、去甲肾上腺素合用，易致高血压及心律失常。

（二）NA 再摄取抑制药

NA 再摄取抑制药（noradrenaline reuptake inhibitors，NRIs）可选择性抑制 NA 的再摄取，主要用于以脑内 NA 缺乏为主的抑郁症，尤其适用于尿检 MH-PG（NA 的代谢物）显著减少的患者。这类药物的特点是奏效快，而镇静作用、抗胆碱作用和降压作用均比 TCAs 弱。常用的药物有地昔帕明等。

地昔帕明（desipramine，去甲丙咪嗪）

【药理作用】

地昔帕明为强效选择性 NA 再摄取抑制药，抑制 NA 再摄取是抑制 5-HT 再摄取作用的 100 倍；对 DA 的再摄取也有一定的抑制作用；阻断 M 受体和 α 受体的作用较弱；有轻度镇静作用。

【临床应用】

主要用于治疗抑郁症。

【主要制剂】

去甲丙咪嗪片:25 mg;50 mg。

【用法用量】

开始口服剂量为每次 25 mg,每日 3 次,逐渐增加到每次 50 mg,每日 3～4 次,需要时最大可用到每日 300 mg。老人应适当减量。

【不良反应】

与丙咪嗪相比,不良反应较小,但对心脏的影响与丙咪嗪相似。过量则导致血压降低、心律失常、震颤、惊厥、口干、便秘等。

【相互作用】

(1) 不能与拟交感胺类药物合用,因会明显增强后者的作用。

(2) 与 MAO 抑制剂合用也要慎重。

(3) 与胍乙啶及作用于肾上腺素能神经末梢的抗高血压药合用会明显降低抗高血压效果,因为抑制了药物经胺泵摄取进入末梢。

(三) 5-HT 再摄取抑制药

本类药对 5-HT 再摄取抑制作用选择性高,对其他递质和受体作用极弱。很少引起镇静作用,不损害精神运动功能,对植物神经和心血管功能影响很小。常用的药物有氟西汀等。

氟西汀(fluoxetine,百忧解)

【药理作用】

氟西汀为强效 5-HT 再摄取抑制药,对肾上腺素受体、组胺受体、乙酰胆碱受体、GABA 受体等几乎无影响,无抗胆碱作用,也不易引起低血压,镇静作用较弱。

【临床应用】

用于治疗各种抑郁症,也可治疗神经性贪食症等。

【主要制剂】

(1) 盐酸氟西汀片:10 mg(按 $C_{17}H_{18}F_3NO$ 计)。

(2) 盐酸氟西汀胶囊:20 mg(按 $C_{17}H_{18}F_3NO$ 计)。

【用法用量】

口服。

(1) 抑郁症:成人及老年患者推荐剂量是每日 20 mg。如有必要,在治疗最初的 3～4 周内对药物剂量进行评估和调整以达到临床上适当的剂量。尽管较高的剂量可能增加发生不良反应的可能性,但对于某些患者,由于使用 20 mg 剂量无明显疗效,可以逐渐增加剂量达到 60 mg 的最大剂量。必须根据每位患者的情况谨慎进行剂量调整,使患者维持最低的有效剂量。抑郁症患者必须持续治疗至少 6 个月,以确保症状消失。

(2) 神经性贪食症:成人及老年患者建议每日服用 60 mg。

【不良反应】

常见的不良反应为口干、厌食、恶心、失眠、乏力、头痛、头晕等。

【注意事项】

(1) 肝、肾功能不良者因使本药半衰期延长,需慎用。

(2) 妊娠期或哺乳期妇女慎用。

(3) 不宜与单胺氧化酶抑制剂(MAOIs)并用;必要时,应停用本药 5 周后,换用单胺氧化酶抑制剂(MAOIs)。

【相互作用】

(1) 与 MAOIs 合用时,在停止选择性 5-羟色胺再摄取抑制药(selective serotonin reuptake inhibitors,SSRIs)或 MAOIs 14 日内禁止使用另一种药物,否则可能引起 5-HT 综合征。

(2) 与硫利达嗪、匹莫齐特合用,会引起心脏毒性,导致 Q-T 间期延长,心脏停搏等。应禁止合用。

137

（3）SSRIs和5-HT、NA双重再摄取抑制药（SNRIs）均有增加出血的风险,特别是在与阿司匹林、华法林和其他抗凝药合用时。

第三节　抗焦虑症药

焦虑症是以急性焦虑反复发作为特征的神经官能症,常伴有自主神经系统紊乱,表现为紧张、忧虑、恐惧、心悸、震颤及失眠等。抗焦虑症药为能消除或减轻患者焦虑症状的药物。常用的抗焦虑症药如下:①苯二氮䓬类,如地西泮、硝西泮、氟西泮、氯硝西泮、艾司唑仑、阿普唑仑、三唑仑等;②三环类抗抑郁药,如阿米替林、多塞平、氯米帕明等,可用于伴有抑郁的焦虑症;③β受体阻断药,如普萘洛尔等,可减轻焦虑及其伴随的交感神经功能亢进,适用于躯体症状明显的患者;④阿扎哌隆类,如丁螺环酮、坦度螺酮等。

丁螺环酮（buspirone）

【药理作用】

丁螺环酮为新型抗焦虑症药,其抗焦虑作用与地西泮相似,但无镇静、肌肉松弛和抗惊厥作用,无致嗜睡、致成瘾等副作用。

【临床应用】

适用于各种焦虑症,对焦虑伴轻度抑郁者有效。

【主要制剂】

盐酸丁螺环酮片:5 mg。

【用法用量】

口服。开始时一次5 mg,一日2~3次。第二周可加至一次10 mg,一日2~3次。常用治疗剂量为一日20~40 mg。

【不良反应】

常见不良反应为头晕、头痛、恶心、呕吐、口干、便秘、失眠、食欲减退等。

【注意事项】

（1）肝、肾功能不全者,肺功能不全者慎用。

（2）用药期间应定期检查肝功能与白细胞计数。

（3）用药期间不宜驾驶车船、操作机械或高空作业。服药期间勿饮酒。

【相互作用】

本药与单胺氧化酶抑制剂合用可致血压升高。

坦度螺酮（tandospirone）

【药理作用】

坦度螺酮是一种抗焦虑症药,可选择性地作用于脑内5-HT1A受体。坦度螺酮作用与丁螺环酮相似。

【临床应用】

用于广泛性焦虑症及原发性高血压、消化性溃疡等躯体疾病伴发的焦虑状态。

【主要制剂】

枸橼酸坦度螺酮胶囊:5 mg;10 mg。

【用法用量】

通常成人每次口服10 mg,一日3次。随患者年龄、症状等的不同可适当增减,最高日剂量为60 mg或遵医嘱。

【不良反应】

（1）主要的不良反应有嗜睡、步态蹒跚、恶心、倦怠感、情绪不佳、食欲下降。

（2）主要实验室检查值异常有AST（GOT）、ALT（GPT）升高。

【注意事项】

（1）用于神经症患者时，若患者病程长（3 年以上）、病情严重或使用其他药物（苯二氮䓬类药物）无效，本药可能也难以产生疗效。当 1 日用药剂量达 60 mg 仍未见明显疗效时，应及时与医师联系。不得随意长期应用。

（2）本药用于伴有严重焦虑症状的患者，难以产生疗效时，应注意观察症状。

（3）本药可引起嗜睡、眩晕等，故应嘱患者在服用本药过程中会出现困倦、眩晕，请注意不要让服用本药的患者从事机动车驾驶等有危险性的机械操作作业。

（4）因本药与苯二氮䓬类衍生物没有交叉依存性，所以当把苯二氮䓬类衍生物替换成本药使用时会引起苯二氮䓬类衍生物药性的减弱，症状恶化，请注意停用前应逐渐减量。

【相互作用】

（1）丁酰苯类药物氟哌啶醇、螺哌龙等有可能增强锥体外系症状，因本药的弱抗多巴胺作用，有可能增强丁酰苯类药物的药理作用。

（2）钙通道阻滞药尼卡地平、氨氯地平、硝苯吡啶等有可能增强降压作用，因本药有 5-羟色胺受体介导的中枢性降压作用，有可能增强降压效果。

本章思维导图

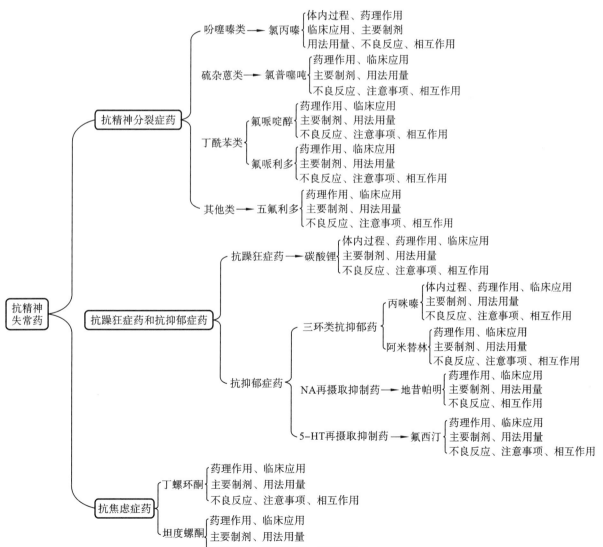

目标检测
参考答案

目 标 检 测

1. 下列哪项不是氯丙嗪的不良反应?(　　)

A. 口干、便秘、心悸　　　　　　　B. 肌肉震颤、流涎　　　　　　C. 习惯性和成瘾性

D. 体位性低血压　　　　　　　　　E. 粒细胞减少

2. 三环类抗抑郁药与苯海索合用可以增强的作用是(　　)。

A. 抗 5-HT 能效应　　　　　　　　B. 抗 GABA 能效应　　　　　　C. 抗交感活动

D. 抗胆碱效应　　　　　　　　　　E. 抗多巴胺效应

3. 下列对丙咪嗪作用的叙述哪项是错误的?(　　)

A. 明显抗抑郁作用　　　　　　　　B. 阿托品样作用　　　　　　　C. 能降低血压

D. 可使正常人精神振奋　　　　　　E. 有奎尼丁样作用

4. 碳酸锂的作用机制是抑制(　　)。

A. 5-羟色胺(5-HT)再摄取　　　　B. NA 和 DA 的释放　　　　　C. 5-HT 的释放

D. DA 的再摄取　　　　　　　　　E. NA 的再摄取

5. 氟奋乃静的特点是(　　)。

A. 抗精神病、镇静作用都较强　　　　　　　　　B. 抗精神病、锥体外系反应都较弱

C. 抗精神病、锥体外系反应都强　　　　　　　　D. 抗精神病、降压作用都较强

E. 抗精神病作用较强,锥体外系反应较弱

6. 米帕明(丙咪嗪)抗抑郁症的作用机制是(　　)。

A. 促进脑内 NA 和 5-HT 释放　　　　　　　　B. 抑制脑内 NA 和 5-HT 释放

C. 促进脑内 NA 和 5-HT 再摄取　　　　　　　D. 抑制脑内 NA 和 5-HT 再摄取

E. 激活脑内 D_2 受体

7. 丙咪嗪禁用于(　　)。

A. 高血压　　　　B. 糖尿病　　　　C. 溃疡病　　　　D. 癫痫　　　　E. 青光眼

8. 氯丙嗪抗精神病的作用机制主要是(　　)。

A. 阻断中枢多巴胺受体　　　　　　　　　　　B. 激动中枢 M 受体

C. 抑制脑干网状结构上行激活系统　　　　　　D. 阻断中枢 5-HT 受体

E. 阻断中枢 α 受体

9. 氯丙嗪引起的血压下降不能用下列哪种药纠正?(　　)

A. 甲氧明　　　　　　　　　　　　B. 肾上腺素　　　　　　　　　C. 去氧肾上腺素

D. 去甲肾上腺素　　　　　　　　　E. 间羟胺

10. 长期应用氯丙嗪的患者停药后易出现(　　)。

A. 帕金森综合征　　　　　　　　　B. 静坐不能　　　　　　　　　C. 迟发性运动障碍

D. 急性肌张力障碍　　　　　　　　E. 体位性低血压

11. 长期应用氯丙嗪治疗精神分裂症时最常见的不良反应是(　　)。

A. 体位性低血压　　　　　　　　　B. 内分泌紊乱　　　　　　　　C. 阿托品样反应

D. 锥体外系反应　　　　　　　　　E. 过敏反应

12. 关于氯丙嗪的应用,下列哪项是错误的?(　　)

A. 人工冬眠疗法　　　　　　　　　B. 精神分裂症　　　　　　　　C. 药物引起的呕吐

D. 晕动病引起的呕吐　　　　　　　E. 躁狂症

Note

第十六章　治疗中枢神经系统退行性疾病药

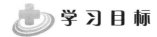

学习目标

知识目标

1. 掌握：左旋多巴的药理作用及临床应用和不良反应。
2. 熟悉：左旋多巴增效药及苯海索的药理作用、临床应用。
3. 了解：帕金森病的发病机制及治疗阿尔茨海默病药的分类及特点。

技能目标

学会观察抗帕金森病药和治疗阿尔茨海默病药的疗效和不良反应，能正确进行用药护理，指导患者合理用药。

案例导入

　　患者，男，55岁，根据患者的肢体颤动、面部表情、行走姿态、少动等表现，做了 MRI（磁共振成像）检查后，诊断为帕金森病。根据病史发现该患者有精神病史，长期使用氯丙嗪控制病情，其后逐渐出现帕金森综合征。

　　讨论：

　　用拟多巴胺药治疗是否合适，为什么？如果不行应该使用哪种药物治疗？

中枢神经系统退行性疾病是指一组由慢性进行性中枢神经组织退行性变性而产生的疾病的总称，主要包括帕金森病（Parkinson's disease，PD，震颤麻痹）、阿尔茨海默病（Alzheimer's disease，AD，老年痴呆症）、亨廷顿病（Huntington's disease，HD，大舞蹈病）、肌萎缩侧索硬化症（amyotrophic lateral sclerosis，ALS，渐冻症）等。虽然本组疾病的病因及病变部位各不相同，但神经元发生退行性病理性改变是其共同特征。除帕金森病患者可通过合理用药延长寿命和提高生活质量外，其余疾病的治疗效果均不理想。本章介绍治疗帕金森病和阿尔茨海默病的药。

知识链接

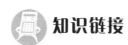

冰桶挑战赛

　　肌萎缩侧索硬化症（amyotrophic lateral sclerosis，ALS，渐冻症）患者上运动神经元和下运动神经元损伤之后，包括球部、四肢、躯干、胸部、腹部的肌肉逐渐无力和萎缩。中华人民共和国国家卫生健康委员会等5部门联合制定了《第一批罕见病目录》，肌萎缩侧索硬化症被收录其中。英国著名物理学家斯蒂芬·霍金大半生都受此病困扰，于2018年3月14日与世长辞，享年76岁。

　　ALS 冰桶挑战赛（ALS Ice Bucket Challenge）简称冰桶挑战赛或冰桶挑战，要求参与者在

本章 PPT

微课

案例导入
参考答案

Note

141

网络上发布自己被冰水浇遍全身的视频内容,然后该参与者便可以要求其他人来参与这一活动。活动规定,被邀请者要么在24 h内接受挑战,要么就选择为对抗"肌萎缩侧索硬化症"捐出100美元。

该活动旨在让更多人知道被称为渐冻人的罕见疾病,同时也达到募款帮助治疗的目的。目前"ALS冰桶挑战赛"在全美科技界大佬、职业运动员中风靡。目前已扩散至中国,科技界大佬纷纷响应。

第一节　抗帕金森病药

帕金森病(Parkinson's disease,PD)又称震颤麻痹,是一种慢性进行性锥体外系功能障碍的中枢神经系统退行性疾病,典型症状为运动迟缓、肌肉强直、震颤、共济失调等。

现认为帕金森病是由纹状体内缺乏多巴胺所致,主要病变在黑质-纹状体多巴胺能神经通路。帕金森病患者病变在黑质,多巴胺合成减少,使纹状体内多巴胺含量降低,造成黑质-纹状体通路多巴胺能神经功能减弱,而胆碱能神经功能相对占优势,因而产生帕金森病的种种症状。上述理论说明该病可从两个方面着手治疗:一方面增强脑内多巴胺神经功能,另一方面降低胆碱能神经功能。

老年性血管硬化、脑炎后遗症及长期服用抗精神病药等均可引起类似帕金森病的症状,称为帕金森综合征,其药物治疗与帕金森病相似。

抗帕金森病药分为中枢拟多巴胺药和中枢抗胆碱药两类。

一、中枢拟多巴胺药

(一) 多巴胺前体药

左旋多巴(levodopa)

左旋多巴为酪氨酸的羟化物,在体内是合成去甲肾上腺素、多巴胺等的前体物质。

【体内过程】

口服左旋多巴后,通过主动转运系统从小肠迅速吸收。胃排空延缓、胃液酸度高或高蛋白饮食等,均可降低其生物利用度。口服吸收后,大部分在肝多巴脱羧酶的作用下转变成多巴胺,也有相当一部分在肠、心、肾中被脱羧生成多巴胺,仅1%左右的左旋多巴进入中枢神经系统,在脑内经多巴脱羧酶脱羧生成多巴胺而发挥抗帕金森病作用。多巴胺不易透过血脑屏障,在外周组织造成不良反应。若同时服用外周多巴脱羧酶抑制剂(如卡比多巴)可减轻不良反应。

【药理作用及临床应用】

1. 抗帕金森病　左旋多巴在脑内转变为多巴胺,补充纹状体中多巴胺的不足,因而具有抗帕金森病的疗效。用左旋多巴治疗后,约75%的患者获得较好疗效。治疗初期疗效更显著。左旋多巴的作用特点如下:①对轻症及年轻患者疗效较好,而对重症及年老衰弱患者疗效差。②对肌肉僵直及运动困难患者疗效较好,而对肌肉震颤患者疗效差,如长期用药及较大剂量应用对后者仍可见效。③作用较慢,常需用药2～3周才起效,1个月以上才获得最大疗效。但应用2～3年后疗效渐减,3～5年后疗效已不显著,6年后约半数患者失效。④对抗精神病药所引起的帕金森综合征无效,因这些药有阻断中枢多巴胺受体的作用。

2. 治疗肝昏迷(肝性脑病)　左旋多巴能在脑内转变为去甲肾上腺素,使正常神经活动得以恢复,患者可由昏迷转为苏醒。因不能改善肝功能,作用只是暂时性的。

【主要制剂及用法用量】

片剂:0.25 g。每次 0.25 g,每日 3 次,视患者耐受情况,每隔 3~7 日增加 0.25 g,最大量为每日 6 g,分 4~6 次服用。

【不良反应】

左旋多巴的不良反应较多,因其在外周转变为多巴胺所致。

1. 胃肠道反应 治疗初期约 80% 的患者出现恶心、呕吐、食欲减退等,用量过大或加量过快更易引起,继续用药可以消失,偶见溃疡出血或穿孔。

2. 心血管反应 治疗初期,约 30% 的患者出现轻度体位性低血压,原因未明。少数患者可出现头晕,继续用药可减轻。多巴胺对 β 受体有激动作用,可引起心动过速或心律失常。

3. 不自主异常运动 长期用药所引起的不随意运动,多见于面部肌群,如张口、咬牙、伸舌、皱眉、头颈部扭动等,也可累及肢体或躯体肌群,偶见喘息样呼吸或过度呼吸。另外还可出现"开关现象"(on-off phenomenon),患者突然多动不安(开),而后又出现全身性或肌强直性运动不能(关),严重妨碍患者的正常活动。疗程延长,发生率也相应增加。此时宜适当减少左旋多巴的用量。

4. 精神障碍 出现失眠、焦虑、噩梦、躁狂、幻觉、妄想、抑郁等,需减量或停药。此反应可能与多巴胺功能在中枢神经系统相对亢进有关。

【禁忌证】

严重精神疾病、严重心律失常、心力衰竭、青光眼、消化性溃疡和有惊厥史者禁用。

【注意事项】

高血压、心律失常、糖尿病、支气管哮喘、肺气肿、肝肾功能障碍、尿潴留者慎用。有骨质疏松的老人,用本药治疗有效者,应缓慢恢复正常的活动,以减少引起骨折的危险。用药期间需注意检查血常规、肝肾功能及心电图。

【相互作用】

(1) 维生素 B$_6$ 是多巴脱羧酶的辅基,可增强左旋多巴的外周不良反应。

(2) 抗精神病药能引起帕金森综合征,还能阻断中枢多巴胺受体,所以能对抗左旋多巴的作用。

(3) 与非选择性单胺氧化酶抑制剂合用可致急性肾上腺危象。

(4) 与利血平合用,可抑制本药的作用,应避免合用。

(二) 左旋多巴增效药

卡比多巴(carbidopa)

α-甲基多巴肼(α-methyldopa hydrazine)有两种异构体,其左旋体称卡比多巴,是较强的 L-芳香氨基酸脱羧酶抑制剂,由于不易通过血脑屏障,故与左旋多巴合用时,仅能抑制外周多巴脱羧酶的活性,从而减少多巴胺在外周组织的生成,同时提高脑内多巴胺的浓度。这样既能提高左旋多巴的疗效,又能减轻其外周的不良反应,所以是左旋多巴的重要辅助药。卡比多巴单独应用基本无药理作用。将卡比多巴与左旋多巴按 1:10 的剂量合用,可使左旋多巴的有效剂量减少 75%。

苄丝肼(benserazide)

苄丝肼与卡比多巴有同样的效应,它与左旋多巴按 1:4 制成的复方制剂称复方苄丝肼胶囊,用于帕金森病和帕金森综合征的治疗。

司来吉兰(selegiline)

本药低剂量时选择性抑制中枢的单胺氧化酶 B(MAO-B),使脑内多巴胺浓度增加,可增强和延长左旋多巴的疗效,降低左旋多巴的用量,减少外周不良反应,消除长期单用左旋多巴出现的"开关现象"。对单胺氧化酶 A(MAO-A)无作用,因此不影响肠道、血液中多巴胺和酪胺的代谢,但大剂量时抑制 MAO-A,应避免使用。

（三）促多巴胺释放药

金刚烷胺（amantadine）

金刚烷胺原是抗病毒药,后发现其也有抗帕金森病的作用,虽疗效不及左旋多巴,但优于胆碱受体阻断药。该药见效快而持效时间短,用药数天即可获最大疗效,但连用6~8周后疗效逐渐减弱,与左旋多巴合用有协同作用。长期用药后,常见下肢皮肤出现网状青斑,也可致失眠、精神不安和运动失调,偶致惊厥,故癫痫患者禁用。可致畸胎,孕妇禁用。

（四）多巴胺受体激动药

溴隐亭（bromocriptine）

溴隐亭是一种半合成的麦角生物碱。一般剂量可激动黑质-纹状体通路的多巴胺受体,产生抗帕金森病作用,疗效与左旋多巴相似,对重症患者也有效,起效快,维持时间长,主要用于不能耐受左旋多巴的帕金森病患者。与左旋多巴合用治疗帕金森病可取得较好疗效,减少症状波动。小剂量可选择性激动结节漏斗通路的多巴胺受体,抑制催乳素和生长激素分泌,用于治疗溢乳闭经综合征和肢端肥大症。不良反应较多,消化系统常见食欲减退、恶心、呕吐、便秘,对消化性溃疡患者可诱发出血;心血管系统常见体位性低血压,也可诱发心律失常,一旦出现应立即停药;运动功能障碍与左旋多巴相似;精神障碍比左旋多巴更常见且严重,如幻觉、错觉、思维混乱等,停药可消失。

二、中枢抗胆碱药

中枢抗胆碱药可阻断中枢胆碱受体,减弱纹状体中乙酰胆碱的作用。本类药曾是沿用已久的抗帕金森病药,但自使用左旋多巴以来,它们已退居次要地位,其疗效不如左旋多巴。现适用于以下情况:①轻症患者;②不能耐受左旋多巴或禁用左旋多巴的患者;③与左旋多巴合用,可使50%患者的症状得到进一步改善;④治疗抗精神病药引起的帕金森综合征有效。传统胆碱受体阻断药阿托品、东莨菪碱抗帕金森病有效,但因外周抗胆碱作用引起的不良反应多,因此合成中枢性胆碱受体阻断药以供应用,常用的为苯海索。

苯海索（trihexyphenidyl）

本药又称安坦（artane）,其外周抗胆碱作用为阿托品的1/10~1/2。抗震颤疗效好,但改善僵直及动作迟缓疗效较差,对某些继发性症状如过度流涎有改善作用。本药抗帕金森病的特点如下:①对早期轻症患者疗效好;②对震颤疗效好,对流涎、肌肉僵直和运动迟缓疗效较差;③对抗精神病药引起的帕金森综合征有效;④合用左旋多巴可增强疗效。不良反应似阿托品,对心脏的影响比阿托品弱,故应用较安全,但仍有口干、散瞳、尿潴留、便秘等副作用。闭角型青光眼、前列腺肥大者不宜使用。

第二节　治疗阿尔茨海默病药

老年痴呆症可分为原发性痴呆症、血管性痴呆症和两者混合型。其中原发性痴呆症又称阿尔茨海默病（Alzheimer's disease,AD）,占老年痴呆症患者的70%左右,是一种与年龄高度相关的、以进行性认知障碍和记忆损害为主的中枢神经系统退行性疾病。其主要表现为记忆力、判断力和抽象思维等一般智力的丧失,但视力、运动能力等不受影响。AD与老化有关,但与正常老化有本质区别,其发病机制尚未完全明了,目前认为是细胞外β-淀粉样蛋白（Aβ蛋白）沉积和神经元纤维缠结所致。

AD迄今尚无十分有效的治疗方法,目前采用的治疗策略是增加中枢胆碱能神经功能,其中抗胆碱酯酶药效果相对肯定,M受体激动药正在临床试验中。其他的如β-分泌酶抑制剂、非甾体抗炎药、雌激

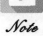

素、AD 疫苗、氧自由基清除剂、神经生长因子及增强剂也正在研究开发中。

一、抗胆碱酯酶药

他克林(tacrine)

第一代可逆性抗胆碱酯酶药,通过抑制 AChE 既可增加血浆中 ACh 的含量,又可增加组织中 ACh 的含量;此外,还可直接激动胆碱受体和促进 ACh 的释放。另外,可间接增加 N-甲基-D-天冬氨酸(NMDA)、5-HT 等递质的浓度。本药还可促进脑组织对葡萄糖的利用,改善由药物、缺氧、老化等引起的实验动物学习记忆能力的降低。因此,本药对 AD 的治疗作用是多方面作用的结果,常与磷脂酰胆碱合用治疗 AD。

最常见的不良反应是肝毒性,是患者终止治疗的主要原因。约 50% 的患者治疗前 12 周出现丙氨酸氨基转移酶(谷丙转氨酶)升高,多数停药 2 周内可恢复,若再次治疗可出现反跳且出现更快,约 75% 的患者可耐受再次治疗。部分患者有胃肠痉挛、恶心、呕吐、厌食、腹泻等胃肠道反应。大剂量应用还可出现胆碱综合征。

多奈哌齐(donepezil)

多奈哌齐为第二代可逆性中枢抗胆碱酯酶药,通过抑制 AChE 增加中枢的 ACh 含量。与他克林相比,本药对中枢 AChE 有更高的选择性,能改善轻度、中度 AD 患者的认知能力和临床综合功能。临床用于轻度、中度 AD 患者。本药肝毒性小,常见不良反应有恶心、腹泻、失眠,通常比较轻微,无须停药,1~2 天可缓解。

加兰他敏(galantamine)

加兰他敏为第二代抗胆碱酯酶药,对神经元中的 AChE 有高度选择性,抑制神经元中 AChE 的能力比抑制血液中 AChE 的能力强 50 倍,是 AChE 竞争性抑制药,在胆碱能高度不足的区域活性最大。临床主要用于轻度、中度 AD 的治疗,疗效与他克林相当,但无肝毒性。本药主要的不良反应为治疗早期(2~3 周)患者可有恶心、呕吐、腹泻等胃肠道反应,稍后即消失。

石杉碱甲(huperzine-A)

石杉碱甲为我国研发的可逆性高选择性抗胆碱酯酶药,能提高多发性梗死、老年痴呆症或早老性痴呆症患者的记忆力,外周胆碱样不良反应较少。

二、M 受体激动药

占诺美林(xanomeline)

占诺美林为 M_1 受体激动药,对 M_2、M_3、M_4 受体作用很弱,是目前发现的选择性较高的 M_1 受体激动药之一。口服易吸收,易通过血脑屏障,大脑皮质和纹状体摄取率较高。临床试验表明,本药大剂量可明显改善 AD 患者的认知功能和行为能力,但易引起胃肠道和心血管方面的不良反应,现拟改为皮肤用药。本药将成为第一个能有效治疗 AD 的 M 受体激动药。

三、NMDA 受体非竞争性拮抗药

美金刚(memantine)

美金刚为电压依赖性的 NMDA 受体非竞争性拮抗药,当谷氨酸以病理量释放时,美金刚可以减少谷氨酸的神经毒性作用,当谷氨酸释放过少时,美金刚则可改善记忆过程所需谷氨酸的传递。临床研究表明,本药可显著改善中度至重度老年痴呆症患者的认知障碍、社会行为。美金刚是第一个用于治疗晚期 AD 的 NMDA 受体非竞争性拮抗药,与 AChE 抑制药合用效果更好。不良反应有幻觉、头晕、头痛和疲倦等。

本章思维导图

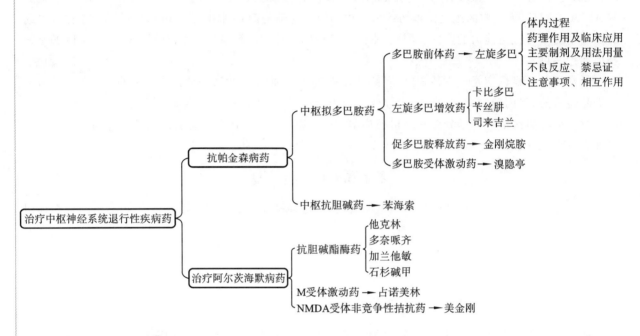

目标检测

1. 下列抗帕金森病药,哪个是通过在脑内转变为多巴胺起作用的?(　　　)

A.左旋多巴　　　　B.多巴胺　　　　C.苯妥英钠　　　　D.安定　　　　E.苯海索

2. 治疗帕金森病时,下列哪种药物能增加左旋多巴疗效而减轻外周不良反应?(　　　)

A.苯海索　　　　B.卡比多巴　　　　C.维生素 B_6　　　　D.利血平　　　　E.多巴胺

3. 左旋多巴不良反应较多的原因是(　　　)。

A.在脑内转变为去甲肾上腺素　　　　　　　　B.对 α 受体有激动作用

C.对 β 受体有激动作用　　　　　　　　　　　D.在外周转变为多巴胺

E.在脑内形成大量多巴胺

4. 卡比多巴治疗帕金森病的机制是(　　　)。

A.激动中枢多巴胺受体　　　　　　　　　　　B.抑制外周多巴脱羧酶活性

C.阻断中枢胆碱受体　　　　　　　　　　　　D.抑制多巴胺的再摄取

E.使多巴胺受体增敏

5. 他克林最常见的不良反应是(　　　)。

A.胃肠道反应　　　　　　B.心血管系统反应　　　　　　C.神经系统反应

D.肾毒性　　　　　　　　E.肝毒性

第十七章 镇 痛 药

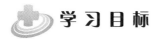

学习目标

知识目标

1. 掌握:吗啡、哌替啶的药理作用、临床应用、不良反应及禁忌证。
2. 熟悉:其他镇痛药的药理作用、临床应用、不良反应。
3. 了解:镇痛药的作用机制。

技能目标

能够正确选择镇痛药,学会观察镇痛药的疗效和不良反应,能正确进行用药护理,指导患者合理用药。

案例导入

患者,男,56 岁。3 年前诊断为冠心病。近 1 周来心前区疼痛发作频繁,今晨骑车上班途中,突然胸骨后压榨性剧痛,触电样向左臂内侧放射,舌下含化硝酸甘油不能缓解,出大汗,面色灰白,手足发凉。医院就诊时发现其血压为 80/50 mmHg,心电图显示室性期前收缩。用药情况:吗啡,每 6 h 皮下注射 5 mg,共 4 次,疼痛缓解;静脉滴注 2% 利多卡因注射剂,维持 24 h;多巴胺静脉滴注,血压回升有尿后维持 1 天。

讨论:

1. 吗啡用于此患者的目的是什么?
2. 在使用吗啡时应该注意哪些问题?

疼痛是多种疾病的常见症状,也是机体的一种保护性反应。剧烈疼痛不仅给患者带来痛苦和不愉快的情绪反应,还可引起机体生理功能紊乱,甚至休克,因此适当应用镇痛药是十分必要的。因疼痛的性质与部位是诊断疾病的重要依据,故在明确诊断之前应慎用镇痛药,以免掩盖病情,延误诊断。

镇痛药(analgesics)是作用于中枢神经系统,在不影响意识和其他感觉的情况下,选择性地消除或缓解疼痛的药物。本类药物主要用于缓解剧痛,但多数药物反复应用易产生依赖性,故又称为麻醉性镇痛药或成瘾性镇痛药,属麻醉药品管理范畴,应严格管理和使用。目前临床应用的镇痛药分为三类:①阿片生物碱类镇痛药,如吗啡、可待因等;②人工合成镇痛药,如哌替啶、美沙酮等;③其他镇痛药,如罗通定。

第一节 阿片生物碱类镇痛药

阿片(opium)为罂粟科植物罂粟未成熟蒴果浆汁的干燥物,含有 20 多种生物碱,如吗啡、可待因、罂粟碱。

在正常情况下脑啡肽与阿片受体结合,起疼痛感觉的调控作用,维持正常痛阈值,发挥生理性止痛功能。镇痛药的作用机理是激动阿片受体,激活中枢抗痛系统,阻止痛觉信号传入脑内,从而产生中枢性镇痛作用。

吗啡(morphine)

吗啡是阿片中的主要生物碱,含量最高,约占 10%。

【体内过程】

口服易吸收,但首关效应明显,生物利用度低,为 25%,故常采用注射给药。约 1/3 与血浆蛋白结合,游离型可迅速分布于全身。仅有少量通过血脑屏障,但足以发挥中枢性药理作用。可通过胎盘进入胎儿体内。主要在肝内与葡萄糖醛酸结合,代谢物吗啡-6-葡萄糖醛酸具有比吗啡更强的镇痛活性。主要以吗啡-6-葡萄糖醛酸的形式经肾排泄,少量经乳汁排泄。

【药理作用】

吗啡主要作用于中枢神经系统、心血管系统及内脏平滑肌。

1. 中枢神经系统

1）镇痛、镇静、致欣快　吗啡有强大的镇痛作用,但意识及其他感觉不受影响,对各种疼痛都有效,其对持续性慢性钝痛的效力大于急性间断性锐痛。吗啡还有明显镇静作用,可消除由疼痛所引起的焦虑、紧张、恐惧等情绪反应,因而显著提高对疼痛的耐受力。随着疼痛的缓解及对情绪的影响,可出现欣快症。

2）抑制呼吸　治疗量吗啡既可降低呼吸中枢对血液 CO_2 的敏感性,同时对脑桥内呼吸调整中枢也有抑制作用,使呼吸频率减慢、潮气量降低;剂量增大,则抑制作用增强。急性中毒时呼吸频率可减慢至 3～4 次/分,严重者会导致呼吸停止而死亡。与麻醉药、镇静催眠药、乙醇等合用,可加重其呼吸抑制作用。

3）镇咳　本药抑制咳嗽中枢,产生强大的镇咳作用,对多种原因引起的咳嗽均有效,但易成瘾,临床常用可待因代替。

4）其他中枢作用　吗啡可兴奋中脑盖前核的阿片受体,引起缩瞳,针尖样瞳孔为其中毒特征,有诊断意义。刺激延髓催吐化学感受区(CTZ)而致恶心、呕吐,还可促进催乳素和促生长激素的释放。

2. 心血管系统　治疗量的吗啡对心率、心律及心肌收缩力无明显影响,但可扩张阻力血管及容量血管,引起体位性低血压;静脉给药时较大剂量可使卧位血压下降。其降压作用是由于它使中枢交感神经张力降低,外周小动脉扩张;促进组胺释放导致血管扩张。吗啡抑制呼吸,使体内 CO_2 蓄积,引起继发性脑血管扩张和脑血流量增加,使颅内压增高。

3. 内脏平滑肌

1）胃肠道平滑肌　吗啡可提高胃肠道平滑肌和括约肌张力,从而使胃排空和肠推进性蠕动减弱,又能抑制消化液的分泌,加上中枢抑制后便意迟钝等综合原因,而引起止泻作用及导致便秘。

2）胆道平滑肌　治疗量吗啡引起胆管奥狄括约肌痉挛性收缩,使胆管排空受阻,胆囊内压力明显提高,可导致上腹部不适甚至胆绞痛,阿托品可部分缓解。

3）其他　吗啡对抗催产素对子宫平滑肌的兴奋作用,延缓产程,并抑制新生儿呼吸,故分娩妇女禁用。大剂量吗啡收缩支气管平滑肌,加重支气管哮喘。

4. 免疫抑制作用　吗啡对机体细胞免疫和体液免疫都有抑制作用,这可能是吸毒患者易感染艾滋病、难治性结核病等的原因之一。

【临床应用】

1. 止痛　吗啡对各种疼痛都有效,但久用易成瘾。因此,临床上主要用于其他镇痛药无效时的急性锐痛。对于剧烈的胆绞痛和肾绞痛,必须与解痉药阿托品合用。

2. 治疗心源性哮喘　左心衰竭的患者,可出现急性肺水肿而引起气促和窒息,称为心源性哮喘。此时除应用强心苷、氨茶碱及吸氧外,静脉注射小剂量吗啡可产生良好效果。同时吗啡可扩张外周血管而降低外周阻力,从而减轻心脏的前后负荷。此外,镇静作用有利于消除患者焦虑恐惧情绪,减少耗氧量,也间接地减少了心脏的工作量。

3. 止泻 可用于急、慢性消耗性腹泻以减轻症状,常用阿片酊或复方樟脑酊。如伴有细菌感染,应同时使用抗菌药。

4. 止咳 适用于无痰干咳。

【主要制剂】

片剂:5 mg;10 mg。

注射液:10 mg/mL。

【用法用量】

片剂:每次 5～15 mg,极量为每次 30 mg。

注射液:每次 10 mg,皮下注射。

【不良反应】

1. 副作用 可有头晕、嗜睡、恶心、呕吐、便秘及排尿困难等。

2. 耐受性和依赖性 连续反复应用 1～2 周后,可产生耐受性及依赖性,一旦停药,即出现戒断症状,表现为兴奋、失眠、出汗、震颤、呕吐、腹泻,甚至虚脱、意识丧失等。若给予治疗量吗啡,则症状立即消失。可乐定可缓解吗啡戒断症状。成瘾者往往为追求欣快感及避免停药所致戒断症状的痛苦,常不择手段获取药品(称为"强迫性觅药行为"),危害极大,故此类药应按国家颁布的《麻醉药品和精神药品管理条例》严格管理,控制使用。

3. 急性中毒 药物过量时可致急性中毒,表现为昏迷、呼吸深度抑制、瞳孔极度缩小呈针尖样、发绀及血压下降,严重者死于呼吸麻痹。抢救措施:主要采取人工呼吸、吸氧,使用中枢兴奋药尼可刹米、静脉注射阿片受体阻断药纳洛酮等。

【禁忌证】

呼吸抑制已显示发绀、颅内压增高和颅脑损伤、支气管哮喘、肺源性心脏病、代偿失调、甲状腺功能减退、皮质功能不全、前列腺肥大、排尿困难及严重肝功能不全、休克尚未纠正前、炎性肠梗阻等患者禁用,孕妇、临产妇、哺乳期妇女、婴儿禁用。

【注意事项】

本药为国家特殊管理的麻醉药品,务必严格遵守国家对麻醉药品的管理条例,医院和病室的储药处均须加锁,处方颜色应与其他药处方不同。使用该药时,医生处方量每次不应超过 3 日常用量。处方留存三年备查。

因本药对平滑肌的兴奋作用较强,故不能单独用于内脏绞痛(如胆、肾绞痛),而应与阿托品等有效的解痉药合用,单独使用反而使绞痛加剧。

药液不得与氨茶碱、巴比妥类药钠盐等碱性液、溴或碘化合物、碳酸氧盐、氧化剂(如高锰酸钾)、植物收敛剂、氢氯噻嗪、肝素钠、苯妥英钠、呋喃妥因、新生霉素、甲氧西林、氯丙嗪、异丙嗪、哌替啶、磺胺嘧啶、磺胺甲异噁唑以及铁、铝、镁、银、锌化合物等接触或混合,以免发生混浊甚至出现沉淀。

【相互作用】

与吩噻嗪类、镇静催眠药、单胺氧化酶抑制剂、三环类抗抑郁药、抗组胺药等合用,可加剧及延长吗啡的抑制作用。

本药可增强香豆素类药物的抗凝血作用。

与西咪替丁合用,可能引起呼吸暂停、精神错乱、肌肉抽搐等。

可待因(codeine)

可待因又称甲基吗啡,口服后易吸收。可待因的镇痛作用约为吗啡的 1/12,镇咳作用为吗啡的 1/4,其抑制呼吸、镇静作用不明显,致欣快作用和依赖性也较吗啡弱。临床上主要替代吗啡用于无痰干咳及剧烈频繁的咳嗽;可用于中等程度疼痛的止痛,疗效好于解热镇痛药,与解热镇痛药合用有协同作用。久用可产生依赖性。

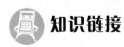

海洛因

1874 年,伦敦圣玛丽医院的英国化学家怀特(C. R. Wright)在吗啡中加入乙酸得到一种白色结晶粉末。在犬身上实验,立即出现了虚脱、恐惧和困乏等一系列症状。德国拜耳公司的化学家霍夫曼(Felix Hoffmann)发现,这种化合物比吗啡的镇痛作用高 4~8 倍。1898 年,在没有经过彻底的临床试验的情况下,拜耳公司将它以非成瘾性吗啡大批量生产投入市场,当时的目的是治疗吗啡成瘾者,并且作为强麻醉剂去推销。这种新药被正式定名为海洛因(heroin),该名取自德文 heroisch 一字,意思是"英雄式的新发明"。但是很快人们就发现海洛因比吗啡的依赖性更强烈,成了危害人类的"白色瘟疫"。

第二节 人工合成镇痛药

易成瘾是吗啡的严重缺点。为了寻找更好的代用品,人们合成了哌替啶、阿法罗定(安那度)、芬太尼、美沙酮、喷他佐辛、二氢埃托啡等药,它们的依赖性均较吗啡轻。

哌替啶(pethidine)

哌替啶又称度冷丁(dolantin),为苯基哌啶衍生物,是临床常用的人工合成镇痛药。

【药理作用】

1. 中枢神经系统 镇痛效力比吗啡弱,仅为吗啡的 1/10~1/8。10%~20%的患者用药后出现欣快感,依赖性发生较慢。与吗啡在等效镇痛剂量时,抑制呼吸的程度相等,但作用时间较短。几乎无镇咳和缩瞳作用。

2. 平滑肌 本药能中度提高胃肠平滑肌及括约肌张力,减少推进性蠕动,但因作用时间短,故不引起便秘,也无止泻作用;能引起胆管括约肌痉挛,提高胆管内压力,但比吗啡弱。治疗量对支气管平滑肌无影响,大剂量则引起收缩。对妊娠末期子宫,本药不对抗催产素兴奋子宫的作用,故不延长产程。

3. 心血管系统 治疗量可致体位性低血压,原因同吗啡。本药可抑制呼吸,也能使体内 CO_2 蓄积,脑血管扩张而致脑脊液压力升高。

【临床应用】

1. 镇痛 因其依赖性比吗啡形成得慢且弱,故在临床上常用。哌替啶对各种剧痛都有效。但对慢性钝痛则不宜使用,因其仍有依赖性。新生儿对哌替啶抑制呼吸作用极为敏感,故产妇于临产前 2~4 h 不宜使用。

2. 麻醉前给药 哌替啶的镇静作用可消除患者手术前紧张、恐惧情绪,减少麻醉药用量。

3. 人工冬眠 本药与氯丙嗪、异丙嗪合用组成冬眠合剂用于人工冬眠疗法。

4. 心源性哮喘 本药可替代吗啡用于心源性哮喘。

【主要制剂】

注射剂:50 mg:1 mL;100 mg:2 mL。

【用法用量】

肌内注射,每次 50~100 mg。极量为每次 150 mg。

【不良反应】

本药的耐受性和成瘾性程度介于吗啡与可待因之间,一般不应连续使用。治疗剂量可出现轻度的眩晕、出汗、口干、恶心、呕吐、心动过速及体位性低血压等。

禁忌证同吗啡。

【相互作用】

本药与芬太尼化学结构有相似之处,两药可有交叉敏感性。本药能促进双香豆素、茚满二酮等抗凝药物的抗凝作用,并用时应根据凝血酶原时间而酌减后者用量。

注射液不能与氨茶碱、巴比妥类药钠盐、肝素钠、碘化物、碳酸氢钠、苯妥英钠、磺胺嘧啶、磺胺甲噁唑、甲氧西林配伍,否则发生混浊。

芬太尼(fentanyl)

芬太尼为短效镇痛药,镇痛效力约为吗啡的 100 倍。显效快,作用时间短,可用于各种剧痛。与全身麻醉药或局部麻醉药合用,可减少麻醉药用量。与氟哌啶醇合用有安定镇痛作用。不良反应有眩晕、恶心、呕吐及胆管括约肌痉挛。大剂量产生明显肌肉僵直,纳洛酮能对抗之。静脉注射过快易抑制呼吸,应加以注意。本药禁用于支气管哮喘、颅脑肿瘤或颅脑外伤引起昏迷的患者及 2 岁以下小儿。本药依赖性小。2019 年 5 月 1 日起芬太尼所有制剂均纳入麻醉药管理。

美沙酮(methadone)

美沙酮有左旋体及右旋体。左旋体较右旋体效力强 8～50 倍。常用其消旋体。美沙酮药理作用与吗啡相似,口服与注射同样有效。其镇痛作用强度和持续时间与吗啡相当。耐受性与依赖性发生较慢,戒断症状略轻,且易于治疗。抑制呼吸、缩瞳、引起便秘及升高胆管内压力都较吗啡轻。本药适用于各种原因所致剧痛,也可用作吗啡和海洛因成瘾脱毒时的替代品。

喷他佐辛(pentazocine)

喷他佐辛口服、皮下注射和肌内注射均吸收良好,口服首关效应明显,仅 20% 进入体循环,但为减少不良反应,常口服给药,作用可持续 5 h 以上,镇痛作用强度为吗啡的 1/3;呼吸抑制作用为吗啡的 1/2,故相对较安全;兴奋胃肠平滑肌作用比吗啡弱;对心血管系统的作用与吗啡不同,大剂量可加快心率,升高血压,故不适用于心肌梗死时的疼痛。适用于各种慢性疼痛,对剧痛的止痛效果不及吗啡。常见不良反应为嗜睡、眩晕、出汗、恶心、呕吐;大剂量引起呼吸抑制、血压升高、心动过速等;剂量过大可引起焦虑、噩梦、幻觉、思维障碍等精神症状。

曲马多(tramadol)

曲马多的镇痛作用强度与喷他佐辛相似。口服易于吸收,生物利用度约为 90%。不良反应和其他镇痛药相似,偶有多汗、头晕、恶心、呕吐、口干、疲劳等。治疗量不抑制呼吸,也不影响心血管功能,不产生便秘等副作用。本药适用于中度及重度急、慢性疼痛及外科手术。本药不宜用于轻度疼痛,长期应用也可能成瘾。

第三节　其他镇痛药

罗通定(rotundine)

延胡索(*Corydalis yanhusuo* W. T. Wang)为罂粟科草本植物,药用取其块茎,又称玄胡、元胡,能活血散瘀、行气止痛。经研究发现其所含的延胡索乙素有镇痛作用,它是消旋四氢巴马丁,有效部分为左旋体,即罗通定,又称颅痛定。

罗通定口服吸收良好,镇痛作用较解热镇痛药强。对慢性持续性钝痛效果较好,对创伤或手术后疼痛或晚期癌症的止痛效果较差。本药可用于治疗胃肠及肝胆系统等内科疾病所引起的钝痛、一般性头痛及脑震荡后头痛等,也可用于痛经及分娩止痛,对产程及胎儿均无不良影响。因本药有镇静催眠作用,尤其适用于因疼痛而失眠的患者。久用无耐受性和依赖性是其优点,大剂量可抑制呼吸。

高乌甲素(lappaconitine)

高乌甲素是从高乌头的根中分离得到的生物碱,无依赖性,口服或注射给药皆可,镇痛作用强度与哌替啶相似,时间长于哌替啶,还具有解热抗炎、局部麻醉作用等。它可作为癌性疼痛阶梯疗法中的轻度、中度疼痛的备选药。不良反应偶见心悸、头晕及荨麻疹。

第四节 阿片受体拮抗药

纳洛酮(naloxone)

纳洛酮为阿片受体的完全阻断剂。其对正常人体并无明显药理效应及毒性,但对吗啡中毒者,小剂量肌内或静脉注射能迅速翻转吗啡的作用,1～2 min就可消除呼吸抑制现象,增加呼吸频率。对吗啡成瘾者可迅速诱发戒断症状,这表明纳洛酮在体内与吗啡竞争同一受体。临床适用于阿片受体激动药的急性中毒,解救呼吸抑制及其他中枢抑制症状,可使昏迷者迅速复苏。纳洛酮也适用于休克、乙醇中毒及脑卒中。口服易吸收但首关效应明显,故临床急救多采用注射给药。因 $t_{1/2}$ 较短(0.5～1 h),须多次给药维持疗效。

本章思维导图

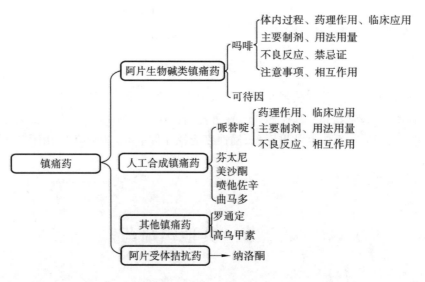

目 标 检 测

1. 吗啡的镇痛作用机制是( )。

目标检测

参考答案

A.抑制痛觉中枢   B.激动中枢阿片受体

C.阻断中枢阿片受体   D.抑制外周前列腺素合成酶

E.阻断中枢多巴胺受体

2.吗啡中毒致死的主要原因是( )。

A.昏迷   B.心律失常   C.血压骤降   D.呼吸麻痹   E.颅内压升高

3.吗啡对中枢神经系统的作用是( )。

A.镇痛、镇静、催眠、呼吸抑制   B.镇痛、镇静、镇咳、缩瞳、致吐

C.镇痛、镇静、镇咳、呼吸兴奋   D.镇痛、镇静、镇咳、呼吸抑制

E.镇痛、镇静、扩瞳、呼吸抑制

4.广泛应用于海洛因成瘾脱毒治疗的药物是( )。

A.吗啡   B.美沙酮   C.哌替啶   D.纳曲酮   E.曲马多

5.吗啡可用于治疗( )。

A.阿司匹林哮喘   B.心源性哮喘   C.支气管哮喘

D.喘息型慢性支气管哮喘   E.其他原因引起的过敏性哮喘

6.以下哪种情况能用哌替啶而不能用吗啡?( )

A.镇痛   B.镇咳   C.止泻   D.人工冬眠   E.心源性哮喘

Note

第十八章　解热镇痛抗炎药

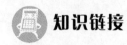

学习目标

知识目标

1. **掌握：**阿司匹林、对乙酰氨基酚、布洛芬的药理作用、临床应用和不良反应。
2. **熟悉：**解热镇痛抗炎药的共同药理作用及作用机制。
3. **了解：**其他药物的药理作用、临床应用和不良反应。

技能目标

学会观察解热镇痛抗炎药的疗效和不良反应，能正确进行用药护理，指导患者合理用药。

案例导入

患者，女，50岁，诊断为类风湿关节炎，给予阿司匹林0.6 g，3次/日，饭后服。4日后，患者关节肿胀和疼痛明显缓解。1周后患者出现上腹部胀痛、反酸、恶心、呕吐，近日刷牙时牙龈出血，并伴有鼻黏膜出血，均未作处理。后因腹痛、呕血入院。内镜检查提示十二指肠球部后壁溃疡。

讨论：

1. 该患者选用阿司匹林治疗是否正确？为什么？
2. 如何解释患者服用阿司匹林后出现的症状？如何处理？
3. 继续治疗应如何选药？依据是什么？

解热镇痛抗炎药（antipyretic-analgesic and anti-inflammatory drugs）是一类具有解热镇痛作用，其中大多数还有抗炎、抗风湿作用的药物。因其化学结构及作用机制与甾体抗炎药（糖皮质激素）不同，故又称为非甾体抗炎药（non-steroidal anti-inflammatory drugs，NSAIDs）。

第一节　概　　述

本类药物尽管其化学结构各异，但它们大多数都能抑制体内前列腺素（prostaglandins，PGs）的合成。目前本类药物的解热、镇痛和抗炎、抗风湿等药理作用及某些共同具有的不良反应（如胃肠道反应、肾脏损害、凝血障碍、诱发哮喘等）均可用这一机制来解释（图18-1）。

知识链接

前列腺素

前列腺素（PGs）广泛存在于人体的各种重要组织和体液中，大多数细胞均有合成PGs的

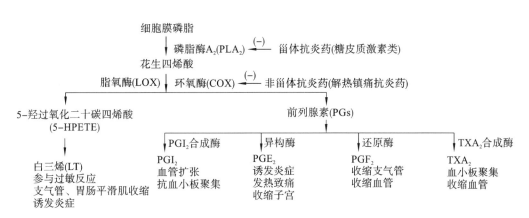

图 18-1 膜磷脂代谢途径及抗炎药的作用机制

能力。PGs 是一类具有高度生物活性的物质,参与机体发热、疼痛、炎症、速发型过敏反应等多种生理、病理过程。PGs 的前体是花生四烯酸(AA),AA 源于食物,吸收后以磷脂的形式存在于细胞膜中。当细胞受到刺激时,细胞膜上的磷脂酶被激活,使其释放 AA。游离的 AA 分别通过环氧酶(cyclooxygenase,COX,前列腺素合成酶)和 5-脂氧酶途径,进一步代谢成 PGs、血栓素(TXA_2)和白三烯(LT)。解热镇痛抗炎药抑制 COX 的活性,从而阻止 PGs 的合成。

多数解热镇痛抗炎药的药理作用及作用机制如下。

1. 解热作用 本类药能降低各种原因引起的发热,对正常人体温几乎无影响,这有别于氯丙嗪对体温的影响。

发热是由于各种外热原(如病原体及其毒素、抗原-抗体复合物等)与血液中的粒细胞、单核细胞及组织中的巨噬细胞等相互作用产生内源性致热原(内热原),内热原进入中枢神经系统可导致中枢合成和释放 PGs 增多,使下丘脑体温调定点上移,此时产热增加、散热减少,引起体温升高。本类药通过抑制中枢内 PGs 合成,使体温调定点恢复正常,此时散热增加(如体表血管扩张,出汗增多),体温逐渐恢复至正常。

发热是机体的一种防御反应,不同的热型又是诊断疾病的依据,故一般的发热不必急于使用解热药,而应着重病因治疗。但若体温过高或持久发热会消耗体力,同时引起头痛、失眠、谵妄、昏迷,甚至引起惊厥而危及生命,应及时使用解热药。小儿体温达 38 ℃以上时,应使用解热药,以防惊厥。对年老体弱患者应严格掌握剂量,以免用量过大致出汗过多、体温骤降引起虚脱。

2. 镇痛作用 本类药有中等程度的镇痛作用,镇痛强度不及镇痛药(如吗啡等),对慢性钝痛(如牙痛、头痛、神经痛、肌肉痛、关节痛及月经痛等)均有较好的镇痛效果,而对创伤性剧痛和内脏平滑肌痉挛引起的绞痛则几乎无效。常用量不会引起精神或情绪改变,也无镇静、催眠等不良反应,长期应用不产生耐受性和依赖性,也不抑制呼吸。

镇痛作用部位主要在外周神经系统,当组织受到损伤、发生炎症或过敏反应时,局部就可能产生或释放一些致痛的化学物质,如缓激肽、组胺、5-羟色胺及前列腺素等,作用于痛觉感受器引起疼痛。PGs 本身致痛作用较弱,但它可使痛觉感受器对组胺、缓激肽等致痛物质的敏感性提高,因而增强这些物质的致痛作用(即痛觉增敏)。解热镇痛抗炎药抑制炎症局部 PGs 合成,因而有镇痛作用。

3. 抗炎和抗风湿作用 本类药除苯胺类外,其他均有较强的抗炎和抗风湿作用。在发生炎症反应时,组织会产生许多致炎物质,如组胺、5-羟色胺、缓激肽及前列腺素等,其中前列腺素是重要的致炎物质,它可使局部血管扩张,毛细血管通透性增加,同时也能对其他致炎物质产生增敏作用。大量前列腺素还可促使白细胞外渗从而导致局部组织发生红、肿、热、痛等炎症病理改变。

解热镇痛抗炎药的抗炎作用主要是抑制 PGs 合成,消除它对致炎物质的增敏作用。另外,大剂量也能稳定溶酶体膜,抑制溶酶体酶的释放而起到抗炎作用。这类药物的抗风湿作用除了解热、镇痛等因素外,主要在于抗炎。

本类药物共同的作用机制是抑制环氧酶(COX)。COX 主要有 COX-1 和 COX-2 两种同工酶。COX-1 存在于血管、胃、肾等组织中,参与血管舒张、血小板聚集、胃黏膜血流、胃黏液分泌及肾功能调节等,COX-2 与炎症、疼痛等有关,故解热镇痛抗炎药的解热、镇痛、抗炎作用可能与抑制 COX-2 有关,对 COX-1 的抑制则是其临床常见不良反应的原因。根据其对 COX 作用的选择性分为非选择性 COX 抑制药和选择性 COX-2 抑制药。目前临床常用的为非选择性 COX 抑制药,其药理作用和不良反应有许多共同点。

第二节　常用解热镇痛抗炎药

一、非选择性环氧酶抑制药

常用的解热镇痛抗炎药按化学结构可分为水杨酸类、苯胺类、吡唑酮类及其他类。

(一) 水杨酸类

阿司匹林(aspirin,乙酰水杨酸,acetylsalicylic acid)

【体内过程】

阿司匹林(图 18-2)口服吸收迅速,小部分在胃、大部分在小肠吸收。吸收过程中及吸收后很快被酯酶水解为水杨酸,故阿司匹林的血药浓度低。水解后以水杨酸盐的形式存在,有药理活性。水杨酸盐的

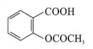

图 18-2　阿司匹林

血浆蛋白结合率为 $80\%\sim90\%$,游离型迅速分布至全身组织,并可进入脑脊液、关节腔、胎盘及乳汁中。水杨酸盐主要经肝代谢、经肾排泄。尿液 pH 值对水杨酸盐的排泄影响很大:尿液呈碱性时,其解离增多、重吸收减少、排泄增多;尿液呈酸性时则相反。故同时服用碳酸氢钠碱化尿液可促进其排泄,降低血药浓度。

【药理作用及临床应用】

1. 解热镇痛抗炎抗风湿　阿司匹林有较强的解热镇痛作用,用于感冒发热及头痛、牙痛、肌肉痛、关节痛、神经痛和痛经等慢性钝痛。较大剂量有较强的抗炎抗风湿作用。治疗急性风湿热疗效迅速、可靠,可使患者 $24\sim48$ h 内退热、关节红肿及疼痛减轻、血沉减慢、主观感觉好转,具有诊断和治疗双重意义。对类风湿关节炎也有明显疗效,可迅速缓解疼痛,使关节炎症消退,减轻关节损伤。目前仍是急性风湿热、风湿性关节炎及类风湿关节炎的首选药。

2. 影响血栓形成　小剂量阿司匹林可选择性抑制血小板 COX,减少血栓素 A_2(TXA_2)的生成,从而抑制血小板聚集,防止血栓形成。较大剂量阿司匹林也能抑制血管内膜 COX,使前列环素(PGI_2)合成减少,而 PGI_2 是 TXA_2 的生理性对抗剂,其合成减少可促进血栓形成。因此,临床常采用小剂量(一般 $40\sim325$ mg/d)阿司匹林来防止血栓形成,用于缺血性心脏病、脑缺血病等二级预防。如用于稳定型、不稳定型心绞痛和进展性心肌梗死,能降低病死率及再梗死率,对一过性脑缺血可防止血栓形成。

【主要制剂】

肠溶片:0.05 g;0.1 g。

片剂:0.3 g;0.5 g。

【用法用量】

解热镇痛:每次 $0.3\sim0.6$ g,3 次/日,或必要时服用。

抗风湿:每次 1.0 g,3~4 次/日。

抗血栓:每次 $0.1\sim0.3$ g,1 次/日。

【不良反应】

小剂量或短期使用时不良反应较少;长期大量应用时不良反应较多。

1. 胃肠道反应 胃肠道反应最为常见,口服可引起上腹部不适、恶心、呕吐。较大剂量口服(抗风湿)可引起胃溃疡及无痛性出血;原有溃疡者,症状加重。若服用肠溶片、饭后服药、同服抗酸药或胃黏膜保护药,可减轻或避免以上反应。

2. 凝血障碍 一般剂量阿司匹林可抑制血小板聚集,延长出血时间。大剂量或长期服用,还能抑制凝血酶原形成,延长凝血酶原时间,维生素 K 可以预防。严重肝损害、低凝血酶原血症、维生素 K 缺乏等情况均应避免服用,术前 1 周应停用,以防出血。

3. 过敏反应 少数患者可出现皮疹、血管神经性水肿、过敏性休克。某些患者可诱发支气管哮喘,称为阿司匹林哮喘。因 PG 合成受阻,而由花生四烯酸生成的白三烯增多,引起支气管痉挛,诱发哮喘,这与以抗原抗体反应为基础的过敏反应有所不同。因此,使用肾上腺素治疗阿司匹林哮喘无效,可用白三烯受体拮抗剂(如孟鲁司特)、糖皮质激素治疗。

4. 水杨酸反应 阿司匹林剂量过大,可出现头痛、眩晕、恶心、呕吐、耳鸣、视力减退及听力减退,总称为水杨酸反应,是水杨酸类中毒的表现。严重者可出现过度呼吸、酸碱平衡失调,甚至精神错乱。严重中毒者应立即停药,并静脉滴注碳酸氢钠溶液以碱化尿液,加速排泄。

5. 瑞夷综合征 儿童患病毒性感染伴有发热服用阿司匹林后,有发生急性肝脂肪变性-脑病综合征(瑞夷综合征)的危险,表现为严重肝功能损害合并脑病,虽少见,但可致死。

6. 其他 其他不良反应有血尿、眩晕和肝脏损害。低剂量阿司匹林会减少尿酸的消除,可诱发痛风。

【禁忌证】

孕妇、哺乳期妇女、对阿司匹林和其他解热镇痛药过敏者及哮喘、鼻息肉综合征、血友病或血小板减少症、溃疡病活动期患者禁用。严重的肾功能、肝功能或心功能衰竭患者禁用。儿童病毒感染时不宜使用。

【相互作用】

(1)与其他非甾体抗炎药同用时疗效并不加强,胃肠道副作用(包括溃疡和出血)却增加;此外,由于对血小板聚集的抑制作用加强,还可增加其他部位出血的危险,本药与对乙酰氨基酚长期大量同用有引起肾脏病变包括肾乳头坏死、肾癌或膀胱癌的可能。

(2)与任何可引起低凝血酶原血症、血小板减少、血小板聚集功能降低或胃肠道溃疡出血的药物同用时,有加重凝血障碍及引起出血的危险。

(3)与抗凝药(双香豆素、肝素等)、溶栓药(链激酶、尿激酶)同用,可增加出血的危险。

(4)尿碱化药(碳酸氢钠等)、抗酸药(长期大量应用)可增加本药自尿中排泄的量,使血药浓度下降。但当本药血药浓度已达稳定状态而停用尿碱化药,又可使本药血药浓度升高。

(5)尿酸化药可减少本药的排泄,使其血药浓度升高。本药血药浓度已达稳定状态的患者加用尿酸化药后可能导致本药血药浓度升高,毒性反应增加。

(6)胰岛素或口服降糖药的降糖效果可因与本药同用而加强和加速。

【注意事项】

(1)本药为对症治疗药,用于解热时连续使用,不超过 3 天,用于止痛时不超过 5 天,症状未缓解时请咨询医师或药师。

(2)不能同时服用其他含有解热镇痛药的药品(如某些复方抗感冒药)。

(3)服用本药期间不得饮酒或喝含有酒精的饮料。

(4)痛风、肝肾功能减退、心功能不全、鼻出血、月经过多以及有溶血性贫血史的患者慎用。

(5)发热伴脱水的患儿慎用。

(6)对本药过敏者禁用,过敏体质者慎用。

(二)苯胺类

对乙酰氨基酚(acetaminophen)

对乙酰氨基酚又称扑热息痛(paracetamol),是非那西丁(phenacetin)的体内代谢物,两者都是苯胺衍生物,具有相同的药理作用。

【体内过程】

对乙酰氨基酚口服易吸收,与葡萄糖醛酸或硫酸结合失效后经肾排泄;有极少部分对乙酰氨基酚进一步代谢为对肝有毒性的羟化物。

【药理作用及临床应用】

对乙酰氨基酚的解热镇痛作用缓和、持久,强度类似阿司匹林,但其抗炎、抗风湿作用很弱,无实际疗效。其抑制中枢 COX 的作用强度与阿司匹林相似;但在外周,对 COX 的抑制作用则远比阿司匹林弱。本药常用于感冒发热、头痛、关节痛、神经痛及阿司匹林不能耐受或过敏的患者。

【主要制剂及用法用量】

片剂:0.3 g;0.5 g。每次 0.3~0.6 g,3 次/日,或必要时服用。

【不良反应】

治疗量与阿司匹林相比不良反应较少,不会引起胃肠道反应和凝血障碍,偶见过敏反应,如皮疹,严重者伴有药物热及黏膜损害。其代谢后的羟化物能氧化血红蛋白形成高铁血红蛋白,导致组织缺氧、发绀及溶血性贫血。大剂量或长期应用可致急性中毒性肝坏死及肾损害。

【禁忌证】

严重肝、肾功能不全者禁用。对本药过敏者禁用。孕妇及哺乳期妇女慎用。

【注意事项】

严重肝损伤:超剂量使用对乙酰氨基酚可引起严重肝损伤,故本药应严格按说明书应用;长期用药应定期检查肝生化指标。用药期间如发现肝生化指标异常或出现全身乏力、食欲不振、厌油、恶心、上腹部胀痛、尿黄、目黄、皮肤黄染等可能与肝损伤有关的临床表现时,应立即停药并就医,建议对乙酰氨基酚口服一日最大量不超过 2 g。

N-乙酰半胱氨酸是对乙酰氨基酚中毒的拮抗药,宜尽早应用,12 h 内给药疗效较好,超过 24 h 则疗效较差。

(三) 吡唑酮类

保泰松(phenylbutazone)

【药理作用及临床应用】

保泰松抗炎抗风湿作用强而解热镇痛作用较弱,临床主要用于风湿性关节、类风湿关节炎及强直性脊柱炎。较大剂量可减少肾小管对尿酸盐的再吸收,故可促进尿酸排泄,可用于急性痛风。本药不良反应较多,临床较少使用。

【不良反应】

1. 胃肠反应 胃肠反应最常见,表现为恶心、上腹部不适、呕吐、腹泻。饭后服药可减轻。大剂量可引起胃、十二指肠出血及溃疡,溃疡患者禁用。

2. 水钠潴留 保泰松能直接促进肾小管对氯化钠及水的再吸收,引起水肿。心功能不全者出现心力衰竭、肺水肿。故用本药时应忌盐。高血压、心功能不全患者禁用。

3. 过敏反应 有皮疹,偶致剥脱性皮炎、粒细胞缺乏、血小板减少及再生障碍性贫血,可能致死,应高度警惕。如见粒细胞减少,应立即停药并用抗菌药防治感染。

4. 肝、肾损害 偶致肝炎及肾炎。肝、肾功能不全者禁用。

5. 甲状腺肿大及黏液性水肿 甲状腺肿大及黏液性水肿是因保泰松抑制甲状腺摄取碘所致。

【相互作用】

保泰松能诱导肝药酶,加速自身代谢,也加速强心苷代谢;还可通过血浆蛋白结合部位的置换,加强口服抗凝药、口服降糖药、苯妥英钠及肾上腺皮质激素的作用及毒性。当保泰松与这些药物合用时,应予以注意。

（四）其他类

布洛芬（ibuprofen）

苯丙酸的衍生物，口服吸收迅速，99％与血浆蛋白结合，可缓慢进入滑膜腔，并在此保持高浓度。本药主要经肝代谢，肾排泄。临床用于缓解轻度至中度疼痛如头痛、关节痛、偏头痛、牙痛、肌肉痛、神经痛、痛经，风湿性关节炎及类风湿关节炎，普通感冒或流行性感冒引起的发热。胃肠道反应轻，对血常规与肾功能无明显影响。偶见轻度消化不良、皮疹、消化性溃疡及出血、转氨酶升高，肠出血不常见，但长期服用者仍应注意；偶见视物模糊及中毒性弱视，出现视物障碍者应立即停药。

吲哚美辛（indometacin）

吲哚美辛为人工合成的吲哚衍生物。口服吸收迅速、良好，血浆蛋白结合率约为90％，主要在肝代谢；代谢物从尿、胆汁、粪便排泄，10％～20％以原形排泄于尿中。

吲哚美辛是目前最强的COX抑制药，有显著抗炎及解热作用，对炎性疼痛有明显镇痛效果。但不良反应多，故仅用于其他药物不能耐受或疗效不显著的病例，如急慢性风湿性关节炎、强直性脊椎炎、骨关节炎、恶性肿瘤引起的发热及其他难以控制的发热。不良反应主要为恶心、呕吐等胃肠道反应及头痛、眩晕、精神失常等中枢神经系统反应；偶见造血功能抑制、肝损伤和过敏反应。本药与阿司匹林有交叉过敏现象，阿司匹林哮喘者禁用。

双氯芬酸（diclofenac）

双氯芬酸又称双氯灭痛、扶他林（voltaren），是一种新型的强效抗炎镇痛药。解热、镇痛、抗炎抗风湿作用强于吲哚美辛、萘普生等。此外，可通过改变脂肪酸的释放或摄取，降低白细胞中游离花生四烯酸的浓度。特点为药效强，不良反应少，剂量小，个体差异小，排泄快，长期应用无蓄积作用。本药用于类风湿关节炎、神经炎、红斑狼疮及癌症、手术后疼痛，以及各种原因引起的发热。不良反应除与阿司匹林相同外，偶见肝功能异常、白细胞减少。肝、肾损害或有溃疡病史者慎用。

吡罗昔康（piroxicam，炎痛喜康）

吡罗昔康为速效强效长效镇痛抗炎药。其抑制前列腺素合成酶的效力等同于吲哚美辛，主要用于风湿性关节炎、类风湿关节炎，疗效与阿司匹林、吲哚美辛相当。其主要特点为作用维持时间长，一日服药一次即产生满意疗效；用药剂量小（20 mg），不良反应相对较少。偶见头晕、水肿、胃部不适、腹泻、中性粒细胞减少等，停药后一般可自行消失。剂量过大或长期服用可致消化性溃疡、出血，与阿司匹林有交叉过敏反应。

二、选择性环氧酶抑制药

传统的解热镇痛抗炎药为非选择性COX抑制药，其治疗作用主要与抑制COX-2有关，抑制COX-1则常涉及其临床常见的不良反应。为此，近年来多种选择性COX-2抑制药相继出现。初步显示，此类药物具有疗效确切、不良反应较轻且少等优点，但近几年发现心血管事件的发生率增加，故其远期疗效及不良反应有待进一步验证。现已上市的COX-2抑制药都必须在标签上明确警示心血管危险性。

塞来昔布（celecoxib）

塞来昔布具有解热、镇痛、抗炎作用，其抑制COX-2的作用较COX-1强375倍，是选择性COX-2抑制药。治疗剂量对COX-1无明显影响，也不影响TXA_2的合成，但可抑制PGI_2的合成。主要用于风湿性关节炎、类风湿关节炎、骨关节炎，也可用于手术后疼痛、牙痛、痛经。胃肠道反应、出血和溃疡的发生率均较其他非选择性NSAIDs低，但仍有可能引起水肿、多尿、肾损害。有血栓形成倾向的患者慎用，对磺胺类药过敏者禁用。

Note

尼美舒利(nimesulide)

尼美舒利是一种新型非甾体抗炎药,具有解热、镇痛、抗炎作用,对 COX-2 的选择性抑制作用较强,因而其抗炎作用强而不良反应较小。口服吸收迅速而完全,生物利用度高,血浆蛋白结合率高达 99%。常用于类风湿关节炎、骨关节炎、腰腿痛、牙痛、痛经。胃肠道反应少且轻微。儿童发热慎用尼美舒利。其口服制剂禁止用于 12 岁以下儿童。

三、常用解热镇痛抗炎药复方制剂

常用解热镇痛抗炎药复方制剂见表 18-1。

表 18-1　常用解热镇痛抗炎药商品名、通用名及其组分

商品名	通用名	组分						
		解热镇痛药	鼻黏膜血管收缩药	抗过敏药	镇咳药	中枢兴奋药	抗病毒药	其他
999 感冒灵颗粒	999 感冒灵颗粒	对乙酰氨基酚		氯苯那敏		咖啡因		三叉苦、岗梅、金盏银盘、薄荷油、野菊花
泰诺	酚麻美敏混悬液	对乙酰氨基酚	伪麻黄碱	氯苯那敏	右美沙芬			
	酚麻美敏片	对乙酰氨基酚	伪麻黄碱	氯苯那敏	右美沙芬			
新康泰克	氨麻美敏片(Ⅱ)	对乙酰氨基酚	伪麻黄碱	氯苯那敏	右美沙芬			
仁和可立克	复方氨酚烷胺胶囊	对乙酰氨基酚				咖啡因	金刚烷胺	人工牛黄
白加黑	氨酚伪麻美芬片Ⅱ(日片)	对乙酰氨基酚	伪麻黄碱		右美沙芬			
	氨麻苯美片(夜片)	对乙酰氨基酚	伪麻黄碱	苯海拉明	右美沙芬			
快客	复方氨酚烷胺胶囊	对乙酰氨基酚		氯苯那敏		咖啡因	金刚烷胺	人工牛黄
感康	复方氨酚烷胺片	对乙酰氨基酚		氯苯那敏		咖啡因	金刚烷胺	人工牛黄
感叹号	复方氨酚烷胺片	对乙酰氨基酚		氯苯那敏		咖啡因	金刚烷胺	人工牛黄
康必得	复方氨酚葡锌片	对乙酰氨基酚		二氯丙嗪				葡萄糖酸锌、板蓝根浸膏粉
日夜百服宁	氨酚伪麻美芬片(日片)	对乙酰氨基酚	伪麻黄碱		右美沙芬			
	氨麻美敏片Ⅱ(夜片)	对乙酰氨基酚	伪麻黄碱	氯苯那敏	右美沙芬			

商品名	通用名	组分						
		解热镇痛药	鼻黏膜血管收缩药	抗过敏药	镇咳药	中枢兴奋药	抗病毒药	其他
海王银得菲	氨酚伪麻那敏片	对乙酰氨基酚	伪麻黄碱	氯苯那敏				
幸福科达琳	复方氨酚肾素片	对乙酰氨基酚	脱氧肾上腺素	氯苯那敏		咖啡因		维生素 B_1
美林	布洛芬混悬液	布洛芬						
速效伤风胶囊	氨咖黄敏胶囊	对乙酰氨基酚		氯苯那敏		咖啡因		人工牛黄
护彤	小儿氨酚黄那敏颗粒	对乙酰氨基酚		氯苯那敏				人工牛黄
优卡丹	小儿氨酚烷胺颗粒	对乙酰氨基酚		氯苯那敏		咖啡因	金刚烷胺	人工牛黄
百服宁	对乙酰氨基酚滴剂	对乙酰氨基酚						
加合百服宁	酚咖片	对乙酰氨基酚				咖啡因		
芬必得	布洛芬缓释胶囊	布洛芬						
必理通	对乙酰氨基酚片	对乙酰氨基酚						
感冒通	氯芬黄敏片	双氯芬酸钠		氯苯那敏				人工牛黄
力克舒	复方酚咖伪麻胶囊	对乙酰氨基酚	伪麻黄碱	氯苯那敏	氯哌丁			
感诺	复方氨酚烷胺胶囊	对乙酰氨基酚				咖啡因	金刚烷胺	人工牛黄

 知识链接

对乙酰氨基酚过量

患者小张(化名)是一位 27 岁、经济管理专业的研究生,身材高大,过于肥胖,除脂肪肝和肝功能有点异常之外,平日很少生病。这次生病前小张为了赶课题经常熬夜,且抽烟多。当身体出现感冒、发烧的症状之后,便自行到药店买了几种感冒药。他觉得一种药退烧效果不够,就几种药混着吃,而且因为自己体重的原因,还"酌情"加大了剂量。盲目用药后导致高热7天,伴腹泻5天,医生建议住院观察治疗。小张本人和妈妈认为"不就是感冒嘛,门诊挂水不就可以吗?"很不在意。随后悲剧发生了,小张因为"对乙酰氨基酚过量"造成中毒性肌溶解和肝肾衰竭,最终抢救无效去世。

对乙酰氨基酚被广泛应用于感冒的辅助治疗中,是各种感冒药的常见成分。尽管服用这种药物致死的极端案例并不多见,但是随意把多种感冒药混在一起吃、自行增加感冒药剂量后果极其危险。往往导致严重的药物不良反应。

【附】 抗痛风药

痛风是嘌呤代谢紊乱引起血尿酸增高的代谢性疾病。由于血尿酸浓度过高,尿酸盐沉积于关节、肾和结缔组织等处,引起局部粒细胞浸润及炎症反应,导致痛风性关节炎、痛风性肾病和痛风石等。抗痛风药主要包括抑制炎症反应药、抑制尿酸生成药和促进尿酸排泄药。痛风急性发作的治疗可应用抑制炎症反应药如秋水仙碱、非甾体抗炎药、糖皮质激素或促皮质素,间歇期和慢性期痛风可应用抑制尿酸生成药和促进尿酸排泄药。

一、抑制炎症反应药

秋水仙碱(colchicine)

秋水仙碱抑制痛风急性发作时的粒细胞浸润,对急性痛风性关节炎有选择性抗炎作用,用药后数小时关节红、肿、热、痛等症状消退,疗效显著,为首选药。对其他类型关节炎和疼痛无效,且对尿酸的生成、溶解及排泄无影响,因而无降血尿酸作用,故对慢性痛风无效。口服吸收迅速,急性痛风服药后12~24 h起效,90%的患者24~48 h疼痛消失,疗效持续48~72 h。不良反应较多,与剂量有明显相关性。常见胃肠道反应,长期服用可见严重的出血性胃肠炎;可致骨髓抑制,表现为粒细胞减少、血小板减少、再生障碍性贫血;肾损害可出现少尿、血尿。须定期监测血常规及肝肾功能。尽量避免静脉注射和长期口服。

二、抑制尿酸生成药

别嘌醇(allopurinol)

别嘌醇为次黄嘌呤异构体,是目前临床唯一能抑制尿酸生成的药物。口服吸收完全,经肝代谢为有活性的别黄嘌呤。别嘌醇和别黄嘌呤均可抑制黄嘌呤氧化酶,从而使尿酸生成减少。临床用于慢性痛风和痛风性肾病。用药初期可因血尿酸转移性增多而诱发急性痛风,故于开始4~8周内可与小剂量秋水仙碱合用。患者对本药的耐受性较好,不良反应较少,可见皮疹、腹痛、腹泻、转氨酶升高和粒细胞减少等。

三、促进尿酸排泄药

丙磺舒(probenecid)

丙磺舒口服吸收迅速而完全,可竞争性抑制尿酸的重吸收,促进尿酸排泄,临床用于治疗慢性痛风。用药初期可使痛风发作加重。大量饮水并碱化尿液可促进尿酸排泄,防止尿结石形成。不良反应较轻,有胃肠道反应和过敏反应。丙磺舒还可竞争性抑制青霉素类药物和头孢菌素类药物经肾小管分泌,从而提高这些抗生素的血药浓度,产生协同抗菌作用。

其他促进尿酸排泄药还有磺吡酮(sulfinpyrazone)、苯溴马隆(benzbromarone)。

本章思维导图

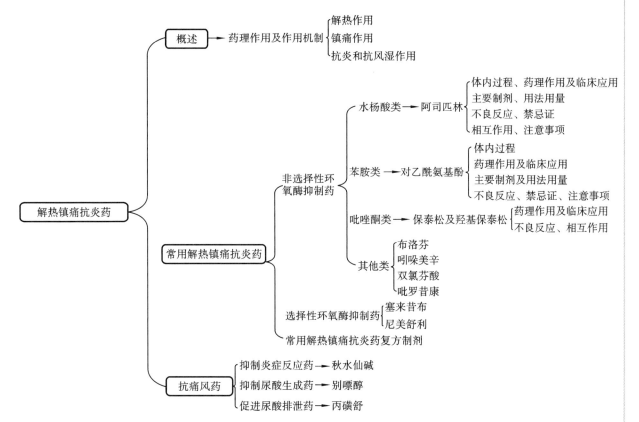

目 标 检 测

1. 解热镇痛药的解热作用机制是(　　　)。

A. 直接抑制下丘脑体温调节中枢　　　　　　　　B. 抑制下丘脑前列腺素的合成

C. 促进下丘脑前列腺素的合成　　　　　　　　　D. 抑制外周前列腺素的合成

E. 促进外周前列腺素的合成

2. 解热镇痛药的镇痛作用机制是(　　　)。

A. 激动中枢阿片受体　　　　　B. 阻断中枢阿片受体　　　　　C. 激活外周环氧酶

D. 抑制外周环氧酶　　　　　　E. 抑制细胞膜钠离子内流

3. 应用阿司匹林治疗无效的是(　　　)。

A. 头痛　　　　　　B. 牙痛　　　　　　C. 关节痛　　　　　　D. 胃肠绞痛　　　　　　E. 肌肉痛

4. 阿司匹林预防血栓形成的机制是(　　　)。

A. 直接对抗血小板聚集　　　　　　B. 降低凝血酶活性

C. 使环氧酶失活,减少血小板中血栓素 A_2(TXA_2)生成

D. 激活抗凝血酶　　　　　　　　　E. 加强维生素 K 的作用

5. 关于解热镇痛药解热作用的叙述正确的是(　　　)。

A. 能使正常人体温降到正常以下　　　　　　B. 能使发热患者体温降到正常以下

C. 能使发热患者体温降到正常水平　　　　　D. 必须配合物理降温措施

E. 配合物理降温,能将体温降到正常以下

Note

6. 阿司匹林通过抑制下列哪种酶发挥作用?(　　)

A. 二氢叶酸合成酶　　　　　　　B. 过氧化物酶　　　　　　　　C. 环氧酶

D. 磷脂酶　　　　　　　　　　　E. 胆碱酯酶

7. 下列有关对乙酰氨基酚的叙述,错误的是(　　)。

A. 有较强的解热镇痛作用　　　　B. 无抗炎抗风湿作用

C. 主要用于感冒发热　　　　　　D. 不良反应少,但能造成肝脏损害

E. 长期应用可产生依赖性

8. 阿司匹林哮喘产生的原因是(　　)。

A. 白三烯等内源性支气管收缩物质生成增加　　　B. 以抗原抗体反应为基础的过敏反应

C. 与阿司匹林抑制前列腺素的生物合成有关　　　D. 促进 5-HT 生成增多

E. 抑制胆碱酯酶,减少 ACh 的破坏

9. 阿司匹林的不良反应有(　　)。

A. 瑞氏综合征　　　　　　　　　B. 耳毒性

C. 肝毒性　　　　　　　　　　　D. 促进氯化钠与水的再吸收,引起水肿

E. 甲状腺肿大与黏液性水肿

10. 阿司匹林的不良反应不包括(　　)。

A. 胃肠道反应　　　B. 凝血障碍　　　C. 成瘾性　　　D. 过敏反应　　　E. 水杨酸反应

第十九章 中枢兴奋药和促大脑功能恢复药

学习目标

知识目标

1. 掌握:咖啡因、尼可刹米、洛贝林的药理作用、临床应用、不良反应。
2. 熟悉:其他中枢兴奋药和促大脑功能恢复药的药理作用和临床应用。

技能目标

学会观察中枢兴奋药和促大脑功能恢复的疗效和不良反应,能正确进行用药护理,指导患者合理用药。

案例导入

患者,男,5 岁。因感冒发热服用家庭备用的小儿速效感冒颗粒剂,每次一包,第二次服用后,呼吸加快、躁动不安,被送至医院。就诊后主要用药情况如下:皮下注射苯巴比妥钠 2 mg。

讨论:

1. 该患儿服用感冒颗粒剂后出现的症状及原因是什么?

2. 为何使用苯巴比妥钠治疗?

注:小儿速效感冒颗粒剂每包 6 g,含对乙酰氨基酚 125 mg、人工牛黄 5 mg、马来酸氯苯那敏 1.5 mg、咖啡因 7.5 mg 等。

中枢兴奋药是一类能提高中枢神经系统功能活动的药物。根据其主要作用及作用部位可分为 3 类:①大脑皮质兴奋药,如咖啡因等;②呼吸中枢兴奋药,如尼可刹米等;③促大脑功能恢复药,如吡拉西坦等。

第一节 中枢兴奋药

一、大脑皮质兴奋药

咖啡因(caffeine)

咖啡因是咖啡豆和茶叶中的主要生物碱,属甲基黄嘌呤类,现已人工合成。其复盐苯甲酸钠咖啡因(安钠咖)供注射给药。

【药理作用及临床应用】

1. 中枢神经系统 咖啡因兴奋中枢神经系统的范围与剂量有关。小剂量(50～200 mg)即能兴奋大脑皮质,使人精神振奋、思维敏捷、疲劳减轻、睡意消失、工作效率提高;较大剂量(250～500 mg)可直接兴奋延髓呼吸中枢和血管运动中枢,使呼吸加深加快、血压升高,在中枢处于抑制时更为明显;过量中毒则可引起中枢神经系统广泛兴奋,甚至惊厥。临床用于严重传染病及中枢抑制药中毒引起的昏睡、呼吸循环衰竭。

2. 心血管系统　大剂量咖啡因可直接兴奋心脏、扩张血管,但被兴奋迷走中枢和血管运动中枢的作用所掩盖,无治疗意义。对脑血管有收缩作用,可减弱脑血管搏动。与解热镇痛药配伍治疗一般性头痛,与麦角胺配伍治疗偏头痛。

3. 其他　具有较弱的舒张胆管和支气管平滑肌、刺激胃酸和胃蛋白酶分泌及利尿等作用。

【不良反应】

较大剂量可致激动、不安、失眠、心悸、头痛、恶心、呕吐等症状;中毒时可致惊厥;口服对胃有刺激性,大剂量诱发消化性溃疡;久用可产生精神依赖性。婴幼儿高热时易诱发惊厥,故不宜选用含咖啡因的复方解热镇痛药。

哌甲酯(methylphenidate,利他林)

哌甲酯为人工合成的苯丙胺类衍生物,中枢兴奋作用温和,能改善精神活动,解除轻度中枢抑制及疲乏感。较大剂量也可兴奋呼吸中枢,过量可引起惊厥。临床用于对抗巴比妥类和其他中枢抑制药中毒引起的昏睡与呼吸抑制,也可用于治疗轻度抑郁症、小儿遗尿症、儿童多动综合征和发作性睡病等。治疗量不良反应较少,偶见失眠、心悸、厌食、焦虑等;大剂量可引起血压升高、眩晕、头痛等,甚至惊厥;久用可产生耐受性。癫痫、高血压患者禁用。因抑制儿童生长发育,6岁以下儿童禁用。

匹莫林(pemoline)

匹莫林药理作用和临床应用与哌甲酯相似,但作用维持时间长,每日给药1次即可。用于儿童多动综合征时效果不及哌甲酯,且剂量依赖性地抑制生长。不良反应少,以失眠常见,心血管系统反应极少见。禁用于舞蹈病、癫痫、躁狂症、孕妇。

二、呼吸中枢兴奋药

尼可刹米(nikethamide,可拉明)

尼可刹米既可直接兴奋延髓呼吸中枢,也可刺激颈动脉体和主动脉体化学感受器而反射性兴奋呼吸中枢,提高呼吸中枢对 CO_2 的敏感性,使呼吸加深加快。当呼吸中枢处于抑制状态时,其兴奋作用更明显。对血管运动中枢有弱兴奋作用。临床用于各种原因引起的中枢性呼吸抑制,对肺源性心脏病及吗啡中毒引起的呼吸抑制效果较好,对巴比妥类药物中毒引起的呼吸抑制效果较差。该药作用温和,安全范围较大,但作用短暂,静脉注射仅维持5～10 min,故需间歇多次给药。过量可致血压升高、心动过速、呕吐、肌震颤等症状,中毒时可引起惊厥,应及时静脉注射地西泮解救。

二甲弗林(dimefline,回苏灵)

二甲弗林可直接兴奋呼吸中枢,作用比尼可刹米强100倍,作用迅速、短暂。临床主要用于各种原因引起的中枢性呼吸抑制,苏醒率可达90%～95%,也可用于肺性脑病。安全范围小,过量易致惊厥。吗啡中毒者禁用。静脉注射需稀释后缓慢注射。

洛贝林(lobeline,山梗菜碱)

洛贝林为从山梗菜中提取的生物碱,现已人工合成。通过选择性刺激颈动脉体和主动脉体化学感受器而反射性兴奋呼吸中枢。作用快速、短暂,安全范围大,不易引起惊厥。临床常用于新生儿窒息、小儿感染性疾病所致呼吸衰竭、CO中毒引起的呼吸抑制。大剂量可兴奋迷走神经中枢,引起心动过缓;中毒量可兴奋交感神经和肾上腺髓质,导致心动过速,也可引起惊厥。本药遇光、热易分解变色失效,故应避光、避热保存。

第二节 促大脑功能恢复药

吡拉西坦(piracetam,脑复康)

吡拉西坦能降低脑血管阻力,增加脑血流量;促进脑细胞代谢,促进脑组织对葡萄糖、氨基酸、磷脂的利用和蛋白质的合成;增加线粒体内 ATP 的合成。因此对缺氧脑细胞有保护作用,促进脑细胞信息传递,改善学习记忆和回忆能力。临床用于阿尔茨海默病、脑动脉硬化、脑血管意外、脑外伤后遗症、慢性酒精中毒及 CO 中毒等所致的记忆、思维障碍,也可用于儿童智力低下。

甲氯芬酯(meclofenoxate,氯酯醒)

甲氯芬酯主要兴奋大脑皮质,促进脑细胞代谢,增加葡萄糖的利用,使受抑制状态的中枢神经功能恢复。临床用于脑外伤后昏迷、脑动脉硬化及中毒所致意识障碍、阿尔茨海默病、儿童反应迟钝、新生儿缺氧、小儿遗尿症等。因作用缓慢,需反复用药。

胞磷胆碱(citicoline,尼可灵)

胞磷胆碱能增加脑血流量,改善脑细胞代谢,促进大脑功能恢复和苏醒。主要用于急性脑外伤和脑手术后所致意识障碍。在脑内出血急性期不宜大剂量应用。

 本章思维导图

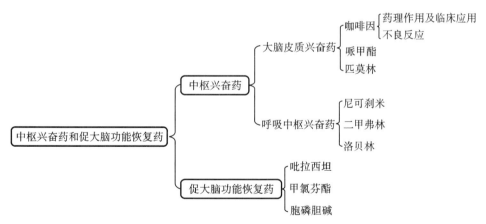

 目 标 检 测

1. 尼可刹米主要用于( )。

A. 支气管哮喘所致呼吸困难 B. 循环衰竭所致呼吸抑制

C. 惊厥后出现的呼吸抑制 D. 中枢性呼吸抑制

E. 巴比妥类药物中毒引起的呼吸抑制

2. 对吗啡中毒所致呼吸衰竭疗效较好的是( )。

A. 尼可刹米 B. 二甲弗林 C. 洛贝林 D. 贝美格 E. 吡拉西坦

3. 中枢兴奋药过量最主要的反应是（　　　）。

A. 心动过速　　　　B. 血压升高　　　　C. 惊厥　　　　D. 房室传导阻滞　　E. 呕吐

4. 新生儿窒息及 CO 中毒宜选用（　　　）。

A. 洛贝林　　　　　B. 二甲弗林　　　　C. 咖啡因　　　　D. 尼可刹米　　　　E. 阿托品

Note

第四篇

心血管系统药理

第二十章 抗高血压药

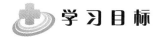

学习目标

知识目标

1. 掌握：抗高血压药的分类；一线抗高血压药的降压机制和其在抗高血压中的地位、药理作用、临床应用、主要不良反应及防治。

2. 熟悉：其他抗高血压药的作用特点、降压机制及临床应用、注意事项、主要不良反应；抗高血压药的合理应用。

3. 了解：各类新型抗高血压药降压机制及主要特点；抗高血压药治疗的新概念。

技能目标

学会观察抗高血压药的疗效和不良反应，能正确进行用药护理，指导患者合理用药。

案例导入

某男，45 岁，患中度原发性高血压，并伴有十二指肠溃疡。

讨论：

选用哪种抗高血压药比较合适？

第一节　高血压概述

高血压是一种以收缩压≥140 mmHg 和（或）舒张压≥90 mmHg 为主要表现的临床综合征，可分为原发性高血压和继发性高血压，在持续进展过程中可累及心、脑、肾、血管等靶器官。血压的形成与心输出量和外周血管阻力（主要是小动脉）有关。血压的调节与心脏、血管、肾脏、中枢、神经体液等有关。抗高血压药是一类能降低血压，减轻靶器官损害的药物。合理应用药物，不仅能控制血压，还能减少或防止心、脑、肾等器官并发症的发生，降低死亡率，延长寿命，提高生活质量。

高血压分型见表 20-1。

表 20-1　高血压分型表（WHO/ISH，1999）

高血压分型	舒张压/mmHg	收缩压/mmHg
正常血压	60～85	90～130
理想血压	<80	<120
正常高值	85～89	130～139
临界高血压	90～94	140～149

高血压分型	舒张压/mmHg	收缩压/mmHg
一级高血压	90~99	140~159
二级高血压	100~109	160~179
三级高血压	≥110	≥180
单纯收缩期高血压	≤90	≥140
临界收缩期高血压	≤90	140~149

第二节　抗高血压药的分类

　　抗高血压药种类繁多。目前,临床把利尿药、钙通道阻滞药、血管紧张素转化酶抑制药、血管紧张素Ⅱ受体阻断药和β受体阻断药作为常用抗高血压的药物,即一线抗高血压药,其疗效确切,不良反应较轻,不易耐受。其他的药物作为二、三线用药,用于治疗较重及特殊型的高血压。另外一些药物如神经节阻滞剂、去甲肾上腺素能神经末梢阻断药现已基本不在临床使用。

　　根据抗高血压药的作用部位及作用机制,分类如下。

一、利尿药

　　(1) 噻嗪类等利尿药:氢氯噻嗪、氯噻酮、吲达帕胺。

　　(2) 祥利尿药:呋塞米、布美他尼。

　　(3) 保钾利尿药:螺内酯、氨苯蝶啶。

二、钙通道阻滞药

　　硝苯地平、尼群地平、氨氯地平。

三、肾素-血管紧张素系统抑制药

　　(1) 血管紧张素转化酶抑制药:卡托普利、依那普利、雷米普利。

　　(2) 血管紧张素Ⅱ受体阻断药:氯沙坦、缬沙坦、替米沙坦。

　　(3) 肾素抑制药:阿利克仑、雷米克林、依那克林。

四、交感神经抑制药

　　(1) 肾上腺素受体阻断药。

　　①α₁ 受体阻断药:哌唑嗪、特拉唑嗪、多沙唑嗪。

　　②β 受体阻断药:普萘洛尔、美托洛尔、阿替洛尔。

　　③α、β 受体阻断药:拉贝洛尔、卡维地洛。

　　(2) 中枢性抗高血压药:可乐定、甲基多巴、莫索尼定。

　　(3) 神经节阻断药:樟磺咪芬、美卡拉明(现已少用)。

　　(4) 去甲肾上腺素能神经末梢阻断药:利血平、胍乙啶。

五、血管扩张药

　　(1) 直接扩张血管药:肼屈嗪、硝普钠。

　　(2) 钾通道开放药:二氮嗪、吡那地尔、米诺地尔。

　　(3) 其他:酮色林、波生坦、西氯他宁、乌拉地尔。

第三节　常用抗高血压药

降压治疗的常用药物有以下五大类：钙通道阻滞药（CCB）、血管紧张素转化酶抑制药（ACEI）、血管紧张素Ⅱ受体阻断药（ARB）、利尿药、β受体阻断药。以上五大类抗高血压药及固定复方制剂均可作为高血压初始或维持治疗时的选择。必要时还可联用醛固酮拮抗药或α受体阻断药。

一、利尿药

利尿药根据其效能分为高、中、低效三类，降压常用的是中效利尿药，代表药物为氢氯噻嗪。利尿药作为降血压的基础药物，不仅单用能降低血压，还能消除水钠潴留，增强其他药物的降压作用。利尿作用强的利尿药，其降压作用不一定更强，如呋塞米降压作用不如氢氯噻嗪，虽然其排钠利尿作用显著，但同时会明显激活肾素-血管紧张素系统，长期降压作用不明显。

（一）中效利尿药

氢氯噻嗪（hydrochlorothiazide）

【药理作用及临床应用】

降压作用温和而持久，长期用药无明显耐受性。初期通过排钠利尿而导致血容量及细胞外液减少，使血压下降。长期用药的降压机制：①因排钠而降低小动脉壁细胞内 Na^+ 的含量，并通过 Na^+-Ca^{2+} 交换机制，使血管平滑肌细胞内 Ca^{2+} 减少，血管平滑肌松弛；②降低血管平滑肌细胞对 Na^+ 等缩血管物质的敏感性；③诱导动脉壁产生扩血管物质，如激肽、前列腺素等。

单独应用可治疗轻度高血压，与其他抗高血压药合用可治疗中度高血压、重度高血压。

【主要制剂】

片剂：10 mg；25 mg；50 mg。

【用法用量】

口服。每日 25～100 mg，1 次或分 2 次服用；与其他抗高血压药合用时，每次 10 mg，每日 3 次。

【不良反应及注意事项】

1. 水和电解质紊乱　低血钾、低血镁等，其中低血钾最常见，可增加强心苷的心脏毒性。为避免发生低血钾，应从小剂量给药，视情况逐渐增加，同时患者多食含钾丰富的食物（如香蕉、柠檬汁等）或合用留钾利尿药。

2. 高尿酸血症　使尿酸排出减少，对痛风患者可使症状加重，应慎用；与阿司匹林合用可诱发痛风。

3. 高血糖　抑制胰岛素分泌和影响对葡萄糖的利用而升高血糖，并能减弱降血糖药的作用，故糖尿病患者慎用。

4. 其他　可引起高血脂、尿素氮升高、过敏反应及胃肠道反应等。肾功能不全者慎用。

吲达帕胺（indapamide）

吲达帕胺为非噻嗪类吲哚衍生物。

【药理作用及临床应用】

吲达帕胺为强效、长效抗高血压药。具有利尿和钙拮抗作用，对血管平滑肌有较高选择性，使外周血管扩张，血压下降。降压机制主要为增加血管平滑肌细胞 Ca^{2+} 内流，利尿作用较弱。不引起体位性低血压、颜面潮红和心动过速。

临床适用于轻、中度高血压，尤其是伴有肾功能不全、糖尿病及高脂血症的高血压患者。可与β受体阻断药合用。

【主要制剂】

片剂:每片 2.5 mg。

【用法用量】

成人口服给药。

(1) 高血压:①建议初始剂量为每次 1.25 mg,每日 1 次,早晨服用。如 4 周后疗效欠佳可增至每次 2.5 mg,每日 1 次。如效果仍不佳,可于 4 周后增至每次 5 mg,每日 1 次。②本药现已有低剂量(1.5 mg)缓释剂型。

(2) 水肿:推荐初始剂量为每日早晨单剂口服 2.5 mg,如 1 周后疗效不显著,每日剂量可增至 5 mg。

【不良反应】

可有上腹部不适、恶心、食欲减退、头痛、嗜睡、腹泻、皮疹等,长期应用可使血钾降低。严重肝、肾功能不全者慎用。

【注意事项】

(1) 禁忌证:①严重肾功能不全;②肝性脑病或严重肝功能不全;③低钾血症;④对本药及磺胺类药过敏。

(2) 下列情况慎用:①糖尿病;②肝功能不全;③痛风或高尿酸血症;④老人;⑤电解质紊乱(如低钠血症、高钙血症)(国外资料);⑥系统性红斑狼疮(国外资料)。

(3) 药物对老人的影响:老人对降压作用与电解质改变较敏感,且常有肾功能变化,应用本药时须注意。

(4) 用药期间应定期检测血糖、尿素氮、尿酸、血压与血电解质。

(二) 高效利尿药

呋塞米(furosemide)

呋塞米属于高效利尿药,其降压作用不比噻嗪类强,具强利尿作用,不良反应多,临床主要用于高血压危象,静脉给药发挥快速降压效应,或用于具有氮质血症的肾功能不全高血压患者。

【主要制剂】

①呋塞米片;②呋塞米注射液;③复方呋塞米片。

【用法用量】

内容详见第二十五章。

【不良反应】

常见不良反应与水、电解质紊乱有关,尤其是大剂量或长期应用时,如体位性低血压、休克、低钾血症、低氯血症、低氯性碱中毒、低钠血症、低钙血症以及与此有关的口渴、乏力、肌肉酸痛、心律失常等。

(三) 低效利尿药

螺内酯(spironolactone)

螺内酯为低效保钾利尿药,可用于醛固酮增加引起的高血压,也常与排钾利尿药合用,以减少低钾血症的发生。服用钾盐或肾功能不全者禁用(内容详见第二十五章)。

氨苯蝶啶(triamterene)

与螺内酯一样,氨苯蝶啶为低效保钾利尿药,可用于醛固酮增加引起的高血压,也常与排钾利尿药合用,以减少低钾血症的发生。服用钾盐或肾功能不全者禁用(内容详见第二十五章)。

二、钙通道阻滞药

本类药可选择性地阻断 Ca^{2+} 通道,抑制细胞外 Ca^{2+} 内流,松弛血管平滑肌,降低外周血管阻力,使血压下降。降压时不减少重要器官的血流量,不引起脂质代谢紊乱及葡萄糖耐受性改变。

硝苯地平(nifedipine)

硝苯地平口服易吸收,1~2 h作用达高峰,持续6~8 h。

【药理作用及临床应用】

抑制Ca^{2+}的内流,松弛血管平滑肌,降低外周血管阻力。降压作用显著,降压的同时不减少冠状动脉、肾、脑血流量,还可抑制内皮素诱导的肾血管收缩。

可用于治疗轻、中、重度高血压,可单独使用,也可与利尿药及β受体阻断药合用。

【主要制剂】

主要为片剂(缓释片):5 mg;10 mg。

【用法用量】

从小剂量开始服用,一般起始剂量为每次10 mg,一日3次,口服;常用的维持剂量为每次10~20 mg,一日3次,口服。部分有明显冠状动脉痉挛的患者,可用至每次20~30 mg,一日3~4次。最大剂量为每日120 mg。如果病情紧急,可嚼碎服或舌下含服,每次10 mg,根据患者对药物的反应,决定是否再次给药。

【不良反应】

常见头痛、面部潮红、眩晕、心悸、踝部水肿、咳嗽等。其引起的踝部水肿的原因是毛细血管前括约肌扩张,停药后可自行消退。降压时可反射性引起心率加快、心输出量增加以及血浆肾素活性增高,合用β受体阻断药可减经。

【注意事项】

(1)低血压。绝大多数患者服用硝苯地平后仅有轻度低血压反应,个别患者出现严重的低血压症状。这种反应常发生在剂量调整期或加量时,特别是合用β受体阻断药时。在此期间需监测血压,尤其合用其他抗高血压药时。

(2)长期给药不宜骤停,以避免发生停药综合征而出现反跳现象。

(3)硝苯地平可分泌入乳汁,哺乳期妇女应停药或停止哺乳。

(4)硝苯地平在老人中的半衰期延长,应用时注意调整剂量。

【相互作用】

(1)硝酸酯类与本药合用控制心绞痛发作,有较好的耐受性。

(2)β受体阻断药:绝大多数患者合用本药有较好的耐受性和疗效,但个别患者可能诱发和加重低血压、心力衰竭和心绞痛。

(3)血浆蛋白结合率高的药物,如双香豆素类、苯妥英钠、奎尼丁、奎宁、华法林等与本药同用时,这些药的游离浓度常发生改变。

氨氯地平(amlodipine)

氨氯地平可抑制血管平滑肌细胞的Ca^{2+}内流,扩张小动脉;也可扩张冠状动脉和肾动脉,降低心脏负荷,逆转左心室肥厚。降压作用缓慢、平稳,持续时间较硝苯地平显著延长。无体位性低血压及耐受性,对血糖、血脂及血清电解质无不良影响。临床用于治疗各型高血压,与噻嗪类利尿药、β受体阻断药或ACEI合用疗效更好。不良反应有头痛、轻中度水肿、疲倦、恶心、面红、心悸和头晕等。

非洛地平

【药理作用】

本药为选择性Ca^{2+}拮抗药,主要抑制小动脉平滑肌细胞外Ca^{2+}的内流,选择性扩张小动脉,对静脉无此作用,不引起体位性低血压;对心肌亦无明显抑制作用。本药在降低肾血管阻力的同时,不影响肾小球滤过率和肌酐清除率,肾血流量无变化甚至稍有增加,有促尿钠排泄和利尿作用。本药可增加心输出量和心脏指数,显著降低后负荷,而对心脏收缩功能、前负荷及心率无明显影响。

【临床应用】

用于轻、中度原发性高血压的治疗。

【主要制剂及用法用量】

非洛地平缓释片:口服,起始剂量为 2.5 mg(1/2 片),一日 2 次,或遵医嘱。常用维持剂量为每日 5 mg(1 片)或 10 mg(2 片),分两次服,必要时剂量可进一步增加,或加用其他抗高血压药。可根据患者反应将剂量减少至每日 2.5 mg 或增加至每日 10 mg。剂量调整间隔一般不少于 2 周。建议剂量范围为每日 2.5～10 mg。

【不良反应】

(1) 本药和其他钙通道阻滞药相同,某些患者服用后会出现面色潮红、头痛、头晕、心悸和疲劳,这些反应大部分具有剂量依赖性,而且是在剂量增加后的短时间内出现,是暂时的,应用时间延长后消失。

(2) 本药与其他二氢吡啶类药物相同,可引起剂量有关的踝部水肿,牙龈或牙周炎患者用药后可能会引起轻微的牙龈肿大。

(3) 另也可见皮疹、瘙痒。

三、血管紧张素转化酶抑制药

血管紧张素转化酶抑制药(ACEI)可抑制血管紧张素转化酶(ACE),减少血管紧张素Ⅱ(AngⅡ)的生成和缓激肽的降解,使阻力血管及容量血管舒张,血压下降,并减轻或逆转血管和心室重构,对靶器官具有保护作用。

ACEI 具有以下特点:①降压时不伴有反射性心率加快,对心输出量无明显影响;②可减轻或逆转心血管重构;③增加肾血流量,改善肾功能;④能改善胰岛素抵抗;⑤不影响脂质代谢,不引起体位性低血压,不产生耐受性。常用药物包括卡托普利、依那普利、雷米普利、赖诺普利和培哚普利等。

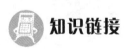

知识链接

肾素-血管紧张素系统

肾素-血管紧张素系统(renin-angiotensin system,RAS)既存在于循环系统中,也存在于心血管组织中,共同参与对靶器官的调节。正常情况下,RAS 对心血管系统的正常发育、稳定心血管功能、维持电解质和体液平衡、调节血压都有重要作用。血液循环系统中,血管紧张素Ⅰ在血管紧张素转化酶(ACE)的作用下,转变为血管紧张素Ⅱ,可激动循环系统的血管紧张素Ⅱ受体,通过收缩外周血管和促进醛固酮分泌,参与升高血压的调节;组织中的血管紧张素Ⅱ可激动局部组织的血管紧张素Ⅱ受体,通过收缩外周血管,更直接地参与血压的调节。

卡托普利(captopril)

卡托普利又名巯甲丙脯酸。

【药理作用及临床应用】

可抑制 ACE,降低外周血管阻力,增加肾血流量,不伴有反射性心率加快。具有轻、中度降压作用,适用于各型高血压患者,尤其是合并有糖尿病及胰岛素抵抗、左心室肥厚、心力衰竭、急性心肌梗死的高血压患者,可明显改善患者生活质量且无耐受性。与利尿剂及 β 受体阻断药合用可增强疗效,用于治疗重度或顽固性高血压。

【主要制剂及用法用量】

卡托普利片:白色或类白色片,或糖衣片、薄膜衣片,除去包衣显白色或类白色。每片 12.5 mg 或 25 mg。口服,开始每次 25 mg,每日 3 次,以后渐增至每次 50 mg,每日 3 次。一日最大剂量为 450 mg。

卡托普利注射液:1 mL:25 mg;2 mL:50 mg,成人常用量为每次 25 mg 溶于 10% 葡萄糖注射液 20 mL,缓慢静脉注射(10 min),随后取 50 mg 溶于 10% 葡萄糖注射液 500 mL,静脉注射 1 h。

复方卡托普利片:白色或类白色片,每片含卡托普利 10 mg、氢氯噻嗪 6 mg。口服,每次 1~2 片,每日 3~6 片。

【不良反应】

(1)刺激性干咳:最常见,发生率为 5%~20%,可能与缓激肽聚集有关。常在开始用药几周内出现,一般停药后 4 天内消失。症状较轻者可坚持服药,不能耐受者可改用血管紧张素 Ⅱ 受体阻断药。

(2)皮疹:常发生于用药 4 周内,呈斑丘疹或荨麻疹,可伴有瘙痒和发热。减量、停药或给抗组胺药后消失。

(3)其他:有血管神经性水肿、高血钾、味觉迟钝、蛋白尿、中性粒细胞减少等。

【注意事项】

(1)胃中食物可使本药吸收减少 30%~40%,故本药宜在餐前 1 h 服用。

(2)本药与地高辛合用时可增加地高辛血药浓度,应谨慎。

(3)本药可以减少醛固酮的产生,致血钾增高,因此不宜与保钾利尿剂如螺内酯、氨苯蝶啶、阿米洛利等合用。

(4)全身性红斑狼疮及其他免疫性疾病患者、肾功能不全患者、孕妇及哺乳期妇女慎用本药。

依那普利(enalapril)

依那普利为长效、高效 ACEI。作用出现缓慢,但强而持久,降压作用比卡托普利强。主要用于各型高血压及心功能不全。不良反应与卡托普利相似但较少,白细胞减少、蛋白尿、味觉障碍等反应均较少见。

【主要制剂】

主要有胶囊和片剂。片剂规格:2.5 mg;5 mg;10 mg;20 mg。

【用法用量】

成人常用量如下。

1. 降压 口服一次 5 mg,每日 1 次,以后随血压反应调整剂量至每日 10~40 mg,分 2~3 次服用,如疗效仍不理想,可加用利尿药。在肾功能损害时,肌酐清除率在每分钟 30~80 mL 时,初始剂量为 5 mg,如肌酐清除率每分钟小于 30 mL,初始剂量为 2.5 mg;在透析患者,透析日剂量为 2.5 mg。

2. 治疗心力衰竭 开始剂量为一次 2.5 mg,每日 1~2 次,给药后 2~3 h 内注意血压,尤其合并用利尿药者,以防低血压。一般每天用量为 5~20 mg,分 2 次口服。

【不良反应】

可有头昏、头痛、疲劳、恶心、上腹部不适、胸闷、咳嗽、蛋白尿和白细胞减少等不良反应。本品因不含巯基,卡托普利样不良反应较少。

【注意事项】

(1)使用本品时应定期做白细胞计数和肾功能测定。

(2)本品与交感神经抑制药和神经节阻滞剂合用时应谨慎。

(3)本品与钾盐和含钾药物合用会引起高钾血症。

(4)过敏体质或肾动脉狭窄者忌用本品。

(5)儿童、孕妇、哺乳期妇女、严重肾功能不全者慎用本品。

四、血管紧张素 Ⅱ 受体阻断药

血管紧张素 Ⅱ 受体阻断药通过阻断血管紧张素 Ⅰ 型受体(AT$_1$ 受体),产生扩张血管、抑制醛固酮分泌、逆转心血管重构等作用。其作用选择性较 ACEI 更强,对 AngⅡ 效应的拮抗作用更完全,且不抑制激肽酶,故无咳嗽等不良反应。临床常用的药物有氯沙坦(losartan)、缬沙坦(valsartan)、厄贝沙坦

(irbesartan)、替米沙坦(telmisartan)、坎地沙坦(candesartan)、奥美沙坦(olmesartan)等,其中坎地沙坦作用强、用量小、维持时间长,是目前这类药中较优者。

氯沙坦(losartan)

【药理作用及临床应用】

强效选择性 AT_1 受体阻断药,降压作用平稳、持久,但起效缓慢,用药 3～6 周可达最佳效果。基础血压越高降压幅度越大,停药后不易产生反跳现象。临床主要用于不能耐受 ACEI 的高血压患者,对高肾素型高血压疗效尤佳;对伴有糖尿病、肾病和慢性心功能不全患者有良好疗效;与利尿药、钙通道阻滞药合用,可增强降压疗效。

【主要制剂及用法用量】

氯沙坦钾片:50 mg;100 mg。口服,初始剂量为每次 1 片(50 mg),每日 1 次。疗效不理想时可增至每日 100 mg。对血容量不足患者初始剂量为每日 25 mg。

氯沙坦钾氢氯噻嗪片:每片含氯沙坦钾 50 mg 及氢氯噻嗪 12.5 mg。口服,每日 1 次,每次 1 片。

【不良反应及注意事项】

不良反应较 ACEI 少,可引起低血压、高血钾,并可能影响胎儿发育,但不引起咳嗽和血管神经性水肿。个别患者可出现胃肠道不适、头痛、头晕等。孕妇、哺乳期妇女禁用。

五、肾上腺素受体阻断药

β受体阻断药均有良好的降压作用,广泛用于各种程度的高血压,以普萘洛尔为代表。

普萘洛尔(propranolol)

【药理作用及临床应用】

降压作用缓慢而持久,对站立位、卧位降压作用相同,不引起体位性低血压。长期应用不引起水钠潴留,也无耐受性,合用利尿药作用更显著。降压机制:①阻断心脏 β_1 受体,使心输出量减少;②阻断肾脏 β_1 受体,肾素释放减少;③阻断突触前膜 β受体,抑制递质 NA 释放;④阻断中枢 β受体,降低外周交感神经活性。

临床用于轻、中度高血压,对伴有心输出量多、肾素活性偏高者疗效较好,高血压伴有心绞痛、心动过速及偏头痛者也较适合。可单独应用,也可与其他抗高血压药合用。长期应用可降低心、脑血管并发症的发生率和病死率。

【主要制剂】

盐酸普萘洛尔片:10 mg。

【用法用量】

(1)高血压:口服,初始剂量为每次 10 mg,每日 3～4 次,可单独使用或与利尿药合用。剂量应逐渐增加,日最大剂量为 200 mg。

(2)心绞痛:开始时为每次 5～10 mg,每日 3～4 次;每 3 日可增加 10～20 mg,可渐增至每日 200 mg,分次服。

(3)心律失常:每日 10～30 mg,日服 3～4 次。饭前、睡前服用。

(4)心肌梗死:每日 30～240 mg,日服 2～3 次。

(5)肥厚型心肌病:10～20 mg,每日 3～4 次。按需要及耐受程度调整剂量。

(6)嗜铬细胞瘤:10～20 mg,每日 3～4 次。术前用 3 日,一般应先用 α受体阻断药,待药效稳定后加用普萘洛尔。

【不良反应】

常见的不良反应有恶心、呕吐、轻度腹泻;若应用不当可引起急性心功能不全、诱发或加重哮喘等严重不良反应;偶可出现皮疹、血小板减少等过敏反应。长期用药突然停药,可出现反跳现象。

【注意事项】

心功能不全、窦性心动过缓、重度房室传导阻滞、外周血管痉挛性疾病及支气管哮喘患者禁用。

【相互作用】

（1）本药与利血平合用，可导致体位性低血压、心动过缓、头晕、晕厥，与单胺氧化酶抑制药合用，可致极度低血压。

（2）与洋地黄合用，可发生房室传导阻滞而使心率减慢，需严密观察。

（3）与钙通道阻滞药合用，特别是静脉注射维拉帕米，要十分警惕本药对心肌和传导系统的抑制。

阿替洛尔(atenolol)

对心脏 β_1 受体有较高选择性，有选择性阻断作用，对外周血管和支气管平滑肌 β_2 受体作用小。口服用于治疗各种程度高血压，较小剂量即能明显降低动物心率、心收缩力与心输出量，使血压下降。降压作用维持时间比普萘洛尔长，但较大剂量时对支气管平滑肌 β_2 受体也有作用，故支气管哮喘患者慎用。阿替洛尔无内在拟交感活性与膜稳定作用，能降低血浆肾素活性及 AG II 水平。无心肌抑制作用，经睫状肌扩散入睫状上皮，使房水产生减少，眼内压下降。适用于高血压、心绞痛、心肌梗死、心律失常、甲状腺功能亢进、嗜铬细胞瘤等。

美托洛尔(metoprolol)

美托洛尔作用与阿替洛尔相似，主要用于轻、中度原发性高血压，也用于稳定型心绞痛、心肌梗死后的 II 级预防、心律失常等。

拉贝洛尔(labetalol)

【药理作用】

本药为兼有 α 受体及 β 受体阻断作用的抗高血压药。对 β_1 受体及 β_2 受体无选择性，其阻断 α 受体和 β 受体的相对强度，口服时为 1∶3，静脉注射时为 1∶7。与单纯 β 受体阻断药不同，能降低卧位血压和周围血管阻力，一般不降低心输出量或每搏输出量。对卧位患者心率无明显影响，减慢立位及运动时心率。其降压效果比单纯 β 受体阻断药为优。原理是阻断肾上腺素受体，放缓窦性心律，减少外周血管阻力。这种药物对治疗妊娠高血压综合征有特别疗效。本药使支气管平滑肌收缩的作用虽不强，但对哮喘患者仍可致支气管痉挛。

口服后可吸收，生物利用度约为 70%；吸收迅速，血浆药物浓度达峰时间为 1～2 h。在血浆中与血浆蛋白的结合率为 50%，约有 95% 在肝中被代谢。$t_{1/2}$ 为 1.5～3.5 h，作用可维持 8 h。本药适用于治疗轻度至重度高血压和心绞痛；静脉注射能治疗高血压危象。

【主要制剂】

片剂：100 mg；200 mg；300 mg。

注射液：每支 50 mg(5 mL)。

【用法用量】

口服：开始每次 100 mg，每日 2～3 次。如疗效不佳，可增至每次 200 mg，每日 3～4 次。通常对轻、中、重度高血压的每日剂量相应为 300～800 mg、600～1200 mg、1200～2400 mg，加用利尿药时可适当减量。静脉注射：每次 100～200 mg。

【不良反应及注意事项】

疲乏，嗜睡，虚弱，失眠，性欲下降，服用后头皮刺痛，个别罕见的不良反应有哮喘加重、呼吸困难。儿童、孕妇及哮喘、脑出血患者忌进行静脉注射。注射液不能加入葡萄糖盐水中作静脉注射或静脉滴注。

【禁忌证】

本药静脉注射禁用于儿童、孕妇及哮喘、脑出血患者。

哌唑嗪(prazosin)

【体内过程】

本药口服易吸收,首关消除明显,生物利用度约为 60%。口服后 1～2 h 血药浓度达峰值,血浆蛋白结合率约为 97%,主要在肝中代谢,仅少量以原形经肾排出。$t_{1/2}$ 为 2～3 h,但降压作用可维持 10 h。

【药理作用】

本药具有中等偏强的降压作用,通过选择性阻断血管平滑肌 α_1 受体,扩张小动脉以及小静脉,降低外周阻力,减少回心血量,从而产生降压作用。降压时不反射性引起心率加快,长期使用不增加肾素分泌,且对心输出量、肾血流量和肾小球滤过率无明显影响。长期使用对血脂代谢有良好的作用。还能松弛尿道平滑肌,改善排尿困难。

【主要制剂】

片剂:0.5 mg;1 mg;2 mg;5 mg。

【临床应用】

用于轻、中、重度高血压及肾性高血压,尤其适用于伴肾功能不全、高脂血症、良性前列腺增生的高血压患者。对于重度高血压患者,常与利尿药、β 受体阻断药合用。

【用法用量】

剂量个体化。口服。成人:首剂 0.5～1 mg,根据血压调整剂量,一般为每日 6～15 mg,2～3 次/日;合用其他药物时一般每日 2～6 mg,2～3 次/日。儿童:每次 0.25～0.5 mg,2～3 次/日,按临床疗效调整剂量。

【不良反应】

(1) 首剂现象:首次用药后出现严重的体位性低血压、晕厥和心悸等。将首次用量减为 0.5 mg,并于睡前服用,可避免发生。

(2) 头痛、眩晕、乏力、口干等,一般不影响用药,也可在用药过程中自行消失。

【相互作用】

(1) 哌唑嗪与 β 受体阻断药(如普萘洛尔)或利尿药联用时,降压作用加强而水钠潴留可能减轻,合用时应调整剂量,以选用每种药物的最小有效剂量为宜。

(2) 哌唑嗪与钙通道阻滞药合用,其降压作用加强,易致首剂效应,因此剂量须适当调整,与其他抗高血压药合用时也须注意。

(3) 哌唑嗪与拟交感胺类药物合用,其降压作用减弱。

(4) 哌唑嗪与非甾体抗炎镇痛药(尤其是吲哚美辛)合用,其降压作用减弱。

第四节　其他抗高血压药

一、中枢性抗高血压药

中枢性抗高血压药包括可乐定(clonidine)、甲基多巴(methyldopa)、莫索尼定(moxonidine)、利美尼定(rilmenidine)等。

可乐定(clonidine)

【药理作用及临床应用】

可乐定具有中等偏强的降压作用。机制为兴奋延髓孤束核次一级神经元突触后膜上 α_2 受体和嘴端腹外侧核区 I_1-咪唑啉受体,也可激动外周交感神经突触前膜的 α_2 受体,反馈性减少 NA 的释放,抑制交感中枢的传出冲动,使外周交感张力下降,扩张血管而产生降压作用。同时还具有镇静、镇痛及抑制胃肠蠕动和分泌的作用。

本药用于一线抗高血压药不能控制的中、重度高血压,与利尿药有协同作用。尤其适用于伴消化性溃疡的高血压患者。也可用于预防偏头痛和阿片类镇痛药的脱瘾治疗。25%滴眼液用于开角型青光眼的治疗。

【主要制剂】

主要有透皮贴剂、片剂、注射剂。

【用法用量】

(1)口服。降压:开始每次 0.1 mg,每日 2 次,需要时隔 2~4 日递增 0.1~0.2 mg;维持量为 0.1~0.2 mg,每日 2~4 次;严重高血压需紧急治疗时开始口服 0.2 mg,继以每小时 0.1 mg,直到舒张压得到控制或总量达 0.7 mg,然后用维持量。绝经期潮热:每次 0.025~0.075 mg,每日 2 次。严重痛经:每次 0.025 mg,每日 2~4 次,最多为 0.05 mg,每日 3 次。成人极量为每次 0.6 mg,每日 2.4 mg。

(2)静脉注射:每次 0.15~0.3 mg。

【不良反应及注意事项】

常见不良反应有口干、乏力、便秘、嗜睡,以及抑郁、眩晕、心动过缓、低血压、食欲下降、阳痿等。久用可致水钠潴留,常与利尿药合用。长期使用后突然停药可产生反跳现象。

用药期间注意监测血压和心率。精神处于抑制状态者、高空作业者和机动车驾驶员不宜使用。

甲基多巴(methyldopa)

【药理作用及临床应用】

口服 4~6 h 后出现降压作用,可维持 24 h。甲基多巴进入中枢后代谢为 α-甲基去甲肾上腺素,激活中枢 $α_2$ 受体,使中枢抑制性神经元兴奋,从而抑制血管运动中枢,使外周交感神经功能下降而降低动脉血压。长期使用可逆转左心室心肌肥厚。

甲基多巴为一种中等偏强的抗高血压药,用于中、重度高血压的治疗,可长期用药数年。适用于肾性高血压和妊娠高血压,疗效显著。该药可单独使用,也可与利尿剂或 β 受体阻断药合用。

【主要制剂】

(1)针剂:0.25 g。

(2)片剂:0.25 g;0.5 g。

【用法用量】

(1)口服:①成人:开始每次 0.25 g,每日 2~3 次,可每 2 日递增,维持剂量为每日 0.5~2 g,分 2~4 次服用,最大剂量不宜超过每日 3 g。②儿童:每日按体重 10 mg/kg 或按体表面积 300 mg/m²,分 2~4 次服用,以后每 2 日调整剂量 1 次至达到疗效。1 日量不宜超过按体重 65 mg/kg。最大剂量不宜超过每日 3 g。

(2)静脉注射:①成人:每次 0.25~1 g,每日 3~4 次,最大剂量不宜超过每日 3 g。②儿童:每次按体重 5~10 mg/kg,每日 3~4 次,可递增至每日按体重 65 mg/kg 或每日 3 g。

【注意事项】

(1)有冠心病、帕金森病、抑郁史者慎用。

(2)治疗期间应监测血常规、肝功能,血尿素氮、血钾、血尿酸可能增高。血转氨酶及胆红素可能增高,提示肝损害。

【不良反应】

嗜睡、乏力、抑郁、眩晕、头痛、口干、体位性低血压。还有腹泻、发热、水肿、胰腺炎、皮疹、性功能障碍。偶见帕金森综合征、关节痛和肌痛、心绞痛加剧、心动过缓、白细胞减少、血小板减少和黄疸等。

莫索尼定(moxonidine)

【药理作用】

莫索尼定为第二代中枢抗高血压药,选择性激动 I_1-咪唑啉受体,对 $α_2$ 受体作用弱。降压作用比可乐定略弱,口服易吸收,可每日给药 1 次。适用于轻、中度高血压的治疗,长期使用能逆转左心室心肌肥厚。不良反应少,不减慢心率,无明显中枢镇静作用,也无体位性低血压和停药反跳现象。

【临床应用】

轻、中度原发性高血压。

【用法用量】

本药应采用个体化用药原则。一般从最低剂量开始,即 0.2 mg,每日 1 次,于早晨服用。应以 3 周的间隔进行剂量调整直到获得满意疗效。常用剂量为每次 0.2 mg,每日 2 次(早、晚)。每次最大剂量不得超过 0.4 mg,每日最大剂量不得超过 0.6 mg。轻、中度肾功能不全者,单次剂量不得超过 0.2 mg 或日剂量不超过 0.4 mg。

二、血管扩张药

硝普钠(sodium niroprusside)

【药理作用及临床应用】

口服不吸收,静脉滴注 1~2 min 起效,停药后 5 min 血压回升。本药在血管平滑肌代谢释放 NO,产生迅速而强大的扩血管作用,对小动脉、小静脉均有扩张作用。具有强效、速效、短效的特点,降压时不减少冠脉和肾血流量。用于高血压危象、高血压脑病,特别适用于伴有急性心肌梗死或左心衰竭的严重高血压患者,也可用于麻醉时控制性降压和难治性心功能不全。

【主要制剂】

注射剂:每支 50 mg。

【用法用量】

静脉滴注。成人:开始每分钟按体重 0.5 μg/kg,根据治疗反应以每分钟按体重 0.5 μg/kg 递增,逐渐调整剂量。常用剂量为每分钟按体重 3 μg/kg,极量为每分钟按体重 10 ng/kg。总量为按体重 3.5 mg/kg。用作麻醉期间短时间的控制性降压,静脉滴注最大量为每分钟按体重 0.5 mg/kg。小儿:每分钟按体重 1.4 ng/kg,按效应逐渐调整用量。

【不良反应及注意事项】

常见不良反应有恶心、呕吐、出汗、烦躁不安、心悸和头痛等,与过度降压有关,滴注停止后可迅速消失。大剂量或连续使用,特别是肾功能不全时,可因硫氰酸盐在体内蓄积而中毒,出现乏力、恶心、定向障碍等症状,并影响甲状腺对碘的摄取,引起甲状腺功能低下。肝、肾功能不全者禁用。孕妇禁用。本药见光易变质,滴注瓶应用黑纸遮住,避光使用。

【相互作用】

(1)与其他抗高血压药(如甲基多巴或可乐定等)同用可使血压急剧下降。

(2)与多巴酚丁胺同用,可使心输出量增加而肺毛细血管楔压降低。

(3)西地那非可加重硝普钠的降压反应,临床上严禁合用。

(4)与维生素 B_{12} 合用,可预防硝普钠所致的氰化物中毒反应及维生素 B_{12} 缺乏症。

肼屈嗪(hydralazine)

【药理作用】

肼屈嗪直接松弛小动脉血管平滑肌,降压作用较快,对静脉无明显扩张作用,可增加肾血流量,不引起体位性低血压,但引起反射性心率加快,长期使用可致肾素分泌增加导致水钠潴留,可合用 β 受体阻断药来消除。

本药降压作用较强,适用于中、重度高血压,常与其他抗高血压药合用。不良反应有头痛、心悸、恶心等,长期大量应用可引起类风湿关节炎和红斑狼疮综合征,一旦发生可停药或给予激素治疗。冠心病、脑动脉硬化、心动过速、心功能不全者慎用。

【主要制剂】

（1）片剂：10 mg；25 mg；50 mg；100 mg。

（2）复方片剂：①安达血平片：每片含硫酸双肼屈嗪 10 mg，利血平 0.1 mg。②安速降压片：每片含硫酸双肼屈嗪 4 mg、普萘洛尔 10 mg、呋塞米 5 mg、黄豆苷元 25 mg 等。

（3）注射剂：20 mg(1 mL)。

（4）注射剂（粉）：25 mg。

【用量用法】

口服或静脉注射、肌内注射：一般开始时用小量，每次 10 mg，每日 4 次，用药 2～4 日，以后用量逐渐增加。第 1 周每次 25 mg，每日 4 次，第 2 周以后，每次 50 mg，每日 4 次（如每日超过 400 mg，易产生不良反应）。

【注意事项】

（1）服用本药后可出现耐受性及头痛、心悸、恶心等不良反应。

（2）本药长期大剂量使用，可引起类风湿关节炎和红斑狼疮样反应。

（3）禁用于冠状动脉病变、脑血管硬化、心动过速及心绞痛患者。

米诺地尔(minoxidil)

本药为钾通道开放药，降压作用强而持久，一次用药降压时间可维持 24 h。临床主要用于顽固性高血压、肾性高血压。

本药降压时可反射性兴奋交感神经，使心率加快，肾素活性升高。不良反应有水钠潴留、心悸及多毛症，很少单独使用。与利尿药或 β 受体阻断药合用可抵消其潴留水钠、加快心率的作用。因有促进毛发生长的作用，其酊剂可用于治疗男性脱发和斑秃。

三、去甲肾上腺素能神经末梢阻断药

去甲肾上腺素能神经末梢阻断药包括利血平(reserpine)、胍乙啶(guanethidine)、倍他尼定(betanidine)等，本类药主要通过抑制儿茶酚胺类递质的储存及释放而产生降压作用。因要等待去甲肾上腺素能神经末梢递质耗竭后方显降压效应，故降压作用起效缓慢。利血平使交感神经末梢囊泡内的去甲肾上腺素释放增加，又阻止其再入囊泡，使去甲肾上腺素逐渐减少或耗竭，冲动传导受阻而产生轻度降压作用，作用缓慢而持久。因不良反应较多，长期应用可致抑郁、消化性溃疡，故很少单独应用，常与其他药物组成复方制剂，治疗轻、中度高血压，胍乙啶等主要影响递质的释放，仅用于其他抗高血压药不能控制的重度高血压。

四、神经节阻断药

神经节阻断药包括樟磺咪芬(trimethaphan)和美卡拉明(mecamylamine)等。本类药通过阻断神经节的 N_1 受体引起静脉扩张，降压作用显著、迅速。但同时抑制副交感神经，且降压过强、过快易致体位性低血压，不良反应较多，所以目前仅用于其他药物无效的重度高血压或高血压危象。

第五节 抗高血压药的合理使用

一、高血压治疗的目标

所有高血压患者的降压目标为 140/90 mmHg 以下，老年（65 岁以上）高血压患者的血压降至 150/90 mmHg 以下，如果能耐受，可进一步降至 140/90 mmHg 以下，中青年、糖尿病或慢性肾病患者的降压目标为降低至 130/85 mmHg 以下,若合并糖尿病或心、脑、肾等脏器损害,应尽量将血压降至 130/85 mmHg 以下。

二、抗高血压药应用的基本原则

1. 小剂量开始　采用较小的有效剂量以获得疗效而使不良反应最小,逐渐增加剂量或联合用药。

2. 尽量用长效药　为了有效地防止靶器官损害,要求每天 24 h 血压稳定在目标范围内,积极推荐使用每天给药 1 次而药效能持续 24 h 的长效药物。若使用中效或短效药,每天须用药 2～3 次,易发生漏服或错服导致血压波动较大,增加心血管病风险。

3. 联合用药　为使降压效果增大而不增加不良反应,可以采用 2 种或多种不同作用机制的抗高血压药联合治疗。

4. 个体化治疗　根据患者的具体情况选用更适合该患者的抗高血压药。

三、各类抗高血压药的使用特点

二氢吡啶类钙通道阻滞药(CCB)无绝对禁忌证,降压作用强,对糖脂代谢无不良影响。我国抗高血压临床试验的证据较多,均证实其可显著减少脑卒中事件,故推荐使用二氢吡啶类 CCB。本类药适用于大多数类型的高血压,尤其适用于老年高血压、单纯收缩期高血压、稳定型心绞痛、冠状动脉或颈动脉粥样硬化、周围血管病患者。可单用或与其他类常用药联合应用。对伴有心力衰竭或心动过速者应慎用二氢吡啶类 CCB,少数患者可有头痛、踝部水肿、牙龈增生等副作用。

血管紧张素转化酶抑制药(ACEI)降压作用明确,保护靶器官证据较多,对糖脂代谢无不良影响;适用于一、二级高血压,尤其对高血压合并慢性心力衰竭、心肌梗死后、心功能不全、心房颤动预防、糖尿病肾病、非糖尿病肾病、代谢综合征、蛋白尿/微量白蛋白尿患者有益。可与小剂量噻嗪类利尿剂或二氢吡啶类 CCB 合用。对双侧肾动脉狭窄、妊娠、高血钾者禁用;注意咳嗽等副作用,偶见血管神经性水肿等不良反应。

血管紧张素 Ⅱ 受体阻断药(ARB)降压作用明确,保护靶器官作用确切,对糖脂代谢无不良影响;适用于一、二级高血压,尤其对高血压合并左心室肥厚、心力衰竭、心房颤动预防、糖尿病肾病、代谢综合征、微量白蛋白尿、蛋白尿患者有益,也适用于 ACEI 引起的咳嗽而不能耐受者。可与小剂量噻嗪类利尿药或二氢吡啶类 CCB 合用。对双侧肾动脉狭窄、妊娠、高血钾者禁用;偶见血管神经性水肿等不良反应。

噻嗪类利尿药降压作用明确,小剂量噻嗪类利尿药适用于一、二级高血压或脑卒中二级预防,也是难治性高血压的基础药物之一。利尿药对老年高血压、心力衰竭患者尤其有益。可与 ACEI 或 ARB、CCB 合用。小剂量噻嗪类利尿药基本不影响糖脂代谢。大剂量利尿剂对血钾、尿酸及糖代谢可能有一定的影响,要注意定期检查血钾、血糖及尿酸。痛风病为禁忌证。

β 受体阻断药降压作用明确,小剂量适用于高血压伴心肌梗死后、冠心病心绞痛、快速型心律失常、慢性心力衰竭或心率偏快(每分钟心率 80 次及以上)的一、二级高血压。对心血管高危患者的猝死有预防作用。可与二氢吡啶类 CCB 合用。对哮喘及二至三度房室传导阻滞患者禁用;慎用于慢性阻塞性肺气肿、糖耐量异常者或运动员。大剂量长期使用要注意对糖脂代谢的影响,高选择性 β 受体阻断药对糖脂代谢影响不大。注意支气管痉挛、心动过缓等副作用;不要突然停药,以免发生停药综合征。

四、抗高血压药组合方案

(1) 二氢吡啶类钙通道阻滞药和 ACEI。

(2) 二氢吡啶类钙通道阻滞药和 ARB。

(3) ACEI 和小剂量噻嗪类利尿药。

(4) ARB 和小剂量噻嗪类利尿药。

(5) 二氢吡啶类钙通道阻滞药和小剂量噻嗪类利尿药。

（6）二氢吡啶类钙通道阻滞药和小剂量 β 受体阻断药。

在许多病例中常需要联用 3～4 种药物。抗高血压药组合是不同种类药物的组合，避免同种类抗高血压药的组合。

在二联基础上加另一种抗高血压药便构成三联方案，常用的有二氢吡啶类 CCB＋ACEI（或 ARB）＋噻嗪类利尿药。一般不主张 ACEI 与 ARB 联合使用治疗普通高血压。

降压联合调脂治疗：高血压与血脂异常经常同时存在，两者相互影响，使心血管病风险增加 3～4 倍。在合并至少 3 个其他心血管危险因素且总胆固醇水平≤6.5 mmol/L 的高血压患者中，在降压的基础上联合使用他汀类药，可以使心血管事件风险显著降低。还有研究提示，高血压合并血脂异常患者使用他汀类药物具有辅助降压作用。中等以上心血管风险的高血压患者应开始调脂治疗，他汀类药物是具有最多循证医学证据的药物。

降压联合叶酸治疗：高血压合并高同型半胱氨酸（Hcy）血症显著增加脑卒中风险。原发性高血压患者中，采用依那普利 10 mg 与叶酸 0.8 mg 的固定复方制剂，与单纯降压相比可以进一步降低脑卒中发病风险，同时，可显著降低慢性肾脏病进展的风险，降低高尿酸血症的发生风险。因此，专家推荐在高血压患者特别是伴有高 Hcy 血症的高血压患者降压的基础上，联合补充叶酸，以降低脑卒中发生风险。

本章思维导图

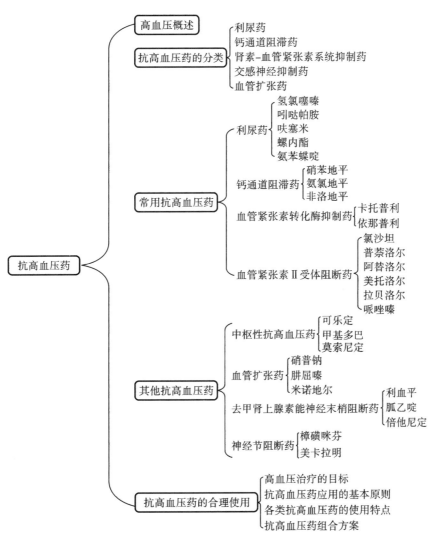

目标检测

1. 长期应用噻嗪类利尿药降压的主要不良反应是(　　)。

A. 脱水   B. 体位性低血压   C. 嗜睡

D. 低血钾   E. 交感神经兴奋

2. 对高血压伴心绞痛患者效果较好的药物是(　　)。

A. 硝苯地平   B. 普萘洛尔   C. 氢氯噻嗪   D. 肼屈嗪   E. 卡托普利

3. 以降低舒张压为主的抗高血压药是(　　)。

A. 硝苯地平   B. 普萘洛尔   C. 肼屈嗪   D. 氢氯噻嗪   E. 尼群地平

4. 对肾素性高血压疗效较好的药物是(　　)。

A. 硝苯地平   B. 普萘洛尔   C. 依那普利   D. 氢氯噻嗪   E. 尼群地平

5. 作用缓慢、温和、持久的抗高血压药是(　　)。

A. 硝苯地平   B. 普萘洛尔   C. 尼群地平   D. 氢氯噻嗪   E. 肼屈嗪

6. 可引起"首剂现象"的抗高血压药是(　　)。

A. 硝苯地平   B. 普萘洛尔   C. 依那普利   D. 哌唑嗪   E. 尼群地平

7. 通过阻断肾上腺素 α 受体出现降压作用的抗高血压药是(　　)。

A. 可乐定   B. 硝苯地平   C. 哌唑嗪   D. 依那普利   E. 氢氯噻嗪

8. 通过阻断肾上腺素 β 受体产生降压作用的抗高血压药是(　　)。

A. 可乐定   B. 硝苯地平   C. 卡托普利   D. 利血平   E. 普萘洛尔

9. 阻断 α、β 受体的抗高血压药是(　　)。

A. 可乐定   B. 拉贝洛尔   C. 卡托普利   D. 利血平   E. 普萘洛尔

10. 通过拮抗钙离子出现降压作用的抗高血压药是(　　)。

A. 硝苯地平   B. 普萘洛尔   C. 依那普利   D. 哌唑嗪   E. 尼群地平

11. 具有钙拮抗及利尿作用的抗高血压药是(　　)。

A. 可乐定   B. 硝苯地平   C. 哌唑嗪   D. 依那普利   E. 吲达帕胺

12. 直接扩张血管的抗高血压药是(　　)。

A. 甲基多巴   B. 硝普钠   C. 哌唑嗪   D. 依那普利   E. 吲达帕胺

Note

第二十一章 抗心绞痛药

学习目标

知识目标

1. 掌握：硝酸甘油、普萘洛尔及硝苯地平的临床应用和不良反应及用药监护。
2. 熟悉：硝酸酯类药的作用机制。
3. 了解：硝酸异山梨酯的作用特点、不良反应及用药监护。

技能目标

学会观察抗心绞痛药的疗效和不良反应，能正确进行用药护理，指导患者合理用药。

案例导入

患者，男，55岁，阵发性胸闷痛3年，加重1个月。高血压15年，吸烟15年。患者在劳累及休息时均发生胸闷痛，每次持续几分钟，胸闷痛部位为胸骨后，休息或舌下含服硝酸甘油后可缓解。多次ECG检查发现多导联T波低平，但无动态性改变。心脏B超：左心室肥厚。

诊断：冠心病不稳定型心绞痛，高血压，高血脂。

治疗用药：阿司匹林75 mg，qd；复方降压片2片，qd；硝酸甘油片每次0.5 mg，舌下含化；吉非贝齐0.6 g，bid；美托洛尔12.5 mg，bid。

讨论：

1. 上述治疗中为何选用硝酸甘油？
2. 治疗方案中硝酸甘油与美托洛尔联合用药有什么优点？说明理由。

本章PPT

微课

案例导入
参考答案

第一节 心绞痛概述

心绞痛（angina pectoris）是冠状动脉供血不足，心肌急剧暂时缺血与缺氧所引起的以发作性胸痛或胸部不适为主要表现的临床综合征。心绞痛是心脏缺血反射到身体表面所感觉到的疼痛，特点为前胸阵发性、压榨性疼痛，可伴有其他症状，疼痛主要位于胸骨后部，可放射至心前区与左上肢，劳动或情绪激动时常发生，每次发作持续3～5 min，可数日一次，也可一日数次，休息或用硝酸酯类制剂后消失。本病多见于男性，多数40岁以上，劳累、情绪激动、饱食、受寒、阴雨天气、急性循环衰竭等为常见诱因。

一、病因

心绞痛的直接发病原因是心肌供血的绝对或相对不足，因此，各种减少心肌血液（血氧）供应（如血管腔内血栓形成、血管痉挛）和增加氧消耗（如运动、心率增快）的因素，都可诱发心绞痛。心肌供血不足

Note

主要源于冠心病。有时,其他类型的心脏病或失控的高血压也能引起心绞痛。

如果血管中脂肪不断沉积,就会形成斑块。斑块若发生在冠状动脉,就会导致其缩窄,进一步减少其对心肌的供血,就形成了冠心病。冠状动脉内脂肪不断沉积逐渐形成斑块的过程称为冠状动脉硬化。一些斑块比较坚硬而稳定,就会导致冠状动脉本身的缩窄和硬化。另外一些斑块比较柔软,容易碎裂形成血液凝块。冠状动脉内壁这种斑块的积累会以下两种方式引起心绞痛:①冠状动脉的固定位置管腔缩窄,进而导致经过的血流大大减少;②形成的血液凝块部分或者全部阻塞冠状动脉。

常由体力劳动、情绪激动、饱餐、惊吓和寒冷所诱发。典型的心绞痛常在相似的劳动条件下发作,病情严重者也可在吃饭、穿衣、排便或休息时发生,疼痛发生于劳动或激动时,而不是一天或一阵劳累过后。安静状态下发作的心绞痛,是冠状动脉痉挛的结果。

心肌缺血时疼痛的发生机制,可能是心肌无氧代谢中某些产物(如乳酸、丙酮酸等酸性物质或类似激肽的多肽类物质)刺激心脏内传入神经末梢所致,且常传播到相同脊髓段的皮肤浅表神经,引起疼痛的放射。

二、临床表现

心绞痛多表现为闷痛、压榨性疼痛或胸骨后、咽喉部紧缩感,有些患者仅有胸闷,可分为典型性心绞痛和不典型性心绞痛。

1. 典型性心绞痛症状　突然发生的位于胸骨体上段或中段之后的压榨性、闷胀性或窒息性疼痛,亦可能波及大部分心前区,可放射至左肩、左上肢前内侧,达无名指和小指,偶可伴有濒死感,往往迫使患者立即停止活动,重者还出汗。疼痛历时 1～5 min,很少超过 15 min;休息或含服硝酸甘油,疼痛在 1～2 min 内(很少超过 5 min)消失。常在劳累、情绪激动(发怒、焦急、过度兴奋)、受寒、饱食、吸烟时发生,贫血、心动过速或休克亦可诱发。

2. 不典型性心绞痛症状　疼痛可位于胸骨下段、左心前区或上腹部,放射至颈、下颌、左肩胛部或右前胸,疼痛可很快消失或仅有左前胸不适、发闷感,常见于老年患者或者糖尿病患者。

三、抗心绞痛药分类

其治疗以增加心肌供氧和减少耗氧为基础(图 21-1)。治疗时常用药物有硝酸酯类、β受体阻断药和钙通道阻滞药三类。

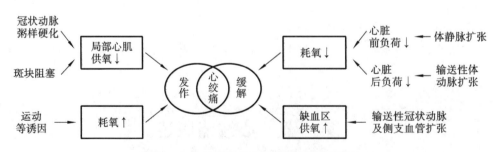

图 21-1　心绞痛发作及抗心绞痛药作用图

第二节　硝酸酯类药

本类药有硝酸甘油(nitroglycerin)、硝酸异山梨酯(isosorbide dinitrate)、戊四硝酯(pentaerithrityl tetranitrate)、单硝酸异山梨酯(isosorbide mononitrate)等。

硝酸甘油

【药理作用】

硝酸甘油(nitroglycerin)的作用是直接松弛血管平滑肌,影响全身血管系统。实验证明,其抗心绞痛的疗效是通过以下作用实现的。

1. 扩张血管,降低心肌耗氧量 硝酸酯类药物进入体内后可分解出具有一定脂溶性的 NO 分子,后者可激活鸟苷酸环化酶,升高细胞中的 cGMP 水平,通过激活 cGMP 依赖型蛋白激酶,影响多种蛋白的磷酸化状态,最终松弛血管平滑肌,舒张全身静脉和动脉血管,对小静脉的舒张作用大于对小动脉的舒张作用,降低心肌耗氧并增加供氧。这是硝酸甘油缓解心绞痛的主要机理。

2. 改善冠状动脉侧支循环 冠状动脉发生狭窄时缺血区的阻力血管因缺氧和代谢物堆积等原因而呈扩张状态。硝酸甘油一方面扩张较大的冠状血管和侧支血管,增加心肌供血和供氧;另一方面对非缺血区阻力血管扩张作用弱,故其阻力比缺血区大,这就迫使血液从非病变区的输送血管经侧支血管流向缺血区,改善缺血区心肌的血液供应(图 21-2)。

3. 增加心内膜下层血液供应 容量血管扩张,回心血量减少,心室容积缩小;阻力血管扩张,减轻心脏射血阻力,使心室壁张力和心室内压降低,心内膜下层血管受到的压力减小,血液易从心外膜血管流向易缺血的心内膜下层;加上直接舒张心外膜血管,血流量增加,从而使缺血严重的心内膜下层血液供应进一步增加。

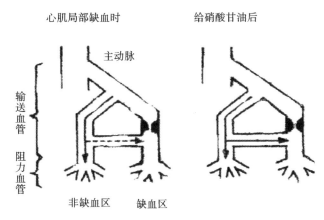

图 21-2 硝酸甘油改善冠状动脉侧支循环作用

【临床应用】

(1)对各型心绞痛均有效。舌下含服可用于预防和治疗心绞痛,贴剂可用于夜间预防心绞痛,气雾剂和注射剂可用于急性救治心绞痛,由于首过效应,本药口服生物利用度只有 8%～10%,因此硝酸甘油不用于口服。

(2)用于急性心肌梗死,由于其扩张血管效应,在低剂量时可治疗急性心肌梗死。

(3)用于心力衰竭(简称心衰)的治疗。

(4)用于急性呼吸衰竭及肺动脉高压的患者。

【主要制剂】

(1)硝酸甘油溶液。

(2)硝酸甘油注射液:1 mL：1 mg;1 mL：2 mg;1 mL：5 mg;1 mL：10 mg。

(3)硝酸甘油含片:0.5 mg。

(4)硝酸甘油气雾剂:每瓶含硝酸甘油 0.1 g,每瓶 200 揿,每揿含硝酸甘油 0.5 mg。

【用法用量】

舌下含化,每次 0.25～0.5 mg,1 日不超过 2 mg。静脉滴注,由于不同患者对本药反应差异很大,静脉滴注无固定适合剂量。患者须按所要求的血流动力学来确定其所需剂量,因此须监测血压、心率、其他血流动力学参数如肺嵌压等。由于许多塑料输液器可吸附硝酸甘油,应采用非吸附本药的输液装置,如玻璃输液瓶等。

敷贴剂,将膜贴敷于皮肤上,药物以恒速进入皮肤。每次贴敷需更换部位以免引起刺激。

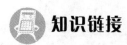 **知识链接**

硝酸甘油的使用方法

硝酸甘油的服用应做到以下几点:

①舌下含服。心绞痛发作时,应立即舌下含服硝酸甘油。如果是硝酸甘油喷雾剂,应直接喷在口腔黏膜上。

②采取坐位。直立时用硝酸甘油可导致头晕、低血压,甚至晕厥;平躺时因回心血量增加导致心脏负担加重,而影响疗效。

③避光保存,半年更换。硝酸甘油在光和热的情况下容易分解,正常的硝酸甘油含在舌下时会略有烧灼感,失效后在舌下含服时,没有烧灼感,因此开封后最少要每半年更换一次。

【不良反应】

(1) 由于扩张血管,可引起短暂的面颈部潮红、眩晕、血管搏动性头痛等,剂量过大可致体位性低血压,反射性引起心率加快,心肌收缩力加强,心肌耗氧量增加,加重心绞痛的发作,这时可合用 β 受体阻断药来减慢心率。因颅内及眼内血管同时扩张,眼内压升高,因此青光眼患者禁用。

(2) 过量可致高铁血红蛋白血症,应避免超剂量。

(3) 耐受性,连续用药 2~3 周可导致耐受性的产生,使用时应从小剂量开始,采用间歇治疗和补充含巯基的药物。

(4) 停药反应,应逐渐减量直至停药。

【相互作用】

(1) 中度过量饮酒时,使用本药可致低血压。

(2) 与抗高血压药或血管扩张药合用可增强硝酸盐的致体位性低血压作用。

(3) 阿司匹林可减少舌下含服硝酸甘油的清除,并增强其血流动力学效应。

第三节 β受体阻断药

普萘洛尔

普萘洛尔(propranolol)又名心得安。临床除用于治疗高血压、快速型心律失常外,也常用于治疗心绞痛。其他 β 受体阻断药阿替洛尔(atenolol,氨酰心安)、美托洛尔(metoprolol,美多心安)等也可选用。

【药理作用】

普萘洛尔通过阻断心脏 β 受体使心率减慢,心肌收缩力减弱,从而减少心肌耗氧量。随着心率减慢,舒张期延长,有利于血液由心外膜向易缺血的心内膜灌注,改善心肌缺血区的供血、供氧,缓解心绞痛。另外,普萘洛尔通过促进氧合血红蛋白中氧的解离,增加心肌组织的供氧,改善心肌代谢,也有利于缓解心绞痛的症状。

【临床应用】

适用于稳定型及不稳定型心绞痛患者,对稳定型心绞痛最佳,兼有高血压或快速型心律失常者尤为适用。普萘洛尔与硝酸甘油合用,可取长补短(表 21-1)。普萘洛尔可取消硝酸酯类药引起的反射性心率加快;硝酸酯类药可缩小普萘洛尔所引起的心室容积扩大和心室射血时间延长,两药对耗氧量的降低有协同作用。但因两药均可使血压降低,故合用时剂量不宜过大,以免血压下降剧烈对心肌供血不利。

表 21-1 常用抗心绞痛药作用比较

	硝酸酯类	β受体阻断药	钙通道阻滞药
室壁张力	↓	±	↓
心室容量	↓	↑	±
心室压力	↓	↑	↓
心脏体积	↓	↑	±
心肌收缩	↑	↓	↓
心率	↑	↓	±
血压	↓	↓	↓
心内膜下供血	↑	↑	↑
总血管阻力	↓	↑	↓
侧支血流量	↑	↑	↑

普萘洛尔不宜用于与冠状动脉痉挛有关的变异型心绞痛,因冠状动脉上的 β_2 受体被阻断后,α 受体作用占优势,易致冠状动脉收缩而加重心绞痛。

第四节 钙通道阻滞药

【作用机制】

1. 降低心肌耗氧 钙通道阻滞药通过阻滞 Ca^{2+} 内流,可使小动脉扩张,外周阻力下降,心脏后负荷减轻,心肌收缩力减弱,心率减慢,心肌耗氧量减少。另外,钙通道阻滞药抑制 Ca^{2+} 进入神经末梢,抑制去甲肾上腺素释放,降低交感神经活性,减少心肌耗氧量。

2. 增加缺血区供血 钙通道阻滞药通过扩张冠状动脉,促进侧支循环,增加冠状动脉血流量,改善心肌缺血区血液供应。

3. 保护心肌细胞 心肌缺血时,细胞内及线粒体内 Ca^{2+} 超负荷,使线粒体的结构和功能均受到损害,ATP 的合成减少,细胞代谢降低,心肌能量来源耗竭,最终导致细胞死亡。本类药通过阻滞 Ca^{2+} 通道,而避免细胞内 Ca^{2+} 超负荷,有利于改善心肌细胞的能量代谢,发挥对缺血心肌的保护作用。

【临床应用】

可用于各型心绞痛。

硝苯地平扩张冠状动脉作用强,对变异型心绞痛最为有效。临床上常将硝苯地平和普萘洛尔合用来治疗心绞痛伴高血压及心率较快者;维拉帕米对心脏抑制作用较强,对血管扩张作用弱,对稳定型心绞痛疗效好;地尔硫䓬可用于各种类型的心绞痛。

常用于抗心绞痛的钙通道阻滞药有硝苯地平(nifedipine,心痛定)、氨氯地平、非洛地平、维拉帕米(verapamil,异搏定)、地尔硫䓬(diltiazem)等。分述如下。

硝苯地平(nifedipine,心痛定)

【药理作用】

硝苯地平为钙通道阻滞药,能阻碍心肌及血管平滑肌 Ca^{2+} 的膜转运,抑制 Ca^{2+} 向细胞内流,引起心肌的收缩性降低和血管扩张。通过降低心肌的收缩性及末梢血管的抵抗性,可以使心肌的耗氧量减少;通过扩张冠状血管和发达的侧支循环,可以增加心肌缺血部位的氧供给;通过抑制高能量磷酸化合物的消耗,增强抗缺氧能力。

【临床应用】

适用于防治各种类型的高血压及心绞痛。

【主要制剂及用法用量】

硝苯地平片:糖衣片或薄膜衣片,除去包衣后显黄色。每片 10 mg。口服,每次 1～2 片,每日 3 次,整片吞服。

硝苯地平控释片:每片 10 mg。口服,每次 1～2 片,每 12 h 1 次。硝苯地平气雾剂:每瓶 100 mg(每次 0.5 mg),口腔喷雾,每次 1.5～2 mg,每日 1～2 次。

硝苯地平胶丸:内容物为黄色黏稠液体,每粒 5 mg。口服,每次 1～2 粒,每日 3 次。

【不良反应】

常见不良反应有面部潮红、心悸、窦性心动过速、头痛、头晕;少见不良反应有舌根麻木、口干、发汗、恶心、食欲不振、低血压、踝部水肿等;偶尔出现麻疹、瘙痒等过敏症状。

维拉帕米(verapamil,异搏定)

【药理作用】

维拉帕米属于Ⅳ类抗心律失常药,为一种 Ca^{2+} 内流的抑制药(慢通道阻滞药)。在心脏,Ca^{2+} 内流受抑制时,窦房结和房室结的自律性降低,传导减慢,但很少影响心房、心室,影响收缩蛋白的活动,心肌收缩减弱,心脏做功减少,心肌耗氧量减少。在血管,Ca^{2+} 内流致动脉压下降,心室后负荷降低。

【临床应用】

口服用于治疗房性期前收缩或预防室上性心动过速发作,也用于治疗轻、中度高血压,肥厚型心肌病、口吃、食管痉挛等。静脉推注用于终止阵发性室上性心动过速发作、房颤伴快速心室率,也用于终止触发活动引起的极短联律或特发性尖端扭转型室性心动过速。对终止阵发性室上性心动过速起效迅速,效果显著,为治疗阵发性室上性心动过速的首选药物。

【不良反应】

不良反应多与剂量有关,常发生于剂量调整不当时。

(1)心血管:心动过缓(50 次/分以下),偶尔发展成二或三度房室传导阻滞及心脏停搏;可能使预激或 L-G-L 综合征伴心房颤动或心房扑动者旁路传导加速,以致心率增快;心力衰竭;低血压;下肢水肿。

(2)神经:头晕或眩晕,偶可致四肢疼痛、麻木及烧灼感。

(3)过敏反应:偶可发生恶心、轻度头痛及关节痛、皮肤瘙痒及荨麻疹。

(4)内分泌:偶可致血催乳素浓度增高或溢乳。

地尔硫䓬

【药理作用】

(1)本药为非二氢吡啶类钙通道阻滞药,其作用与心肌和血管平滑肌除极时抑制 Ca^{2+} 内流有关。

(2)本药可以有效地扩张心外膜和心内膜下的冠状动脉,缓解自发性心绞痛或由麦角新碱诱发冠状动脉痉挛所致的心绞痛;通过减慢心率和降低血压,减少心肌需氧量,增加运动耐量并缓解稳定型心绞痛。

(3)本药使血管平滑肌松弛,周围血管阻力下降,血压降低。其降压的幅度与高血压的程度有关,血压正常者仅使血压轻度下降。

(4)本药有负性肌力作用,并可减慢窦房结和房室结的传导。

【适应证】

(1)心绞痛,包括由冠状动脉痉挛或狭窄所致的心绞痛,如静息性心绞痛、变异型心绞痛或稳定型心绞痛。

(2)高血压,可单用或与其他抗高血压药合用。

（3）室上性快速型心律失常。注射剂可用于转复阵发性室上性心动过速、控制心房颤动或心房扑动的心室率。

（4）肥厚型心肌病。

【主要制剂】

（1）片剂：(合心爽)30 mg，(恬尔心)30 mg。

（2）缓释片剂：(蒂尔丁)200 mg。

（3）胶囊：(合贝爽)90 mg。

【用法用量】

合心爽，每次半片至 2 片，每日 3 次；合贝爽，每次 90 mg，每日 2 次；蒂尔丁，每次 1 粒，每日 1 次。

本章思维导图

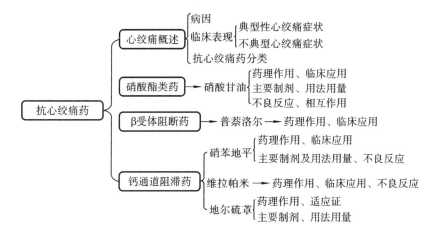

目 标 检 测

1. 下列关于硝普钠的描述错误的是（　　）。

A. 通过直接扩张血管而降压　　　　　　　　B. 水溶液稳定，可事先配制

C. 显效迅速，作用强大，维持时间短　　　　D. 为高血压危象的首选药

E. 不能口服，只能静脉滴注

2. 抗心绞痛药的作用是（　　）。

A. 扩张冠状动脉，改善侧支循环，增加心肌供血　　B. 扩张外周血管，降低心脏前、后负荷

C. 抑制心肌收缩，减慢心率　　　　　　　　D. 降低心肌耗氧，增加缺血区供血

E. 与 NO 释放有关

3. 下列关于硝酸甘油的描述错误的是（　　）。

A. 使血管平滑肌松弛　　　　B. 扩张冠状动脉侧支血管　　　　C. 降低心肌耗氧

D. 升高左心室舒张末期血压　　E. 降低后负荷

4. 硝酸甘油无下列哪一项不良反应？（　　）

A. 体位性低血压　　　　　　B. 血管搏动性头痛　　　　　　C. 升高颅内压

D. 心动过缓　　　　　　　　E. 高铁血红蛋白血症

Note

第二十二章 抗慢性心功能不全药

学习目标

知识目标

1. 掌握:强心苷的概念、对心脏的作用、临床应用、不良反应及其中毒的防治措施;利尿药、RAAS抑制药、β受体阻断药、扩血管药、非苷类正性肌力药抗慢性心功能不全的作用特点、不良反应及其用药监护。

2. 熟悉:抗慢性心功能不全药的分类。

3. 了解:强心苷的给药方法及药物间的相互作用。

技能目标

学会观察抗慢性心功能不全药的疗效和不良反应,能正确进行用药护理,指导患者合理用药。

案例导入

患者,男,58岁。因疲劳后突发心悸、呼吸困难、咳嗽、咳泡沫样痰而来院就诊。既往有高血压、心肌梗死史。查体:90/60 mmHg,端坐位,喘息状,口唇发绀,双肺布满中小水泡音,心率为140次/分,心音听不清。

讨论:

1. 该患者的初步诊断是什么?

2. 该患者可选用哪种药治疗? 需注意什么?

第一节 心功能不全概述

心功能不全(heart failure,HF,心力衰竭)是由多种原因引起的各种心脏病的终末阶段,表现为心脏收缩功能和(或)舒张功能减弱,心输出量减少,不能满足机体各器官代谢需要,从而导致的动脉系统缺血、静脉系统淤血的临床综合征,大多呈慢性经过,也称为慢性心功能不全。静脉系统瘀血的症状明显重于动脉系统缺血的症状,故又称为充血性心力衰竭(congestive heart failure,CHF)。当机体发生慢性心功能不全时,如果不及时采取措施缓解症状,心脏则通过神经-内分泌等因素不断发生结构、功能的改变及负荷的加重,使得心室重构加速,心肌耗氧量逐渐增加,心脏功能障碍不断加剧,病死率明显上升(图22-1)。

治疗慢性心功能不全的药主要是选择性增强心肌收缩力,使得心输出量增多和(或)减轻心脏前后负荷。根据其作用和作用机制的不同,目前可分为五类。

1. 正性肌力药

(1) 强心苷类:地高辛等。

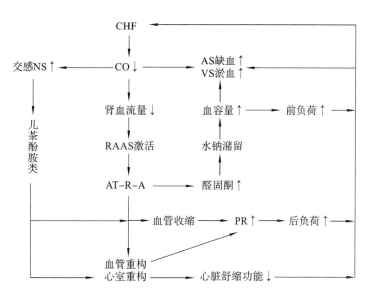

图 22-1　慢性心功能不全的病理生理学变化

NS—神经系统；CO—心输出量；RAAS—肾素-血管紧张素-醛固酮系统；

AT-R-A—血管紧张素Ⅱ受体激活；PR—外周血管阻力

（2）非苷类正性肌力药：多巴酚丁胺、米力农等。

2. 肾素-血管紧张素-醛固酮系统（RAAS）抑制药

（1）血管紧张素转化酶抑制药：卡托普利等。

（2）血管紧张素Ⅱ受体阻断药：氯沙坦等。

3. 利尿药　螺内酯、氢氯噻嗪等。

4. 扩张血管药　硝酸酯类、直接扩张血管药、钙通道阻滞药、α受体阻断药等。

5. β受体阻断药　美托洛尔、卡维地洛等。

第二节　正性肌力药

一、苷类正性肌力药

强心苷

强心苷（cardiac glycosides）是一类选择性增强心肌收缩力，使得心输出量增大的苷类化合物，因主要从洋地黄类植物中提取，故又称为洋地黄类药。包括洋地黄毒苷（digitoxin）、地高辛（digoxin）、毛花苷丙（cedilanid，又名西地兰）、毒毛花苷 K（strophanthin K）等，其中临床常用的是地高辛、毛花苷丙。

【体内过程】

各种强心苷口服吸收率、血浆蛋白结合率及消除率的差异较大（表 22-1）。

表 22-1　常用强心苷类药物的药动学特点比较

药物名称	口服吸收率/（%）	血浆蛋白结合率/（%）	肝代谢/（%）	肝肠循环/（%）	原形肾排泄率/（%）	半衰期	给药方法
洋地黄苷	90~100	97	70	26	10	5~7 天	口服
地高辛	60~85	25	20	7	60~90	36 h	口服
毛花苷丙	20~30	<20	少	少	90~100	33 h	静脉注射

需要注意以下几点：①一般脂溶性高者口服吸收较好，如洋地黄苷生物利用度可达 90%。地高辛生物利用度个体差异大，临床用药时需遵循个体化原则，以免中毒。②地高辛可通过胎盘进入胎儿体内，胎儿血药浓度与母体相同，乳汁中地高辛浓度接近血药浓度。③地高辛主要以原形经肾随尿排泄，故老人及肾功能低下者易中毒，其用量应根据肌酐清除率计算。

【药理作用】

1. 正性肌力作用　正性肌力作用即增强心肌收缩力作用。强心苷选择性地作用于心脏，能显著增强衰竭心脏的心肌收缩力，使得心输出量增加，从而缓解心力衰竭的症状。其作用有以下特点：①使得心肌收缩敏捷有力，即收缩期缩短，舒张期相对延长，有利于衰竭心脏充分休息、冠状动脉充盈时间延长、静脉系统血液回流增多，从而改善衰竭心脏的泵血功能；②增加衰竭心脏的心输出量（对正常心脏无此作用）；③降低衰竭心脏的心肌耗氧量。

作用机制：强心苷选择性地与心肌细胞膜上的强心苷受体，即 Na^+-K^+-ATP 酶相结合并抑制其活性，使得心肌细胞膜上的 Na^+-K^+ 交换减少，细胞膜内 Na^+ 含量增多，促使 Na^+-Ca^{2+} 交换增加，Ca^{2+} 内流增多。Ca^{2+} 是心肌兴奋-收缩偶联的关键阳离子，从而使得心肌收缩力增强。

中毒量的强心苷严重抑制 Na^+-K^+-ATP 酶的活性，使得心肌细胞膜内 Na^+、Ca^{2+} 量过多，K^+ 量明显减少，导致异位起搏细胞自律性增高，从而引起快速型心律失常。同时细胞内 Ca^{2+} 量超负荷会诱发强心苷中毒。

2. 负性频率作用　负性频率作用即减慢心率作用。治疗量强心苷对正常心率影响较小，但可明显减慢 CHF 患者心率。CHF 患者因心输出量减小，反射性地增强交感神经兴奋性而使得心率加快，机体发生最早的代偿反应。强心苷的正性肌力作用，使得心输出量增加，通过刺激窦、弓压力感受器，反射性地兴奋迷走神经，降低窦房结自律性，从而使得心率减慢。

强心苷负性频率作用有利于缓解 CHF 患者的症状，其原因如下：①心率减慢，心脏做功减少，有利于衰竭心脏充分休息；②心率减慢，舒张期延长，静脉回心血量增多，可使心输出量增多；③心率减慢，舒张期延长，可增加冠状动脉的血液灌注量，给衰竭心脏提供充分的氧和营养物质。

3. 负性传导作用　负性传导作用即减慢传导作用。治疗量的强心苷通过增强迷走神经张力而阻滞房室结 0 相 Ca^{2+} 内流，使房室传导减慢。大剂量直接抑制房室传导，中毒时可导致不同程度的房室传导阻滞（发生缓慢型心律失常）。

4. 其他作用　①利尿作用：强心苷通过正性肌力作用使得心输出量增加，肾脏血流量增多，肾小球滤过率增加，尿量增加；还可通过直接抑制肾小管 Na^+-K^+-ATP 酶，减少肾小管对 Na^+ 的重吸收，从而产生利尿作用。②对神经-内分泌功能的影响：强心苷可增强迷走神经张力，抑制交感神经和肾素-血管紧张素-醛固酮系统活性。但中毒量的强心苷可作用于中枢延髓极后区，明显增强外周交感神经张力，同时重度抑制 Na^+-K^+-ATP 酶，从而引起各种心律失常。③对血管的作用：CHF 患者使用强心苷后，因降低交感神经活性的作用超过其直接收缩血管的作用，故血管阻力有所下降，心输出量及组织灌流增加。

【临床应用】

1. 慢性心功能不全　强心苷类药物目前仍是治疗 CHF 的首选药，但对不同原因引起的 CHF 疗效差异较大，主要用于心脏收缩功能障碍引起的低心输出量性心力衰竭。尤其对伴有房颤、房扑及阵发性室上性心动过速的 CHF 疗效更为显著。对心脏瓣膜病、冠心病、高血压心脏病、先天性心脏病等导致的心力衰竭疗效较好。对严重贫血、甲状腺功能亢进或减退、维生素 B_1 缺乏症等引起的心力衰竭疗效较差，应积极治疗其原发病。对肺源性心脏病、活动性心肌炎、缩窄性心包炎、主动脉瓣狭窄、严重二尖瓣狭窄等疗效更差，甚至无效。

2. 某些心律失常

（1）心房纤颤：心房各部位发生过多紊乱而细弱的纤维性颤动传至心室，引起心室频率过快，心脏不能充分射血，导致严重的循环障碍。强心苷通过抑制房室传导，阻止过多的心房冲动传到心室，从而减慢心室率，增加心输出量，缓解循环障碍。

（2）心房扑动：快速而规则的心房异位节律,比心房纤颤少但更易传入心室,导致严重的循环障碍。强心苷治疗心房扑动的作用在于其可缩短心房的有效不应期,使心房扑动转变为心房纤颤,而后者易被强心苷的抑制房室传导作用所阻滞,使得心室率减慢。临床上某些患者此时停用强心苷,有可能恢复窦性节律。

（3）阵发性室上性心动过速：强心苷通过提高迷走神经的兴奋性,以阻止阵发性室上性心动过速的发作,但一般只在其他方法无效时应用。

【主要制剂】

地高辛片：0.25 mg。

地高辛口服溶液：30 mL∶1.5 mg;100 mL∶5 mg。

地高辛注射液：2 mL∶0.5 mg。

毛花苷丙注射液：0.4 mg∶2 mL。

【用法用量】

因药物剂量的个体差异较大,用药不慎易发生毒性反应,所以须做到用药剂量个体化。给药方法主要有负荷量加维持量疗法和维持量疗法两种,现多采用后者,可明显减少毒性反应的发生率。

1. 负荷量加维持量疗法（也称全效量疗法） 一般在短期内给予足量（负荷量）强心苷以达全效量（也称"洋地黄化"）,以充分发挥药效,然后逐日给予维持量以补充每日从体内消除的药物。根据病情的不同分为速给法和缓给法。速给法适用于病情较急的病例且2周之内未使用过强心苷者,于24 h内给予全效量;缓给法适用于慢性病例,经2～4天达全效量,之后每日给予维持量以巩固疗效。

2. 维持量疗法（也称逐日恒量给药法） 即每日给予维持量,经4～5个半衰期,可使药物在体内达到稳态血药浓度而发挥疗效。这种方法简便易行,安全有效,适用于轻、中度患者。如地高辛每日0.25 mg,经6～7天可达稳定而有效的治疗浓度。

【不良反应】

（1）胃肠道反应：早期最常见的中毒症状,表现为畏食、恶心、呕吐、腹泻等。强心苷用药剂量不足,心力衰竭未得到有效控制所出现的胃肠淤血症状与之相似,须予以鉴别。剧烈呕吐可导致失钾而加重强心苷中毒,应注意补钾、减量或停药。

（2）神经系统反应：眩晕、头疼、失眠、疲倦、谵妄、视觉障碍（黄绿视症）、视物模糊等。视觉障碍为强心苷中毒的先兆,是停药指征之一。

（3）心脏毒性反应：强心苷中毒最严重的反应,可出现不同类型的心律失常。

快速型心律失常出现最早,最常见的是室性期前收缩,其次是二联律、三联律,还有房性或房室结性以及室性心动过速,甚至室颤。缓慢型心律失常表现为不同程度的房室传导阻滞和窦性心动过缓。其中室性期前收缩、窦性心动过缓（心率<60次/分）均为强心苷中毒的先兆,是停药指征。

【注意事项】

1. 预防 ①严格掌握适应证、给药剂量及给药方法;②消除诱发强心苷中毒的因素,如低钾、低镁（镁离子是Na^+-K^+-ATP酶的重要激活阳离子）、高钙、缺氧、酸中毒、肝肾功能不全等;③对用药机体进行严密监测,密切观察其生命体征、电解质、心电图、各种反应及血药浓度的变化等。一旦出现胃肠反应、视觉障碍、室性期前收缩、心动过缓,立即停药,并采取其他相关措施。

2. 中毒治疗 停用强心苷后,根据中毒的程度及其类型,采取相应的措施。①快速型心律失常:轻者口服钾盐,重者静脉缓慢滴注钾盐。若无缓解,则迅速选用苯妥英钠,因为苯妥英钠可与强心苷竞争强心苷受体Na^+-K^+-ATP酶,所以苯妥英钠是解救强心苷中毒所致快速型心律失常的首选药,室性心动过速者宜选用利多卡因。对于危及生命的重度中毒者,用地高辛抗体Fab片段可将强心苷从Na^+-K^+-ATP酶解离出来。②缓慢型心律失常:可用阿托品来解除迷走神经对心脏的抑制。

【相互作用】

（1）与奎尼丁、胺碘酮、普罗帕酮、维拉帕米合用,可提高地高辛的血药浓度。

（2）排钾利尿药可导致低血钾,从而增加心脏对强心苷的敏感性,易引起中毒反应。

（3）拟肾上腺素药可提高心肌自律性，也可提高心肌对强心苷的敏感性，合用时须谨慎或酌情减小剂量。

二、非苷类正性肌力药

（一）选择性 β 受体激动药

在 CHF 的病理生理过程中，心输出量的减少，代偿性地使得交感神经系统长期处于激活状态，内源性儿茶酚胺类物质的增多使得受体敏感性降低，效应减弱。选择性 β 受体激动药通过选择性激动 β_1 受体，使得心肌收缩力增强，心输出量增加，而心肌耗氧量增加不明显。如多巴酚丁胺（dobutamine），目前临床上常采用小剂量短期治疗顽固性心力衰竭、心肌梗死后心力衰竭及急性左心衰竭，疗效较好，但剂量过大可使心率加快并诱发室性心律失常，长期应用可使心肌坏死，加重心力衰竭，故使用时须谨慎。偶有恶心、呕吐、头痛、胸痛、气短等不良反应。

（二）磷酸二酯酶抑制药

磷酸二酯酶抑制药通过抑制磷酸二酯酶-Ⅲ的活性，减少 cAMP 的降解，增加细胞内 cAMP 的含量，cAMP 可促使 Ca^{2+} 进入细胞内并激发 Ca^{2+} 由肌质网进入肌质，从而增强心肌收缩力。血管平滑肌细胞内 cAMP 的含量增加，反而可减少 Ca^{2+} 由肌质网进入肌质，使得血管平滑肌松弛，外周血管阻力降低。临床短期用于其他药物治疗无效的急、慢性难治性心力衰竭，以改善心脏舒缩功能，缓解症状。如米力农（milrinone）、氨力农（amrinone）、维司力农（vesnarinone）等。应用本类药可出现心律失常、低血压、过敏反应、胃肠道反应、局部刺激症状等不良反应。

第三节　减轻心脏负荷药

一、利尿药

利尿药是治疗 CHF（充血性心力衰竭）的常用药物之一。

当机体发生 CHF 时，通过激活 RAAS，使得体内水钠潴留，心脏前负荷加重，这是加重心功能不全的重要因素。利尿药短期应用时，通过排钠利尿作用，减少血容量和回心血量，减轻心脏前负荷，缓解 CHF 时患者静脉淤血引发的肺水肿和外周水肿。长期用药，通过持久排钠作用，降低血管壁中的 Na^+ 浓度，减少 Na^+-Ca^{2+} 交换，Ca^{2+} 内流减少，细胞内 Ca^{2+} 浓度降低，血管平滑肌舒张，心脏后负荷减轻，有利于改善心脏泵血功能，减轻 CHF 的症状。

轻、中度 CHF 可选用噻嗪类利尿药，如氢氯噻嗪等，也可与保钾利尿药合用。严重 CHF 或急性肺水肿患者常选用呋塞米静脉注射。利尿药不宜长期单独使用，因其可激活肾素-血管紧张素-醛固酮系统，故通常与 ACEI 和 β 受体阻断药等合用

二、肾素-血管紧张素-醛固酮系统抑制药

在 CHF 的病理生理过程中，起到加剧 CHF 症状最重要的因素是被激活的肾素-血管紧张素-醛固酮系统（RAAS）。

RAAS 抑制药有血管紧张素转化酶抑制药（ACEI），如卡托普利（captopril）、依那普利（enalapril）等和血管紧张素 Ⅱ 受体阻断药，如氯沙坦（losartan）、缬沙坦（valsartan）等。RAAS 抑制药不仅能减少醛固酮分泌，减轻水钠潴留，降低心脏前负荷；还可以抑制或逆转心血管重构，改善心血管的顺应性；而且其扩张血管作用可以减轻心脏的前、后负荷，明显降低心肌耗氧量，有效改善 CHF 患者的症状，增加其运动耐量，降低其病死率，提高其生活质量。

RAAS 抑制药为目前治疗 CHF 的一线药物，临床用于各种原因引起的 CHF，CHF 患者均需长期

用药(有禁忌证及不能耐受者除外),与利尿药或β受体阻断药等合用可显著提高疗效,用药过程中需监测肾功能和电解质等不良反应。

三、血管扩张药

血管扩张药通过舒张全身的小静脉血管(容量血管),减少回心血量,减轻心脏前负荷;通过舒张全身的小动脉血管(阻力血管),降低外周血管阻力,减轻心脏后负荷,使得心肌耗氧量降低,心输出量增加,从而改善 CHF 患者的症状。

血管扩张药是治疗 CHF 的辅助药物,一般用于重度 CHF 及合用强心苷类和利尿药治疗无效的难治性心力衰竭患者。

硝酸酯类

常用的硝酸酯类有硝酸甘油(nitroglycerin)、硝酸异山梨酯(isosorbide dinitrate)等,主要扩张静脉,减少回心血量,减轻心脏前负荷,可明显减轻肺瘀血及呼吸困难等症状。还可选择性地扩张心外膜冠脉血管,改善心肌供氧。适用于伴有冠心病及肺淤血症状明显的患者。

硝普钠

硝普钠对小动脉和小静脉均有明显的舒张作用,能降低心脏的前、后负荷,静脉滴注可迅速改善心功能,快速控制症状。临床用于抢救急性肺水肿、高血压急症等危重病例。

静脉滴注用于心力衰竭、心源性休克时开始宜缓慢,以每分钟 10 滴为宜,以后再酌情加快速度。用药不宜超过 72 h。

肼屈嗪

肼屈嗪(hydralazine)可舒张小动脉,降低外周血管阻力,减轻心脏后负荷;也可增加肾血流量。长期使用疗效不佳且不良反应较多。主要用于肾功能不全及不能耐受 ACEI 的 CHF 患者。

哌唑嗪

哌唑嗪(prazosin)为选择性 α_1 受体阻断药,可扩张全身的小动脉、小静脉,减轻心脏的前、后负荷,增加心输出量,但容易产生耐受性,故很少长期使用。

四、β 受体阻断药

交感神经兴奋性增强是心功能不全时机体的代偿调节机制之一,但这种调节机制具有双重性。早期释放的儿茶酚胺可增强心肌收缩力,使得心输出量增加,缓解全身症状。而长期兴奋交感神经,儿茶酚胺持久释放增加,不但使得肾素分泌过多,肾素-血管紧张素系统过度兴奋,还会直接促进心血管重构,从而加重心力衰竭症状。过去 β 受体阻断药因抑制心肌收缩力而禁用于心功能不全。20 世纪 70年代发现 β 受体阻断药对于无禁忌证的慢性心功能不全患者,可缓解其症状,提高患者的生活质量,降低病死率,故目前已被推荐为治疗慢性心功能不全的常规用药。常用药物有美托洛尔(metoprolol)、比索洛尔(bisoprolol)、卡维地洛(carvedilol)。

β 受体阻断药通过阻断 β_1 受体,降低交感神经张力,减少儿茶酚胺释放,不但能拮抗儿茶酚胺对心血管的毒性作用,减慢心率,降低心肌耗氧量;还可减少肾素分泌,降低肾素-血管紧张素-醛固酮系统兴奋性,延缓或逆转心血管重构,改善心力衰竭症状。临床常与正性肌力药、利尿药、ACEI 等合用治疗慢性心功能不全,尤其适用于扩张型心肌病、高血压性心脏病、缺血性心肌病所致的心功能不全。应用时需注意从小剂量开始,逐渐加至治疗量,若心功能不全症状加重,则需暂缓加量或略减剂量。不良反应、禁忌证等内容详见第十章肾上腺素受体阻断药。

Note

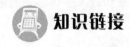知识链接

强心苷类对心肌电生理的改变

强心苷通过直接作用和间接作用,使心肌电生理发生改变。主要有窦房结的自律性降低、浦肯野纤维的自律性提高、房室结的传导减慢、心房肌和浦肯野纤维的有效不应期缩短。在心电图上表现为 Q-T 间期缩短、P-P 间期延长、P-R 间期延长、T 波低平、ST 段下移呈鱼钩状。强心苷对心电图的影响无特异性,需注意与冠心病心电图相鉴别。

本章思维导图

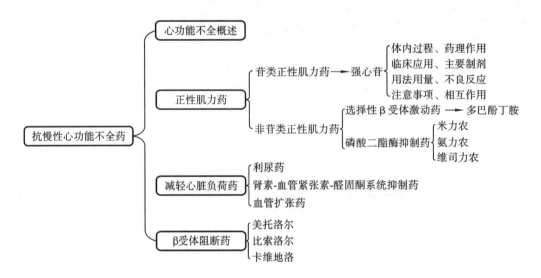

目标检测

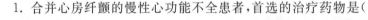

1. 合并心房纤颤的慢性心功能不全患者,首选的治疗药物是( )。

A.β 受体阻断药   B.利尿药   C.洋地黄类药

D.扩张血管药   E.血管紧张素转化酶抑制药

2. 急性心肌梗死 24 h 内应禁用的药物是( )。

A.利多卡因   B.呋塞米   C.尿激酶   D.硝酸甘油   E.洋地黄

3. 洋地黄的作用机制是( )。

A.阻断 β 受体   B.抑制心肌细胞 Na^+-K^+-ATP 酶活性

C.激动 β 受体   D.直接兴奋迷走神经   E.促进 Ca^{2+} 外流

4. 治疗慢性心功能不全的过程中,为改善和延缓心室重构,首选的药物是( )。

A.β 受体阻断药   B.利尿药   C.洋地黄类药

D.扩张血管药   E.血管紧张素转化酶抑制药

5. 以下不会诱发强心苷中毒的是( )。

A.低钾   B.低镁   C.高钙

D.缺氧、酸中毒   E.螺内酯

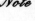

6. 患者,男,42 岁,扩张型心肌病 5 年,因天气转冷,出现咳嗽、咳痰,端坐呼吸 3 天住院,不宜使用的药物是( )。

A.β 受体阻断药   B. 呋塞米   C. 洋地黄类药

D. 扩张血管药   E. 抗生素

Note

第二十三章　抗心律失常药

学习目标

知识目标

1. 掌握：利多卡因的作用特点、临床应用和不良反应及用药监护。
2. 熟悉：奎尼丁的作用特点、不良反应及用药监护。
3. 了解：普鲁卡因胺、苯妥英钠、胺碘酮和普罗帕酮等的适应证、不良反应及用药监护。

技能目标

学会观察抗心律失常药的疗效和不良反应，能正确进行用药护理，指导患者合理用药。

案例导入

　　患者，男，39岁，有阵发性心悸发作病史10年，每次发作无明显诱因，发作时伴胸闷、出汗及头晕，心电图提示为"阵发性室上性心动过速"。

　　讨论：

　　试问应如何用药？

第一节　心律失常的电生理学基础

　　心律失常是由于心脏冲动形成和传导异常所致的心动节律或速率紊乱，包括快速型心律失常、缓慢型心律失常。本章主要介绍抗快速型心律失常的药物。

　　1. 心肌细胞膜电位　心肌细胞在静息状态时，膜内电位为负，膜外电位为正。当心肌细胞受到刺激时，膜的通透性发生改变，引发离子的流动，出现除极和复极过程，即形成动作电位。动作电位分为5个时相。

　　0相（除极期）：主要由钠离子快速内流所致。

　　1相（快速复极期）：主要由短暂的钾离子外流所致。

　　2相（缓慢复极期）：主要由钾离子缓慢外流和钙离子缓慢内流所致。

　　3相（快速复极末期）：主要由钾离子快速外流所致。

　　4相（静息期）：非自律细胞维持在静息水平；自律细胞则由钠离子或钙离子缓慢持续内流，发生舒张期自发缓慢除极，当达到阈电位时，将引起下一个动作电位。

　　2. 自律性　自律性是心脏自律细胞在没有外来刺激的条件下，能够自动除极而引起节律性兴奋的特性。

　　3. 有效不应期　心肌细胞除极后，必须复极到60 mV，受到刺激才能发生可扩散性的兴奋。从除极到可引发兴奋性的这段时间称为有效不应期。

Note

第二节　心律失常发生机制

心律失常可由冲动形成障碍或冲动传导障碍或两者兼有引起。

1. 冲动形成障碍

（1）自律性增高：自律性细胞自律性增高，使得冲动形成增多，引起快速型心律失常。

（2）后除极与触发活动：后除极是异位起搏细胞继 0 相除极后尚未完全复极时所发生的除极，当达到阈电位时引起异常冲动发放，即触发活动。

2. 冲动传导障碍

（1）单纯性传导障碍。

（2）折返形成：折返是冲动经传导通路折回原处而反复运行的现象。由于折返的形成，一个冲动反复多次激动心肌细胞，引起快速型心律失常。

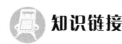

心电图

将测量电极置于体表的一定部位，可引导出心脏兴奋过程中所发生的电变化，这种电变化经过处理后记录到特殊纸上，即心电图。心电图反映的是心动周期中整个心脏兴奋的产生、传导和兴奋恢复过程中生物电变化，与心脏的机械收缩无直接关系。心电图由一组波构成，以标准 Ⅱ 导联心电图为例，它由 P 波、QRS 波群、T 波、U 波、P-R 间期、Q-T 间期及 ST 段构成。不同的波代表不同的意义。目前已被广泛用于心律失常及心肌损害等心脏疾病诊断。

第三节　抗心律失常药的分类

按药物对心肌细胞电生理特性的影响及作用机制，可将抗心律失常药分为以下几类。

1. Ⅰ 类——钠通道阻滞药

（1）Ⅰ A 类（适度钠通道阻滞药）：代表药物有奎尼丁、普鲁卡因胺等。

（2）Ⅰ B 类（轻度钠通道阻滞药）：代表药物有利多卡因、苯妥英钠等。

（3）Ⅰ C 类（重度钠通道阻滞药）：代表药物有普罗帕酮、氟卡尼等。

2. Ⅱ 类——β 受体阻断药　　代表药物有普萘洛尔、美托洛尔等。

3. Ⅲ 类——钾通道阻滞药　　代表药物有胺碘酮等。

4. Ⅳ 类——钙通道阻滞药　　代表药物有维拉帕米等。

第四节 常用抗心律失常药

一、I类——钠通道阻滞药

(一) I A类药

机制:适度阻断Na$^+$通道,抑制除极时Na$^+$内流,降低0相上升速率。

奎尼丁

奎尼丁(quinidine)是茜草科植物金鸡纳树皮所含的一种生物碱,和抗疟疾药奎宁是异构体。

【药理作用】

1. 降低自律性 奎尼丁可降低异位节律点的自律性,抑制异位冲动的发放。

2. 减慢传导 阻止0相Na$^+$内流,减慢心房肌、心室肌和浦肯野纤维的传导。

3. 延长有效不应期 阻止Na$^+$内流,延长心房、心室、浦肯野纤维的有效不应期。

4. 其他 抗胆碱作用及α受体阻断作用。

【临床应用】

奎尼丁为广谱抗心律失常药,适用于心房颤动、心房扑动、室上性及室性心动过速。还可在电转律术前用奎尼丁减慢心室率,转律后用奎尼丁可维持窦性节律。

【主要制剂】

主要为片剂:0.2 g。

【用法用量】

口服。成人:每次0.2~0.3 g,1日3~4次。阵发性室上性心动过速、心房颤动、心房扑动,第1日0.2 g,每2 h 1次,连续5次;如无效而又无不良反应,第2日增至每次0.3 g,第3日每次0.4 g,每2 h 1次,连续5次,1日总量不宜超过2.4 g。恢复窦性心律后改为维持量,每次0.2~0.3 g,1日3~4次。成人处方极量:1日3 g(一般1日量不宜超过2.4 g),应分次给予。小儿:每次按体重6 mg/kg或按体表面积180 mg/m^2,1日3~5次。

【不良反应】

1. 胃肠道反应 恶心、呕吐、腹泻等。

2. 金鸡纳反应 恶心、呕吐、耳鸣、听力丧失、视觉障碍、晕厥等。

3. 心血管反应 低血压、心力衰竭、室内传导阻滞等,严重反应是奎尼丁晕厥(尖端扭转型室性心动过速)。

4. 其他 偶见血小板减少、粒细胞减少、出血等。

【注意事项】

(1) 当每日口服量超过1.5 g时,或给有不良反应的高危患者用药时,应住院监测心电图及血药浓度。每天超过2 g时应特别注意心脏毒性。

(2) 长期用药需监测肝、肾功能,若出现严重电解质紊乱或肝、肾功能异常时须立即停药。

【相互作用】

(1) 与其他抗心律失常药合用时可致作用相加,维拉帕米、胺碘酮可使本药血药浓度上升。

(2) 与口服抗凝药合用可使凝血酶原进一步减少,也可减少本药与蛋白的结合。故需注意调整合用时及停药后的剂量。

(3) 苯巴比妥及苯妥英钠可以增加本药的肝内代谢,使血浆半衰期缩短,合用时应酌情调整剂量。

（4）本药可使地高辛血药浓度增高达中毒水平，也可使洋地黄苷血药浓度升高，故合用时应监测血药浓度及调整剂量。在洋地黄过量时本药可加重心律失常。

普鲁卡因胺

【药理作用】

普鲁卡因胺（procainamide）是普鲁卡因的衍生物。药理作用及临床应用与奎尼丁相似，属于广谱抗心律失常药，但作用较弱。

【临床应用】

适用于阵发性心动过速、频发期前收缩（对室性期前收缩疗效较好）、心房颤动和心房扑动，常与奎尼丁交替使用。

【主要制剂】

（1）片剂：0.125 g；0.25 g。

（2）注射液：0.1 g∶1 mL；0.2 g∶2 mL；0.5 g∶5 mL；1 g∶10 mL。

【用法用量】

1. 口服 成人：治疗室上性心律失常，每次 0.5～0.75 g，1 日 4 次；治疗室性心律失常，每次 0.25～0.5 g，1 日 4 次。小儿：按体重 5～12.5 mg/kg，或按体表面积 375 mg/m^2，1 日 4 次。

2. 肌内注射 每次 0.25～0.5 g，1 日 4 次。

3. 静脉注射或静脉滴注 每次 0.1 g，必要时每隔 5～10 min 重复 1 次。总量按体重不得超过 10～15 mg/kg，或者 10～15 mg/kg 静脉滴注 1 h，然后以每小时按体重 1.5～2 mg/kg 维持。

【不良反应】

长期应用可出现胃肠道反应、皮疹、药物热、粒细胞减少等；严重者可出现系统性红斑狼疮综合征；血药浓度过高可出现心脏停搏、传导阻滞或室性心律失常。

【注意事项】

（1）有厌食、呕吐、恶心及腹泻等副作用，特异体质患者可有发冷、发烧、关节痛、肌痛、皮疹及粒细胞减少症等；偶有幻视、幻听、精神抑郁等症状出现；静脉滴注可使血压下降，发生虚脱，应严密观察血压、心率和心律变化。

（2）心房颤动及心房扑动的病例，如心室率较快，宜先用洋地黄类强心药，控制心室率在每分钟 70～80 次以后，再用本药或奎尼丁。

（3）用药 3 日后，如仍未恢复窦性心律或心动过速不停止，则应考虑换药。

（4）严重心力衰竭、完全性房室传导阻滞、束支传导阻滞或肝、肾功能严重损害者忌用。

【相互作用】

（1）与抗高血压药合用，可出现相应的降压反应，抗高血压药应减量。

（2）普鲁卡因胺会增强其他抗心律失常药、抗毒蕈碱药的作用。

（3）普鲁卡因胺可减弱拟胆碱能药，如新斯的明及其类似药物的作用。

（4）与神经肌肉阻滞剂合用时，神经肌肉接头的阻滞作用增强，时效延长。

（二）ⅠB 类药物

利多卡因（lidocaine）

利多卡因既是局部麻醉药又是抗心律失常药。

【体内过程】

口服吸收后首关消除明显，故口服一般无效。静脉注射后起效迅速，但作用维持时间短，仅 15～30 min，故心律失常控制后宜恒量静脉滴注，以维持有效血药浓度。肌内注射维持时间长，可作为预防给药。主要在肝代谢，故严重肝功能不全者慎用，原形经肾排出量仅为 10%，故肾功能不全者仍可应用。

Note

【药理作用】

作用于浦肯野纤维,抑制 Na^+ 内流,促进 K^+ 外流。对窦房结和心房肌几乎无影响。

1. 降低自律性 抑制 Na^+ 内流,4 相除极速率下降,自律性降低。在 3 相末期,通过促进 K^+ 外流,使最大舒张电位下移,也可降低自律性。

2. 对传导速度的影响 治疗量的利多卡因对传导无明显影响,但当细胞外高 K^+,血液偏酸性时能明显减慢传导,使单向阻滞转变为双向阻滞而消除折返,有利于防止急性心肌梗死所致的心室颤动的发生。对于血 K^+ 浓度降低或因心肌受损面部分除极的纤维,利多卡因可促进 K^+ 外流而使静息电位下移,加快传导,有利于消除单向阻滞而终止折返。大剂量则减慢传导,甚至出现完全性传导阻滞。

3. 相对延长不应期 可使 3 相 K^+ 外流加快,APD 和 ERP 缩短,APD 缩短较 ERP 显著,故相对延长 ERP,有利于消除折返。

【临床应用】

主要用于室性心律失常,对室性期前收缩、室性心动过速、心室纤颤等有效;特别是对急性心肌梗死并发的室性心律失常有显著效果,可作为首选药;也常用于心脏手术、全身麻醉、强心苷中毒、电转律后等引起的各种心律失常。

【不良反应】

毒性较小,多在静脉注射时发生。主要不良反应有中枢神经系统症状包括嗜睡、眩晕,大剂量引起语言障碍、肌肉抽搐、惊厥,甚至呼吸抑制。心脏毒性可见传导阻滞、窦性心动过缓,甚至心脏停搏,重度房室传导阻滞患者禁用。

【注意事项】

(1) 严重肝病患者:因其肝脏不能正常代谢利多卡因,发生利多卡因中毒的风险较大。

(2) 对于对氨基苯甲酸衍生物(普鲁卡因、苯佐卡因等)过敏的患者,未发现使用利多卡因后出现交叉过敏。然而,有药物过敏史的患者应慎用本药,尤其是过敏原不确定的患者。

(3) 接触过本药后必须洗手,洗手前避免接触眼部。

【相互作用】

(1) β 受体阻断药可以减少肝血流量,故合用时可能减低肝脏对本药的清除,不良反应增多、加剧。

(2) 神经肌肉阻滞药合用较大剂量利多卡因(按体重 5 mg/kg 以上),可使这类药的阻滞作用增强。

(3) 与抗惊厥药合用,可增加心肌抑制作用,产生心脏停搏。此外二者合用,中枢神经系统不良反应也增加。苯妥英钠及苯巴比妥也可以增快本药的肝脏代谢,从而降低静脉注射后的血药浓度。

(4) 与其他抗心律失常药如奎尼丁、普鲁卡因胺及心得安并用时,疗效及毒性均增加。与心得安合用可引起窦房停顿。

(5) 与氯化琥珀胆碱及其他神经肌肉阻滞药同用,加强并延长肌松作用。

苯妥英钠

苯妥英钠(phenytoin sodium)原为抗癫痫药,现也用于治疗心律失常。其作用与利多卡因相似,作用于心肌浦肯野纤维,降低自律性;能与强心苷竞争 Na^+-K^+ 泵,抑制强心苷的晚后除极及触发活动。主要用于室性心律失常及强心苷类药物中毒的抢救,是解救强心苷中毒所致室性心律失常的首选药物。不良反应及注意事项见前面章节。

美西律

美西律(mexiletine)的化学结构与利多卡因相似,药理作用和临床用途也与利多卡因相似。但可口服,且作用时间长。适用于室性心律失常。长期应用可引起震颤眩晕、头痛、共济失调等;剂量过大也可出现心率减慢、房室传导阻滞等。

（三）ⅠC类药物

普罗帕酮

【药理作用】

其电生理效应是抑制快钠离子内流,减慢收缩除极速度,使传导速度降低,轻度延长动作电位间期及有效不应期,主要作用在心房及心肌传导纤维,故对房性心律失常可能有效。

【临床应用】

为广谱抗心律失常药,适用于防治室性、室上性期前收缩和心动过速。

【主要制剂】

针剂、片剂。

【用法用量】

口服:治疗量为1日300～900 mg,分4～6次服用。维持量为1日300～600 mg,分2～4次服用。必要时可在严密监护下进行静脉注射,每8 h静脉注射70 mg,或在1次静脉注射后继以静脉滴注(每小时20～40 mg)。

【不良反应】

(1) 不良反应有口干、唇舌麻木、头痛、眩晕、眼闪光、嗜睡、恶心、呕吐、便秘等,在减量或停药后消失。

(2) 用量较大时极个别患者出现手指震颤、心动过缓、窦性静止、窦房或房室传导阻滞、精神障碍或低血压、血清谷丙转氨酶升高及胆汁淤积性肝炎。

(3) 心血管系统常见的是诱发或加重室性心律失常、房室或束支传导阻滞、诱发或加重充血性心力衰竭、心绞痛发作增多;也可出现窦房结功能失调,如严重的窦性心动过缓、窦性停搏,以及较严重的低血压。

【注意事项】

(1) 在试用过程中未见肺、肝及造血系统的损害,有少数患者出现上述口干、头痛、眩晕、胃肠道不适等轻微反应,一般都在停药或减量后症状消失。

(2) 心肌严重损害者慎用。

(3) 窦房结功能障碍,严重房室传导阻滞、双束支传导阻滞、心源性休克患者禁用;严重的心动过缓,肝、肾功能不全,明显低血压患者慎用。

(4) 如出现窦房性或房室性传导高度阻滞,可静脉注射乳酸钠、阿托品、异丙肾上腺素或间羟肾上腺素等解救。

【相互作用】

(1) 其他抗心律失常药,包括维拉帕米、普萘洛尔、胺碘酮及奎尼丁等,可能增加本药不良反应。

(2) 与抗高血压药合用,可增强降压作用。

(3) 与三环类抗抑郁药、环孢霉素、茶碱、地高辛、华法林等同用,可增强本药的作用与毒性。

氟卡尼

【药理作用】

氟卡尼为ⅠC类抗心律失常药,可以终止房室结内折返性心动过速。可使心室内传导减慢,QRS波群延长、Q-T间期轻度延长。可减慢房室附加传导束的传导。可终止预激综合征引起的心动过速。

【临床应用】

本药适用于室性心律失常,包括室性期前收缩及室性心动过速;室上性期前收缩、室上性心动过速、心房扑动、心房颤动,预激综合征合并室上性心动过速。

【主要制剂】

(1) 片剂:0.1 g;0.2 g。

(2) 针剂:0.05 g;0.1 g;0.15 g。

【用法用量】

口服时,成人开始时每次 100 mg,1 日 2 次,然后每隔 4 日,每次增加 50 mg,最大剂量为每次 200 mg,每日 2 次。儿童每次 50~100 mg,1 日 2 次。静脉滴注时,成人每千克体重 2 mg 于 15 min 滴完;儿童每千克体重 2 mg 于 10 min 内滴完。

【不良反应】

(1) 窦性心动过缓,房室、束支及室内传导阻滞,致心律失常,加重心力衰竭。

(2) 神经系统:头晕、头痛、视物模糊等。

【注意事项】

(1) 充血性心力衰竭、病窦综合征患者慎用。

(2) 氟卡尼不宜与奎尼丁或丙吡胺合用。

二、Ⅱ类——β 受体阻断药

普萘洛尔

普萘洛尔(propranolol)阻断心肌 β 受体,能抑制窦房结、心房、浦肯野纤维自律性,此作用在运动及情绪激动时尤为明显,也能拮抗儿茶酚胺效应;减慢传导,并延长 ERP。主要用于室上性心律失常的治疗,尤其是窦性心动过速,可作首选,对由运动和情绪激动、甲状腺功能亢进等所诱发的室性心律失常也有效(内容详见第二十章)。

三、Ⅲ类——钾通道阻滞药

胺碘酮

【药理作用】

主要电生理效应是延长各部心肌组织的动作电位及有效不应期,有利于消除折返激动。对静息膜电位及动作电位高度无影响。对冠状动脉及周围血管有直接扩张作用。可影响甲状腺素的代谢。本药特点为半衰期长,故服药次数少,治疗指数大,抗心律失常谱广。

【临床应用】

本药为广谱抗心律失常药,用于室上性、室性心律失常的治疗。

【主要制剂】

(1) 盐酸胺碘酮片:0.2 g。

(2) 盐酸胺碘酮胶囊:0.2 g。

(3) 盐酸胺碘酮注射液:3 mL:0.15 g。

(4) 注射用盐酸胺碘酮:0.15 g。

【用法用量】

(1) 口服:开始时每次 200 mg,每日 3 次,饭后服;3 日后改用维持量,每次 200 mg,每日 1~2 次,或每次 100 mg,每日 3 次。

(2) 静脉滴注:300 mg 加入 250 mL 等渗盐水中,30 min 内滴完。

【不良反应】

(1) 常见的不良反应有窦性心动过缓、房室传导阻滞等。

(2) 长期应用可引起角膜黄色颗粒沉淀。

(3) 还可导致甲状腺功能紊乱,引起甲状腺功能亢进或减退。

（4）偶致严重的间质性肺炎或肺纤维化。

【注意事项】

（1）由于存在乳酸，所以该药在先天性半乳糖血症、葡萄糖和半乳糖吸收不良综合征或乳糖酶缺乏症患者中禁用。

（2）在治疗期间，应该建议患者避免暴露于日光下，或者采取日光保护措施。

（3）重视易于发生低钾血症的情况，因为低钾血症可促进心律失常效应的出现。在胺碘酮给药之前，应该纠正低钾血症。

（4）本药禁用于妊娠中三个月和后三个月期间。

（5）胺碘酮及其代谢物以及碘可以分泌在乳汁中，其浓度高于母体血浆中的浓度。因存在新生儿甲状腺功能减退的危险，所以在应用本药的情况下，禁忌实施母乳喂养。

（6）不推荐儿童用药。

四、Ⅳ类——钙通道阻滞药

维拉帕米

【药理作用】

维拉帕米（verapamil）可阻滞心肌细胞膜的 Ca^{2+} 通道，抑制 Ca^{2+} 内流，降低窦房结的自律性，减慢传导，延长有效不应期。

【临床应用】

主要用于治疗室上性心动过速，尤其对阵发性室上性心动过速疗效显著，可作首选。

【主要制剂】

（1）盐酸维拉帕米片：40 mg。

（2）盐酸维拉帕米缓释片：0.24 g。

（3）注射用盐酸维拉帕米：5 mg。

（4）盐酸维拉帕米注射液：2 mL：5 mg。

（5）盐酸维拉帕米缓释胶囊：0.24 g。

【用法用量】

（1）口服：成人为 40～80 mg，每日 3～4 次。

（2）静脉注射：成人为 5～10 mg 溶于葡萄糖液 20 mL，缓慢静脉注射。隔 10～15 min 可重复 1～2 次，如无效则停用，考虑用其他药物或措施；有效后改静脉滴注，滴注速度为 0.1 mg/min 或口服。儿童为每次按体重 0.1～0.3 mg/kg，15 min 后重复 1 次，无效则停药。

【不良反应】

静脉注射过快可产生心血管反应，如心动过速、房室传导阻滞、低血压等；与 β 受体阻断药合用更易诱发。

【注意事项】

（1）下列情况慎用本药，并需进行严密的医疗监护：

①一度房室传导阻滞。

②低血压（收缩压低于 90 mmHg）。

③心动过缓（心率低于每分钟 50 次）。

④严重的肝功能不全患者（参看剂量部分）应定期监测肝功能。

⑤伴随有 QRS 波群增宽（>0.12 s）的室性心动过速。

⑥进行性肌营养不良。

（2）维拉帕米可通过胎盘屏障，如确需应用本药，在治疗期间应停止哺乳。

（3）服用本药应定期检查患者的血压。

本章思维导图

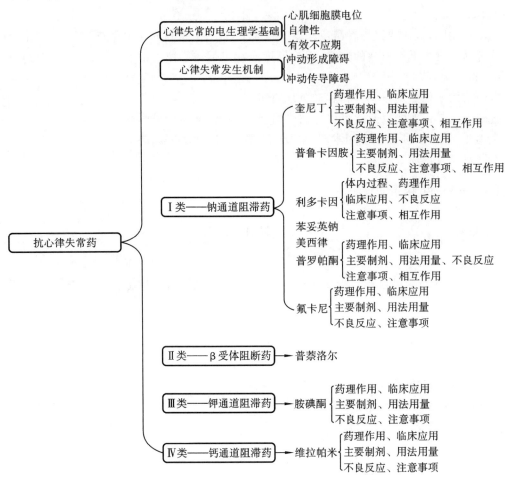

目 标 检 测

1. 苯妥英钠治疗心律失常时,首先治疗(　　)。

A. 室性心动过速　　　　　　　　B. 室性期前收缩　　　　　　C. 心房纤颤

D. 房室传导阻滞　　　　　　　　E. 强心苷中毒的室性心动过速

2. 治疗窦性心动过速最宜选用(　　)。

A. 普罗帕酮　　　B. 奎尼丁　　　C. 苯妥英钠　　　D. 普萘洛尔　　　E. 利多卡因

3. 某患者,30 岁,诊断为阵发性室上性心动过速,最宜选用(　　)。

A. 奎尼丁　　　B. 利多卡因　　　C. 维拉帕米　　　D. 普萘洛尔　　　E. 苯妥英钠

4. 胺碘酮的不良反应不包括(　　)。

A. 心动过速　　　　　　　　　　B. 房室传导阻滞　　　　　　C. 甲状腺功能紊乱

D. 角膜黄色颗粒沉淀　　　　　　E. 肺纤维化

5. 普鲁卡因胺最严重的不良反应是(　　)。

A. 系统性红斑狼疮综合征　　　　B. 恶心、呕吐　　　　　　　C. 头晕、嗜睡

D. 低血压　　　　　　　　　　　E. 心动过缓

6. 可引起金鸡纳反应的抗心律失常药是(　　)。

A. 丙吡胺　　　B. 氟卡尼　　　C. 普鲁卡因胺　　　D. 奎尼丁　　　E. 维拉帕米

Note

第二十四章 抗动脉粥样硬化药

学习目标

知识目标

1. 掌握:他汀类药物的药理作用、临床应用以及不良反应。
2. 熟悉:苯氧酸类调血脂药的药理作用及临床应用。
3. 了解:其他抗动脉粥样硬化药的药理作用、临床应用以及不良反应。

技能目标

学会观察抗动脉粥样硬化药的疗效和不良反应,能正确进行用药护理,指导患者合理用药。

案例导入

患者,女,70岁,高血压史15年,检查:血压 165/90 mmHg,心率 80 次/分,空腹血糖 5.6 mmol/L,血脂 LDL-C 4.29 mmol/L,TG 2.9 mmol/L,HDL-C 1.2 mmol/L。

诊断:高血压伴高血脂。

讨论:

该患者应如何治疗?

本章 PPT

微课

案例导入
参考答案

第一节 动脉粥样硬化概述

一、定义

动脉粥样硬化(atherosclerosis,AS)是冠心病、脑梗死、外周血管病的主要原因。脂质代谢障碍为动脉粥样硬化的病变基础,其特点是受累动脉病变从内膜开始,一般先有脂质和复合糖类积聚、出血及血栓形成,进而纤维组织增生及钙质沉着,并有动脉中层的逐渐蜕变和钙化,导致动脉壁增厚变硬、血管腔狭窄。病变常累及大中肌性动脉,一旦发展到足以阻塞动脉腔,由该动脉所供血的组织或器官将缺血或坏死。在动脉内膜积聚的脂质外观呈黄色粥样,因此称为动脉粥样硬化。

二、临床表现

动脉粥样硬化的症状主要取决于血管病变及受累器官的缺血程度。主动脉粥样硬化常无特异性症状;冠状动脉粥样硬化者,若管径狭窄达75%以上,则可发生心绞痛、心肌梗死、心律失常,甚至猝死;脑动脉粥样硬化可引起脑缺血、脑萎缩,或造成脑血管破裂出血;肾动脉粥样硬化常引起夜尿、顽固性高血压、严重者可有肾功能不全;肠系膜动脉粥样硬化可表现为饱餐后腹痛、消化不良、便秘等,严重时肠壁

Note

211

坏死可引起便血、麻痹性肠梗阻等症状；下肢动脉粥样硬化引起血管腔严重狭窄者可出现间歇性跛行、足背动脉搏动消失，严重者甚至可发生坏疽。

三、药物治疗

1. 降血脂药物 ①他汀类；②贝特类；③烟酸；④消胆胺；⑤安妥明；⑥不饱和脂肪酸，如益寿宁、血脂平及心脉乐等；⑦藻酸双酯钠。

2. 抗血小板药 ①阿司匹林；②潘生丁；③氯吡格雷；④西洛他。

3. 扩张血管药 ①肼苯哒嗪（主要作用于动脉）；②硝酸甘油和消心痛（主要作用于静脉）；③硝普钠（作用于动脉及静脉）；④α_1受体阻断药，如哌唑嗪；⑤α_2受体阻断药，如酚妥拉明；⑥β_2受体兴奋药，如舒喘灵；⑦卡托普利、依那普利；⑧心痛定、地尔硫䓬；⑨柳丁氨酸、长压定、前列腺素、心钠素等。

4. 溶栓药和抗凝血药

（1）溶栓药：①尿激酶和链激酶；②组织型纤溶酶原激活剂；③单链尿激酶型纤溶酶原激活剂；④TNK-组织型纤溶酶原激活剂。

（2）抗凝血药：①肝素；②依诺肝素；③那曲肝素；④比伐卢定。

第二节　调血脂药

血脂是血浆或血清所含脂类的总称。血脂主要包含胆固醇（cholesterol，Ch）、三酰甘油（triglyceride，TG）、磷脂（phospholipid，PL）和游离脂肪酸（free fatty acid，FFA）等。血浆中胆固醇和三酰甘油均不溶于水，须与血浆中不同的载脂蛋白结合以脂蛋白的形式转运。根据脂蛋白的密度范围和电泳特性，脂蛋白可分为五类。

①乳糜微粒（CM）；②极低密度脂蛋白（VLDL）；③低密度脂蛋白（LDL）；④中密度脂蛋白（IDL）；⑤高密度脂蛋白（HDL）。临床通常检查总胆固醇（TC）、TG、高密度脂蛋白胆固醇（HDL-C）、低密度脂蛋白胆固醇（LDL-C）、载脂蛋白 A 和载脂蛋白 B 等。高脂血症可分为五类：Ⅰ类，三酰甘油很高，胆固醇正常或偏高，乳糜微粒显著升高；Ⅱ类，三酰甘油正常或偏高，胆固醇显著增高；Ⅲ类，三酰甘油和胆固醇均显著增高；Ⅳ类，三酰甘油很高，胆固醇正常或偏高，极低密度脂蛋白显著升高；Ⅴ类，三酰甘油和胆固醇均升高，乳糜微粒和极低密度脂蛋白也升高（表 24-1）。

表 24-1　高脂蛋白血症的分型表

类　　型	脂蛋白变化	血脂变化	
		TC	TG
Ⅰ	CM ↑	+	+++
Ⅱ	LDL ↑	++	
Ⅱ	VLDL ↑，LDL ↑	++	++
Ⅲ	LDL ↑	++	++
Ⅳ	VLDL ↑	+	++
Ⅴ	CM ↑，VLDL ↑	+	+++

一、主要降低 TC 和 LDL 的药物

支气管扩张药包括羟甲基戊二酰辅酶 A 还原酶抑制剂——他汀类和胆汁螯合剂。

（一）他汀类

常用的他汀类药物有洛伐他汀、辛伐他汀等。

洛伐他汀

【药理作用】

本药在体内竞争性地抑制胆固醇合成过程中的限速酶羟甲基戊二酰辅酶 A 还原酶,使胆固醇的合成减少,也使低密度脂蛋白受体合成增加,主要作用部位在肝脏,结果使胆固醇和低密度脂蛋白胆固醇水平降低,由此对动脉粥样硬化和冠心病的防治产生作用。本药还降低血清三酰甘油水平和增高血密度、脂蛋白水平。

【临床应用】

本药为首选的调血脂药,最常用于治疗高胆固醇血症,尤其伴有 LDL 增高者(Ⅱ型),可用于混合型高脂血症,也可用于肾病或糖尿病伴有高胆固醇血症者。

【主要制剂】

(1) 洛伐他汀胶囊:10 mg;20 mg。

(2) 洛伐他汀片:10 mg;20 mg。

(3) 洛伐他汀分散片:20 mg。

【用法用量】

洛伐他汀胶囊:一般始服剂量为每日 20 mg,晚餐时一次顿服;若需要调整剂量则应间隔 4 周。最大剂量可至每日 80 mg,一次顿服或分早、晚餐分次服用。轻、中度高胆固醇血症患者起始剂量为 10 mg。当 LDL-C 降至 75 mg/dL(1.94 mmol/L)以下或 TC 降至 140 mg/dL(3.6 mmol/L)以下时,洛伐他汀应减量。

洛伐他汀片:口服,成人常用量为 20 mg,每日 1 次,晚餐时服用。剂量可按需要调整,但最大剂量不超过每日 80 mg。洛伐他汀分散片:口服,成人常用量为 10~20 mg,每日 1 次,晚餐时服用。剂量可按需要调整,但最大剂量不超过每日 80 mg。

【不良反应】

(1) 本药最常见的不良反应为胃肠道不适,腹泻、胀气。其他还有头痛、皮疹、头晕、视物模糊和味觉障碍。

(2) 偶可引起血氨基转移酶可逆性升高。因此需监测肝功能。

【注意事项】

(1) 用药期间应定期检查血胆固醇和血肌酸磷酸激酶。应用本药时血氨基转移酶可能增高,有肝病史者服用本药还应定期监测肝功能。

(2) 在本药治疗过程中如发生血氨基转移酶增高达正常高限的 3 倍,或血肌酸磷酸激酶显著增高或有肌炎、胰腺炎表现时,应停用本药。

(3) 应用本药时如有低血压、严重急性感染、创伤、代谢紊乱等情况,须注意可能出现的继发于肌溶解后的肾衰竭。

【相互作用】

(1) 本药与口服抗凝药合用可使凝血酶原时间延长,使出血的危险性增加。

(2) 考来替泊、考来烯胺可使本药的生物利用度降低,故应在服用前者 4 h 后服用本药。

(3) 与其他药物相互作用:与环孢素合用有增加肌病或横纹肌溶解症风险。

辛伐他汀

【药理作用】

(1) 本药为羟甲基戊二酰辅酶 A(HMG-CoA)还原酶的抑制剂,抑制内源性胆固醇的合成,为降血脂药。

(2) 辛伐他汀可降低正常的和升高的低密度脂蛋白胆固醇(LDL-C)水平。低密度脂蛋白(LDL)由极低密度脂蛋白(VLDL)生成,主要通过与 LDL 受体结合代谢。辛伐他汀降低 LDL 的作用机制在于

Note

降低 VLDL 胆固醇浓度和 LDL 受体的诱导作用,从而导致 LDL-C 的产生减少和(或)分解代谢增加。

(3)载脂蛋白 B(ApoB)在辛伐他汀治疗期间也有下降。

【临床应用】

适用于原发性高胆固醇血症和混合型高脂血症患者,也用于冠心病和脑中风患者。

【主要制剂】

(1)辛伐他汀片:5 mg;10 mg;20 mg;40 mg。

(2)辛伐他汀分散片:5 mg;10 mg;20 mg;40 mg。

(3)辛伐他汀胶囊:5 mg;10 mg;20 mg;40 mg。

(4)辛伐他汀滴丸:5 mg。

【用法用量】

1. 高胆固醇血症　一般始服剂量为每日 10 mg,晚间顿服。对于胆固醇水平轻度至中度升高的患者,开始剂量为每日 5 mg。若需调整剂量则应间隔 4 周以上,最大剂量为每日 40 mg。当低密度脂蛋白胆固醇水平降至 75 mg/dL(1.94 mmol/L)或总胆固醇水平降至 140 mg/dL(3.6 mmol/L)以下时,应降低辛伐他汀的服用剂量。

2. 冠心病　冠心病患者可以每日晚上服用 20 mg 作为起始剂量,如需要调整剂量,可参考以上说明(高胆固醇血症)。

【注意事项】

(1)本药应慎用于大量饮酒和(或)有肝病史的患者。有活动性肝病或无法解释的转氨酶升高者应禁用辛伐他汀。

(2)对于有急性或严重的条件暗示的肌病及有因横纹肌溶解而导致二次急性肾衰竭倾向的患者应停止羟甲基戊二酰辅酶 A(HMG-CoA)还原酶抑制剂的治疗。

【相互作用】

(1)当辛伐他汀与其他在治疗剂量下对 CYP3A4 有明显抑制作用的药物(如环孢菌素、米贝地尔、伊曲康唑、酮康唑、红霉素、克拉霉素和奈法唑酮)或纤维酸类衍生物或烟酸合用时,导致横纹肌溶解的危险性增高。

(2)本药与羟甲基戊二酰辅酶 A(HMG-CoA)还原酶抑制剂合并用药会增加肌病的发生率和严重程度,这些药物包括吉非罗齐和其他贝特类(非诺贝特除外),以及降脂剂量的烟酸(大于等于 1 g/d)。

(3)葡萄柚汁含有一种或多种抑制 CYP3A4 的成分,在辛伐他汀治疗期间,大量饮用(每日超过 1 L)则显著增加血浆 HMG-CoA 还原酶抑制剂的活性,应加以避免。

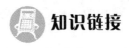 **知识链接**

拜斯亭事件

1997 年德国拜耳公司开发的一款西立伐他汀,商品名为拜斯亭,因其具有良好的降脂效果而非常受欢迎,但随后美国 FDA 报道称服用拜斯亭的患者中出现了 400 多例横纹肌溶解症,其中 31 例不治身亡。因此,2001 年该药在全球停止销售。

(二) 胆汁螯合剂

胆固醇在肝中不断转化为胆汁酸,随胆汁排入肠腔,参与脂肪的消化吸收,且大部分胆汁酸被小肠重吸收而再利用。胆汁螯合剂进入小肠后不被破坏和吸收,能与胆汁酸螯合,阻止胆汁酸的重吸收和再利用。胆汁酸大量丢失,从而使胆固醇大量消耗转化为胆汁酸,使血浆 TC 和 LDL-C 水平下降。

常用药物有考来烯胺(cholestyramine,消胆胺)、考来替泊(coletipol,降胆宁),主要用于 TC、LDL-C 升高为主,而 TG 水平正常且不能使用他汀类的杂合子家族性高胆固醇血症。

胆汁螯合剂不良反应较多。常见的有胃肠道反应,如恶心、腹胀、便秘等。大剂量由于影响脂肪的

Note

吸收,可引起脂肪痢。考来烯胺以氯化物的形式应用,长期应用可引发高氯酸血症。

二、主要降低 TG 和 VLDL 的药物

(一)苯氧酸类——贝特类

代表药物有氯贝丁酯(clofibrate,安妥明)、苯扎贝特(bezafibrate)等。

氯贝丁酯(clofibrate,安妥明)

【药理作用】

本药属氯贝丁酸衍生物类调血脂药,通过降低极低密度脂蛋白,达到降血脂的目的,但其降血脂作用的机制尚未完全明了,可能涉及抑制肝脏脂蛋白(特别是极低密度脂蛋白)的释放和胆固醇合成,改变肝脏三酰甘油合成,加强脂蛋白酯酶的作用,增加固醇类分泌并从粪便中排出,以及增加循环中三酰甘油(极低密度脂蛋白)的清除。

【临床应用】

本药用于高脂血症,尤其是高 TG 为主的高脂血症。其降三酰甘油作用较降胆固醇作用明显。

【主要制剂】

氯贝丁酯胶囊:0.25 g;0.5 g。

【用法用量】

口服。成人常用量:一次 0.25～0.5 g,一日 3～4 次。为减少胃肠道反应,本药宜与食物同进。

【不良反应】

临床上常见的不良反应有腹泻与恶心。偶见胸痛、气短、心绞痛,血肌酸磷酸激酶和血清氨基转移酶增加。

【注意事项】

(1)饮食疗法始终是治疗高血脂的首要方法,加上锻炼和减轻体重等方式,都将优于任何形式的药物治疗。

(2)鉴于本药可导致肿瘤发生,加重胆囊疾病等方面的不良反应,应严格限制其适应证。并且在没有显著疗效的情况下,应予以停药。

(3)育龄妇女及孕妇不推荐使用此药。

【相互作用】

(1)本药与抗凝药同时使用时,可明显增加其抗凝作用,故须经常测定凝血酶原时间以调整抗凝药剂量,使之维持在理想的范围内,预防出血并发症的出现。

(2)本药与呋塞米同时使用,可增加两者各自的效果,可引起肌病、肌僵直和利尿,尤其适用于低蛋白血症者。

(3)本药可替换酸性药物如苯妥英钠或甲苯磺丁脲的蛋白结合位点,如与口服降糖药甲苯磺丁脲合用,使其降糖作用加强。

(4)本药有可能引起肌病或横纹肌溶解,因此应尽量避免与 HMG-CoA 还原酶抑制剂,如普伐他汀、辛伐他汀等合用,以减少严重肌肉毒性发生的危险。

苯扎贝特

【药理作用】

(1)本药为氯贝丁酸衍生物类调血脂药。其降血脂作用有两种机制:一是本药增高脂蛋白酶和肝脂酶活性,促进极低密度脂蛋白的分解代谢,使血中三酰甘油的水平降低;二是本药使极低密度脂蛋白的分泌减少。

(2)本药降低血低密度脂蛋白和胆固醇,可能通过加强对受体结合的低密度脂蛋白的清除。

(3)本药降低血三酰甘油的作用比降低血胆固醇强,也使高密度脂蛋白升高。此外本药尚可降低

215

血纤维蛋白。

【临床应用】

本药用于治疗高三酰甘油血症、高胆固醇血症、混合型高脂血症。

【主要制剂】

(1) 苯扎贝特片:0.2 g。

(2) 苯扎贝特胶囊:0.2 g。

(3) 苯扎贝特分散片:0.2 g。

(4) 苯扎贝特缓释片:0.2 g。

【用法用量】

成人常用量:每日 3 次,每次 0.2~0.4 g。可在饭后或与饭同服。疗效佳者维持量可为每日 2 次,每次 0.4 g。肾功能障碍时按肌酐清除率调整剂量:40~60 mL/min 时,每日 2 次,每次 0.4 g;15~40 mL/min 时,每日或隔日 1 次,每次 0.4 g;低于 15 mL/min 时,每 3 日 1 次,每次 0.4 g。

【不良反应】

最常见的不良反应为胃肠道不适,如消化不良、厌食、恶心、呕吐、饱胀感、胃部不适等,其他较少见的不良反应还有头痛、头晕、乏力、皮疹、瘙痒、阳痿、贫血及白细胞计数减少等。偶有胆石症或肌炎(肌痛、乏力)。偶有血氨基转移酶增高。

【注意事项】

(1) 如用药后临床上出现胆石症、肝功能显著异常、可疑的肌病的症状(如肌痛、触痛、乏力等)或血肌酸磷酸激酶显著升高,则应停药。

(2) 在治疗高脂血症的同时,还需关注和治疗可引起高脂血症的各种原发病,如甲状腺功能减退、糖尿病等。某些药物也可引起高血脂,如雌激素、噻嗪类利尿药和 β 受体阻断药等,停药后,则不再需要相应的抗高血脂治疗。

(3) 孕妇及哺乳期妇女不推荐使用。

【相互作用】

(1) 本药可明显增强口服抗凝药的作用。

(2) 本药与其他高蛋白结合率的药物合用时,也可导致其作用加强,如甲苯磺丁脲及其他磺脲类降糖药、苯妥英、呋塞米等,在降血脂治疗期间服用上述药物,则应调整降糖药及其他药的剂量。

(3) 氯贝丁酸衍生物、HMG-CoA 还原酶抑制剂,如洛伐他汀等合用治疗高脂血症,将增加严重肌肉毒性发生的危险,可引起肌痛、横纹肌溶解等肌病,应尽量避免联合使用。

(4) 本药主要经肾排泄,在与免疫抑制剂,如环孢素合用时,可增加后者的血药浓度和肾毒性,有导致肾功能恶化的危险,应减量或停药。本药与其他有肾毒性的药物合用时也应注意。

(5) 本药能增加降糖药的作用。

(二) 烟酸类

烟酸是水溶性维生素,大剂量作为广谱调血脂药。常用药物为烟酸及其衍生物阿昔莫司。

烟酸

【药理作用】

(1) 大剂量降低血浆 TG 和 VLDL 水平,升高 HDL 水平。烟酸通过抑制脂肪酶,使组织中的 TG 不易分解释放出游离的脂肪酸,使肝合成 TG 原料不足,减少 VLDL 的产生和分泌。烟酸还可升高 ApoA 浓度,ApoA 是 HDL 的主要载脂蛋白,可升高 HDL。

(2) 其他作用:抑制血小板聚集和扩血管作用。

烟酸为广谱调血脂药,适用于除 I 型外的各类高脂血症。

【临床应用】

(1) 用于各类高脂血症,主治除纯合子家族性高胆固醇血症(FH)以外各种类型的高脂血症。

(2) 用于低密度脂蛋白(LDL-C)水平升高伴有高胆固醇的患者。

（3）用于经胆汁酸合剂治疗无效的严重高胆固醇血症患者，用于偏头痛、脑动脉栓塞、内耳性眩症。

【主要制剂】

（1）烟酸缓释胶囊剂：500 mg。

（2）烟酸片剂：50 mg；100 mg。

（3）烟酸缓释片：250 mg；375 mg；500 mg；750 mg；1000 mg。

（4）烟酸注射液：20 g∶2 mL；100 mg∶2 mL；50 g∶5 mL。

【用法用量】

常释剂型：口服，每次 50～100 mg，每日 3 次，进餐时服用，1～3 周间逐步增加剂量，治疗高脂血症时，可增至一次 100～200 mg，一日 3 次。成人肌内注射，每次 50～100 mg，每日 1～2 次；静脉注射，每次 50～100 mg，每日 1～2 次；小儿静脉缓慢注射，每次 25～100 mg，每日 2 次。

【不良反应】

剂量过大，可引起皮肤瘙痒和潮红；且可刺激胃黏膜引发消化道症状，诱发或加重胃溃疡。

【相互作用】

（1）烟酸和阿司匹林合用，可能会减少烟酸的代谢和消除。

（2）烟酸螯合树脂与烟酸结合，使烟酸吸收减少，当合用时，应与烟酸螯合树脂间隔至少 4 h。

第三节　其他抗动脉粥样硬化的药物

一、抗氧化剂

氧自由基是体内氧代谢物，有极强氧化作用，是动脉粥样硬化发生与发展的重要因素。

普罗布考

【药理作用】

（1）抗氧化作用：普罗布考（probucol）为脂溶性的抗氧化剂，抑制脂蛋白的氧化修饰，阻止氧化型 LDL 等的生成以及由此引起的各种病变过程，如内皮细胞损伤等。

（2）抗动脉粥样硬化。

（3）调血脂作用，可降低 TC 和低密度脂蛋白胆固醇，且明显降低高密度脂蛋白胆固醇，对 TG 几乎无影响。

【临床应用】

用于各种类型的高胆固醇血症，也可阻滞动脉粥样硬化的发生和发展，降低冠心病的发病率。

【主要制剂】

普罗布考片：0.125 g；0.25 g。

【用法用量】

成人常用量为每次 0.5 g，每日 2 次，早、晚餐时服用。

【不良反应】

不良反应轻而少，主要为胃肠道反应。此外本药能延长 Q-T 间期。

【注意事项】

（1）服用本药期间应定期检查心电图 Q-T 间期。

（2）服用三环类抗抑郁药、Ⅰ类及Ⅲ类抗心律失常药和吩噻嗪类利尿药的患者服用本药后发生心律失常的危险性大。

【相互作用】

（1）本药与可导致心律失常的药物，如三环类抗抑郁药及抗心律失常药和吩噻嗪类利尿药合用时，应注意不良反应发生的危险性增加。

（2）本药能加强香豆素类药物的抗凝血作用。

（3）本药能加强降糖药的作用。

二、多烯脂肪酸类

多烯脂肪酸类又称多不饱和脂肪酸，根据不饱和脂肪酸链双键开始出现的位置，可将其分为 n-3 多烯脂肪酸和 n-6 多烯脂肪酸两大类，前者主要有二十碳五烯酸（EPA）、二十二碳六烯酸（DHA），存在于海藻、海鱼脂肪中；后者主要有亚油酸、γ-亚麻酸，存在于玉米油、葵花籽油、亚麻油等植物油中。甘油、胆固醇与多烯脂肪酸成酯，易于转运和代谢，从而降低血 TG、TC 水平。另外，多烯脂肪酸还有抗血小板、改善血管内皮功能、抗炎等作用。

主要用于高 TG 的高脂血症。一般无明显不良反应。

三、保护动脉内皮药

在动脉粥样硬化的发病过程中，血管内皮损伤有重要意义。机械、化学、细菌毒素因素都可损伤血管内皮，改变其通透性，引起白细胞和血小板黏附，并释放各种活性因子，导致内皮进一步损伤，最终促使动脉粥样硬化斑块形成。所以保护血管内皮免受各种因子损伤，是抗动脉粥样硬化的重要措施。

硫酸多糖

硫酸多糖是一类含有硫酸基的多糖，是从动物脏器或藻类中提取或半合成的，如肝素、硫酸类肝素、硫酸软骨素 A、硫酸葡聚糖等都有抗多种化学物质致动脉内皮损伤的作用，对血管再造术后再狭窄也有预防作用。这类物质具有大量负电荷，结合在血管内皮表面，能防止白细胞、血小板以及有害因子的黏附，因而有保护作用，对平滑肌细胞增生也有抑制作用。

 本章思维导图

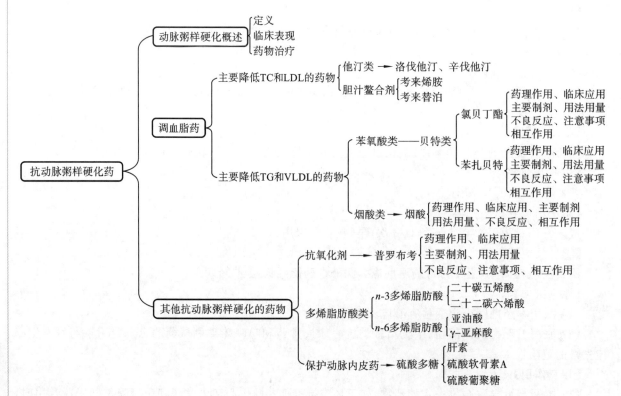

目 标 检 测

1. 主要降低 TC 和 LDL 的药物是（   ）。

A. 烟酸　　　　　B. 吉非贝齐　　　　C. 洛伐他汀　　　　D. 普罗布考　　　　E. 氯贝丁酯

2. 主要降低 VLDL 和 TG 的药物是（   ）。

A. 氯贝丁酯　　　B. 辛伐他汀　　　　C. 阿托伐他汀　　　D. 环丙贝特　　　　E. 普罗布考

3. 他汀类药物的严重不良反应是（   ）。

A. 胃肠反应　　　B. 头痛　　　　　　C. 眩晕　　　　　　D. 横纹肌溶解　　　E. 过敏反应

4. 他汀类药物的作用机制为（   ）。

A. 抑制 HMG-CoA 还原酶　　　　　　B. 抑制脂肪酶

C. 增强脂蛋白脂肪酶活性　　　　　　D. 抑制脂蛋白的氧化修饰　　　E. 胆汁螯合剂

5. 治疗高胆固醇血症的首选药是（   ）。

A. 普罗布考　　　B. 吉非贝齐　　　　C. 洛伐他汀　　　　D. 氯贝丁酯　　　　E. 烟酸

Note

第五篇 ▪——

内脏器官系统与
血液系统药理

第二十五章　利尿药和脱水药

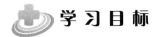

学习目标

知识目标

1. 掌握:呋塞米、氢氯噻嗪、螺内酯、氨苯蝶啶的药理作用、临床应用及不良反应。
2. 熟悉:利尿药的分类;甘露醇的作用特点及临床应用。
3. 了解:其他利尿药、脱水药的作用特点及临床应用。

技能目标

学会观察利尿药、脱水药的疗效和不良反应,能正确进行用药护理,指导患者合理用药。

案例导入

患者,女,74岁。反复心悸、气促10余年,加重半月入院。患者30年前诊断为风湿性二尖瓣狭窄。10年前活动后出现心悸、气促,并反复发作。半个月前因"感冒"导致上述症状加重。查体:面色苍白、口唇发绀、呼吸急速、心动过速、血压升高,双肺可闻及哮鸣音。胸部 X 线检查:肺血管纹理模糊,肺门阴影不清楚。

诊断:①风湿性心脏病:二尖瓣狭窄,心功能衰竭。②心源性肺水肿。

讨论:

1. 为消除和减轻水肿应给予何种利尿药治疗?
2. 用药过程中护理人员应注意一些什么问题?

第一节　利　尿　药

利尿药是一类选择性作用于肾脏,增加电解质和水的排出,使尿量增多的药物。临床用于治疗各种原因引起的水肿,也用于其他非水肿性疾病,如高血压、尿崩症、肾结石、高钙血症等。

知识链接

水肿

过多的体液在组织间隙或体腔中积聚称为水肿。正常体腔中只有少量液体,若体腔中体液积聚,称为积水。如腹腔积水、胸腔积水、心包积水、脑室积水、阴囊积水等。根据波及范围,水肿可分为全身性水肿和局部性水肿。根据发病部位,水肿可分为脑水肿、肺水肿和皮下水肿。根据发病原因,水肿可分为肾源性水肿、肝源性水肿、心源性水肿、营养不良性水肿、淋巴性水肿、炎性水肿等。

一、利尿药作用的生理学基础

尿液的生成包括肾小球的滤过、肾小管和集合管的重吸收与分泌。利尿药通过作用于肾单位的不同部位而产生利尿作用。

(一) 肾小球的滤过

血液除蛋白质和血细胞外,其他成分均可经肾小球滤过形成原尿,正常成人每日原尿量可达 180 L,而每日排出的终尿仅为 $1\sim2$ L,99%的原尿在肾小管和集合管被重吸收。氨茶碱、多巴胺等虽能增加肾小球滤过率,但利尿作用很弱,因为肾脏存在球-管平衡的调节机制。目前常用的利尿药主要通过影响肾小管和集合管对水、电解质的重吸收而发挥利尿作用。

(二) 肾小管和集合管的重吸收与分泌

1. 近曲小管　原尿中 60%～65%的 Na^+ 被重吸收,主要由近曲小管顶质(管腔)膜 Na^+-H^+ 交换所触发。肾小管细胞内 H^+ 来自 H_2O 与 CO_2 生成的 H_2CO_3($H_2CO_3 \rightleftharpoons H^+ + HCO_3^-$),这一反应需要细胞内碳酸酐酶的催化。乙酰唑胺可抑制碳酸酐酶的活性,减少 H^+ 的产生,减少 Na^+-H^+ 交换,减少 Na^+ 重吸收而利尿,因其利尿作用弱,现很少作为利尿药使用。

2. 髓袢升支粗段髓质和皮质部　原尿中 20%～30%的 Na^+ 在此段被重吸收,NaCl 的主动重吸收依赖于管腔膜上的 Na^+-K^+-$2Cl^-$ 共转运子。此段几乎不伴有水的重吸收,因而其在尿液的稀释和浓缩机制中具有重要意义。呋塞米等利尿药选择性抑制 Na^+-K^+-$2Cl^-$ 共转运子,减少髓袢升支粗段 NaCl 的重吸收,一方面降低肾的稀释功能,另一方面由于髓质高渗无法维持而降低肾的浓缩功能,产生强大的利尿作用。

3. 远曲小管　原尿中约 10%的 Na^+ 在此段被重吸收,NaCl 重吸收依赖于 Na^+-Cl^- 共转运子,与髓袢升支粗段一样,远曲小管对水的通透性差,NaCl 的重吸收进一步稀释了小管液。噻嗪类等利尿药选择性抑制 Na^+-Cl^- 共转运子,减少 NaCl 的重吸收,使原尿中 NaCl 浓度升高,影响尿的稀释功能。

4. 集合管　重吸收原尿中约 5%的 Na^+,重吸收方式为 Na^+-K^+ 交换与 Na^+-H^+ 交换,Na^+-H^+ 交换受碳酸酐酶活性的影响,Na^+-K^+ 交换受醛固酮调节。螺内酯、氨苯蝶啶等利尿药,通过拮抗醛固酮或阻滞 Na^+ 通道,产生留钾排钠的利尿作用。

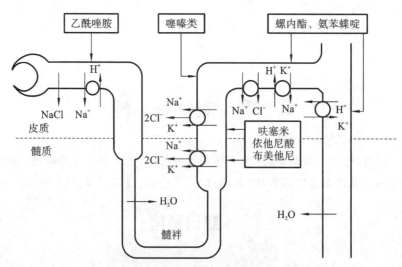

图 25-1　肾小管各段功能和利尿药作用部位

二、常用利尿药

利尿药按其利尿效能和作用部位分为以下三类。

1. 高效能利尿药 利尿作用迅速、强大,最大排 Na^+ 能力为肾小球滤过 Na^+ 量的 20% 以上。作用于髓袢升支粗段髓质部和皮质部,也称袢利尿药。包括呋塞米、托拉塞米及布美他尼等。

2. 中效能利尿药 最大排 Na^+ 能力为肾小球滤过 Na^+ 量的 5%～10%,作用于远曲小管近端。包括噻嗪类及氯噻酮等。

3. 低效能利尿药 最大排 Na^+ 能力为肾小球滤过 Na^+ 量的 5% 以下,作用于远曲小管远端和集合管。包括螺内酯、氨苯蝶啶、阿米洛利等。

(一) 高效能利尿药

高效能利尿药(又称袢利尿药)的化学结构各不相同,但药理作用相似,利尿作用迅速、强大。

呋塞米(furosemide,速尿)

【体内过程】

口服易吸收,20～30 min 起效,血药浓度约 2 h 达高峰,持续 6～8 h;静脉注射 2～10 min 起效,血药浓度约 1 h 达高峰,持续 4～6 h。血浆蛋白结合率高达 91%～99%,大部分以原形经近曲小管分泌。

【药理作用】

1. 利尿作用 本药作用于髓袢升支粗段的皮质部和髓质部,与管腔膜上 Na^+-K^+-$2Cl^-$ 共转运子结合并抑制其功能,减少 NaCl 重吸收,降低肾脏对尿液的稀释和浓缩功能,排出大量近似于等渗的尿液。尿中 Na^+、K^+、Cl^-、Mg^{2+}、Ca^{2+} 和水的排出都增加。

2. 扩张血管 静脉注射呋塞米可以扩张肾血管,降低肾血管阻力,增加肾血流量,改善肾皮质的血液供应,还可以扩张肺部容量血管,减少回心血量,使左心室的负荷减轻。

【临床应用】

1. 严重水肿 可用于心、肝、肾性水肿。主要用于其他利尿药无效的严重水肿患者。

2. 急性肺水肿和脑水肿 静脉注射可作为急性肺水肿的首选药,利尿和扩张血管的作用可降低血容量和外周阻力,减少回心血量,减轻左心负担,迅速缓解肺水肿症状;对于脑水肿患者,强大的利尿作用可使血液浓缩,血浆渗透压增高,有助于消除脑水肿,降低颅内压,常与脱水药合用以提高疗效。

3. 急、慢性肾衰竭 在急性肾衰竭早期,静脉注射呋塞米有较好的防治作用,这是因为强大的利尿作用可使阻塞的肾小管得到冲洗,防止肾小管萎缩、坏死;同时能扩张肾血管,降低肾血管阻力,增加肾小球滤过率,使尿量增多。大剂量呋塞米也用于治疗其他药无效的慢性肾衰竭,可使尿量增加,水肿减轻。

4. 急性药物中毒 对于急性药物中毒患者,呋塞米配合静脉输液,可加速药物随尿排出。常用于经肾排泄的长效巴比妥类、水杨酸类、碘化物等药物中毒的抢救。

5. 其他 口服或静脉注射均可降低血压,但一般不作抗高血压药使用,仅用于伴有肺水肿或肾衰竭的高血压及高血压危象时的辅助治疗;也可用于高钾血症和高钙血症的治疗。

【主要制剂】

(1) 片剂:20 mg×100 片。

(2) 注射液:20 mg,每支 2 mL。

【用法用量】

(1) 成人常用量:

①治疗水肿性疾病:每次 25～50 mg,每日 1～2 次,或隔日治疗,或每周连服 3～5 日。

②治疗高血压:每日 25～100 mg,分 1～2 次服用,并按降压效果调整剂量。

(2) 小儿常用量:每日按体重 1～2 mg/kg 或按体表面积 30～60 mg/m²,分 1～2 次服用,并按疗效调整剂量。

(3) 小于 6 个月的婴儿剂量可达每日按体重 3 mg/kg。

【不良反应】

1. 水、电解质紊乱 常因过度利尿引起。表现为低血容量、低血钾、低血钠、低氯性碱血症。其中低钾血症最多见,应注意及时补充钾盐或与留钾利尿药合用。长期应用还可引起低镁血症,应注意及时纠正。

2. 耳毒性　大剂量快速静脉给药,可引起眩晕、耳鸣、听力减退或暂时性耳聋,肾功能不全者尤其易发生。故静脉注射宜缓慢,并避免与其他损害听神经的药物合用。

3. 胃肠反应　常见恶心、呕吐、腹痛、腹泻,甚至胃肠出血、溃疡等,故宜餐后服用。

4. 其他　抑制尿酸排泄,可导致高尿酸血症而诱发痛风;少数患者可引起粒细胞减少、血小板减少;偶见过敏反应,如皮疹、嗜酸性粒细胞增多、间质性肾炎等;久用尚可引起高血糖、高血脂等。

【注意事项】

(1) 应避免与氨基糖苷类、头孢菌素类、两性霉素 B 等合用,以免增加耳毒性和肾毒性。与强心苷、糖皮质激素合用时应注意补钾。

(2) 对磺胺药和噻嗪类利尿药过敏者,对本药亦可能过敏。

(3) 药物剂量应从最小有效量开始,然后根据利尿反应调整剂量,以减少水、电解质紊乱等副作用的发生。

(4) 肠道外用药宜静脉给药,不主张肌内注射。

(5) 本药注射液为加碱制成的钠盐注射液,碱性较高,故静脉注射时宜用氯化钠注射液稀释,而不宜用葡萄糖注射液稀释。不得与全血混合滴注,不得加至酸性液中静脉滴注。

【相互作用】

(1) 与肾上腺皮质激素、促肾上腺皮质激素、雌激素、两性霉素 B(静脉用药)合用,能降低本药的利尿作用,增加发生电解质紊乱的机会,尤其是低钾血症。

(2) 与非甾体类镇痛消炎药尤其是吲哚美辛合用,能降低本药的利尿作用,这与前者抑制前列腺素合成有关。

(3) 与考来烯胺(消胆胺)合用,能减少胃肠道对本药的吸收,故应在口服考来烯胺 1 h 前或 4 h 后服用本药。

(4) 减弱抗凝药作用,主要是由于利尿后机体血浆容量下降,血中凝血因子水平升高,加上利尿使肝脏血液供应改善,合成凝血因子增多。

(5) 降低降糖药的作用。

托拉塞米(torasemide)

口服后吸收迅速,其吸收受首过效应影响很小,基本不受肝肾功能障碍的影响,口服后 1 h 内达到血药浓度峰值,与食物同服达峰时间延迟约 30 min。本药生物利用度为 80%～90%,血浆蛋白结合率超过 99%,80% 经肝脏代谢。

通过抑制髓袢升支粗段髓质部及皮质部 Cl^- 的重吸收而发挥利尿作用,此外,还可抑制远曲小管上皮细胞醛固酮与其受体结合,进一步增加其利尿效果。与其他强效髓袢利尿药不同的是其排钾作用较弱。

托拉塞米利尿效果是呋塞米的 2～4 倍;长效,半衰期比呋塞米长,既具有噻嗪类利尿药作用时间长的特点,又具有高效利尿作用,既可用于治疗严重水肿类病症,又适合于原发性高血压的长期治疗;口服生物利用度(80%～90%)高于呋塞米(40%～50%)。口服和非肠道给药疗效几乎相同。

本药副作用较小,主要有疲劳、眩晕、头痛、恶心等,一般持续时间较短,可自行缓解。

布美他尼(bumetanide)

布美他尼(bumetanide)与呋塞米均为磺胺类利尿药,具有速效、高效、短效和低毒的特点,利尿强度为呋塞米的 40～60 倍。用于各种顽固性水肿及急性肺水肿等;对急、慢性肾衰竭尤为适宜;对呋塞米无效的病例仍有效。不良反应与呋塞米相似但较轻。

(二) 中效能利尿药

噻嗪类药物有氢氯噻嗪(hydrochlorothiazide)、氢氟噻嗪(hydroflumethiazide)、环戊噻嗪

(cyclopenthiazide)、苄氟噻嗪(bendroflumethiazide)等,其药理作用相似,利尿效能基本相同,其中以氢氯噻嗪最常用。氯噻酮(chlorthalidone)、吲达帕胺(indapamide)等虽无噻嗪环,但有磺胺结构,作用与噻嗪类相似。

氢氯噻嗪(hydrochlorothiazide)

【体内过程】

口服吸收良好,在体内不被代谢,主要以有机酸的形式通过肾小球滤过后经近曲小管分泌而排泄,与尿酸排泄存在竞争性抑制作用。

【药理作用】

1. 利尿作用 通过抑制远曲小管近端 Na^+-Cl^- 共同转运系统,抑制 NaCl 的重吸收,产生温和、持久、中等程度的利尿作用。转运至远曲小管的 Na^+ 增加,促进了 Na^+-K^+ 交换,使尿中 K^+ 排出增多,长期服用可致低血钾。因其对碳酸酐酶有轻度抑制作用,所以也略增加 HCO_3^- 的排泄。但与高效能利尿药相反,本类药物能促进远曲小管对 Ca^{2+} 的重吸收,减少其排泄,减少 Ca^{2+} 在肾小管腔内沉积。

2. 抗利尿作用 能明显减少尿崩症患者的尿量。可能因其对磷酸二酯酶的抑制作用,能减少 cAMP 的降解,增加远曲小管及集合管细胞内 cAMP 的含量,提高远曲小管对水的通透性。同时因 NaCl 的排出增加,导致血浆渗透压降低,口渴感减轻,饮水量减少,也导致尿量减小。

3. 降压作用 治疗高血压的基础药物之一,常与其他药物联合应用(见第二十章抗高血压药)。

【临床应用】

1. 水肿 可用于各种原因的水肿。对轻、中度心源性水肿疗效好;对肾源性水肿的疗效与肾功能损害程度有关,受损轻者效果较好;肝源性水肿应用时要注意防止低血钾诱发肝昏迷。

2. 高血压 治疗高血压的基础药物之一。

3. 其他 可用于肾性尿崩症及加压素无效的垂体性尿崩症、高尿钙伴有肾结石者。

【主要制剂】

氢氯噻嗪片:10 mg;25 mg;50 mg。

【用法用量】

口服。

(1)成人常用量。

①治疗水肿性疾病:每次 25~50 mg,每日 1~2 次,或隔日治疗,或每周连服 3~5 日。

②治疗高血压:每日 25~100 mg,分 1~2 次服用,并按降压效果调整剂量。

(2)小儿常用量:每日按体重 1~2 mg/kg 或按体表面积 30~60 mg/m^2,分 1~2 次服用,并按疗效调整剂量。

(3)小于 6 个月的婴儿剂量可达每日按体重 3 mg/kg。

【不良反应】

1. 水、电解质紊乱 如低血钾、低血钠、低血氯性碱中毒等,其中低钾血症最为常见,应注意补钾或与留钾利尿药合用。

2. 高尿酸血症 其原因与高效能利尿药相同,有痛风史者可诱发或加剧痛风症状,宜与促尿酸排泄的氨苯蝶啶合用。

3. 对代谢的影响 可导致高血糖、高血脂。大剂量应用噻嗪类利尿药可使糖尿病患者及糖耐量异常的患者血糖升高,可诱发或加重糖尿病,可能与因其抑制了胰岛素的分泌和减少组织利用葡萄糖有关;长期应用可使血中三酰甘油、胆固醇及低密度脂蛋白升高;久用偶致高血钙。高脂血症患者、糖尿病患者慎用。

【注意事项】

(1)长期大剂量应用应注意监测血电解质浓度,可致低钾血症、低钠血症、低氯血症,用药期间应注意补充钾盐或与保钾利尿药合用。

（2）有糖尿病及痛风病、肝肾功能不良、心律失常病史者需慎用。

（3）从最小有效量开始，逐步加至治疗量，以减少电解质紊乱等不良反应的发生。

（4）宜在午饭后服用。

【相互作用】

参见呋塞米的相互作用。

（三）低效能利尿药

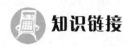

知识链接

新型利尿剂

螺内酯作为醛固酮受体阻滞剂，其非选择性地作用于肾上腺皮质激素受体产生多种副作用。因此，近年来学者着力研制高选择性醛固酮受体阻滞剂，目前关注较多的依普利酮（eplerenone）即为高选择性醛固酮受体阻滞剂。依普利酮主要用于高血压和心力衰竭（简称心衰）的治疗。研究发现依普利酮的降压作用、对左心室大小的改变与血管紧张素转化酶抑制药相似，而对肾脏保护作用更强，且副作用更少。依普利酮对低肾素性高血压的治疗效果优于血管紧张素Ⅱ受体拮抗剂。对于糖尿病患者，依普利酮与血管紧张素转化酶抑制药合用缩小左心室、减少肾损害的效果优于单独使用两种药物。

螺内酯（spironolactone，安体舒通）

【体内过程】

螺内酯利尿作用弱、缓慢、持久，口服易吸收，药物原形无明显的药理活性，需经肝脏代谢为有活性的坎利酮才能发挥作用，所以起效缓慢，口服1日左右起效，2～4日达高峰。坎利酮的$t_{1/2}$约为18 h，所以作用时间长，停药后作用可持续2～3日。

【药理作用】

螺内酯及其代谢物坎利酮的化学结构与醛固酮相似。作为醛固酮的竞争性拮抗剂，其与醛固酮在远曲小管和集合管部位竞争醛固酮受体，干扰醛固酮的保钠排钾作用，呈现出排钠保钾作用，使Na^+、Cl^-和水的排出增加而利尿。

【临床应用】

单用效果较差，常与噻嗪类排钾利尿药合用，治疗伴有醛固酮水平增高的顽固性水肿，对肝硬化腹腔积液、肾病综合征水肿患者有效；也用于充血性心力衰竭，不仅可以消除水肿，而且可以改善心力衰竭的症状。

【主要制剂】

螺内酯片：12 mg；20 mg。螺内酯胶囊：20 mg。

【用法用量】

1. 成人

（1）治疗水肿性疾病：一日40～120 mg，分2～4次服用，至少连服5日。以后酌情调整剂量。

（2）治疗高血压：开始一日40～80 mg，分次服用，至少2周，以后酌情调整剂量，不宜与血管紧张素转化酶抑制药合用，以免增加发生高钾血症的机会。

（3）治疗原发性醛固酮增多症：手术前患者一日用量为100～400 mg，分2～4次服用。不宜手术的患者，则选用较小剂量维持。

（4）诊断原发性醛固酮增多症：长期试验，每日400 mg，分2～4次，连续3～4周；短期试验，每日400 mg，分2～4次服用，连续4日。老年人对本药较敏感，开始用量宜偏小。

2. 小儿 治疗水肿性疾病，开始每日按体重1～3 mg/kg或按体表面积30～90 mg/m²，单次或分2

～4次服用,连服5日后酌情调整剂量。最大剂量为一日按体重3～9 mg/kg或按体表面积90～270 mg/m²。

【不良反应】

长期应用可导致高血钾,尤其在肾功能不全时易发生,肾功能不全及血钾偏高者禁用;还可引起性激素样反应,表现为女性多毛、月经紊乱,男性乳房发育、性功能障碍等,停药后可消失;少数患者可引起头痛、困倦、精神紊乱等。

【注意事项】

(1)患者服用螺内酯时有明显嗜睡症状,不要驾车、高空作业或操作有危险的机器。

(2)本药有留钾作用,在应用过程中切不可盲目使用氯化钾,以免引起钾中毒。

(3)肾衰竭患者及血钾偏高者忌用。

(4)可与氢氯噻嗪或汞剂利尿药合用,两者取长补短:本药作用慢、弱和持久,为后者作用较快、较强所弥补;而后者的排钾作用为前者所抵消,故合用后疗效增加、不良反应减轻。

【相互作用】

(1)肾上腺皮质激素尤其是具有较强盐皮质激素作用者,促肾上腺皮质激素能减弱本药的利尿作用,而拮抗本药的留钾作用。

(2)雌激素能引起水钠潴留,从而减弱本药的利尿作用。

(3)非甾体类镇痛消炎药,尤其是吲哚美辛,能降低本药的利尿作用,且合用时肾毒性增加。

(4)与引起血压下降的药物合用,利尿和降压效果均加强。

氨苯蝶啶(triamterene,三氨蝶呤)及阿米洛利(amiloride,氨氯吡咪)

氨苯蝶啶及阿米洛利虽结构不同,却有相同的药理作用,均可作用于远曲小管、集合管,阻滞管腔Na^+通道,减少Na^+重吸收,使管腔内负电位降低,管腔内外电位差下降,减少K^+向管腔分泌,产生排钠利尿和留钾作用。两药作用并非竞争性拮抗醛固酮所致。

临床上常与中效能或高效能利尿药合用,治疗各类顽固性水肿或腹腔积液,也可用于氢氯噻嗪或螺内酯无效的患者。因能促进尿酸排泄,尤其适用于痛风患者的利尿。大剂量长期服用可致高钾血症,故肾功能不全或有高钾血症倾向者禁用;肝硬化患者服用本药可引起巨幼红细胞性贫血,可能与其抑制二氢叶酸还原酶有关;偶见头昏、嗜睡、皮疹及轻度胃肠反应。

乙酰唑胺(acetazolamide)

乙酰唑胺抑制碳酸酐酶,使肾近曲小管H^+产生减少,Na^+-H^+交换减少,产生弱的利尿作用;本药还可抑制睫状体上皮细胞内碳酸酐酶的活性,减少房水的产生,降低眼内压。用于多种类型的青光眼。常见的不良反应有四肢及面部麻木感、嗜睡,长期应用可引起代谢性酸中毒、尿结石;具有磺胺类似结构,对磺胺类过敏者禁用。

第二节 脱 水 药

脱水药又称渗透性利尿药,是指能使组织脱水的药物,包括甘露醇、山梨醇、高渗葡萄糖等。静脉给药后,可提高血浆渗透压及肾小管腔液的渗透压,产生组织脱水及利尿作用。一般具备如下特点:①不易从血管透入组织液中;②易经肾小球滤过;③不易被肾小管重吸收;④在体内不被或少被代谢。

甘露醇(mannitol)

临床用其20%的高渗溶液静脉注射或静脉滴注。

【药理作用】

1. 脱水作用 因甘露醇相对分子质量较大,静脉给药后不易从毛细血管渗入组织,可迅速提高血浆渗透压,使组织间液水分向血浆转移而产生脱水作用;口服用药则造成渗透性腹泻,可用于胃肠道清除毒物。

2. 利尿作用 通过稀释血液而增加循环血容量及肾小球滤过率;间接抑制 $Na^+-K^+-2Cl^-$ 共转运子,减少髓袢升支对 NaCl 的重吸收;扩张肾血管,增加肾髓质血流量等而利尿。

【临床应用】

1. 脑水肿及青光眼 快速滴注甘露醇高渗溶液使脑组织脱水,为多种原因引起的脑水肿的首选药。可降低青光眼患者的房水量及眼内压,短期用于急性青光眼的治疗。

2. 急性肾衰竭 通过渗透脱水作用,既能减轻肾间质水肿,又能阻止水分重吸收,维持足够的尿流量,使肾小管内有害物质稀释,从而保护肾小管免于坏死。

【主要制剂】

甘露醇注射液:① 20 mL：4 g。② 50 mL：10 g。③ 100 mL：20 g。④ 250 mL：50 g。⑤ 500 mL：100 g。⑥ 3000 mL：150 g。

【用法用量】

甘露醇注射液成人常用量如下:

(1)利尿。常用量为按体重 1~2 g/kg,一般用 20% 溶液 250 mL 静脉滴注,并调整剂量使尿量维持在每小时 30~50 mL。

(2)治疗脑水肿、颅内高压和青光眼。按体重 0.25~2 g/kg,配制为 15%~25% 浓度于 30~60 min 内静脉滴注。当患者衰弱时,剂量应减小至按体重 0.5 g/kg。严密随访评估肾功能。

【不良反应】

不良反应较少,静脉给药过快时引起一过性头痛、眩晕和视物模糊。因可增加循环血量而增加心脏负荷,故慢性心功能不全者禁用。另外,活动性颅内出血者禁用。

【注意事项】

(1)使用脱水药时要注意用药速度,若注射过快或剂量过大可导致明显的脑细胞脱水而引起的头痛、恶心、视物模糊、眩晕、抽搐等神经系统症状。

(2)气温较低时甘露醇常析出结晶,可用热水(80 ℃)温热振摇溶解后使用。注射甘露醇时宜用大号针头,250 mL 液体应在 20~30 min 内注射完毕,注射速度过慢影响治疗效果。输注甘露醇时不得漏出血管,否则可发生局部组织肿胀,如出现可热敷处理。严禁做肌内或皮下注射,不能与其他药物混合静脉滴注。

(3)甘露醇可使血容量增加,增加心脏负荷,故心功能不全及急性肺水肿患者禁用。

(4)肝病患者要注意观察神志,监测血钾,避免肝昏迷的发生。

(5)应用脱水药注意防止体液丢失过多,出现口干、口渴及尿少时应立即停药。脱水易引起血栓,用药后应注意观察患者意识、神经反射、肢体活动及瞳孔变化。

【相互作用】

(1)可增加洋地黄毒性作用,与低钾血症有关。

(2)增加利尿药及碳酸酐酶抑制剂的利尿和降眼内压作用,与这些药物合用时应调整剂量。

山梨醇(sorbitol)

山梨醇是甘露醇的同分异构体,药理作用、临床应用、不良反应与甘露醇相似,但其水溶性较高,一般配制成 25% 的高渗溶液使用。进入体内后,部分在肝脏转化为果糖而失去高渗作用,故作用弱于甘露醇,心功能不全患者慎用。

高渗葡萄糖(glucose)

50% 的葡萄糖溶液也有脱水及渗透性利尿作用,但因其易被代谢,部分可从血管弥散到组织中,故作用弱而不持久。常与甘露醇合用以治疗脑水肿和急性肺水肿。

本章思维导图

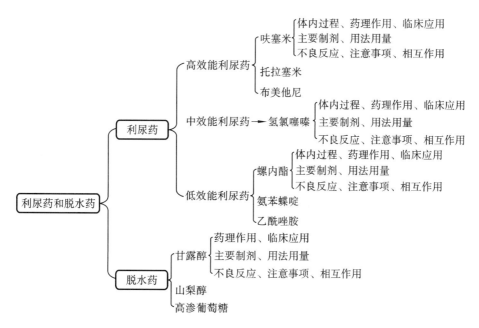

目标检测

1. 呋塞米的利尿作用机制为（　　）。

A. 抑制髓袢升支粗段 $Na^+-K^+-2Cl^-$ 同向转运系统利尿

B. 抑制髓袢升支粗段皮质部 $Na^+-K^+-2Cl^-$ 同向转运系统利尿

C. 抑制髓袢升支粗段髓质部 $Na^+-K^+-2Cl^-$ 同向转运系统利尿

D. 抑制碳酸酐酶活性,减少 Na^+-H^+ 交换利尿

E. 拮抗醛固酮作用,减少 Na^+-K^+ 交换利尿

2. 急性肾衰竭少尿期宜静脉滴注（　　）。

　A. 甘露醇　　　　B. 山梨醇　　　　C. 呋塞米　　　　D. 氢氯噻嗪　　　　E. 螺内酯

3. 急性肺水肿患者禁用（　　）。

　A. 呋塞米　　　B. 氨茶碱　　　C. 毒毛花苷 K　　　D. 吗啡　　　E. 甘露醇

4. 使用呋塞米一般不引起（　　）。

　A. 高钙血症　　B. 高尿酸血症　　C. 低镁血症　　　D. 低钾血症　　　E. 低钠血症

5. 过量使用易引起低氯性碱中毒的药物是（　　）。

　A. 氢氯噻嗪　　B. 呋塞米　　　C. 螺内酯　　　D. 甘露醇　　　E. 山梨醇

6. 对水肿患者能利尿,而对尿崩症患者有抗利尿作用的药物是（　　）。

　A. 呋塞米　　　B. 布美他尼　　C. 螺内酯　　　D. 氨苯蝶啶　　　E. 氢氯噻嗪

7. 拮抗醛固酮作用而发挥利尿作用的药物是（　　）。

　A. 螺内酯　　　B. 氨苯蝶啶　　C. 阿米洛利　　　D. 呋塞米　　　E. 氢氯噻嗪

8. 脑水肿患者降低颅内压宜首选（　　）。

　A. 山梨醇　　　　　　　　　　B. 甘露醇　　　　　　　　C. 50%葡萄糖溶液

目标检测

参考答案

Note

D. 呋塞米   E. 依他尼酸

9. 治疗高钙血症宜选用(　　)。

A. 氢氯噻嗪　　　B. 氨苯蝶啶　　　C. 阿米洛利　　　D. 螺内酯　　　E. 呋塞米

10. 预防急性肾衰竭可用(　　)。

A. 甘露醇　　　B. 高渗葡萄糖　　　C. 螺内酯　　　D. 氨苯蝶啶　　　E. 阿米洛利

11. 某男,50 岁。5 年前患高血压,近 1 年来双下肢经常水肿,血压 180/125 mmHg,电解质检查血钾为 2.4 mmol/L,静脉血浆中醛固酮为 12 μg/dL,此患者最适合使用的利尿药为(　　)。

A. 呋塞米　　　B. 氢氯噻嗪　　　C. 螺内酯　　　D. 布美他尼　　　E. 乙酰唑胺

第二十六章 组胺和抗组胺药

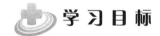

学习目标

知识目标

1. 掌握:常用 H_1 受体阻断药的药理作用、临床应用、不良反应。
2. 熟悉:两代 H_1 受体阻断药药理作用、临床应用、不良反应的比较。
3. 了解:组胺及组胺受体激动药的药理作用及临床应用。

技能目标

学会观察组胺和抗组胺药的疗效和不良反应,能正确进行用药护理,指导患者合理用药。

案例导入

患者,男,35 岁,长途汽车司机,因食用海鲜局部皮肤出现片状红色突起,瘙痒难忍,诊断为荨麻疹。

讨论:

如选用 H_1 受体阻断药进行治疗,应选哪种? 为什么?

第一节 组 胺

组胺(histamine)是由组氨酸在组氨酸脱羧酶催化下脱羧而成,是具有多种生理活性的重要的自身活性物质,广泛分布在体内各组织中,其中以与外界接触的支气管黏膜、皮肤和胃肠黏膜中含量最高。组胺通常以无活性的结合型存在。在组织损伤、免疫刺激、炎症反应等情况下,以活性形式释放,然后与其受体结合产生扩张小静脉、增加毛细血管通透性、促进胃酸分泌、收缩支气管平滑肌等生物效应。组胺本身无临床治疗价值,仅作为工具药使用,但其受体阻断药具有广泛的临床应用价值。

目前已知组胺受体有三种亚型,分别为 H_1、H_2 和 H_3。组胺受体分布、效应及组胺受体激动药、阻断药见表 26-1。

表 26-1 组胺受体分布、效应及组胺受体激动药、阻断药

受 体	分 布	效 应	组胺受体激动药	组胺受体阻断药
H_1	支气管、胃肠、子宫平滑肌 血管 心房肌、房室结	收缩 扩张 收缩增强 传导减慢	倍他司汀 (抗眩晕)	苯海拉明 异丙嗪 氯苯那敏

Note

续表

受 体	分 布	效 应	组胺受体激动药	组胺受体阻断药
H_2	胃壁细胞 血管 心室肌、窦房结	胃酸分泌增加 扩张 收缩加强、心率加快	英普咪定 （甲双咪胍）	西咪替丁 法莫替丁 雷尼替丁
H_3	中枢及外周神经 末梢突触前膜	负反馈调节组胺 合成和释放	α-甲基组胺	硫丙咪胺

倍他司汀（betahistine）

倍他司汀可激动组胺 H_1 受体,引起血管扩张,但不增加毛细血管的通透性。主要用于治疗内耳眩晕症,可纠正内耳血管的痉挛,消除耳鸣、眩晕等症状;也可用于治疗急性缺血性脑血管疾病,如脑栓塞、一过性脑供血不足等;对各种原因引起的头痛有缓解作用。可引起胃部不适、恶心、皮肤瘙痒等不良反应。

英普咪定（impromidine）

英普咪定对 H_2 受体具有高度选择性,是选择性 H_2 受体激动药。可刺激胃酸分泌,用于胃功能检查。还可增强心室收缩功能,适用于心力衰竭的治疗。

第二节　抗组胺药

抗组胺药又称组胺受体阻断药,能竞争性地阻断组胺与其受体的结合,产生对抗组胺的作用。抗组胺药因对组胺受体选择性的不同,可分为 H_1 受体阻断药、H_2 受体阻断药和 H_3 受体阻断药,前二者在临床上应用广泛。

一、H_1 受体阻断药

组胺为乙基伯胺,而 H_1 受体阻断药则具有与组胺分子类似的乙基叔胺结构,这是与组胺竞争结合受体的必需结构。根据药物中枢镇静作用强弱和对 H_1 受体选择性的不同可将其分为三代。第一代 H_1 受体阻断药对 H_1 受体选择性较差,中枢抑制和抗胆碱作用明显。主要有苯海拉明（diphenhydramine）、异丙嗪（promethazine,非那根）、氯苯那敏（chlorpheniramine,扑尔敏）、茶苯海明（dimenhydrinate,乘晕宁）、赛庚啶（cyproheptadine）等。第二代 H_1 受体阻断药对 H_1 受体选择性高,中枢抑制作用弱。主要有阿司咪唑（astemizole,息斯敏）、西替利嗪（cetirizine）、氯雷他定（loratadine）等（表 26-2）。第三代 H_1 受体阻断药作用更强,不良反应更少,主要有非索非那丁、左旋西替利嗪、地氯雷他定等。

表 26-2　常用 H_1 受体阻断药比较

药 物	持续时间/h	镇静催眠作用	防晕止吐作用	临 床 应 用
第一代药物				
苯海拉明	4～6	+++	++	皮肤黏膜过敏、晕动病
茶苯海明	4～6	+++	+++	晕动病
异丙嗪	4～6	+++	++	皮肤黏膜过敏、晕动病
曲吡那敏	4～6	++	−	皮肤黏膜过敏

药 物	持续时间/h	镇静催眠作用	防晕止吐作用	临 床 应 用
氯苯那敏	4～6	+	-	皮肤黏膜过敏
第二代药物				
西替利嗪	12～24	+	-	皮肤黏膜过敏
阿司咪唑	10 天	-	-	皮肤黏膜过敏
氯雷他定	24	-	-	皮肤黏膜过敏
阿伐斯汀	4～6	-	-	皮肤黏膜过敏
咪唑斯汀	>24	-	-	皮肤黏膜过敏、鼻塞

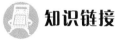 **知识链接**

抗组胺药研究进展

近年来,第二代抗组胺药的改良品种不断上市,它们来自第二代抗组胺药的活性代谢物或光学异构体,其疗效确切,不良反应小,市场占有率逐年攀升,前景较为广阔,甚至被称为第三代抗组胺药。常用药物有地氯雷他定(desloratadine)、左旋西替利嗪(levocetirizine)、非索非那定(fexofenadine)等。

第二代抗组胺药最为严重的不良反应是心脏毒性,普遍存在诱发心脏疾病的潜在风险。这其中以特非那定、阿司咪唑诱发的心脏毒性相对较多,在心血管系统不良反应中又以心律失常最多、最常见。尽管相比之下这种不良反应发生率很低,但后果却较为严重。目前特非那定已在许多国家停止使用和生产,或将其由非处方药重新改为处方药,患者应在医师指导下使用;阿司咪唑已禁止在美国市场上使用。

【体内过程】

本类药物口服、注射均易吸收,主要在肝脏代谢,从肾脏排出。多数药物口服 15～30 min 起效,2～3 h 作用达到高峰,维持 4～6 min。阿司咪唑的代谢物仍然具有 H_1 受体阻断作用,且存在肝肠循环,故其 $t_{1/2}$ 明显延长。

【药理作用】

1. 抗 H_1 受体作用 H_1 受体阻断药可与 H_1 受体结合,竞争性阻断组胺 H_1 受体,产生以下作用:①松弛支气管、胃肠平滑肌;②对抗组胺引起的小血管扩张,降低血管通透性;③部分对抗组胺引起的心率加快和血压下降,因为 H_2 受体也参与心血管功能的调节。

2. 中枢抑制作用 第一代 H_1 受体阻断药容易通过血脑屏障进入脑内,产生明显的镇静催眠作用,导致注意力不集中、嗜睡。以苯海拉明和异丙嗪作用较强。

3. 抗胆碱作用 H_1 受体阻断药苯海拉明、异丙嗪等具有抗胆碱作用,能抗晕、镇吐,临床用于预防晕动病,但对已经发生的晕动病无效。多数 H_1 受体阻断药可减少唾液腺和支气管腺的分泌。

【临床应用】

1. 皮肤黏膜变态反应性疾病 本类药物对由组胺释放所引起的荨麻疹、过敏性鼻炎等皮肤黏膜变态反应效果良好;对蚊虫叮咬所致的瘙痒、水肿也有效,对接触性皮炎和药疹有止痒作用,对输液、输血反应有一定的防治效果。

2. 晕动病及呕吐 异丙嗪、苯海拉明对晕动病、妊娠呕吐以及放射性呕吐有镇吐作用。防晕动病应在乘车、乘船前 15～30 min 服用。

3. 其他 苯海拉明和异丙嗪可治疗过敏性疾病引起的失眠,也可与平喘药氨茶碱合用,以对抗氨茶碱的中枢兴奋、失眠的副作用。异丙嗪常作为冬眠合剂的组分用于人工冬眠。

【不良反应】

常见不良反应为镇静、嗜睡、乏力、注意力不集中等。少数患者有烦躁、失眠。第一代 H_1 受体阻断药有很强的抗胆碱作用,可引起口干、便秘、心动过速、尿潴留等。此外,偶见粒细胞减少、溶血性贫血等;阿司咪唑过量可致晕厥、心跳停止。青光眼患者禁用。

【注意事项】

(1)H_1 受体阻断药不宜和其他中枢抑制药合用,以免造成中枢过度抑制。

(2)服药期间应避免驾驶车船、操作机器和高空作业,以免发生意外。

(3)要警惕第二代 H_1 受体阻断药的心脏毒性反应。

【相互作用】

(1)应用 H_1 受体阻断药时,勿同时应用可引起组胺非免疫性释放的药物,如奎宁、维生素 B_1 等。

(2)勿食用可引起组胺释放的饮料及食物,如乙醇、水生贝壳类动物及含蛋白水解酶的食物。

(3)在使用特非那定或阿司咪唑时不应超量用药,避免同时服用咪唑类抗真菌药(酮康唑、伊曲康唑等)和大环内酯类抗生素(红霉素、克拉霉素等)等。

(4)服药期间不得同时饮酒,或同时服用镇静催眠药及抗抑郁药。

二、H_2 受体阻断药

H_2 受体阻断药是一类选择性阻断 H_2 受体的药物,通过抑制胃壁细胞上的 H_2 受体,抑制基础胃酸和夜间胃酸分泌,对 M 受体激动药及胃泌素引起的胃酸分泌也有抑制作用。主要用于消化性溃疡的治疗。常用药物有西咪替丁、雷尼替丁、法莫替丁、尼扎替丁、乙溴替丁(见第二十八章作用于消化系统的药物)。

本章思维导图

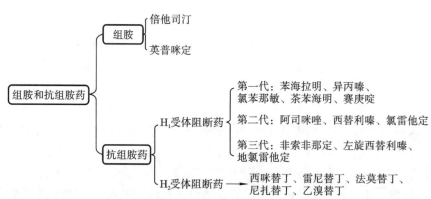

目标检测

1. 抗组胺药抗组胺的作用机制是( )。

A.加速组胺代谢 B.抑制组胺合成

C.与组胺结合,使组胺失去活性 D.化学结构与组胺相似,竞争性阻滞组胺受体

E.抑制组胺释放

2. 苯海拉明与阿司咪唑共有的药理作用是( )。

A.对抗组胺引起的血管扩张,使血管通透性增加

B.抑制中枢神经 C.防晕、止吐

目标检测

参考答案

D. 抗胆碱　　　　　　　　　　　　E. 抑制胃酸分泌

3. H₁ 受体阻断药对以下哪种情况无效?(　　)

A. 过敏性鼻炎　B. 荨麻疹　　C. 支气管哮喘　　D. 药疹　　　　E. 晕车

4. 西咪替丁治疗十二指肠溃疡的机制是(　　)。

A. 中和胃酸　　　　　　　　　　　B. 抑制胃蛋白酶活性

C. 阻滞胃壁细胞 H₂ 受体,抑制胃酸分泌　　D. 在胃内形成保护膜,覆盖溃疡面

E. 抗幽门螺杆菌

5. 某人因对某种植物花粉过敏,每年季节性的支气管哮喘症状发作之前用何药可能有效?(　　)

A. 色甘酸钠　　　B. 氯苯那敏　　C. 苯茚胺　　　D. 特非那定　　E. 苯海拉明

6. 某驾驶员患有过敏性鼻炎,工作期间宜使用(　　)。

A. 苯海拉明　　　B. 异丙嗪　　　C. 氯苯那敏　　D. 西替利嗪　　E. 赛庚啶

7. H₁ 受体阻断药的最佳适应证是(　　)。

A. 过敏性鼻炎、荨麻疹等皮肤黏膜过敏性疾病

B. 失眠　　　　　C. 支气管哮喘　D. 过敏性休克　E. 晕动病呕吐

8. 不属于 H₁ 受体阻断药的是(　　)。

A. 苯海拉明　　　B. 异丙嗪　　　C. 西咪替丁　　D. 特非那定　　E. 氯苯那敏

9. H₁ 受体阻断药最常见的不良反应是(　　)。

A. 变态反应　　　B. 肝损害　　　C. 粒细胞减少　D. 体位性低血压　E. 嗜睡

10. 抗组胺药对以下哪种情况无效?(　　)

A. 过敏性鼻炎　　B. 荨麻疹　　　C. 支气管哮喘　D. 药疹　　　　E. 晕车

Note

第二十七章　作用于呼吸系统的药物

　学习目标

知识目标

1. 掌握:选择性 β_2 受体激动药、氨茶碱、糖皮质激素的平喘作用、临床应用及主要不良反应。
2. 熟悉:异丙托溴铵、色甘酸钠、可待因、右美沙芬的平喘作用特点及临床应用。
3. 了解:其他平喘药、镇咳药、祛痰药的药理作用及临床应用。

技能目标

学会观察平喘药的疗效和不良反应,能正确进行用药护理,指导患者合理用药。

案例导入

　　患者,男,55岁。既往有支气管哮喘病史。入院3天前受凉,后出现咳嗽、咳黄痰喘息,伴发热。查体:体温38.3 ℃。咽部充血,双肺呼吸音粗,可闻及散在分布呼气相哮鸣音。诊断:支气管哮喘合并感染。先后给予0.9%氯化钠250 mL加入环丙沙星0.4 g静脉滴注,0.9%氯化钠250 mL加入氨茶碱0.25 g静脉滴注。

　　讨论:

　　请分析该处方是否合理,为什么?

　　咳、痰、喘是呼吸系统疾病的常见症状,三者常同时存在并互相影响。因此,在消除病因的同时,应及时应用平喘药、镇咳药、祛痰药,以控制症状,减少并发症的发生。

第一节　平　喘　药

　　喘息是支气管哮喘和喘息性支气管炎的主要症状。支气管哮喘是一种慢性变态反应性疾病,其发病机制复杂,涉及炎症、变态反应、神经调节失衡、遗传等诸多因素,多种炎症介质如组胺、白三烯、前列腺素、白细胞介质等参与哮喘的病理过程,主要病理表现为支气管反应性增高或支气管痉挛、气道狭窄或阻塞。

　　平喘药是指能缓解或消除哮喘症状的药物。平喘药可分为支气管扩张药、抗炎平喘药、抗过敏平喘药和复合制剂。

一、支气管扩张药

支气管扩张药包括 β 受体激动药、茶碱类和 M 受体阻断药。

（一）β受体激动药

β受体激动药包括非选择性β受体激动药和选择性β_2受体激动药。本类药物激动支气管平滑肌β_2受体，松弛支气管平滑肌，抑制肥大细胞和中性粒细胞释放炎症介质与过敏介质。

非选择性β受体激动药如异丙肾上腺素、肾上腺素，平喘作用强大，但该类药物可激动心脏β_1受体，引起严重的心血管反应。目前，治疗哮喘已少用此类药（见第九章肾上腺素受体激动药）。

选择性β_2受体激动药，对β_2受体有强大的兴奋作用，对β_1受体作用弱，常用量很少产生心血管反应，故临床上常用选择性β_2受体激动药。常用药物有沙丁胺醇、特布他林、克仑特罗等。

沙丁胺醇（salbutamol，舒喘灵，万托林）

【药理作用】

沙丁胺醇能选择性地激动支气管平滑肌的β_2受体，扩张支气管作用较强，兴奋心脏β_1受体作用仅为异丙肾上腺素的1/10。本药口服30 min起效，维持4～6 h。气雾吸入1～5 min起效，维持4～6 h。

【临床应用】

主要用于防治支气管哮喘、哮喘型支气管炎。

【主要制剂】

（1）沙丁胺醇吸入气雾剂：溶液型，每瓶200揿，每揿沙丁胺醇0.14 mg；悬浮型，每瓶200/240揿，每揿沙丁胺醇0.10 mg。

（2）硫酸沙丁胺醇片：0.5 mg；2 mg。

（3）硫酸沙丁胺醇缓释胶囊：4 mg；8 mg。

（4）硫酸沙丁胺醇注射液：2 mL：0.4 mg。

（5）硫酸沙丁胺醇吸入气雾剂：每揿100 μg。

【用法用量】

1. 气雾吸入 每揿100 μg，每次1～2揿，按需使用。最大剂量为每日4次，每次2揿，经口腔吸入。

2. 口服 慢性频发的患者可口服片剂，每次2～4 mg，每日3～4次；控释沙丁胺醇片，每次4 mg，早晚各1次。

3. 雾化吸入 吸入用硫酸沙丁胺醇溶液（salbutamol sulfate solution for inhalation）：5 mg/mL，采用呼吸机或喷雾器给药。间歇性用法：每日4次。成人每次0.5～1.0 mL，本药（2.5～5.0 mg硫酸沙丁胺醇）应以注射用生理盐水稀释为2.0～2.5 mL。稀释后的溶液由患者通过适当的驱动式喷雾器吸入。

【不良反应】

治疗量时心血管不良反应轻而少，用量过大或长期应用，可引起心悸、恶心、头痛、头晕、手指及颈面部肌肉震颤等。长期应用引起耐受性。有致畸、致死胎风险。罕见低钾血症。

【注意事项】

（1）沙丁胺醇宜小剂量气雾吸入给药、短期应用。

（2）应对患者吸药方式加以指导，确保吸药与吸气同步进行，以使药物最大程度达到肺部。

（3）对其他肾上腺素受体激动药过敏者可能对本药交叉过敏；对抛射剂氟利昂过敏者禁用本药雾化剂。

（4）用药过程中应检测患者血压和心功能情况。

（5）本药属于妊娠C类药物；运动员、孕妇及高血压、冠心病、糖尿病、心功能不全、甲状腺功能亢进患者慎用。

【相互作用】

（1）同时应用其他肾上腺素受体激动药者，其作用可增加，不良反应也可能加重。

(2) 并用茶碱类药时,可增加松弛支气管平滑肌的作用,也可能增加不良反应。

(3) 本药的支气管扩张作用能被β受体阻断药普萘洛尔所拮抗,因而不宜与普萘洛尔同用。

特布他林(terbutaline,博利康尼,喘康速)

【药理作用】

作用较沙丁胺醇弱,但较持久。既可口服,又可注射,是选择性 β_2 受体激动药中唯一能进行皮下注射的药。皮下注射 5～15 min 生效,30～60 min 达高峰,持续 1.5～5 h。对气道 β_2 受体选择性较高,扩张支气管作用与沙丁胺醇相近。对心脏的作用仅为异丙肾上腺素的 1/100。本药以间羟酚环取代了儿茶酚环,在乙醇胺侧链上的叔丁基取代了氨基的氢原子使其不易被 COMT、单胺氧化酶或硫酸激酶灭活,作用时间明显延长,成为其最显著的特点。还可兴奋子宫肌层的 β_2 受体,抑制子宫自发性收缩或缩宫素引起的子宫收缩。

【临床应用】

可用于防治支气管哮喘、哮喘型支气管炎。预防早产。

【主要制剂】

(1) 硫酸特布他林吸入粉雾剂:0.5 mg。

(2) 硫酸特布他林气雾剂:5 mL：25 mg;5 mL：50 mg;10 mL：0.1 g。

(3) 硫酸特布他林雾化液:2 mL：5.0 mg。

(4) 硫酸特布他林片:2.5 mg。

(5) 硫酸特布他林注射液:1 mL：0.25 mg。

(6) 硫酸特布他林氯化钠注射液:100 mL,硫酸特布他林 0.25 mg 与氯化钠 0.9 g。

(7) 注射用硫酸特布他林:0.25 mg;0.5 mg。

【用法用量】

片剂:成人开始服用 1～2 周,每次 1.25 mg,每日 2～3 次,以后可增至 2.5 mg,每日 3 次。气雾吸入,每揿0.25 mg,200 揿/瓶,1 揿/次,每日 3～4 次。皮下注射,每次 0.25 mg,如 15～30 min 无明显改善,可重复注射 1 次,但 4 h 内总量不能超过 0.5 mg。

【不良反应】

不良反应一般轻微,用药后 1～2 周会自动消失。一般不良反应有震颤、心跳加快、皮疹、头痛、肌肉痉挛、失眠和情绪变化,极罕见的不良反应是支气管痉挛(气道痉挛)。口服 5 mg 时,手颤发生率为 20%～30%。

【注意事项】

(1) 运动员、孕妇、拟交感胺易感性增高者及高血压、冠心病、甲状腺功能亢进患者慎用。对本药及其他肾上腺素受体激动药过敏者禁用。

(2) 避免可能引发哮喘的环境,如:在寒冷、干燥的空气中锻炼,吸烟,尘埃环境中呼吸,以及暴露于过敏源(如宠物毛皮)中。

【相互作用】

(1) 本药与其他肾上腺素受体激动药合用可使疗效增加,但不良反应也可能加重。

(2) 单胺氧化酶抑制剂、三环类抗抑郁药、抗组胺药、左甲状腺素等可增强本药的不良反应。

(3) β受体阻断药(如醋丁洛尔、阿替洛尔、拉贝洛尔、美托洛尔、纳多洛尔、吲哚洛尔、普萘洛尔、噻吗洛尔等)能拮抗本药的作用,使疗效降低。

克仑特罗(clenbuterol,氨哮素)

克仑特罗是强效选择性 β_2 受体激动药。松弛支气管平滑肌的作用为沙丁胺醇的 100 倍。口服后 10～20 min 起效,作用持续 4～6 h。气雾吸入 5～10 min 起效,持续 2～4 h。用于防治支气管哮喘。心血管系统不良反应较少。其他选择性 β_2 受体激动药见表 27-1。

表 27-1 其他选择性 β₂ 受体激动药

药 名	药 理 作 用	临 床 应 用	不 良 反 应
福莫特罗 formoterol	新型长效选择性 β₂ 受体激动药,扩张支气管作用较沙丁胺醇强而持久。尚有明显的抗感染作用	用于慢性哮喘与慢性阻塞性肺疾病的维持治疗与预防发作。吸入后作用可持续 12 h,特别适用于哮喘夜间发作的患者	偶见心动过速、室性期前收缩、面部潮红、胸部压迫感、头痛、头晕、发热、腹痛和皮疹等
沙美特罗 salmeterol	新型长效选择性 β₂ 受体激动药,是沙丁胺醇的衍生物。尚有强大的抑制肺肥大细胞释放组胺等过敏反应介质的作用	用于哮喘(包括夜间哮喘和运动性哮喘)、喘息性支气管炎和可逆性气道阻塞等。对夜间哮喘发作疗效更好	偶见恶心、呕吐、震颤、心悸、头痛及口咽部刺激症状等
班布特罗 bambuterol	新型长效选择性 β₂ 受体激动药,为特布他林的前体药物。通过扩张支气管、抑制内源性过敏介质释放、减轻肺水肿及腺体分泌的作用而改善肺和支气管通气功能	用于支气管哮喘、慢性喘息性支气管炎、阻塞性肺气肿及其他伴有支气管痉挛的肺部疾病	偶见震颤、头痛、强直性肌肉痉挛及心悸等

知识链接

瘦肉精

瘦肉精是一类药物,而不是某一种特定的药物,任何能够促进瘦肉生长、抑制肥肉生长的物质都可以称为"瘦肉精"。在中国,通常所说的瘦肉精是指克仑特罗,其次还有沙丁胺醇和特布他林等。此类药物主要是 β 受体激动药,因为能够促进瘦肉生长、抑制动物脂肪生长,所以统称"瘦肉精"。但瘦肉精能在猪体内尤其是内脏蓄积,人食用后可中毒。中毒症状有心慌、胸闷、面颈和四肢肌肉颤动、手抖、不能站立、头晕、乏力、心律失常等。瘦肉精在我国已经被禁用。

(二)茶碱类

茶碱类是甲基黄嘌呤类衍生物,为常用的支气管扩张药。主要有氨茶碱、胆茶碱。

氨茶碱(aminophylline)

【体内过程】

口服吸收较好,生物利用度为 96%,用药 1~3 h,血中药物浓度达峰值,静脉注射 10~15 min 可达最大疗效。主要经肝脏代谢,其血浆半衰期个体差异大,老年人及肝硬化患者血浆半衰期会明显延长。

【药理作用】

1. 松弛支气管平滑肌 作用机制:①抑制磷酸二酯酶(PDE)活性,使细胞内 cAMP、cGMP 增多,从而舒张支气管;②阻断腺苷受体,对腺苷或腺苷受体激动剂引起的哮喘有明显作用;③增加内源性儿茶酚胺的释放;④影响气道平滑肌的钙转运;⑤免疫调节与抗炎作用。

2. 强心作用 直接作用于心肌,增强心肌收缩力。

3. 利尿作用 增加肾血流量,提高肾小球滤过率和减少肾小管对钠、水的重吸收而产生利尿作用。

4. 其他 松弛胆道平滑肌,解除胆道痉挛。增加膈肌的收缩力,减轻膈肌疲劳。

【临床应用】

(1)支气管哮喘和喘息性支气管炎:预防哮喘或轻症哮喘一般用口服制剂。重症哮喘或哮喘持续

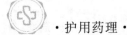

状态可静脉滴注或稀释后静脉注射。

(2) 急性心功能不全和心源性哮喘。

(3) 胆绞痛:宜与镇痛药合用。

【主要制剂】

(1) 片剂:0.05 g;0.1 g;0.2 g。

(2) 注射剂:0.25 g(10 mL)。

(3) 控释片:100 mg。

(4) 氨茶碱缓释片:100 mg。

【用法用量】

1. 成人常用量 口服,一次 0.1～0.2 g,一日 0.3～0.6 g;极量一次 0.5 g,一日 1 g。肌内注射,一次 0.25～0.5 g,应加用 2%盐酸普鲁卡因。静脉注射,一次 0.25～0.5 g,一日 0.5～1 g,每 25～100 mg用 5%葡萄糖注射液稀释为 20～40 mL,注射时间不得短于 10 min。静脉滴注,一次 0.25～0.5 g,一日 0.5～1 g,以 5%～10%葡萄糖注射液稀释后缓慢滴注。注射给药,极量一次 0.5 g,一日 1 g。直肠给药,一般在睡前或便后,一次 0.25～0.5 g,一日 1～2 次。

2. 小儿常用量 口服,一日按体重 4～6 mg/kg,分 2～3 次服。静脉注射,一次按体重 2～4 mg/kg,用 5%～25%葡萄糖注射液稀释,缓慢注射。

【不良反应】

1. 局部刺激 因本药呈强碱性,故局部刺激作用强。口服可引起恶心、呕吐。宜饭后服或服用肠溶片。

2. 中枢兴奋 可发生烦躁不安、失眠等,剂量过大时可发生谵妄、惊厥等。可用镇静药对抗。

3. 心血管反应 静脉注射过快或浓度过高可强烈兴奋心脏,引起心悸、心律失常、血压骤降,甚至死亡。故必须稀释后缓慢注射,并注意观察患者反应。

【注意事项】

(1) 老年人、孕妇、哺乳期妇女及心、肝、肾功能不全者慎用。对氨茶碱过敏、活动性消化性溃疡、未经控制的惊厥性疾病、急性心肌梗死伴有血压显著降低者禁用。

(2) 用于心功能不全的患者时,应注意计算氯化钠的摄入量。

(3) 用量应根据标准体重计算,理论上给予氨茶碱 0.5 mg/kg,即可使血清氨茶碱浓度升高1 μg/mL。

(4) 本药一经使用,即有空气进入,剩余药液切勿再储存使用。

【相互作用】

(1) 稀盐酸可减少其在小肠的吸收。酸性药物可增加其排泄,而碱性药物则可减少其排泄。

(2) 静脉滴注时,应避免与维生素 C、促皮质素、去甲肾上腺素、四环素族盐酸盐配伍。

(3) 某些抗菌药物,如大环内酯类的红霉素、罗红霉素、克拉霉素,氟喹诺酮类的依诺沙星、环丙沙星、氧氟沙星、左氧氟沙星、克林霉素、林可霉素等可降低氨茶碱清除率,升高其血药浓度,尤以红霉素和依诺沙星为著,当氨茶碱与上述药物配伍时,应适当减量。

(三) M 受体阻断药

呼吸道 M 受体有 M_1、M_2、M_3 亚型,阻断 M_1、M_3 受体,可扩张支气管。阿托品、东莨菪碱、山莨菪碱等非选择性 M 受体阻断药,对支气管平滑肌选择性低,对全身其他组织的 M 受体也有阻断作用,可产生广泛而严重的不良反应,故临床不用于治疗哮喘。目前,用于治疗哮喘的为阿托品衍生物,其对呼吸道 M 受体具有选择性。主要药物有异丙托溴铵和氧托溴铵。

异丙托溴铵(ipratropium bromide,异丙阿托品)

异丙托溴铵为一吸入性抗胆碱药,能选择性阻断支气管平滑肌上的 M 受体,有较强的支气管平滑肌松弛作用。本药比短效 β_2 受体激动药起效慢,对 β_2 受体激动药耐受的患者有效。对老年患者尤为适用,亦用于β受体阻断药引起的支气管痉挛。

大剂量应用时可有口干、喉部不适等。青光眼患者禁用。

氧托溴铵(oxitropium bromide,氧阿托品)

氧托溴铵为一新的抗胆碱类平喘药,对支气管平滑肌有较高的选择性。适用于支气管哮喘、慢性喘息性支气管炎和肺气肿性哮喘。

二、抗炎平喘药

抗炎平喘药通过抑制气道炎症反应,达到长期防止哮喘发作的目的,已成为平喘药的一线药物。

糖皮质激素类药物是目前最有效的抗炎药物。其平喘作用机制包括:①抑制炎症细胞因子和黏附因子的生成,如白细胞介素(IL-β)、肿瘤坏死因子(TNF-α)及干扰素(IFN-γ)的生成,干扰花生四烯酸代谢,减少白三烯及前列腺素的合成;②诱导炎症抑制蛋白和某些酶的表达,发挥抗炎作用;③抑制免疫系统功能和抗过敏作用;④增强机体对儿茶酚胺的敏感性;⑤抑制气道高反应性。

根据哮喘患者的病情,糖皮质激素类药物的给药方式有以下两种:①全身给药:严重哮喘或哮喘持续状态其他药物不能控制时,可口服或注射糖皮质激素。常用泼尼松、泼尼松龙、地塞米松。但全身给药的不良反应多而严重。②呼吸道吸入:目前多采用局部作用强的糖皮质激素,如倍氯米松、布地奈德、氟替卡松等气雾吸入,可避免长期全身用药所致的严重不良反应。

倍氯米松(beclomethasone)

【药理作用和临床应用】

倍氯米松为地塞米松的衍生物,局部抗炎作用强度是地塞米松的 600 倍。气雾吸入直接作用于呼吸道产生强大的抗炎平喘作用,疗效好,吸收少,几乎无全身不良反应,长期应用也不抑制肾上腺皮质功能。用于其他平喘药不能有效控制病情的慢性哮喘患者。因起效慢,不宜用于哮喘急性发作和哮喘持续状态的患者。

【不良反应和注意事项】

少数患者可发生声音嘶哑、咽部念珠菌感染。长期大量吸入,可抑制肾上腺皮质,导致继发性肾上腺皮质功能不全。

吸入后及时清水漱口,防止药液残留于咽喉部,可明显降低口腔霉菌感染发生率。孕妇及婴儿慎用。

布地奈德(budesonide)

布地奈德为不含卤素的糖皮质激素类药物,局部抗炎作用强,约为倍氯米松的 2 倍,临床应用同倍氯米松,不良反应比倍氯米松少。

氟替卡松(fluticasone,辅舒酮)

【药理作用】

临床疗效优于布地奈德。吸入治疗可对抗气道炎症反应而无全身副作用。

【临床应用】

对支气管哮喘疗效良好,尤适用于慢性哮喘。氟替卡松气雾剂不用于哮喘急性发作,而是用于常规的长期控制,患者需要吸入速效和短效支气管扩张剂以缓解急性哮喘发作的症状。

【主要制剂】

气雾剂:每喷 50 mg 或 125 μg。

【用法用量】

气雾剂,16 岁以上儿童和成人,每次 100~1000 μg,每日 2 次。起始剂量:轻度哮喘,每次 100~250

μg,每日 2 次;中度哮喘,每次 250~500 μg,每日 2 次;重度哮喘,每次 500~1000 μg,每日 2 次;4 岁以上儿童,每次 50~100 μg,每日 2 次。

【不良反应】

一些患者可能出现口腔及咽喉的念珠菌病和声音嘶哑,用药后清水漱口有助于避免上述现象的发生。

三、抗过敏平喘药

抗过敏平喘药主要作用是抗过敏作用和轻度的抗炎作用。本类药物起效慢,不宜用于哮喘急性发作期的治疗,主要用于预防哮喘的发作。本类药物包括肥大细胞膜稳定药、H_1 受体阻断药和抗白三烯药。

(一) 肥大细胞膜稳定药

色甘酸钠(sodium cromoglycate)

口服吸收仅 1%,临床上采取微细粉末喷雾吸入给药,吸入 10~20 min 后血浆药物浓度达峰值,血浆 $t_{1/2}$ 为 45~100 min,经胆汁和尿排出。

【药理作用】

本药无直接松弛支气管平滑肌和 β 受体激动作用,亦无直接拮抗组胺、白三烯等过敏介质作用。在接触抗原前用药,可预防速发型和迟发型过敏性哮喘、运动或其他刺激诱发的哮喘,对正在发作的哮喘无效。目前认为其作用机制如下:①稳定肥大细胞膜,阻止肥大细胞释放组胺、白三烯等过敏介质;②抑制气道高反应性;③抑制气道感觉神经末梢功能与气道神经源性炎症。如抑制二氧化硫、冷空气、运动等引起的支气管痉挛。

【临床应用】

预防各型支气管哮喘的发作,对外源性哮喘疗效显著;亦可用于过敏性鼻炎、春季结膜炎、过敏性湿疹;灌肠可改善溃疡性结肠炎和直肠炎症状。

【不良反应】

副反应少见。粉雾吸入时,少数患者有咽喉干痒、呛咳、口干、胸部紧迫感,甚至诱发哮喘。同时吸入少量异丙肾上腺素可预防。孕妇慎用。

(二) H_1 受体阻断药

酮替芬(ketotifen,噻喘酮)

酮替芬除有阻止肥大细胞脱颗粒作用外,还具有强大的 H_1 受体阻断作用,并能增强 $β_2$ 受体激动药的平喘作用。本药可单独应用或与茶碱类、$β_2$ 受体激动药合用防治轻、中度哮喘,预防过敏性鼻炎。服药期间不得驾驶飞机、汽车、轮船,从事高空作业、机械作业及操作精密仪器。

(三) 抗白三烯药

半胱氨酰白三烯是哮喘发病中的一种重要的炎症介质,能与支气管平滑肌等部位的白三烯受体结合,引起支气管黏液分泌,降低支气管纤毛功能,增加气道微血管通透性,引起气道炎症,其作用强度比组胺强 1000 倍,而且作用持续时间较长。抗白三烯药能对抗半胱氨酰白三烯的上述作用。

扎鲁司特(zafirlukast,安可来)

扎鲁司特能与支气管平滑肌等部位的白三烯受体结合,竞争性地拮抗白三烯的作用。本药用于轻、中度哮喘的预防和治疗,尤其适合对阿司匹林敏感的哮喘患者。可有轻微头痛、咽炎及胃肠道反应。孕妇、哺乳期妇女及肝功能不全者慎用。

孟鲁司特(montelukast,顺尔宁)

本药作用与扎鲁司特相似,用于成人和12岁以上小儿支气管哮喘的长期治疗和预防,包括预防白天和夜间的哮喘症状,治疗对阿司匹林敏感的哮喘患者以及预防运动诱发的支气管收缩,可用于减轻过敏性鼻炎引起的症状。

四、复合制剂

沙美特罗/氟替卡松(舒利迭,salmeterol/fluticasone)

【药理作用】

本药所含沙美特罗属于选择性长效 β_2 受体激动药,具支气管扩张作用,能抑制人体吸入致敏原后的速发型与迟发型过敏反应。本药所含丙酸氟替卡松可在肺内产生糖皮质激素抗炎作用,从而减轻哮喘症状,改善肺功能,并防止病情恶化。长效 β_2 受体激动药和脂溶性激素的混合制剂具有协同作用,可抗炎、平喘、扩张支气管,起效较慢,药效持久。

【临床应用】

用于支气管哮喘或慢性阻塞性肺疾病、肺气肿等的常规治疗或维持治疗。

【主要制剂】

剂型为沙美特罗丙酸氟替卡松吸入剂,有以下两种规格:

(1)沙美特罗 50 μg、丙酸氟替卡松 100 μg。

(2)沙美特罗 50 μg、丙酸氟替卡松 250 μg。

【用法用量】

经口吸入,成人及 12 岁以上者:一次 1 吸(沙美特罗 50 μg 和丙酸氟替卡松 100 μg),一日 2 次,或一次 1 吸(沙美特罗 50 μg 和丙酸氟替卡松 250 μg),一日 2 次。4 岁以上儿童:一次 1 吸(沙美特罗 50 μg 和丙酸氟替卡松 100 μg),一日 2 次。

【不良反应】

见沙美特罗和氟替卡松的不良反应,两者混合不增加新的不良反应。与其他吸入型治疗一样,用药后可能出现支气管异常痉挛并立即出现喘鸣加重。

【注意事项】

(1)运动员及有低血钾倾向、肺结核、心血管疾病、甲状腺功能亢进、对拟交感胺类有异常反应患者慎用;对本药中任何成分有过敏史者禁用,包括对乳糖和牛奶过敏者。

(2)本药不适用于缓解急性哮喘发作,慢性阻塞性肺疾病患者如中断治疗,可能出现呼吸困难等症状,中断治疗应在监测下进行。

(3)为了减少口咽部念珠菌感染的风险,每次用药后用清水漱口。

布地奈德/福莫特罗(信必可都保,budesonide/formoterol)

【药理作用】

长效 β_2 受体激动药和吸入激素的混合制剂具有协同作用,起效较快,作用时间长。

【临床应用】

1. 哮喘 适用于需要联合应用吸入皮质激素和长效 β_2 受体激动药的哮喘患者的常规治疗,吸入皮质激素和"按需"使用短效 β_2 受体激动药不能很好地控制症状的患者,或应用吸入皮质激素和长效 β_2 受体激动药,症状已得到良好控制的患者。

2. 慢性阻塞性肺疾病(COPD) 针对患有 COPD(FEV$_1$≤预计正常值的 50%)和伴有病情反复发作恶化的患者进行对症治疗。

【主要制剂】

复方吸入制剂。

（1）每吸 160 μg 或 4.5 μg，60 吸/支。

（2）每吸 160 μg 或 4.5 μg，120 吸/支。

【用法用量】

1. 支气管哮喘　不用于哮喘的初始治疗。应个体化用药，并根据病情的严重程度调节剂量。

2. 慢性阻塞性肺疾病（COPD）　成人：2 吸/次，一日 2 次。

【不良反应】

见沙美特罗和氟替卡松的不良反应，两者混合不增加新的不良反应。

【注意事项】

（1）对任何一种成分过敏者、运动员和有心脏疾病者慎用。

（2）一旦支气管哮喘症状得到控制，要考虑逐步减少本药的剂量（不包括慢性阻塞性肺疾病患者）。

（3）不能在哮喘急性发作或症状明显加重或急性恶化的时候开始本药治疗。

（4）为了减少口咽部念珠菌感染的风险，每次用药后用清水漱口。

吸入用复方异丙托溴铵溶液（可必特，combivent）

复方制剂，组分：每小瓶（2.5 mL）吸入用溶液含异丙托溴铵 0.5 mg（相当于异丙托溴铵一水化物 0.522 mg）和硫酸沙丁胺醇 3 mg（相当于沙丁胺醇碱 2.5 mg）。只能通过合适的雾化装置吸入，不能口服或其他途径给药。

作用于交感和副交感神经。同时舒张大、中、小气道，延长作用时间。吸入后起效时间为 5 min，作用维持 6 h。通过异丙托溴铵和硫酸沙丁胺醇叠加作用而产生支气管扩张作用，疗效优于单一给药。适用于与气道阻塞性疾病有关的可逆性支气管痉挛。同时具有 β 受体激动药及抗胆碱能药物的副作用。

第二节　镇　咳　药

咳嗽是呼吸系统疾病的主要症状，也是一种保护性反射。咳嗽能促进呼吸道痰液和异物的排出，保持呼吸道的清洁和通畅。轻度咳嗽一般不需用镇咳药，严重而频繁的咳嗽，为减轻患者的痛苦，防止原发病的发展及并发症发生，应在对因治疗的同时适当应用镇咳药。若为痰多所致的咳嗽，则使用祛痰药，慎用镇咳药，否则痰液不能排出，阻塞呼吸道继发感染，引起窒息。镇咳药分为中枢性镇咳药、外周性镇咳药和复合性镇咳药。有些镇咳药兼有中枢性镇咳和外周性镇咳作用。

一、中枢性镇咳药

中枢性镇咳药直接抑制咳嗽中枢，可分为依赖性中枢性镇咳药和非依赖性中枢性镇咳药两类。前者是吗啡类生物碱及其衍生物，镇咳作用强，但具有依赖性；后者为合成镇咳药，无依赖性。

（一）依赖性中枢性镇咳药

可待因（codeine，甲基吗啡）

【药理作用】

可待因作用与吗啡相似但较弱。具有镇痛和中枢性镇咳作用，其中，镇痛作用相当于吗啡的 1/10，中枢性镇咳作用为吗啡的 1/4。作用持续 4～6 h。治疗剂量不抑制呼吸，不良反应比吗啡轻。

【临床应用】

主要用于各种原因引起的剧烈干咳和刺激性咳嗽，尤其适用于胸膜炎干咳伴有胸痛者；也可用于中等强度的疼痛。

【主要制剂】

（1）磷酸可待因糖浆：10 mL；100 mL。

（2）磷酸可待因片：30 mg。

（3）复方磷酸可待因口服溶液：10 mL；60 mL；120 mL；150 mL。

【用法用量】

磷酸可待因糖浆用法用量如下。

（1）成人常用量：口服，一次 15～30 mg(3～6 mL)，一日 30～90 mg(6～18 mL)。

（2）极量：口服一次 100 mg(20 mL)，一日 250 mg(50 mL)。

磷酸可待因片用法用量如下。

（1）成人常用量：口服，一次 1/2～1 片，一日 1～3 片。极量：口服一次 3 片，一日 8 片。

（2）小儿常用量：镇痛，口服一次按体重 0.5～1 mg/kg，一日 3 次。镇咳用量为上述的 1/3～1/2。婴儿慎用。

复方磷酸可待因口服溶液用法用量如下。

口服。成人一次 10～15 mL(瓶盖为 10 mL 量杯)，一日 3 次。儿童用量酌减或遵医嘱。

【不良反应】

常见不良反应如下：心理变态或幻想，呼吸微弱、缓慢或不规则，心率或快或慢、异常；偶有恶心、呕吐、便秘及眩晕等；久用可产生耐受性及依赖性，应控制使用。过量表现为头晕、嗜睡、不平静、精神错乱、瞳孔缩小如针尖、癫痫、低血压、心率过缓、呼吸微弱、神志不清等。其解救方法可采用洗胃、催吐、人工呼吸并给予拮抗剂 N-乙酰半胱氨酸或纳洛酮。

【注意事项】

（1）孕妇、婴儿、痰多患者禁用。

（2）哺乳期妇女及支气管哮喘、诊断未明的急腹症、胆石症、原因不明的腹泻、颅脑外伤或颅内病变、前列腺肥大患者慎用。

【相互作用】

（1）与抗胆碱药合用时，可加重便秘或尿潴留的不良反应。

（2）与美沙酮或其他吗啡类药合用时，可加重中枢性呼吸抑制作用。

（3）与肌肉松弛药合用时，呼吸抑制作用更为显著。

（二）非依赖性中枢性镇咳药

右美沙芬(dextromethorphan)

【药理作用】

右美沙芬为非成瘾性中枢性镇咳药，通过抑制延髓咳嗽中枢而起作用。镇咳作用与可待因相似或略强，起效快，无镇痛作用及依赖性，治疗量不抑制呼吸。

【临床应用】

用于上呼吸道感染、急性或慢性支气管炎、支气管哮喘、咽喉炎、肺结核等引起的干咳，亦可用于因吸入刺激物引起的刺激性干咳。

【不良反应】

偶见头晕、嗜睡、口干、便秘、恶心和食欲不振等，停药后上述反应可自行消失。过量可引起神志不清、支气管痉挛、呼吸抑制。

【注意事项】

（1）妊娠 3 个月内的孕妇、哺乳期妇女和对本药过敏、正服用单胺氧化酶阻断剂或停药不满两周、有精神病史者禁用。哮喘患者、痰多的患者、肝肾功能不全患者慎用。

（2）具有催眠作用，用药后的患者应避免从事高空作业和汽车驾驶。

（3）缓释片必须整片吞服，不得研碎或溶解后服用。

（4）注射剂应避免在神经分布丰富的部位注射，也应避免在同一个部位反复注射。

喷托维林(pentoxyverine,咳必清)

喷托维林镇咳强度约为可待因的 1/3，兼有中枢性和外周性镇咳作用，并有轻度阿托品样作用和局部麻醉作用,能松弛痉挛的支气管平滑肌和抑制呼吸道感受器。主要用于各种原因引起的干咳。偶见轻度头痛、头晕、口干、恶心、便秘等。青光眼、前列腺肥大和心功能不全者慎用。

二、外周性镇咳药

外周性镇咳药通过抑制咳嗽反射弧中的感受器、传入神经或传出神经的传导发挥镇咳作用。

苯丙哌林(benproperine)

苯丙哌林具有中枢和外周镇咳作用,且有松弛支气管平滑肌的作用。其镇咳作用比可待因强 2～4 倍,不抑制呼吸。可用于各种原因引起的干咳。偶有口干、头晕、乏力、食欲不振和皮疹等不良反应。孕妇慎用。服用需整片吞服,切勿嚼碎,以免引起口腔麻木。

苯佐那酯(benzonatate,退嗽)

苯佐那酯有较强的局部麻醉作用,抑制肺牵张感受器及感觉神经末梢而产生镇咳作用。主要用于支气管镜、喉镜检查及支气管造影以预防咳嗽。可有轻度嗜睡、头晕、鼻塞、口干等。服用需整片吞服,切勿嚼碎,以免引起口腔麻木。

三、复合性镇咳药

复方甘草片(compound liquorice tablet)

含阿片和甘草流浸膏,口服后部分残留在咽部黏膜上而减弱对咽部黏膜的刺激,从而缓解咳嗽。连续服用可出现排钾潴钠和轻度水肿。

伪麻黄碱/右美沙芬/氯苯那敏(惠菲宁, pseudoephedrine hydrochloride/dextromethorphan/chlorpheniramine)

复合制剂,每毫升含盐酸伪麻黄碱 6 mg,氢溴酸右美沙芬 2 mg,马来酸氯苯那敏 0.4 mg。镇咳同时缓解上呼吸道感染的其他症状。适用于缓解普通感冒、流行性感冒及过敏引起的咳嗽、打喷嚏、流鼻涕、鼻塞、咽痛等症状。少数患者可出现嗜睡、头晕、心悸、兴奋、失眠、恶心等,停药后可自行消失。有中枢镇咳的作用,痰多者、可能合并肺部感染者需慎用,以防镇咳后导致痰液引流不畅。

复方甲氧那明(compound methoxyphenamine,阿斯美)

【药理作用】

复方甲氧那明含盐酸甲氧那明,为 β 受体激动药,可松弛支气管平滑肌;那可丁为外周性止咳药;氨茶碱亦可松弛支气管平滑肌,还可减轻支气管黏膜充血、水肿;马来酸氯苯那敏为 H_1 受体阻断药,可对抗组胺 H_1 型效应。复方甲氧那明具有镇咳、降低气道反应性的作用。

【临床应用】

用于支气管哮喘和喘息性支气管炎,以及其他呼吸系统疾病引起的咳嗽、咳痰、喘息等症状。

【主要制剂】

60 粒/瓶,每粒胶囊含甲氧那明 12.5 mg,那可丁 7 mg,氨茶碱 25 mg,马来酸氯苯那敏 2 mg。

【用法用量】

每日 3 次,每次 2 粒。可根据年龄与病情进行适当的增减。

【不良反应】

偶有皮疹,皮肤发红、瘙痒,恶心、呕吐,食欲不振,眩晕,心悸及排尿困难,停药后消失。服用过量可能引起茶碱的毒性反应。

【注意事项】

（1）哺乳期妇女、未满 8 岁的婴幼儿及对本药成分过敏者、哮喘危象、活动性消化性溃疡、严重心血管疾病患者禁用。痰多者慎用。

（2）患有心脏病、高血压、甲状腺功能亢进、慢性阻塞性肺疾病、肝病、青光眼、排尿困难者及高龄者需遵医嘱服用。

（3）服药期间避免开车、高空作业等。

【相互作用】

（1）不要与其他镇咳药、抗感冒药、抗组胺药、镇静药联合使用。

（2）与肾上腺素类和其他交感性支气管扩张剂合用时，可导致不良反应明显增加。

复方愈创甘油醚（compound guaifenesin，可愈糖浆）

本药成分为愈创甘油醚、磷酸可待因，镇咳作用突出，用于感冒、流行性感冒及气管炎、支气管炎、咽炎、喉炎、肺炎、百日咳等病引起的咳嗽。偶有恶心、胃肠不适、便秘、困倦症状。长期使用可形成依赖性，使用需谨慎，呼吸道感染者应避免使用。

第三节　祛　痰　药

祛痰药是指能使痰液变稀或黏滞度降低易于排出的药物。痰液的咳出，可减少对呼吸道黏膜的刺激和对小气道的阻塞作用，有利于缓解咳嗽和减轻喘息症状。常用的祛痰药按其作用机制可分为刺激性祛痰药和黏痰溶解药两类。

一、刺激性祛痰药

氯化铵（ammonium chloride）

口服后刺激胃黏膜的迷走神经末梢，引起轻度恶心，反射性促进气管、支气管腺体分泌，使痰液稀释。氯化铵吸收后，经呼吸道排出，由于盐类的渗透作用而带出水分，也使痰液稀释。氯化铵为酸性无机盐，吸收后可使体液和尿液呈酸性。用于急、慢性支气管炎痰多黏稠不易咳出的患者，也可用于代谢性碱中毒及酸化尿液。

空腹或大剂量服用，可刺激胃黏膜引起恶心、呕吐、胃部不适等症状，宜饭后服用。消化性溃疡病患者慎用。严重肝、肾功能不全及酸血症者禁用。

碘化钾（potassium iodide）

碘化钾为刺激性祛痰药。常用于慢性支气管炎痰少而黏稠者。味苦，可引起胃部不适，对碘过敏者可见发热、皮疹、唾液腺肿痛及感冒样症状。碘过敏者禁用，胃肠道疾病者慎用。不宜与酸性药物同时服用。

愈创甘油醚（guaifenesin）

药理作用与氯化铵相似，并有消毒、防腐作用，减少痰液臭味。大剂量有平滑肌松弛作用。适用于慢性化脓性支气管炎、肺脓肿和支气管扩张等。不良反应有恶心、胃部不适等。肺出血、急性胃肠炎患者忌用。

二、黏痰溶解药

黏痰溶解药可分解痰液中的黏性成分如黏多糖和黏蛋白，降低痰液黏滞度，使之易于咳出。

乙酰半胱氨酸(acetylcysteine,痰易净,富露施)

【药理作用】

含巯基的黏痰溶解药,可裂解黏痰中黏蛋白多肽链的二硫键,也能使脓性痰液中的 DNA 纤维断裂,降低痰的黏滞度。

【临床应用】

用于大量黏痰难以咳出者,如 COPD、支气管扩张症患者等。

【不良反应】

可引起咳呛、支气管痉挛、恶心、呕吐、胃炎等不良反应,减量即可缓解,如遇恶心、呕吐,可暂停给药。支气管痉挛可用异丙肾上腺素缓解。本药直接滴入呼吸道可产生大量痰液,必要时需用吸痰器吸引排痰。

【注意事项】

(1)注射液未经稀释不得进行注射,开瓶后液体会从无色变成微紫色,属于正常现象,不影响药品使用。本药水溶液在空气中易氧化变质,因此应临用前配制。

(2)安瓿开启后应立即使用,开启后的药液应放置在冰箱内,并在 24 h 内使用。

(3)开启安瓿时虽可闻到硫黄味,但不影响产品质量。可放入喷雾器中储存,药液呈粉红色但不影响本药的疗效和安全性。

(4)不宜与金属、橡胶、氧化剂、氧气接触,故喷雾器必须用玻璃或塑料制作。

(5)孕妇、哺乳期妇女及伴有严重呼吸功能不全、有消化道溃疡病史、过敏体质者慎用。肝功能不全的患者应适当减量。

(6)药物过量主要出现过敏反应,并有血压下降、呼吸困难等症状,应立即停止输液,静脉注射抗组胺药等。

【相互作用】

(1)不应与镇咳药同时服用,因为镇咳药对咳嗽反射的抑制作用可能会导致支气管分泌物的积聚。

(2)不可与酸性药物、活性炭、青霉素、头孢菌素、四环素、碘化油、糜蛋白酶、胰蛋白酶同服,应间隔 4 h。本药能增加金制剂的排泄。

(3)与异丙肾上腺素合用或交替使用时可提高本药疗效,减少不良反应。

羧甲司坦(carbocisteine)

羧甲司坦能促进支气管腺体分泌,增加低黏度的唾液黏蛋白分泌,减少高黏度岩藻黏蛋白的分泌;也能使黏蛋白中的二硫键断裂。用于慢性支气管炎、支气管哮喘等疾病引起的痰液黏稠、咳痰困难和痰阻气管等。也可用于术后咳痰困难者。

不良反应可有轻度头晕、恶心、胃部不适、腹泻、胃肠出血及皮疹等。消化性溃疡患者慎用或禁用。

溴己新(bromhexine,溴己铵,必嗽平)

溴己新能使痰液中的黏多糖断裂,并能抑制气管、支气管黏膜细胞产生黏液,降低痰液黏滞度;还能促进支气管纤毛运动,促进排痰。适用于急慢性支气管炎、支气管哮喘、支气管扩张等痰液黏稠不易咳出者。

偶见恶心、胃部不适、血清转移酶升高等。消化性溃疡、肝功能不全者慎用。

盐酸氨溴索(ambroxol hydrochloride,沐舒坦)

本药为溴己新在人体内的代谢物,为黏痰溶解药,作用比溴己新强。其能增加呼吸道黏膜浆液腺的分泌,减少黏液腺分泌,减少和断裂痰液中的黏多糖纤维,降低痰液黏滞度,易于咳出;还可激活肺泡上皮Ⅱ型细胞合成表面活性物质,降低黏液的附着力,改善纤毛与无纤毛区的黏液在呼吸道中的输送,以利痰液排出,直接保护肺功能。本药尚有一定的镇咳作用,镇咳作用相当于可待因的 1/2。临床用于急慢性呼吸系统疾病引起的痰液黏稠,咳痰困难。

可引起上腹部不适、食欲缺乏、腹泻,偶见胃痛、胃部灼热、消化不良、恶心、呕吐。本药不宜与碱性溶液混合,在 pH 值大于 6.3 的溶液中,可能会产生氨溴索游离碱沉淀。避免同服阿托品类药物。

本章思维导图

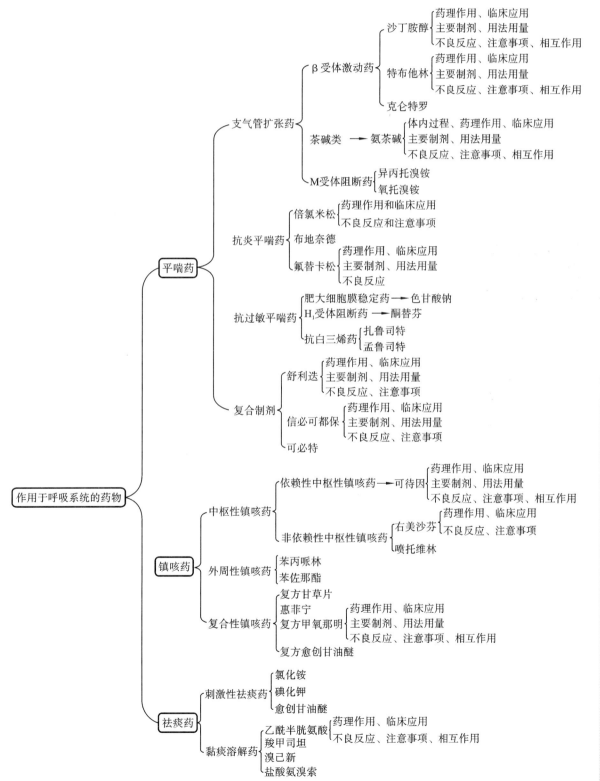

目标检测

参考答案

目 标 检 测

1. 对 β_2 受体有较强选择性的平喘药是( )。

A.肾上腺素 　　 B.克仑特罗 　　 C.吲哚洛尔 　　 D.多巴酚丁胺 　　 E.异丙肾上腺素

2. 沙丁胺醇治疗哮喘的作用机制是( )。

A.激动 β_1 受体 　　　　　　 B.激动 β_2 受体 　　　　　　 C.阻断 β_1 受体

D.阻断 β_2 受体 　　　　　　 E.阻断 M 受体

3. 预防支气管哮喘发作的首选药物是( )。

A.肾上腺素 　　　　　　 B.异丙肾上腺素 　　　　　　 C.倍氯米松

D.异丙托溴铵 　　　　　　 E.色甘酸钠

4. 用于平喘的 M 受体阻断药是( )。

A.阿托品 　　 B.异丙托溴铵 　　 C.后阿托品 　　 D.哌仑西平 　　 E.氨茶碱

5. 为减少不良反应,用糖皮质激素平喘时宜( )。

A.口服 　　 B.肌内注射 　　 C.皮下注射 　　 D.静脉滴注 　　 E.气雾吸入

6. 哮喘持续状态或危重发作的抢救应选用( )。

A.麻黄碱 　　　　　　 B.异丙肾上腺素 　　　　　　 C.倍氯米松

D.氢化可的松 　　　　　　 E.色甘酸钠

7. 乙酰半胱氨酸可用于( )。

A.支气管哮喘咳嗽 　　　　　　 B.大量黏痰不易咳出 　　　　　　 C.剧烈干咳

D.急、慢性咽炎 　　　　　　 E.以上都不是

Note

第二十八章　作用于消化系统的药物

本章PPT

微课

案例导入
参考答案

学习目标

知识目标

1. 掌握：抗消化性溃疡药的分类及各类药物的药理作用、作用机制及临床应用、不良反应、注意事项、相互配伍。

2. 熟悉：助消化药、肠道微生态调节剂、促胃肠动力药、泻药的药理作用及临床应用。

3. 了解：胃肠解痉药、止泻药、利胆药的药理作用及临床应用。

技能目标

学会观察作用于消化系统药物的疗效和不良反应，能正确进行用药护理，指导患者合理用药。

案例导入

患者，男，36岁。出租车司机，有吸烟史，间断少量饮酒。因"嗳气、反酸、上腹部疼痛加重二月余"就诊。病程中伴消瘦、乏力，食欲不振。胃镜检查为慢性浅表性胃窦炎(并胆汁反流)、胃溃疡。医生开具下列药物：奥美拉唑、普鲁本辛、多潘立酮。

讨论：

请分析该处方是否合理？为什么？

第一节　抗消化性溃疡药

消化性溃疡为消化系统的常见病和多发病，主要是指发生在胃和十二指肠的慢性溃疡，发病率为10%～12%。目前认为发病原因是胃黏膜的损伤因子(胃酸、胃蛋白酶、幽门螺杆菌感染)与保护因子(胃黏液、HCO_3^-、黏膜上皮屏障)失衡所引起。抗消化性溃疡药是一类能减轻溃疡病症状、促进溃疡愈合、防止溃疡复发的药物，根据作用机制的不同，可分为抗酸药、抑制胃酸分泌药、黏膜保护药和抗幽门螺杆菌药四类。

1. 抗酸药　代表药有三硅酸镁、氢氧化铝等。

2. 抑制胃酸分泌药　包括：①H_2受体阻断药，如西咪替丁；②M受体阻断药，如哌仑西平；③H^+-K^+-ATP酶抑制药，如奥美拉唑；④促胃液素受体阻断药，如丙谷胺。

3. 黏膜保护药　包括：①前列腺素衍生物，如米索前列醇；②硫糖铝；③铋制剂，如枸橼酸铋钾。

4. 抗幽门螺杆菌药　如阿莫西林、克拉霉素、甲硝唑等。

Note

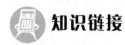 **知识链接**

幽门螺杆菌

幽门螺杆菌,英文名为 Helicobacter pylori,简称 Hp,是革兰阴性、微需氧的细菌,生存于胃部及十二指肠的各区域内。它会引起胃黏膜轻微的慢性发炎,甚至导致胃及十二指肠溃疡与胃癌。由巴里·马歇尔(BarryJ. Marshall)和罗宾·沃伦(J. RobinWarren)二人发现,二人因此被授予 2005 年度诺贝尔生理学或医学奖。幽门螺杆菌的根除使消化性溃疡的复发率由每年的 80% 降到 5%,使消化性溃疡真正成为可以治愈的疾病。

一、抗酸药

抗酸药是一类弱碱性药物,此类药物有碳酸钙、氧化镁、氢氧化镁、三硅酸镁、氢氧化铝、碳酸氢钠等。口服后在胃内直接中和胃酸,升高胃内 pH 值,降低胃蛋白酶活性,从而缓解溃疡病疼痛的症状及促进溃疡愈合。此外,有些抗酸药如氢氧化铝、三硅酸镁等还能形成胶状保护膜,覆盖于溃疡面和胃黏膜,起保护作用。

氢氧化铝(aluminium hydroxide)

氢氧化铝中和胃酸作用较强,作用慢而持久。在胃内生成氧化铝起到收敛、局部止血作用,但可引起便秘。长期服用可影响肠道对磷酸盐的吸收。

氧化镁(magnesium oxide)

氧化镁中和胃酸作用强,作用缓和而持久,不产生 CO_2,可引起轻度腹泻。因此,适用于伴有便秘的胃酸过多、胃及十二指肠溃疡患者。

三硅酸镁(magnesium trisilicate)

三硅酸镁中和胃酸作用弱,起效缓慢,作用持久。在胃内生成的胶状二氧化硅有保护溃疡面的作用。

碳酸氢钠(sodium bicarbonate)

碳酸氢钠俗称小苏打,中和胃酸作用强,起效快,持续时间短暂。在胃内生成 CO_2,可引起嗳气、腹胀、继发性胃酸分泌增加。本药被吸收可引起碱血症和碱化尿液。

理想的抗酸药应该具有起效快、作用强而持久、不产生 CO_2、不被吸收、不引起腹泻或便秘、能收敛和保护黏膜及溃疡面等特点。但是,目前没有一个抗酸药能够达到上述要求,故常将不同中和胃酸药及其他药配伍制成复方制剂,以增强中和胃酸作用,减少不良反应,如胃舒平、达喜、斯达舒等(表 28-1)。

表 28-1 常用抗酸药及其作用特点

药　物	抗酸作用	收敛作用	黏膜保护作用	腹泻或便秘	产生 CO_2	反跳性胃酸分泌
氢氧化镁	快、强、持久	无	无	轻泻	无	无
三硅酸镁	慢、弱、持久	无	有	轻泻	无	无
氢氧化铝	慢、较强、持久	有	有	便秘	无	无
碳酸钙	较快、强、持久	无	无	便秘	有	有
碳酸氢钠	快、强、短	无	无	无影响	有	有
氧化镁	慢、较强、持久	无	无	轻泻	无	无

二、抑制胃酸分泌药

胃酸是由胃腺壁细胞分泌,壁细胞基底侧有 H_2 受体、M 受体和胃泌素受体,分别被组胺、乙酰胆碱、胃泌素激动后,通过第二信使的介导,激活该细胞黏膜侧的 H^+-K^+-ATP 酶(H^+ 泵,质子泵),通过 H^+-K^+ 交换使 H^+ 从壁细胞转运到胃腔内,形成胃酸。因此,阻断壁细胞 H_2 受体、M 受体和胃泌素受体或抑制 H^+-K^+-ATP 酶,都能减少胃酸分泌。

(一) H_2 受体阻断药

常用药物有西咪替丁(cimetidine)、雷尼替丁(ranitidine)、法莫替丁(famotidine)、尼扎替丁(nizatidine)等(表 28-2)。

表 28-2 常用 H_2 受体阻断药的比较

	西咪替丁	雷尼替丁	法莫替丁	尼扎替丁
生物利用度/(%)	80	50	40	>90
作用相对强度	1	5~10	32	5~10
血浆半衰期/h	1.5~2.3	1.6~2.4	2.5~4	1.1~1.6
作用持续时间/h	6	8	12	8

【体内过程】

口服吸收迅速,一般在 1~3 h 后血药浓度达到峰值。血浆蛋白结合率较低。仅小部分药物被肝脏代谢,代谢物或原形药物从肾小球滤过和肾小管分泌排出。

【药理作用】

H_2 受体阻断药竞争性阻断壁细胞上的 H_2 受体,拮抗组胺或组胺受体激动药所致的胃酸分泌。本类药物对以基础胃酸分泌为主的夜间胃酸分泌有良好的抑制作用。对进食、胃泌素、迷走神经兴奋以及低血糖等诱导的胃酸分泌也有抑制作用。

【临床应用】

主要用于消化性溃疡、胃酸分泌增多症。亦可用于胃食道反流的治疗以及预防应激性溃疡。

【主要制剂】

以雷尼替丁为例,主要制剂如下。

(1) 枸橼酸铋雷尼替丁片:0.2 g。

(2) 枸橼酸铋雷尼替丁胶囊:0.2 g;0.35 g。

(3) 盐酸雷尼替丁片:75 mg;150 mg(按雷尼替丁计)。

(4) 盐酸雷尼替丁胶囊:0.15 g(按雷尼替丁计)。

(5) 盐酸雷尼替丁注射液:2 mL:50 mg(按雷尼替丁计)。

(6) 盐酸雷尼替丁泡腾颗粒:1.5 g(按雷尼替丁计)。

【用法用量】

1. 枸橼酸铋雷尼替丁片

(1) 成人每次 0.4 g,每日 2 次,饭前或饭后服。

(2) 治疗十二指肠溃疡:每次 0.4 g,每日 2 次,疗程 4 周。

(3) 治疗良性胃溃疡:每次 0.4 g,每日 2 次,疗程 6~8 周。

(4) 治疗幽门螺杆菌阳性的十二指肠溃疡:枸橼酸铋雷尼替丁片每次 0.4 g,每日 2 次,疗程 4 周;首两周联用克拉霉素 0.5 g,每日 2 或 3 次(每日总剂量为 1~1.5 g)。

2. 盐酸雷尼替丁注射液

1)成人

(1) 上消化道出血:每次 50 mg,稀释后缓慢静脉滴注(1~2 h),或缓慢静脉推注(超过 10 min),或肌内注射 50 mg,以上方法可每日 2 次或每 6~8 h 给药 1 次。

(2) 术前给药:全身麻醉或大手术前 60~90 min 缓慢静脉注射 50~100 mg,或 5% 葡萄糖注射液

200 mL稀释后缓慢静脉滴注1～2 h。

2）小儿

（1）静脉注射：每次按体重1～2 mg/kg，每8～12 h一次。

（2）静脉滴注：每次按体重2～4 mg/kg，24 h连续滴注。

【不良反应】

本类药物不良反应发生率较低，偶有便秘、腹泻、腹胀、头晕、皮疹等。西咪替丁长期应用可致阳痿、乳房肿大。

【注意事项】

（1）疑为癌性溃疡者，使用前应先明确诊断，以免延误治疗。

（2）孕妇、哺乳期妇女禁用。8岁以下儿童禁用。

（3）老年患者与肝肾功能不全者慎用。

【相互作用】

（1）西咪替丁可抑制肝药酶对雌激素、普萘洛尔、苯二氮䓬类、华法林、茶碱、苯妥英钠、奎尼丁等药物的代谢，使它们的血药浓度升高。

（2）西咪替丁与抗酸剂同时服用，可使血药浓度降低，如需合用，则至少相隔1 h。

（3）西咪替丁可抑制胃酸分泌，硫糖铝则需经胃酸水解才能发挥作用，两者合用，可降低硫糖铝疗效。

（二）M受体阻断药

哌仑西平（pirenzepine）

本药口服吸收不完全，体内分布广泛，主要以原形排泄。本药能选择性阻断胃壁细胞的M受体，抑制胃酸的分泌，减少组胺和促胃液素的释放，间接减少胃酸的分泌。此外，还能减少胃蛋白酶分泌，促进胃黏液的合成和分泌，增强胃黏膜屏障作用。同时，本药还有解痉作用。主要用于治疗消化性溃疡，预防溃疡病出血，疗效与H_2受体阻断药相似。两者合用，效果更佳。不良反应较轻。

（三）H^+-K^+-ATP酶抑制药

H^+-K^+-ATP酶又称质子泵或H^+泵，位于胃壁细胞的黏膜侧，其功能是转运H^+（质子）进入胃腔，生成盐酸，作为交换，转运K^+进入胃壁细胞。H^+-K^+-ATP酶抑制药能与H^+-K^+-ATP酶结合，使酶失活，使H^+的转运受到抑制。其抑制胃酸分泌作用强而持久，同时可使胃蛋白酶的分泌减少。此外，H^+-K^+-ATP酶抑制药有抑制幽门螺杆菌的作用。本类药物疗效显著，是治疗消化性溃疡的重要药物。

奥美拉唑（omeprazole，洛赛克）

【体内过程】

口服易吸收，单次给药生物利用度为35%，反复用药生物利用度为60%，血药浓度达到高峰时间为1～3 h。胃内充盈可减少吸收，故应空腹服用。血浆蛋白结合率大于95%。口服奥美拉唑作用持续时间为72 h以上，$t_{1/2}$为0.5～1 h。主要在肝脏代谢，代谢物经肾排泄。

【药理作用】

1. 抑制胃酸分泌　本药为弱碱性物质，经肠道吸收后易进入胃壁细胞分泌小管，在酸性环境中转化为次磺酰胺类化合物，与质子泵的巯基特异性结合，使其失活，抑制了胃酸分泌。本药抑酸作用强大，能抑制基础胃酸分泌及促胃液素、组胺、胆碱、食物等引起的胃酸分泌，大剂量可导致无酸状态，是目前最强的抑酸药。

2. 抗幽门螺杆菌　体内、外实验表明奥美拉唑对幽门螺杆菌具有抑制作用，与抗幽门螺杆菌抗生素合用，有协同抑菌作用。

此外，本药对应激、阿司匹林、乙醇等引起的胃黏膜损伤具有保护作用。

【临床应用】

用于治疗胃、十二指肠溃疡，可缓解溃疡症状，促进溃疡愈合。与H_2受体阻断药比较，溃疡的复发率低。另外，本药还可治疗胃泌素瘤（卓-艾综合征）、反流性食管炎及急性胃黏膜出血等。

【主要制剂】

(1) 胶囊剂:20 mg。

(2) 注射剂(粉):40 mg。

(3) 注射剂:40 mg。

【用法用量】

1. 口服

(1) 胃、十二指肠溃疡:每次 20 mg,清晨一次服。十二指肠溃疡疗程通常为 2～4 周,胃溃疡的疗程为 4～8 周。对难治性溃疡者每次可用 20 mg,每日 2 次或每次 40 mg,每日 1 次。

(2) 反流性食管炎:每日 20～60 mg,每日 1 次。

(3) 卓-艾综合征:初始剂量为每次 60 mg,每日 1 次,以后根据实际情况调整为每日 20～120 mg 的剂量即可控制症状。如剂量每日大于 80 mg,则应分 2 次给药。

2. 静脉注射 用于治疗消化性溃疡出血时,可予静脉注射,每次 40 mg,每 12 h 1 次,连用 3 日。首次剂量可加倍。

3. 静脉滴注 出血量大者亦可用首剂 80 mg 静脉滴注,之后改为每小时 8 mg 维持,至出血停止。

4. 肝功能不全时剂量 严重肝功能不全时慎用,必要时剂量减半。

【不良反应】

不良反应少。常见头昏、失眠、恶心、腹胀、腹泻、上腹部痛等。偶见皮疹、外周神经炎等。长期应用,因胃内酸度持续过低,可致胃内细菌过度生长。严重肝功能不全者慎用。

【注意事项】

(1) 对本药过敏、严重肾功能不全者及婴幼儿禁用。

(2) 严重肝功能不全者慎用,必要时剂量减半。

【相互作用】

(1) 奥美拉唑可造成低酸环境,使地高辛较少转化为活性物,降低其疗效。服用奥美拉唑及其停药后短时间内应调整地高辛剂量。

(2) 本药有肝药酶抑制作用,可延缓经肝脏代谢的药物,如双香豆素、地西泮、苯妥英钠等。

兰索拉唑(lansoprazole)

兰索拉唑为第二代质子泵抑制药,抑制胃酸分泌及抗幽门螺杆菌作用强于奥美拉唑。

潘多拉唑(pantoprazole)和雷贝拉唑(rabeprazole)

潘多拉唑和雷贝拉唑为第三代质子泵抑制药,抗溃疡作用与奥美拉唑相似,对肝脏影响弱于奥美拉唑。

(四) 促胃液素受体阻断药

丙谷胺(proglumide)

口服吸收迅速,主要分布于肝、肾及胃肠道。化学结构与促胃液素相似,能竞争性阻断胃壁细胞上的促胃液素受体,特异性地减少促胃液素的分泌,从而抑制胃酸及胃蛋白酶的分泌。此外,还能促进胃黏液的分泌,增强黏膜的屏障作用。用于消化性溃疡及胃炎的治疗。不良反应少。

三、黏膜保护药

硫糖铝(sucralfate)

【药理作用】

硫糖铝是硫酸蔗糖和氢氧化铝的复合物,在酸性环境中能与溃疡面的纤维蛋白、坏死组织等结合,形成保护膜,阻止胃酸、胃蛋白酶和胆汁的渗透和侵蚀,能缓解症状,促进溃疡愈合;此外,还能与胃蛋白酶结合,抑制其活性。

【临床应用】

用于消化性溃疡的治疗,疗效与西咪替丁相同,复发率较低。另外,对急性胃黏膜损伤或出血、应激性溃疡、反流性食管炎也有效。

【不良反应和注意事项】

不良反应轻微,主要有便秘、口干,偶有恶心、腹泻、眩晕等。硫糖铝在酸性环境中才发挥作用,不能与抗酸药、抑制胃酸分泌药同时服用,如合用,两药需相隔 1 h 以上。

米索前列醇(misoprostol)

【药理作用】

本药为前列腺素衍生物,可促进 HCO_3^- 和黏液分泌;增加胃黏膜血流量,改善黏膜血液循环;促进黏膜受损细胞的重建和增殖;还有较强的抑制胃酸分泌作用。

【临床应用】

用于治疗消化性溃疡、应激性溃疡及急性胃黏膜损伤出血,也可治疗非甾体抗炎药所致胃肠黏膜损伤、溃疡。其愈合率与西咪替丁接近,但复发率较高。

【不良反应和注意事项】

不良反应轻微,有恶心、腹痛、腹泻及腹部不适等。本药可收缩子宫,引起流产,故孕妇禁用。

枸橼酸铋钾(bismuth potassium citrate,三钾二枸橼酸铋,胶体次枸橼酸铋)

本药可在溃疡表面与蛋白质形成一层隔离屏障,阻止胃酸、胃蛋白酶对溃疡面的侵蚀;抑制胃蛋白酶活性。此外,还能杀灭幽门螺杆菌,降低溃疡感染率,减少溃疡复发。适用于消化性溃疡及慢性胃炎、反流性食管炎的治疗,对消化性溃疡的疗效与 H_2 受体阻断药相似,但复发率明显低于后者。偶有恶心、便秘等胃肠反应,服药期间可将口腔、舌、粪便染成黑色。

四、抗幽门螺杆菌药

抗幽门螺杆菌的药物主要有三类:①抗菌药,如阿莫西林、克拉霉素、四环素、甲硝唑、呋喃唑酮等;②铋剂,如枸橼酸铋钾等;③抑制胃酸分泌药,如 H^+-K^+-ATP 酶抑制药。

这些药物单用疗效差,常采用多药联合应用。临床上常采用奥美拉唑、阿莫西林和甲硝唑三药联用,也可采用奥美拉唑、阿莫西林和克拉霉素三药联用,还可采用铋制剂、四环素和甲硝唑三药联用。

第二节　消化功能调节药

一、助消化药

助消化药中大多数药物本身就是消化酶的主要成分,用于消化道分泌功能减弱时,作替代疗法以补充其不足。另外,有些药物能促进消化液的分泌、调节胃肠功能或阻止肠道内过度发酵,也可用于消化不良的治疗。以乳酶生为代表的微生态制剂因品种较多,将单独作为一类药物进行介绍。

干酵母(dried yeast)

干酵母为维生素类药,含有丰富的蛋白质、烟酸、叶酸及维生素 B_1、维生素 B_2、维生素 B_6、维生素 B_{12} 等 B 族维生素,能增进食欲,帮助消化。可用于腹胀、消化不良及 B 族维生素缺乏症的辅助治疗。

酸和碱均可降低干酵母的效价或使之失活,口服时禁用酸、碱性较强的药物和食物。

胃蛋白酶(pepsin)

本药在酸性(pH 值 1.5~1.8)环境中迅速将蛋白质水解,也可水解多肽。与盐酸同服可提高胃蛋白酶的活性。常用于食用蛋白质食物过多所致的消化不良以及萎缩性胃炎等的胃蛋白酶缺乏。不宜与抗酸药合用。

胰酶(pancreatin)

胰酶是胰淀粉酶、胰脂肪酶和胰蛋白酶的混合物,在中性或弱碱性环境中可促进蛋白质、淀粉及脂肪的消化。用于各种消化不良尤其是胰腺分泌不足所致的消化不良。

二、肠道微生态调节剂

肠道微生态调节剂是根据微生态学的原理,利用人体内正常生理性细菌或对人体有促进作用的无毒微生物等活性物质制备而成的生物制品。代表药物有乳酶生、双歧杆菌、培菲康等。

乳酶生(lactasin)

乳酸生是我国最早使用的肠道微生态调节剂。乳酶生为乳酸杆菌的干燥制剂,在肠内分解糖类生成乳酸,增加肠内酸度,从而抑制肠内腐败菌的生长繁殖,并防止肠内蛋白质发酵、产气,有促进消化和止泻的作用。用于治疗肠内异常发酵引起的消化不良、腹胀,儿童饮食失调引起的腹泻、绿便等。

抗生素可抑制或杀灭乳酸杆菌,吸附剂可吸附药物、降低疗效,故乳酶生不宜与抗生素、吸附剂等合用。

双歧杆菌(bifidobacterium,丽珠肠乐)

本药为双歧杆菌活菌制剂,口服后直接寄生于肠道,成为肠道内正常的生理性细菌,可抑制肠道内肠杆菌科各种细菌过量增殖,调整肠道菌群平衡。用于肠道菌群失调引起的腹泻和腹胀,亦可用于轻、中型急、慢性腹泻。

不良反应少见,制酸药、抗菌药可使本药疗效减弱,应与本药分开服用。

双歧三联活菌(birid triple viable,培菲康)

本药为双歧杆菌、嗜酸乳杆菌、肠球菌配合而成的活菌制剂,这三种菌为健康人肠道正常菌群。服用后,所含三种有益菌可迅速到达肠道,并在其中定植。第二天,可从服用者粪便中检查出目的菌。第三、四天菌量达到高峰,第八天维持正常。给药后,通过重建宿主肠道菌群间的微生态平衡,治疗由内源性微生物或外源性微生物引起的感染,三种菌分别定植在肠道的上、中、下部位,能抑制整个肠道中的有害菌,组成一个在不同条件下都能生长、作用快且持久的联合菌群,在整个肠道黏膜表面形成一道生物屏障,阻止致病菌对人体的侵袭,抑制有害菌产生的内毒素和致癌物质,维持人体正常的生理功能。用于肠道菌群失调引起的腹泻、腹胀等,也用于慢性腹泻和轻、中型急性腹泻,调节肠道功能。

不良反应少见。因抗生素可抑制活菌的生长繁殖,故本药应避免与抗生素同用。

三、促胃肠动力药

促胃肠动力药是一类能增加胃肠推进性蠕动的药物,能改善胃肠道蠕动的协调性,促进胃排空。主要用于治疗胃肠运动功能低下引起的消化道症状。常用药物有多潘立酮、西沙必利和甲氧氯普胺等。

多潘立酮(domperidone,吗丁啉)

【体内过程】

口服易吸收,血药浓度在 $15\sim30$ min 达高峰,首过消除明显,生物利用度仅为 14%。也可肌内注射、静脉注射或直肠给药。除中枢神经系统外,在体内分布广泛,以胃肠局部药物浓度最高。主要经肝代谢,由胆汁排泄,$t_{1/2}$ 为 7 h。

【药理作用】

属于多巴胺受体阻断药,因不易通过血脑屏障,主要作用于外周,可直接阻断胃肠道多巴胺 D_2 受体,具有胃肠促动和止吐作用。

Note

【临床应用】

主要用于胃排空延缓、反流性食管炎、慢性胃炎和轻度胃瘫;也可用于偏头痛、颅外伤、肿瘤放疗和化疗等引起的恶心、呕吐。

【主要制剂】

(1) 片剂:每片 10 mg。

(2) 栓剂:10 mg;30 mg;60 mg。

(3) 注射剂:10 mg(2 mL)。

(4) 滴剂:1 mL：10 mg。

(5) 混悬液:1 mg(1 mL)。

【用法用量】

(1) 口服:每次 10~20 mg 或混悬液 10 mL,每日 3~4 次,餐前 15~30 min 服用。

(2) 肌内注射:每次 10 mg,每日 1 次。必要时可重复给药。一般 7 日为一个疗程。

(3) 静脉注射:用于防止偏头痛发作及治疗发作时的恶心、呕吐,可静脉注射多潘立酮 8~10 mg。

(4) 直肠给药:每日 2~4 个栓剂(每栓 60 mg)。

【不良反应和注意事项】

偶有轻度头痛、眩晕、腹痛、腹泻、口干等,可促进催乳素释放。婴幼儿及哺乳期妇女慎用,孕妇禁用。注射给药可引起过敏。

【相互作用】

(1) 多潘立酮可使普鲁卡因、链霉素的疗效降低,两者不宜联用。

(2) 胃肠解痉药(如阿托品、颠茄合剂、山莨菪碱、溴丙胺太林等抗胆碱药)与多潘立酮联用时可发生药理拮抗作用,减弱多潘立酮的抗消化不良作用,故两者不宜联用。

(3) 多潘立酮可增加对乙酰氨基酚、氨苄西林、左旋多巴、四环素等药物的吸收率。

(4) 甲氧氯普胺(胃复安)与多潘立酮均为多巴胺受体阻断药,两者作用基本相似,不宜联用。

(5) 多潘立酮可减少地高辛的吸收。

甲氧氯普胺(metoclopramide,胃复安)

本药通过阻断延髓催吐化学感受区(CTZ)多巴胺 D_2 受体而产生强大的中枢性镇吐作用;阻断胃肠多巴胺受体及促进乙酰胆碱释放,引起从食道下端至近端小肠平滑肌的运动,促进胃排空和肠内容物向回盲部的推进;减少催乳素抑制因子释放,使催乳素的分泌增加。用于呕吐、反流性食管炎、胆汁反流性胃炎、产后少乳和轻度胃瘫。

偶见嗜睡、便秘、腹泻、皮疹、男性乳房发育等。大剂量或长期应用可致锥体外系反应。注射给药可引起体位性低血压。孕妇慎用。

西沙必利(cisapride)

西沙必利为全胃肠促动药,属 5-HT$_4$ 受体激动药。对胃肠作用类似甲氧氯普胺,但能增强结肠运动,促进食管至结肠的运动,促进肠肌间神经丛释放乙酰胆碱,无阻断多巴胺受体作用。用于反流性食管炎、胃轻瘫、慢性功能性便秘等。

能引起腹痛、腹泻、头痛、头晕、嗜睡等。剂量过大可引起心电图 Q-T 间期延长、昏厥和严重的心律失常。心律失常、胃肠出血或穿孔、机械性肠梗阻者及孕妇禁用。哺乳期妇女、儿童及肝肾功能不全者慎用。

昂丹司琼(ondansetron)

本药能选择性阻断中枢及外周神经元的 5-HT$_3$ 受体,产生强大的止吐作用。对抗肿瘤药顺铂、环磷酰胺、阿霉素等引起的呕吐作用迅速而强大,疗效明显优于甲氧氯普胺,但对晕动病引起的呕吐无效。临床用于化疗、放疗引起的恶心、呕吐。不良反应较轻,可有头痛、疲劳、便秘、腹泻等。

四、胃肠解痉药

胃肠解痉药主要为 M 受体阻断药,能解除胃肠道平滑肌痉挛或蠕动亢进,缓解痉挛性疼痛。包括颠茄生物碱类及合成解痉药,前者有阿托品、山莨菪碱等,选择性低,副反应较多;后者常有溴丙胺太林、丁溴东莨菪碱等,阻断胃肠 M 受体的选择性较高,主要用于解除胃肠痉挛性腹痛(见第七章)。

五、泻药与止泻药

(一) 泻药

泻药(cathartic)是指能促进肠道蠕动、增加肠内水分、润滑肠道或软化粪便,使粪便易于排出的药物,临床主要用于功能性便秘的治疗,分为容积性泻药、接触性泻药和润滑性泻药三类。

容积性泻药举例如下。

硫酸镁(magnesium sulfate,泻盐)

【药理作用和临床应用】

(1)导泻作用:硫酸镁在肠道完全解离为难以吸收的 Mg^{2+} 和 SO_4^{2-},大量口服形成肠内高渗透压,既阻止肠内水分的吸收,又使肠壁内水分向肠腔转移,从而扩张肠道,刺激肠壁,使推进性肠蠕动增强而导泻。临床主要用于排出肠内毒物及与某些驱肠虫药合用以促进虫体排出。

(2)利胆作用:33%硫酸镁溶液口服或经导管注入十二指肠,可刺激十二指肠黏膜,反射性引起胆道括约肌松弛,胆囊收缩,促进胆汁排出。用于阻塞性黄疸、胆石症和慢性胆囊炎等的治疗。

(3)抗惊厥及降压作用:注射硫酸镁后,Mg^{2+} 能特异性竞争 Ca^{2+} 的结合位点,对抗神经末梢乙酰胆碱的释放,导致骨骼肌松弛;可直接松弛血管平滑肌,降低外周阻力,使血压迅速下降。另外,Mg^{2+} 还可作用于中枢神经系统,引起感觉及意识消失。因硫酸镁降压作用强大,所以仅用于高血压危象等紧急情况。

【不良反应】

口服可刺激肠壁,易致盆腔充血,腹泻严重可引起水、电解质平衡紊乱。

【注意事项】

(1)静脉注射过量或过快,可致血压急剧下降、呼吸抑制等中毒症状,甚至死亡,一旦出现,应立即停药并进行人工呼吸,静脉注射钙盐解救。

(2)月经期、妊娠期妇女及老年患者慎用。

(3)肠道出血、中枢抑制药中毒、肾功能不全者禁用。

接触性泻药举例如下。

酚酞(phenolphthalein,果导)

口服后与碱性肠液形成可溶性钠盐,刺激结肠黏膜,增加推进性肠蠕动,并能阻止肠内水分吸收而产生导泻作用。服用后 6~8 h 排出软便,作用温和。适用于习惯性或慢性便秘。本药可使碱性尿和粪便呈红色,应提前告诉患者,以免引起惊慌。偶见过敏反应、皮疹及出血倾向等。长期应用可致水、电解质丢失和结肠功能紊乱及心律失常。

比沙可啶(bisacodyl,双醋苯啶)

本药结构及作用与酚酞相似,口服或直肠给药在肠道转化为具有活性的代谢物发挥作用,口服后 6 h 内、直肠给药 15~60 min 后起效,排软便。主要用于便秘、腹部 X 线检查、内镜检查及术前清洁肠道。该药刺激结肠作用较强,少数患者可引起腹胀、肠炎。孕妇慎用。

蒽醌类(anthraquinones)

大黄、番泻叶、芦荟等含有蒽醌苷类物质,口服后被肠内细菌分解为蒽醌,刺激结肠推进性蠕动。常

Note

用于急、慢性便秘。

滑润性泻药是通过局部滑润并软化粪便而发挥作用的,举例如下。

液体石蜡(liquid paraffin)

本药为矿物油,口服后在肠内阻止水分吸收、润滑肠壁、软化粪便,适用于老年人及痔疮、肛门手术患者,久用可妨碍脂溶性维生素及钙、磷的吸收。

甘油(glycerin)

以50%的高渗液体注入肛门,因高渗压刺激肠壁引起便意,并有局部润滑作用,数分钟内引起排便。适用于儿童及老年人。

(二)止泻药

止泻药是指控制腹泻的药物,通过减少肠道蠕动或保护肠道免受刺激而达到止泻作用。适用于剧烈腹泻或长期慢性腹泻,以防止机体过度脱水、水盐代谢失调、消化及营养障碍。

地芬诺酯(diphenoxylate)

本药为哌替啶衍生物,对肠道影响同阿片类,体内代谢物地芬诺辛的止泻作用比原形药强。常用于各种原因引起的急、慢性腹泻。大剂量长期服用可有成瘾性。

洛哌丁胺(loperamide)

本药作用与地芬诺酯相似,对消化道具有选择性,止泻作用较地芬诺酯快而强,且较持久。大剂量对中枢神经系统有抑制作用。适用于急、慢性腹泻和肠炎的治疗。2岁以下儿童禁用。

鞣酸蛋白(tannalbin)

口服后在小肠内缓慢释放出鞣酸,使肠黏膜表面蛋白质凝固形成一层保护膜,从而减轻对肠道的刺激;此外,鞣酸还能使肠黏膜血管收缩,减少炎症渗出。适用于急性肠炎、非细菌性腹泻及小儿消化不良的治疗。大剂量服用易引起便秘。

药用炭(medicinal charcoal,活性炭)

本药具有强大的吸附能力,口服后能吸附肠内大量的气体、毒物、细菌毒素。同时,药用炭还可以减轻肠道内容物对肠壁的刺激,减慢肠蠕动。适用于腹泻及胃肠胀气的患者,也可用于食物及药物中毒的解救。长期或大量服用药用炭可引起便秘,还可影响人体对营养成分的吸收。3岁以下儿童禁用此药。本药不宜与维生素、抗生素及各种消化酶等同时服用。

六、利胆药

利胆药(choleretics)是指能促进胆汁分泌或排出的药物。

去氢胆酸(dehydrocholic acid)

本药为半合成的胆酸氧化衍生物,能增加胆汁中的水分含量,稀释胆汁,增加胆汁量,提高胆汁流动性,发挥冲洗胆道的作用。用于胆石症、急慢性胆道感染、胆囊手术后。胆管完全梗阻及严重肝肾功能不全者禁用。

熊去氧胆酸(ursodeoxycholic acid)

本药可增加胆汁酸分泌,降低胆汁中的胆固醇含量,有利于胆结石中胆固醇的逐渐溶解。用于不宜手术的胆固醇结石,对胆囊炎、胆道炎及胆汁性消化不良亦有一定疗效。本药不能溶解胆色素结石和混合结石。不良反应主要是腹泻,偶有便秘、瘙痒、头痛、头晕等。孕妇慎用。胆道完全阻塞和严重肝功能不全者禁用。

本章思维导图

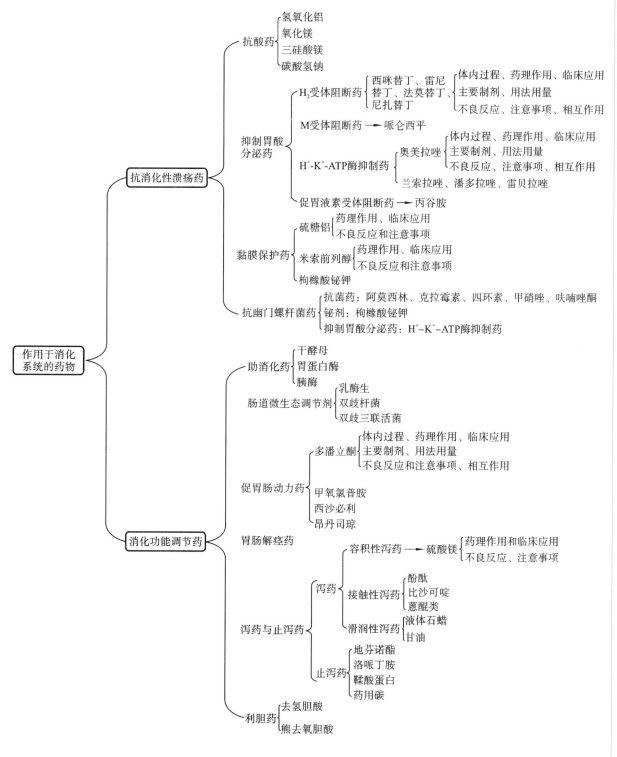

作用于消化系统的药物
- 抗消化性溃疡药
  - 抗酸药
    - 氢氧化铝
    - 氧化镁
    - 三硅酸镁
    - 碳酸氢钠
  - 抑制胃酸分泌药
    - H_2受体阻断药
      - 西咪替丁、雷尼替丁、法莫替丁、尼扎替丁
        - 体内过程、药理作用、临床应用
        - 主要制剂、用法用量
        - 不良反应、注意事项、相互作用
    - M受体阻断药 → 哌仑西平
    - H^+-K^+-ATP酶抑制药
      - 奥美拉唑
        - 体内过程、药理作用、临床应用
        - 主要制剂、用法用量
        - 不良反应、注意事项、相互作用
      - 兰索拉唑、潘多拉唑、雷贝拉唑
    - 促胃液素受体阻断药 → 丙谷胺
  - 黏膜保护药
    - 硫糖铝
      - 药理作用、临床应用
      - 不良反应和注意事项
    - 米索前列醇
      - 药理作用、临床应用
      - 不良反应和注意事项
    - 枸橼酸铋钾
  - 抗幽门螺杆菌药
    - 抗菌药：阿莫西林、克拉霉素、四环素、甲硝唑、呋喃唑酮
    - 铋剂：枸橼酸铋钾
    - 抑制胃酸分泌药：H^+-K^+-ATP酶抑制药
- 消化功能调节药
  - 助消化药
    - 干酵母
    - 胃蛋白酶
    - 胰酶
  - 肠道微生态调节剂
    - 乳酶生
    - 双歧杆菌
    - 双歧三联活菌
  - 促胃肠动力药
    - 多潘立酮
      - 体内过程、药理作用、临床应用
      - 主要制剂、用法用量
      - 不良反应和注意事项、相互作用
    - 甲氧氯普胺
    - 西沙必利
    - 昂丹司琼
  - 胃肠解痉药
  - 泻药与止泻药
    - 泻药
      - 容积性泻药 → 硫酸镁
        - 药理作用和临床应用
        - 不良反应、注意事项
      - 接触性泻药
        - 酚酞
        - 比沙可啶
        - 蒽醌类
      - 滑润性泻药
        - 液体石蜡
        - 甘油
    - 止泻药
      - 地芬诺酯
      - 洛哌丁胺
      - 鞣酸蛋白
      - 药用碳
  - 利胆药
    - 去氢胆酸
    - 熊去氧胆酸

目 标 检 测

1. 能引起腹泻的抗酸药是（   ）。

A. 氢氧化铝   B. 碳酸钙   C. 三硅酸镁   D. 硫酸镁   E. 碳酸氢钠

Note

目标检测
参考答案

2. 抗消化性溃疡药不包括(　　)。

　　A.奥美拉唑　　　　B.氢氧化铝　　　　C.乳酶生　　　　D.西咪替丁　　　　E.硫糖铝

3. 胃蛋白酶属于(　　)。

　　A.胃肠解痉药　　　B.泻药　　　　　　C.止泻药　　　　D.助消化药　　　　E.利胆药

4. 具有止吐作用的药物是(　　)。

　　A.米索前列醇　　　　　　　　B.甲氧氯普胺　　　　　　　　C.乳酶生

　　D.鞣酸蛋白　　　　　　　　　E.胶体次枸橼酸铋

5. 属于接触性泻药的是(　　)。

　　A.硫酸镁　　　　　B.硫酸钠　　　　　C.甘油　　　　　D.酚酞　　　　　E.液体石蜡

6. 某男,35岁。上腹部灼痛、反酸3年余,时轻时重,无明显诱因近10天加重,饥饿时疼痛明显,饭后缓解,X线钡餐检查:十二指肠溃疡。此患者首选下列何药治疗?(　　)

　　A.铝碳酸镁　　　　B.雷尼替丁　　　　C.氢氧化铝　　　　D.甲氧氯普胺　　　　E.地芬诺酯

第二十九章　子宫平滑肌兴奋药和抑制药

学习目标

知识目标

1. 掌握：缩宫素的药理作用、临床应用、不良反应及用药注意事项。
2. 熟悉：麦角生物碱的药理作用和临床应用。
3. 了解：前列腺素类和子宫平滑肌舒张药的药理作用及临床应用。

技能目标

学会观察子宫平滑肌兴奋药和抑制药的疗效和不良反应，能正确进行用药护理，指导患者合理用药。

本章 PPT

微课

案例导入

一初产妇，29岁，妊娠42周，尚未临产。超声显示：胎盘功能正常，羊水量减少，诊断为过期妊娠，给予缩宫素2.5 U静脉滴注引产，要求护士根据宫缩、胎心情况调节滴速，一般每隔15～25 min调节1次，最大滴速不得超过30滴/分，直至出现有效宫缩。

讨论：为什么应逐渐调整滴速，而不是直接用最大滴速？

案例导入

参考答案

第一节　子宫平滑肌兴奋药

子宫平滑肌兴奋药是一类选择性兴奋子宫平滑肌，使子宫产生节律性收缩或强直性收缩的药物，其作用可因药物种类、用药剂量和子宫的生理状态而异。子宫平滑肌兴奋药引起子宫产生近似分娩的节律性收缩，适用于催产和引产；引起子宫强直性收缩，适用于产后子宫复原或产后止血，禁用于催产和引产。子宫平滑肌兴奋药包括垂体后叶素类、前列腺素类和麦角生物碱类。

一、垂体后叶素类

缩宫素（oxytocin，催产素）

缩宫素是垂体后叶激素的主要成分之一。目前，临床应用的缩宫素可从牛、羊、猪等动物的垂体后叶提取，也可人工合成，从动物垂体提取的制剂中含有缩宫素和少量的加压素。效价以单位（U）计算，1 U的缩宫素相当于2 μg缩宫素。

【体内过程】

口服易被胰蛋白酶破坏，故无效，宜注射或鼻黏膜给药。肌内注射吸收良好，3～5 min内起效，作用维持 20～30 min;静脉注射起效快,作用维持时间短,需要静脉滴注维持疗效;鼻黏膜给药吸收较快,作用时效约 20 min。大部分经肝代谢,少部分以原形经肾排泄。

【药理作用】

1. 兴奋子宫平滑肌　缩宫素可与子宫平滑肌细胞膜上缩宫素受体结合,兴奋子宫平滑肌,使子宫收缩力加强、频率加快。其作用特点:①作用与剂量有关:小剂量缩宫素(2～5 U)产生与正常分娩的子宫相似的收缩,即子宫底部节律性收缩,子宫颈松弛,促进胎儿娩出;大剂量缩宫素(5～10 U)则引起子宫强直性收缩,易致胎儿窒息和子宫破裂,不利于胎儿娩出,但对产后子宫可产生压迫性止血。②作用受体内性激素的影响:雌激素可提高子宫平滑肌对缩宫素的敏感性,孕激素则降低其敏感性。在妊娠早期,孕激素水平高,缩宫素对子宫平滑肌的作用较弱,可保证胎儿安全发育;妊娠后期雌激素水平高,子宫平滑肌对缩宫素的敏感性增高,在临产时子宫平滑肌对缩宫素的敏感性更高,有利于胎儿娩出。③作用出现快,维持时间短。

2. 促进排乳　缩宫素能使乳腺腺泡周围的肌上皮细胞收缩,促进排乳。

3. 其他　大剂量的缩宫素可短暂松弛血管平滑肌,导致血压下降,并有抗利尿作用。

【临床应用】

1. 催产和引产　静脉滴注小剂量缩宫素可用于催产和引产。适用于无禁忌证仅宫缩无力的孕妇。

2. 产后止血　大剂量使用缩宫素,可引起子宫平滑肌产生强直性收缩,通过压迫子宫肌层内血管而达到止血的目的。但由于缩宫素作用持续时间短,需要加用作用持久的麦角新碱维持疗效。

3. 催乳　在哺乳前,用缩宫素滴鼻或小剂量肌内注射,促进乳汁排出。

【主要制剂】

1. 注射用缩宫素　白色或类白色疏松块状物或粉末。

① 5 U;② 10 U。

2. 缩宫素注射液　无色澄明或几乎澄明的液体。

① 0.5 mL,2.5 U;② 1 mL,5 U;③ 1 mL,10 U。

3. 缩宫素鼻喷雾剂　无色澄明或几乎澄明的液体。

5 mL,200 U。

【用法用量】

1. 注射用缩宫素

(1) 引产或催产:静脉滴注,一次 2.5～5 U,用氯化钠注射液稀释至每 1 mL 含有 0.01 U。静脉滴注开始时每分钟不超过 0.001～0.002 U,每 15～30 min 增加 0.001～0.002 U,至宫缩与正常分娩相似,最快每分钟不超过 0.02 U,通常为每分钟 0.002～0.005 U。

(2) 控制产后出血:每分钟静脉滴注 0.02～0.04 U,胎盘排出后可肌内注射 5～10 U。

2. 缩宫素注射液

(1) 引产或催产:同注射用缩宫素。

(2) 控制产后出血:同注射用缩宫素。

3. 缩宫素鼻喷雾剂

在开始哺乳 2～3 min 前,采用坐姿,向两侧鼻孔各喷入本药一次。

【不良反应】

偶有过敏反应、恶心、呕吐、血压下降等。过量可引起子宫强直性收缩,导致胎儿宫内窒息或子宫破裂。

【注意事项】

(1) 严格掌握禁忌证,凡胎位不正、头盆不称、产道异常、前置胎盘、三次妊娠以上的经产妇或有剖宫产史者禁用。

(2) 严格掌握剂量、滴速,密切监测产妇呼吸、心率、血压,并注意胎位、宫缩、胎心等。

(3) 发生以下任何情况都应停用缩宫素:静止状态子宫内压升高 2～2.6 kPa;收缩持续时间超过

1 min;每2~3 min 发生一次以上收缩;胎儿的心率和心律有显著改变。

【相互作用】

(1) 环丙烷等碳氢化合物吸入全麻时,使用缩宫素可导致产妇出现低血压,窦性心动过缓或(和)房室节律失常。恩氟烷浓度>1.5%,氟烷浓度>1.0%吸入全麻时,子宫对缩宫素的效应减弱。恩氟烷浓度>3.0%可消除反应,并可导致子宫出血。

(2) 其他宫缩药与缩宫素同用可使子宫张力过高,产生子宫破裂和(或)宫颈撕裂。

垂体后叶素(pituitrin)

垂体后叶素是从牛、猪垂体后叶提取的粗制品,内含缩宫素和加压素。加压素有抗利尿和收缩血管作用,尤其对毛细血管和内脏小动脉收缩作用明显。临床主要用于治疗尿崩症和肺出血。产科现已少用。

不良反应有恶心、呕吐、面色苍白、心悸、腹痛及过敏反应等。高血压、冠心病、肺心病、妊娠高血压综合征等患者禁用。

二、前列腺素类

前列腺素(prostaglandins,PGs)是一类不饱和脂肪酸,广泛存在于体内许多组织中,对心血管、消化、呼吸及生殖等系统具有生理及药理作用。临床上应用的前列腺素是人工合成品,种类很多,作为子宫平滑肌收缩药应用的有硫前列酮、卡前列素等,其中以地诺前列酮和地诺前列素活性强。

地诺前列酮(dinoprostone,PGE_2,前列腺素 E_2)

【药理作用】

对各期妊娠子宫均有明显的兴奋作用,作用强度随妊娠的进展而增强,对临产时的子宫作用最强,对子宫颈有软化及扩张作用,可引起血管及支气管扩张。

【临床应用】

主要用于终止妊娠,也可用于过期妊娠、死胎和产后出血。

【不良反应和注意事项】

静脉滴注时,常出现胃肠道反应;少数患者有头晕、头痛、发热、胸闷、心率加快、血压下降或升高等反应。支气管哮喘和青光眼患者不宜使用。用于引产时的禁忌证和注意事项同缩宫素。

地诺前列素(dinoprost,$PGF_{2\alpha}$,前列腺素 $F_{2\alpha}$)

地诺前列素为人工合成的前列腺素 F 系列药物,对各期妊娠子宫均有明显的兴奋作用,也可软化和扩张子宫颈。主要用于终止妊娠,也可用于过期妊娠引产、胎死宫内的引产。可有腹泻、恶心、呕吐、发热等不良反应。用于引产时的禁忌证和注意事项同缩宫素。

三、麦角生物碱类

麦角(ergot)是寄生在黑麦上的麦角菌的干燥菌核,含有多种生物碱,均为麦角酸的衍生物。目前已用人工培养的方法生产。麦角中含多种作用强大的成分,主要是麦角碱类,此外,尚有组胺、酪胺、胆碱和乙酰胆碱等。按化学结构分为两类:①胺生物碱类:有麦角新碱(ergometrine)和甲麦角新碱(methylergometrine),易溶于水,对子宫的兴奋作用强。②肽生物碱类:有麦角胺(ergotamine)和麦角毒(ergotoxine),难溶于水,对血管作用明显,起效慢,作用维持时间较久。

【药理作用】

1. 兴奋子宫平滑肌 麦角新碱和甲麦角新碱能选择性地兴奋子宫平滑肌,加强子宫平滑肌收缩,其作用特点如下:①对临产时和新产后的子宫作用最强;②作用强而持久,稍大剂量易致子宫强直性收缩,对子宫体和子宫颈的作用无明显差别。

2. 收缩血管 肽生物碱类，尤其是麦角胺，能直接收缩动脉、静脉，大剂量还会损伤血管内皮细胞，导致血栓形成和肢端干性坏疽。

3. 阻断 α 受体 氨基酸麦角碱类尚有阻断 α 肾上腺素受体的作用，使肾上腺素的升压作用翻转。但在临床上，此剂量能引起很多副作用，故无应用价值。麦角新碱则无此作用。

【临床应用】

1. 子宫出血 麦角新碱可用于产后子宫出血或其他原因引起的子宫出血。其作用机制是麦角新碱引起子宫强直性收缩，通过机械压迫子宫肌层血管而达到止血的目的。

2. 产后子宫复原 产后子宫复原缓慢易引起子宫出血或宫腔内感染，麦角新碱因具有促进子宫收缩的作用，从而使子宫复原速度加快。

3. 偏头痛 麦角胺能收缩脑血管，降低脑动脉搏动幅度，从而减轻偏头痛。与咖啡因合用有协同作用。

4. 中枢抑制作用 麦角毒的氢化物称氢麦角毒（海得琴），具有抑制中枢、舒张血管和降低血压的作用，可与异丙嗪、哌替啶配制成冬眠合剂。

【不良反应和注意事项】

注射麦角新碱可引起恶心、呕吐、血压升高等，偶有过敏反应，严重者出现呼吸困难、血压下降。麦角胺或麦角毒大剂量或反复应用可损伤内皮细胞，造成肢端坏死。如使用不当，可能发生麦角中毒，表现为持久腹泻、手足和下肢皮肤苍白发冷、心跳减弱、持续呕吐、惊厥。妊娠高血压综合征和高血压患者慎用，动脉粥样硬化及冠心病患者禁用。麦角生物碱类禁用于催产和引产。使用麦角新碱时要监控血压、脉率、子宫收缩情况。

【相互作用】

（1）与升压药合用，有出现严重高血压，甚至脑血管破裂的危险。

（2）烟碱可使本类药品的收缩血管作用加剧，故用药期间不得吸烟。

第二节　子宫平滑肌抑制药

子宫平滑肌抑制药又称抗分娩药，具有抑制子宫平滑肌的作用，可使子宫收缩力降低，主要用于治疗痛经和早产。常用药物有 β_2 受体激动药、硫酸镁、钙通道阻滞药、前列腺素合成酶抑制药、缩宫素受体拮抗药等。

利托君（ritodrine）

利托君可选择性兴奋子宫平滑肌细胞膜上的 β_2 受体，降低子宫的收缩强度和频率，使子宫平滑肌舒张，减少子宫的活动，对妊娠子宫和非妊娠子宫均有抑制作用。临床上主要用于防治早产。

可出现心率加快、血压升高、血糖升高等，偶可致肺水肿。糖尿病患者和使用排钾利尿药的患者慎用。心脏病、肺动脉高压、甲状腺功能亢进及支气管哮喘患者禁用。

β_2 受体激动药除利托君外，还有沙丁胺醇、克仑特罗、特布他林等。

硫酸镁（magnesium sulfate）

硫酸镁作用广泛，除有抗惊厥、导泄和降血压作用外，还对子宫平滑肌有舒张作用，使子宫收缩强度减弱、收缩频率减少。用于防治早产、妊娠高血压综合征及子痫。

硝苯地平（nifedipine）

硝苯地平为钙通道阻滞药，通过抑制子宫平滑肌细胞的 Ca^{2+} 内流，松弛子宫平滑肌，使子宫收缩力减弱。用于治疗早产。

吲哚美辛(indometacin,消炎痛)

吲哚美辛为前列腺素合成酶抑制药,能引起胎儿动脉导管过早关闭,导致肺动脉高压损害肾脏,减少羊水等。本药仅在 β_2 受体激动药、硫酸镁等药物无效或使用受限时应用,且在妊娠 34 周前使用。

本章思维导图

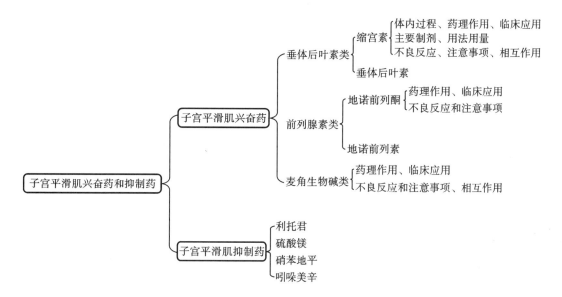

目 标 检 测

目标检测
参考答案

1. 缩宫素可用于下列哪种情况?( )
A. 治疗尿崩症　　　　　　　B. 乳腺分泌　　　C. 小剂量用于催产和引产
D. 小剂量用于产后止血　　　E. 治疗痛经和月经不调

2. 垂体后叶素止血的机制是( )。
A. 直接收缩毛细血管和小动脉　　B. 诱导血小板聚集　　　　C. 促进凝血因子合成
D. 抑制纤溶系统　　　　　　　　E. 降低毛细血管通透性

3. 麦角新碱治疗产后出血的主要机制是( )。
A. 收缩血管　　　　　　　　　B. 引起子宫平滑肌强直性收缩
C. 促进凝血过程　　　　　　　D. 抑制纤溶系统　　　　E. 降低血压

4. 麦角新碱不用于催产和引产的原因是( )。
A. 作用较弱　　　　　　　　　B. 作用强而持久,剂量稍大即引起子宫强直性收缩
C. 妊娠子宫对其敏感性低　　　D. 使血压下降　　　　　E. 起效缓慢

5. 麦角胺治疗偏头痛的作用机制是( )。
A. 阻断血管平滑肌受体　　　　B. 抑制前列腺素合成　　　　C. 增加脑血流量
D. 收缩脑血管　　　　　　　　E. 镇痛

6. 缩宫素兴奋子宫平滑肌的机制是( )。
A. 直接兴奋子宫平滑肌　　　　B. 激动子宫平滑肌的 α 受体
C. 阻断子宫平滑肌的 β 受体　　D. 作用于子宫平滑肌细胞上的缩宫素受体

Note

E. 以上都不是

7. 关于缩宫素药代动力学的描述，下列叙述错误的是（　　）。

A. 口服有效   B. 肌内注射有效   C. 鼻黏膜给药有效

D. 静脉滴注有效   E. 口腔黏膜吸收有效

第三十章　作用于血液及造血系统的药物

学习目标

知识目标

1. 掌握：抗贫血药、肝素、香豆素类、维生素 K、氨甲苯酸的药理作用、临床应用及不良反应。
2. 熟悉：抗血小板药、纤维蛋白溶解药及右旋糖酐的药理作用、临床应用及不良反应。
3. 了解：促白细胞生成药的临床应用。

技能目标

学会观察作用于血液及造血系统药物的疗效和不良反应，能正确进行用药护理，指导患者合理用药。

案例导入

　　患者，男，62 岁。头晕、乏力 3 个月，双下肢水肿 1 个月，伴口腔溃疡，舌尖部疼痛。10 年前因胃溃疡穿孔，行胃大部切除术。实验室检查诊断为巨幼红细胞性贫血。

　　讨论：

　　1. 出现该病的主要病因是什么？

　　2. 试用你学过的知识制订该患者的治疗方案。

第一节　抗贫血药

　　贫血是指单位体积循环血液中红细胞数或血红蛋白含量低于正常值。贫血可引起组织缺氧，严重时还会出现水肿和心脏病变。引起贫血的原因主要有造血营养物质缺乏、慢性失血、红细胞破坏过度、骨髓造血功能障碍等。临床常见类型有以下三种：①缺铁性贫血：机体对铁的需求与供给失衡，导致体内储存铁耗尽，继之红细胞内铁缺乏从而引起的贫血。②巨幼红细胞性贫血：缺乏维生素 B_{12} 和（或）叶酸所致。③再生障碍性贫血：一种骨髓造血功能衰竭症，主要表现为骨髓造血功能低下、全血细胞减少和贫血、出血、感染症候群。治疗贫血，须首先去除贫血的病因，再选用针对性的药物补充治疗。再生障碍性贫血，药物治疗一般无效，进行造血干细胞移植等治疗措施方有望纠正。

知识链接

缺铁性贫血

机体对铁的需求与供给失衡，导致体内储存铁耗尽，继之红细胞内铁缺乏，最终引起缺铁

Note

性贫血(IDA)。IDA 是铁缺乏症的最终阶段,表现为缺铁引起的小细胞低色素性贫血及其他异常。IDA 是最常见的贫血。其发病率在发展中国家、经济不发达地区及婴幼儿、育龄妇女明显增高。患铁缺乏症主要和下列因素相关:婴幼儿辅食添加不足、青少年偏食、妇女月经量过多、多次妊娠、哺乳及某些病理因素(如胃大部切除、慢性失血、慢性腹泻、萎缩性胃炎和钩虫感染等)等。

铁剂

常用的铁剂有硫酸亚铁(ferrous sulfate)、枸橼酸铁铵(ferric ammonium citrate)和右旋糖酐铁(iron dextran)等。硫酸亚铁吸收良好,价格低廉,最为常用。枸橼酸铁铵是三价铁,吸收较差,一般制作成糖浆供小儿使用。右旋糖酐铁用于注射,仅限于少数严重贫血而不能口服者。

【体内过程】

口服铁剂或食物中来源的铁都以 Fe^{2+} 形式在十二指肠和空肠上段被吸收。胃酸,维生素C,食物中果糖、半胱氨酸等有助于铁的还原,可促进吸收。反之,胃酸缺乏、高磷、高钙、鞣酸、四环素妨碍铁的吸收。食物中肉类的血红素中铁吸收最佳。蔬菜中铁吸收较差。一般食物中铁吸收率为 10%,成人每日需补充铁 1 mg,所以食物中铁含量为 10~15 mg 就能满足需要。吸收进入肠黏膜的铁部分直接进入骨髓供造血使用,部分与肠黏膜去铁蛋白结合以铁蛋白形式储存其中。铁的排泄主要通过肠黏膜细胞脱落以及胆汁、尿液、汗液而排出体外,每日约 1 mg。

【药理作用】

铁是构成血红蛋白、肌红蛋白和某些组织酶的重要原料。铁缺乏时,不仅血红蛋白合成减少引起贫血,而且影响细胞及组织的氧化还原能力,造成多方面功能紊乱。

【临床应用】

本药治疗缺铁性贫血,疗效甚佳。口服铁剂一周,血液中网织红细胞即可上升,10~14 日达高峰,2~4 周后血红蛋白明显增加,但达正常值常需 1~3 个月。为使体内铁储存恢复正常,待血红蛋白正常后尚需减半量继续服药 2~3 个月。治疗失血过多(月经过多、消化性溃疡、痔出血、子宫肌瘤、钩虫病等急慢性失血)、需铁增加(妊娠、哺乳期及儿童生长期)、铁吸收障碍(如萎缩性胃炎、胃癌、慢性腹泻等)和红细胞大量破坏(如疟疾、溶血)所致的缺铁性贫血。

【主要制剂】

(1)维铁缓释片(福乃得):每片含硫酸亚铁 525 mg,维生素 C 500 mg,烟酰胺 30 mg,泛酸钙 10 mg,维生素 B_1 6 mg,维生素 B_2 6 mg,维生素 B_6 5 mg,腺苷辅酶维生素 B_{12} 0.05 mg。

(2)琥珀酸亚铁(速力菲):每片含琥珀酸亚铁 0.1 g。

(3)多糖铁复合物(力蜚能):胶囊,每粒 0.15 g。

(4)蔗糖铁注射液(维乐福):5 mL,100 mg 铁和 1.6 g 蔗糖。

(5)右旋糖酐铁注射液(科莫非):2 mL,100 mg。

【用法用量】

(1)维铁缓释片(福乃得):饭后口服。一次 1 片,一日 1 次。

(2)琥珀酸亚铁(速力菲):口服。用于预防:成人一日 1 片,孕妇一日 2 片,儿童一日 0.5 片。用于治疗:成人一日 2~4 片,儿童一日 1~3 片,分次服用。

(3)多糖铁复合物(力蜚能):成人每日一次,每次口服 1~2 粒;儿童需在医生的指导下使用。

(4)蔗糖铁注射液(维乐福):本药只能与 0.9% 生理盐水混合使用。本药不能与其他的治疗药品混合使用。本药的容器被打开后应立即使用。

在患者第一次治疗前,应按照推荐的方法先给予一个小剂量的测试,成人用 1~2.5 mL(20~50 mg 铁),体重>14 kg 的儿童用 1 mL(20 mg 铁),体重<14 kg 的儿童用日剂量的一半(按体重 1.5 mg/kg)。应备有心肺复苏设备。如果在给药 15 min 后未出现不良反应,继续给予余下的药液。

(5) 右旋糖酐铁注射液(科莫非):可肌内注射、静脉注射或静脉滴注。每日 100~200 mg 铁,根据补铁总量确定,每周 2~3 次。

试验剂量:右旋糖酐铁的主要不良反应为过敏反应,可在给药后的几分钟内发生。因此建议在给予患者初次剂量前先给予 0.5 mL 右旋糖酐铁(相当于 25 mg 铁),如 60 min 后无不良反应发生,再给予剩余的剂量。

【不良反应和注意事项】

口服铁剂对胃肠道有刺激,可引起恶心、腹痛、腹泻。饭后服用可以减轻。本药缓释片应整片服用,不可掰开或嚼碎服用。本药也可引起便秘,因铁与肠腔中硫化氢结合,减少了硫化氢对肠壁的刺激作用。小儿误服 1 g 以上铁剂可引起急性中毒,表现为坏死性胃肠炎、呕吐、腹痛、血性腹泻、休克、呼吸困难、死亡。急救措施为用磷酸盐或碳酸盐溶液洗胃,并用特殊解毒剂去铁胺(deferoxamine)注入胃内以结合残存的铁。

叶酸(folic acid)

叶酸广泛存在于动、植物性食品中,以肝、酵母和绿叶蔬菜中含量高。

【体内过程】

人体不能合成叶酸,需从食物中摄取。正常机体每日最低需要叶酸 50 μg,食物中每日有 50~200 μg 叶酸在十二指肠和空肠上段被吸收,妊娠妇女需要 300~400 μg。

【药理作用】

食物中叶酸和叶酸制剂进入体内被还原和甲基化为具有活性的 5-甲基四氢叶酸。后者作为一碳单位传递体参与体内多种生化代谢,包括嘌呤核苷酸的从头合成和某些氨基酸的互变。当叶酸缺乏时,一碳单位的传递出现障碍,细胞增殖过程中 DNA 合成减少,细胞有丝分裂减少。增殖活跃的骨髓造血功能受抑制作用明显,尤其对红细胞作用显著,导致巨幼红细胞性贫血。同时,增殖活跃的消化道上皮细胞也受到抑制,出现舌炎、腹泻。

【临床应用】

1. 营养性巨幼红细胞性贫血 对由于营养不良或妊娠期和婴儿期对叶酸需要量增加所致的巨幼红细胞性贫血疗效较好,与维生素 B_{12} 合用效果更好。

2. 药物性巨幼红细胞性贫血 对叶酸对抗剂甲氨蝶呤、乙胺嘧啶、甲氧苄氨嘧啶等所致巨幼红细胞性贫血无效,由于此类药物是二氢叶酸还原酶抑制剂,故应用叶酸无效,需用甲酰四氢叶酸钙(calcium leucovorin)治疗。

3. 用于恶性贫血的辅助治疗 对维生素 B_{12} 缺乏所致恶性贫血,大剂量叶酸治疗可纠正血常规,但不能改善神经症状。

4. 其他 妊娠期使用可预防胎儿神经管缺陷,尤其是胎儿神经系统发育的 1~3 个月。

【主要制剂】

片剂:每片 5 mg,每片 0.4 mg。

【用法用量】

治疗量:5~10 mg,口服,每日 3 次。预防量:0.4 mg,口服,每日 1 次。

【不良反应和注意事项】

叶酸不良反应较少,偶可见超敏反应。长期服用时,部分患者出现厌食、恶心、腹胀等胃肠道症状。大量服用尿液可见黄色。营养性巨幼红细胞性贫血常伴有缺铁,应补铁,并补充蛋白质及其他 B 族维生素。

【相互作用】

(1) 大剂量叶酸能拮抗苯巴比妥、苯妥英钠和扑米酮的抗癫痫作用。

(2) 口服大剂量叶酸,可以影响微量元素锌的吸收。

维生素 B$_{12}$（vitamin B$_{12}$）

维生素 B$_{12}$是一组含钴维生素的总称，广泛存在于动物内脏、牛奶和蛋黄中，人体需要量为 1～2 μg/d。药用维生素 B$_{12}$为氰钴胺、羟钴胺，性质稳定。

【体内过程】

维生素 B$_{12}$必须与胃壁细胞分泌的糖蛋白即"内因子"结合才能免受胃液消化而进入空肠被吸收。胃黏膜萎缩致"内因子"缺乏可影响维生素 B$_{12}$的吸收，引起恶性贫血。吸收后有 90% 储存于肝。正常人每日需要维生素 B$_{12}$1 μg，每日从食物中获得 2～3 μg，即可满足需要。肝储存有大量维生素 B$_{12}$，食物中即使无维生素 B$_{12}$，也不易造成缺乏。

【药理作用】

1. 促进叶酸的循环利用　可使 5-甲基四氢叶酸转变为四氢叶酸而使叶酸被循环利用。缺乏时导致叶酸利用障碍，使红细胞发育成熟受阻，引起与叶酸缺乏相似的巨幼红细胞性贫血。

2. 维持神经组织髓鞘的完整性和细胞发育成熟　维生素 B$_{12}$参与甲基丙二酰辅酶 A 转变为琥珀酰辅酶 A，后者进入三羧酸循环。当缺乏维生素 B$_{12}$时，会引起甲基丙二酰辅酶 A 蓄积，结果合成异常脂肪酸，并进入中枢神经系统，影响神经髓鞘脂质的合成，出现神经损害症状。因维生素 B$_{12}$缺乏导致的巨幼红细胞性贫血伴有神经炎、神经萎缩等症状，故称为"恶性贫血"。

【临床应用】

主要用于治疗恶性贫血和巨幼红细胞性贫血。辅助叶酸治疗巨幼红细胞性贫血的神经症状，因为叶酸对神经症状无效；也可作为神经系统疾病（如神经炎、神经萎缩等）及肝脏疾病等的辅助治疗。

【主要制剂】

（1）维生素 B$_{12}$注射液：1 mL：0.5 mg。

（2）维生素 B$_{12}$片：25 μg；50 μg。

（3）维生素 B$_{12}$滴眼液：10 mL：2 mg。

【用法用量】

（1）维生素 B$_{12}$注射液：肌内注射，成人一日 0.025～0.1 mg（0.05～0.2 支）或隔日 0.05～0.2 mg（0.1～0.4 支），共 2 周。用于神经炎时，用量可酌增。本药也可用于穴位封闭。

（2）维生素 B$_{12}$片：口服。一日 25～100 μg 或隔日 50～200 μg，分次服用或遵医嘱。

（3）维生素 B$_{12}$滴眼液：滴眼，每日 3 次，每次 2～3 滴。

【不良反应和注意事项】

偶见过敏反应，极少数患者可出现过敏性休克。与维生素 B$_{12}$代谢无关的多种贫血、营养不良、病毒性肝炎、三叉神经痛、皮肤或精神疾病，用本药治疗均无效，不宜滥用。

【相互作用】

（1）应避免与氯霉素合用，否则可抵消维生素 B$_{12}$具有的造血功能。

（2）体外实验发现，维生素 C 可破坏维生素 B$_{12}$。同时给药或长期大量摄入维生素 C 时，可使维生素 B$_{12}$血药浓度降低。

（3）氨基糖苷类抗生素、对氨基水杨酸类、苯巴比妥、苯妥英钠、扑米酮等抗惊厥药及秋水仙碱等可减少维生素 B$_{12}$在肠道的吸收。

第二节　促凝血药和抗凝血药

凝血系统和纤溶系统是机体内存在的两个对立统一的生理系统。正常机体中，二者维持动态平衡，既保持了血管内血流的畅通，又有效地防止了出血。

一旦二者平衡受到破坏,则表现为出血或血栓形成,应选用促凝血药或抗凝血药治疗。凝血过程和纤溶过程见图30-1。

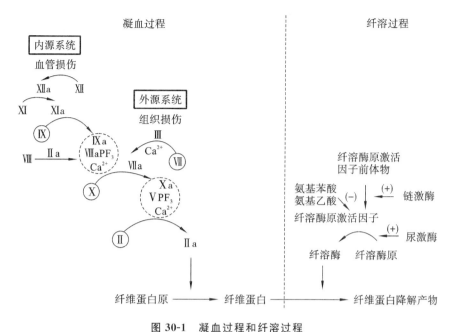

图 30-1 凝血过程和纤溶过程

一、促凝血药

(一)促进凝血因子生成药

维生素 K(vitamin K)

维生素 K 的基本结构为甲萘醌。存在于植物中的为维生素 K_1,它由肠道细菌合成,维生素 K_2 可以从腐败鱼粉中提取,两者均为脂溶性维生素。人工合成的维生素 K_3 为亚硫酸氢钠甲萘醌,维生素 K_4 为乙酰甲萘醌,两者均为水溶性。

【药理作用】

维生素 K 作为羧化酶的辅酶参与凝血因子 Ⅱ、Ⅶ、Ⅸ、Ⅹ 的合成。维生素 K 缺乏或环氧化物还原反应受阻,凝血因子 Ⅱ、Ⅶ、Ⅸ、Ⅹ 合成停留于前体状态,凝血因子功能降低,凝血机制障碍,引起出血。

【临床应用】

主要用于维生素 K 缺乏引起的出血,如梗阻性黄疸、胆瘘、慢性腹泻、早产儿、新生儿出血等;因肠道胆汁减少,维生素 K 吸收障碍所致的出血;香豆素类、水杨酸类药物或其他原因导致凝血酶原过低而引起的出血及预防长期应用广谱抗菌药继发的维生素 K 缺乏症。

【不良反应和注意事项】

静脉注射维生素 K_1 速度快时,可产生面部潮红、出汗、血压下降,甚至发生虚脱。维生素 K_3 和维生素 K_4 常致胃肠道反应,引起恶心、呕吐等,较大剂量可致新生儿、早产儿溶血性贫血,高胆红素血症及黄疸。对红细胞缺乏葡萄糖-6-磷酸脱氢酶(G-6-PD)者可诱发急性溶血性贫血。肝功能不良者应慎用。

【相互作用】

(1)与苯妥英钠混合 2 h 后可出现颗粒性沉淀,与维生素 C、维生素 B_2、右旋糖酐混合易出现混浊。

(2)与双香豆素类口服抗凝剂合用,作用相互抵消。水杨酸类、磺胺、奎宁、奎尼丁等也影响维生素 K 的效果。

(二)抗纤维蛋白溶解药

抗纤维蛋白溶解药是一类竞争性对抗纤溶酶原激活因子,高浓度也抑制纤溶酶活性。

氨甲苯酸(aminomethylbenzoic acid,PAMBA,止血芳酸)

氨甲苯酸主要用于纤维蛋白溶解亢进所致的出血,如肺、肝、胰、前列腺、甲状腺及肾上腺等手术所致的出血及产后出血、前列腺肥大出血、上消化道出血等。不良反应少,但应用过量可致血栓,并可诱发心肌梗死。不良反应主要为用量过大时可致血栓形成,诱发心肌梗死。

氨甲环酸(tranexamic acid,AMCHA,止血环酸)

作用及用途与止血芳酸相似,止血作用强,不良反应多。不良反应主要有头晕、头痛、恶心、呕吐、胸闷等。

（三）促进血小板生成药

酚磺乙胺(etamsylate,止血敏)

酚磺乙胺能促进血小板增生,增强血小板黏附性和聚集性;且能促进血小板释放凝血活性物质,加速血管收缩。作用迅速,维持时间长,毒性低。临床上主要用于防止手术前后出血过多及内脏出血;也适用于血小板减少症和血小板减少性紫癜。

（四）作用于血管的促凝药

垂体后叶素(pituitrin)

垂体后叶素由脑垂体分泌的加压素和缩宫素组成。加压素直接作用于血管平滑肌,使小动脉、小静脉和毛细血管收缩,血流速度减慢,在血管破损处形成血凝块而起到止血作用。临床主要用于肺咯血及门脉高压引起的上消化道出血。不良反应表现为静脉注射过快时,可出现面色苍白、血压升高、胸闷、心悸及过敏反应等。禁用于冠心病、高血压、心衰及肺源性心脏病患者。

二、抗凝血药

（一）体内、体外抗凝血药

肝素(heparin)

药用肝素是从猪小肠和牛肺中提取而得的。肝素含有长短不一的酸性黏多糖,是一相对分子质量为 5000～30000 的混合物,含有大量硫酸基和羧基,带大量负电荷,呈强酸性。

【体内过程】
肝素是带大量负电荷的大分子,口服不被吸收。常静脉给药,60％集中于血管内皮,大部分经网状内皮系统破坏,极少量以原形从尿排出。肝素抗凝活性 $t_{1/2}$ 与给药剂量有关,静脉注射 100 U/kg、400 U/kg、800 U/kg,抗凝活性 $t_{1/2}$ 分别为 1 h、2.5 h、5 h。肺栓塞、肝硬化患者 $t_{1/2}$ 延长。

【药理作用】
肝素的主要作用机制是增强了机体的抗凝血酶Ⅲ的活性。抗凝血酶Ⅲ的作用是抑制凝血酶和凝血因子Ⅸ、Ⅹ、Ⅺ、Ⅻ的活性,而肝素可增强此作用数百倍,此外,肝素还有抑制血小板聚集的作用。因此,肝素在体内、体外均表现出强大的抗凝作用。肝素也有一定的降脂作用,它能使血管内皮释放脂蛋白脂酶,水解乳糜微粒及 VLDL,但停药后血脂回升。

【临床应用】
(1) 血栓栓塞性疾病:防止血栓形成与扩大,如深静脉血栓、肺栓塞、脑栓塞以及急性心肌梗死。

(2) 弥散性血管内凝血(DIC):应早期应用,防止因纤维蛋白原及其他凝血因子耗竭而发生继发性出血。

(3) 用于心血管手术、心导管手术、血液透析等的抗凝。

【主要制剂】

肝素钠注射液:2 mL,1000 U;2 mL,5000 U;2 mL,12500 U。

【用法用量】

(1)深部皮下注射:首次 5000～10000 U,以后每 8 h 8000～10000 U 或每 12 h 15000～20000 U;每 24 h 总量为 30000～40000 U,一般均能达到满意的效果。

(2)静脉注射:首次 5000～10000 U,或按体重每 4 h 每千克体重 100 U,用氯化钠注射液稀释后应用。

(3)静脉滴注:每日 20000～40000 U,加至 1000 mL 氯化钠注射液中持续滴注。滴注前可先静脉注射 5000 U 作为初始剂量。

(4)预防性治疗:高危血栓形成患者,大多是用于腹部手术之后,以防止深部静脉血栓。在外科手术前 2 h 先给 5000 U 肝素皮下注射,但麻醉方式应避免硬膜外麻醉,然后每隔 8～12 h 5000 U,共约 7 日。

【不良反应】

应用过量易引起自发性出血。一旦发生,停用肝素并注射带有正电荷的鱼精蛋白,每 1 mg 鱼精蛋白可中和 100 U 肝素。部分患者应用肝素 2～14 日期间可出现血小板缺乏,这与肝素引起血小板聚集作用有关。

妊娠妇女应用可引起早产及胎儿死亡。连续应用肝素 3～6 个月,可引起骨质疏松,产生自发性骨折。肝素也可引起皮疹、药物热等过敏反应。肝、肾功能不全、出血性倾向、消化性溃疡、严重高血压患者及孕妇禁用。

【注意事项】

(1)肝素有多种不同浓度的制剂,要注意其包装上的标签,保证用量准确。

(2)给药前应测凝血酶时间,用药期间每天测 1 次。

(3)应用肝素时要注意观察患者的过敏反应。

(4)2～3 日更换一次给药部位。

(5)静脉滴注时注意控制滴速并定时核查滴速。肝素刺激性大,不宜肌内注射。

(6)应用肝素后不宜突然停药,应观察患者有无出血倾向。

(7)随时备有鱼精蛋白,并在使用前确认患者是否对鱼类过敏。

【相互作用】

(1)本药与下列药物合用,可加重出血危险。

①香豆素及其衍生物可导致严重的凝血因子Ⅸ缺乏而致出血。

②阿司匹林及非甾体消炎镇痛药,包括甲芬那酸、水杨酸等均能抑制血小板功能,并能诱发胃肠道溃疡出血。

③双嘧达莫、右旋糖酐等可抑制血小板功能。

④肾上腺皮质激素、促肾上腺皮质激素等易诱发胃肠道溃疡出血。

⑤其他尚有利尿酸、组织纤溶酶原激活物(t-PA)、尿激酶、链激酶等。

(2)下列药物与本药有配伍禁忌:卡那霉素、阿米卡星、柔红霉素、乳糖酸红霉素、硫酸庆大霉素、氢化考的松、琥珀酸钠、多黏菌素 B、阿霉素、妥布霉素、万古霉素、头孢孟多、头孢氧哌唑、头孢噻吩钠、氯喹、氯丙嗪、异丙嗪、麻醉性镇痛药。

低分子量肝素(low molecular weight heparin,LMWH)

临床常用制剂有依诺肝素、替地肝素、弗希肝素、洛吉肝素及洛莫肝素等,用于预防骨外科手术后深静脉血栓形成、急性心肌梗死、不稳定型心绞痛和血液透析、体外循环等。禁忌证和注意事项与肝素相似。

（二）体内抗凝血药

香豆素类（coumarin）

常用药物包括双香豆素（dicoumarolum）、华法林（warfarin，苄丙酮香豆素）和醋硝香豆素（acenocoumarol，新抗凝）等。它们的药理作用相同。

【体内过程】

华法林口服吸收完全，$2\sim8$ h 达高峰，与血浆蛋白结合率为 $90\%\sim99\%$，$t_{1/2}$ 为 $10\sim60$ h，主要在肝及肾中代谢。双香豆素吸收不规律，与血浆蛋白结合率为 $90\%\sim99\%$，$t_{1/2}$ 为 $10\sim30$ h。醋硝香豆素 $t_{1/2}$ 为 8 h，代谢物仍有抗凝作用，$t_{1/2}$ 为 20 h。

【药理作用】

香豆素类是维生素 K 拮抗剂，在肝脏抑制维生素 K 由环氧化物向氢醌型转化，从而阻止维生素 K 的反复利用，影响含有谷氨酸残基的凝血因子 Ⅱ、Ⅶ、Ⅸ、Ⅹ 的羧化作用，使这些凝血因子停留于无凝血活性的前体阶段，从而影响凝血过程（图 30-2）。对已形成的上述凝血因子无抑制作用，因此抗凝作用出现时间较晚，一般需 $8\sim12$ h 才发挥作用，$1\sim3$ 日达到高峰，停药后抗凝作用尚可维持数天。

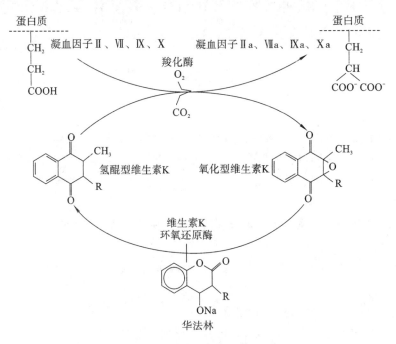

图 30-2 香豆素类抗凝机制示意图

【临床应用】

防治血栓栓塞性疾病，可防止血栓形成与发展。也可作为心肌梗死的辅助用药。口服有效，作用时间较长。但作用出现缓慢，剂量不易控制。常用于风湿性心脏病、髋关节固定术、人工置换心脏瓣膜等手术后，防止静脉血栓发生。

【不良反应和注意事项】

过量易发生出血，可用维生素 K 对抗，必要时输新鲜血浆或全血。禁忌证同肝素。其他不良反应有胃肠反应、过敏等。

羟基保泰松、甲磺丁脲、奎尼丁、水杨酸盐、甲硝唑、西咪替丁等均可加强香豆素类的抗凝作用而增加出血的机会；肝药酶诱导剂和口服避孕药可减弱香豆素类药物的抗凝作用；严格掌握适应证，在无凝血酶原测定的条件时，切不可滥用本药；个体差异较大，治疗期间应严密观察病情，严密观察口腔黏膜、鼻腔、皮下出血及大便隐血、血尿等，用药期间应避免不必要的手术操作。

（三）体外抗凝血药

枸橼酸钠(sodium citrate)

枸橼酸钠可与血液中的钙离子形成不易解离的可溶性络合物,降低血液中的钙离子而起到抗凝作用。本药仅用于体外抗凝,最主要的是新鲜血液的保存,常在 100 mL 血液中加入 2.5％枸橼酸钠 10 mL。当输入含有枸橼酸钠的库存血时,不能输得过快,以免引起低血钙性抽搐。

第三节　纤维蛋白溶解药

链激酶(streptokinase,SK)

【药理作用】

链激酶是 β 溶血性链球菌产生的一种蛋白质,能与纤溶酶原结合,形成 SK-纤溶酶原复合物,促使游离的纤溶酶原转变成纤溶酶,溶解纤维蛋白。

【临床应用】

主要用于治疗血栓栓塞性疾病。对深静脉血栓、肺栓塞、眼底血管栓塞均有疗效。但须早期用药,对不超过 6 h 的新鲜血栓疗效较好,24 h 后几乎无效。

【不良反应和注意事项】

链激酶有抗原性,故常可引起过敏反应。活动性出血 3 个月内,有脑出血或近期手术史者禁用。有出血倾向,胃、十二指肠溃疡者,分娩未满四周妇女,严重高血压、癌症患者禁用。不良反应为出血,注射局部可出现血肿。也可见皮疹、药物热等过敏反应。禁用于出血性疾病、新近创伤、消化道溃疡、伤口愈合中及严重高血压患者。急性心肌梗死溶栓治疗应尽早开始,争取在发病 12 h 内开始治疗。使用前用 5％葡萄糖溶液溶解,溶解液应在 4～6 h 内使用。用重组链激酶后 5 天至 12 个月内不能用链激酶。使用药物过量,易发生出血,如出血量过大,可用 6-氨基己酸止血,输新鲜血浆或全血。2～8 ℃保存。

尿激酶(urokinase,UK)

尿激酶是由人肾细胞合成,从尿中提取的一种蛋白酶,无抗原性,能直接激活纤溶酶原。UK 在肝、肾灭活。临床应用同 SK,用于脑栓塞疗效明显。因价格昂贵,仅用于 SK 过敏或耐受者。不良反应为出血及发热,不引起过敏反应,可用于对链激酶过敏者。

阿尼普酶(anistreplase)

阿尼普酶是对 SK 进行了改良的第二代溶栓药。本药进入人体内缓慢去酰基后才发挥作用,故其作用有一段潜伏期。本药主要用于急性心肌梗死和其他血栓性疾病,可改善症状,降低病死率。常见不良反应为注射部位和胃肠道出血、一过性低血压和过敏反应等。第二代溶栓药还有阿替普酶、西替普酶等。

雷特普酶(reteplase)

雷特普酶是应用基因重组技术改良而成的第三代溶栓药。本药具有溶栓疗效高,见效快,耐受性好、生产成本低、给药方法简便等优点。临床主要用于急性心肌梗死的患者。常见不良反应主要是出血。有出血倾向者慎用。

第四节　抗血小板药

阿司匹林（aspirin）

阿司匹林是一种解热、镇痛、抗风湿药。小剂量阿司匹林可使血小板环氧化酶不可逆乙酰化而灭活，从而阻断血小板激活剂 TXA_2 的合成，抑制血小板聚集，防止血栓的形成，是临床重要的防治血栓栓塞性疾病的药物。常用于心绞痛、心肌梗死、脑梗死的预防和治疗。现已明确，阿司匹林对血小板功能亢进而引起血栓栓塞性疾病效果肯定。每日给予小剂量阿司匹林可防治冠状动脉性疾病、心肌梗死、脑梗死、深静脉血栓形成和肺梗死等。阿司匹林能减少缺血性心脏病发作和降低复发的危险，也可使一过性脑缺血发作患者的卒中发生率和死亡率降低。

双嘧达莫（dipyridamole，潘生丁）

双嘧达莫通过增加血小板内 cAMP 含量而抑制血小板的黏附、聚集、释放，从而抗血栓形成。主要用于血栓栓塞性疾病、人工心脏瓣膜置换术后，防止血小板血栓形成。还可阻抑动脉粥样硬化早期的病变过程。不良反应有胃肠道刺激，由于血管扩张引起的血压下降、头痛、眩晕、潮红、晕厥等。

噻氯匹啶（ticlopidine）

本药为强效抗血小板药，可特异性阻碍二磷酸腺苷（ADP）介导的血小板活化，阻止血小板与纤维蛋白原的结合而抑制血小板聚集。主要用于预防脑中风、心肌梗死及外周动脉血栓性疾病的复发，疗效优于阿司匹林。不良反应常见恶心、腹泻、中性粒细胞减少等。

氯吡格雷（clopidogrel）

氯吡格雷是新型的 ADP 受体拮抗药，其化学结构与噻氯匹啶相似，不同的是起效快，不良反应低，可作为噻氯匹啶的替代药物。

依前列醇（epoprostenol，前列环素）

依前列醇能激活腺苷酸环化酶使 cAMP 浓度升高，抑制血小板聚集与释放，进而抗血栓。还有扩血管作用。本药极不稳定，$t_{1/2}$ 为 2～3 min。静脉滴注可用于急性心肌梗死、外周血管闭塞性血管疾病等。

第五节　升高白细胞药物和造血生长因子

粒细胞集落刺激因子（granulocyte colony-stimulating factor，G-CSF，非格司亭）

G-CSF 能刺激粒细胞集落形成，促进骨髓中性粒细胞的成熟和释出。临床所用为基因工程产品，主要用于自体骨髓移植以及肿瘤化疗后的严重中性粒细胞缺乏症，对某些骨髓发育不良或骨髓损害而导致中性粒细胞数量下降的患者也适用。主要不良反应为轻、中度骨痛。

粒细胞-巨噬细胞集落刺激因子
（granulocyte-macrophage colony-stimulating factor，GM-CSF，沙格司亭）

GM-CSF 可刺激粒细胞、单核细胞、巨噬细胞和巨核细胞的集落形成和增生。临床所用药物为基因工程产品。主要用于骨髓移植、肿瘤化疗、再生障碍性贫血等引起的中性粒细胞缺乏症。主要不良反应为骨痛、发热、呼吸困难、皮疹等。首次静脉滴注时可出现潮红、低血压、呼吸急促、呕吐等症状,应给予吸氧及输液处理。

红细胞生成素(erythropoietin,EPO)

红细胞生成素是由肾皮质近曲小管管壁细胞分泌的糖蛋白激素。分子质量约为 20 kDa,含 165 个氨基酸,临床上应用的是用 DNA 重组技术制备的重组人红细胞生成素(rhEPO)。

【药理作用】

EPO 能与红系干细胞的 EPO 受体结合,刺激红系干细胞增生和成熟,并促使网织红细胞入血,增加红细胞数量和血红蛋白含量。

【临床应用】

主要用于 EPO 缺乏所致的贫血,尤其是慢性肾衰竭所致的贫血,对尿毒症血液透析所致的贫血疗效显著,有效率达 95% 以上;也可用于肿瘤化疗、艾滋病、药物治疗所致的贫血。

【不良反应和注意事项】

主要因红细胞快速增加,血黏度升高而引起高血压,偶可诱发脑血管意外或癫痫发作等,应用时应经常进行血液比容测定。此外,还可引起流感样症状。骨髓肿瘤、白血病患者禁用。

本药用前勿振摇,否则可使糖蛋白变性而降低效价。因本药未加防腐剂,每瓶仅供一次性使用,剩余部分应弃掉。

第六节 血容量扩充药

大量失血或失血浆(如烧伤)可引起血容量降低,导致休克。迅速补足以及扩充血容量是抗休克的基本疗法。除全血和血浆外,也可应用人工合成的血容量扩充药。对血容量扩充药的基本要求是能维持血液胶体渗透压;排泄较慢;无毒、无抗原性。目前最常用的是右旋糖酐。

右旋糖酐(dextran)

右旋糖酐是葡萄糖的聚合物,由于聚合的葡萄糖分子数目不同,可得不同分子量的产品。临床应用的有中分子右旋糖酐、低分子右旋糖酐和小分子右旋糖酐,分别称右旋糖酐 70、右旋糖酐 40 和右旋糖酐 10。

【体内过程】

右旋糖酐 70 在血液中存留时间较久,24 h 约排出 50%,作用维持 12 h。右旋糖酐 10 则仅维持 3 h。

【药理作用】

右旋糖酐相对分子质量较大,不易渗出血管,可提高血浆胶体渗透压,从而扩充血容量,维持血压。作用强度与维持时间依中、低、小分子而逐渐缩小。低分子右旋糖酐和小分子右旋糖酐能抑制血小板和红细胞聚集,降低血黏度,并对凝血因子 II 有抑制作用,因而能防止血栓形成和改善微循环。它们还有渗透性利尿的作用。

【临床应用】

各类右旋糖酐主要用于低血容量性休克,包括急性失血、创伤和烧伤性休克。低分子右旋糖酐由于能改善微循环,抗休克效果更好;低分子、小分子右旋糖酐也用于 DIC、血栓形成性疾病,如脑血栓形成、心肌梗死、心绞痛、血管闭塞性脉管炎、视网膜动静脉血栓等。

Note

【不良反应和注意事项】

少数患者用药后出现皮肤过敏反应,极少数患者可出现过敏性休克。故首次用药应进行皮试,静脉滴注开始宜慢,严密观察 5~10 min,发现症状,立即停药,及时抢救。用量过大可出现凝血障碍。禁用于血小板减少症及出血性疾病。心功能不全患者慎用。

 本章思维导图

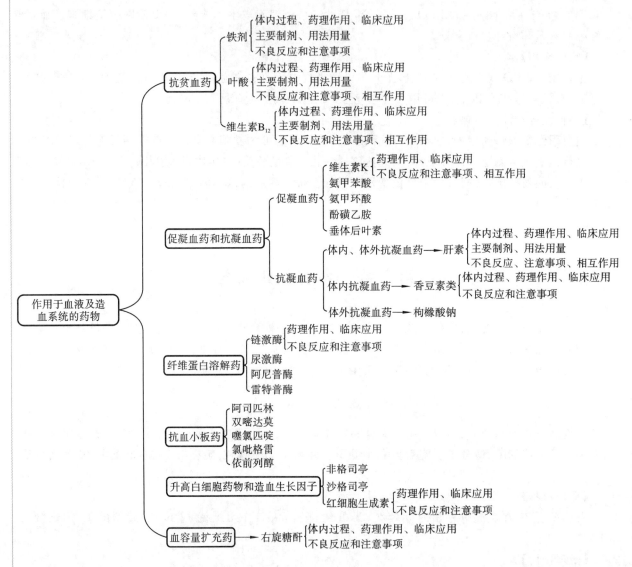

 目 标 检 测

1. 下列哪项不是肝素的临床适应证?( )

A. 肺栓塞　　　　B. DIC 早期　　　　C. 严重高血压　　　D. 心脏瓣膜置换术　　E. 血液透析

2. 华法林可用于以下哪种情况?( )

A. 氨甲苯酸过量所致血栓　　　　B. 心脏瓣膜置换术后　　　　　　C. 输血时防止血液凝固

D. 急性脑血栓的抢救　　　　　　E. DIC 早期

3. 下列哪一项不是维生素 K 的适应证?( )

A. 阻塞性黄疸所致出血　　　　　　B. 胆瘘所致出血　　　　　　　　C. 长期使用广谱抗生素

D. 新生儿出血　　　　　　　　　　E. 水蛭素应用过量

4. 可以口服的抗凝药是(　　)。

A. 肝素　　　　　　B. 香豆素类　　　　C. 枸橼酸钠　　　D. 尿激酶　　　E. 维生素 B_{12}

5. 链激酶在血栓形成后不超过(　　)h给药效果最佳。

A. 2　　　　　　　B. 4　　　　　　　C. 6　　　　　　D. 12　　　　　E. 24

6. 华法林引起的出血宜选用(　　)。

A. 去甲肾上腺素　　　　　　　　　B. 氨甲苯酸　　　　　　　　　　C. 维生素 K

D. 对氯苯甲酸　　　　　　　　　　E. 维生素 C

7. 巨幼红细胞性贫血患者合并神经症状时必须应用(　　)。

A. 维生素 B_{12}　　　　　　　　　B. 叶酸　　　　　　　　　　　　C. 甲酰四氢叶酸钙

D. 红细胞生成素　　　　　　　　　E. 硫酸亚铁

8. 促进铁吸收的因素有(　　)。

A. 磷酸盐　　　　　B. 碳酸盐　　　　　C. 四环素　　　D. 维生素 C　　　E. 抗酸药

9. 影响维生素 B_{12} 吸收的主要因素是(　　)。

A. 浓茶　　　　　　B. 内因子缺乏　　　C. 碳酸氢盐　　　D. 四环素合用　　E. 胰酶

10. 外伤失血患者出现低血容量性休克合并少尿时应首先选用(　　)。

A. 低分子右旋糖酐　　　　　　　　B. 中分子右旋糖酐　　　　　　　C. 小分子右旋糖酐

D. 呋塞米　　　　　　　　　　　　E. 氢氯噻嗪

11. 红细胞生成素的最佳适应证为(　　)。

A. 慢性肾病所致贫血　　　　　　　B. 化疗药所致贫血　　　　　　　C. 严重缺铁性贫血

D. 严重再生障碍性贫血　　　　　　E. 恶性贫血

12. 以下哪项不是铁剂的不良反应?(　　)

A. 刺激胃肠黏膜　　　　　　　　　B. 可使粪便变黑　　　　　　　　C. 便秘

D. 粒细胞减少　　　　　　　　　　E. 急性中毒可引起休克

13. 肝素体内抗凝最常用的给药途径为(　　)。

A. 口服　　　　　　B. 肌内注射　　　　C. 皮下注射　　　D. 静脉注射　　E. 舌下含服

14. 口服铁剂最常见的不良反应是(　　)。

A. 高血压　　　　　B. 出血反应　　　　C. 胃肠道刺激　　　D. 过敏反应　　E. 嗜睡

15. 患者,男,68 岁。高血压病史 30 年,近两年记忆力明显减退,2 h 前突发口眼歪斜,一侧肢体功能障碍。临床诊断为脑动脉血栓形成。下列何药可以进行溶栓治疗?(　　)

A. 枸橼酸钠　　　　　　　　　　　B. 华法林　　　　　　　　　　　C. 低分子右旋糖酐

D. 链激酶　　　　　　　　　　　　E. 肝素

第六篇

内分泌系统药理

第三十一章 肾上腺皮质激素类药物

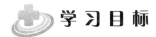

学习目标

知识目标

1. 掌握:糖皮质激素的药理作用、临床应用及不良反应。
2. 熟悉:肾上腺皮质激素类药物的分类。
3. 了解:盐皮质激素、促肾上腺皮质激素及皮质激素抑制药的临床应用。

技能目标

学会观察糖皮质激素类药物的疗效和不良反应,能正确进行用药护理,指导患者合理用药。

案例导入

　　患者,女,27岁,因双下肢及眼睑水肿、乏力而入院。尿常规:蛋白(＋＋＋)、潜血(＋＋),确诊为肾病综合征,给予泼尼松 60 mg/d 顿服治疗。2 个月后患者症状改善,但体重增加,脸发胖变形,颜面及体表出现痤疮、多毛等现象。

　　讨论:

　　1. 该患者出现体重增加、脸发胖变形等现象可能的原因是什么?

　　2. 若继续使用泼尼松还可能出现哪些不良反应? 要注意哪些问题?

　　肾上腺皮质激素(adrenocortical hormone)是肾上腺皮质分泌的各种激素的总称,在化学结构上都属于甾醇类。

第一节 糖皮质激素类药物

　　糖皮质激素类药物作用广泛而复杂,且随剂量不同而异,临床应用非常广泛。按照作用时间的长短,分为短效、中效及长效三类。常用糖皮质激素类药物作用的比较见表 31-1。

表 31-1　常用糖皮质激素类药物的相对效价及等效剂量

类别	药　　物	水盐代谢作用(比值)	抗炎作用(比值)	等效剂量/mg
短效	氢化可的松	1.0	1.0	20.00
	可的松	0.8	0.8	25.00
中效	泼尼松	0.8	4.0	5.00
	泼尼松龙	0.8	4.0	5.00
	甲泼尼龙	0.5	5.0	4.00
	曲安西龙	0	5.0	4.00

本章 PPT

微课

案例导入
参考答案

Note

续表

类别	药　　物	水盐代谢作用（比值）	抗炎作用（比值）	等效剂量/mg
长效	倍他米松	0	25.0～35.0	0.60
	地塞米松	0	30.0	0.75

注：表中水、盐代谢、抗炎作用、局部应用作用数值均为与氢化可的松比较的相对强度。

【体内过程】

口服、注射均易吸收，吸收后主要在肝内代谢，经肾脏排泄，其中可的松和泼尼松需在肝内分别转化成氢化可的松和泼尼松龙才有活性，故严重肝功能不全的患者宜选用氢化可的松或泼尼松龙。

【药理作用】

1. 抗炎作用　糖皮质激素在药理剂量时能抑制感染性炎症和非感染性炎症，减轻充血，降低毛细血管的通透性，抑制炎症细胞（淋巴细胞、粒细胞、巨噬细胞等）向炎症部位移动，阻止炎症介质如激肽类、组胺、慢反应物质等发生反应，抑制吞噬细胞的功能，稳定溶酶体膜，阻止补体参与炎症反应，抑制炎症后组织损伤的修复等。

2. 免疫抑制作用　药理剂量的糖皮质激素可影响免疫反应的多个环节，包括可抑制巨噬细胞吞噬功能，降低单核吞噬细胞系统消除颗粒或细胞的作用，可使淋巴细胞溶解，以致淋巴结、脾及胸腺中淋巴细胞耗竭。此作用对 T 细胞较明显，其中辅助性 T 细胞减少更显著。还可降低自身免疫性抗体水平。基于以上抗炎及免疫抑制作用，可缓解过敏反应及自身免疫性疾病的症状，对抗异体器官移植的排异反应。

3. 抗毒素作用　糖皮质激素能提高机体对有害刺激的应激能力，减轻细菌内毒素对机体的损害，缓解毒血症症状，也能减少内热原的释放，对感染脓毒血症的高热有退热作用。

4. 抗休克作用　解除小动脉痉挛，增强心肌收缩力，改善微循环，对中毒性休克、低血容量性休克、心源性休克都有对抗作用。

5. 对代谢的影响　糖皮质激素可增高肝糖原，升高血糖，提高蛋白质的分解代谢；可改变身体脂肪的分布，形成向心性肥胖；可增加钠离子再吸收，促进钾、钙、磷的排泄。

6. 对血液和造血系统的作用　使红细胞和血红蛋白含量增加，大剂量可使血小板增多并提高纤维蛋白原浓度，缩短凝血时间。此外，可使血液中嗜酸性细胞及淋巴细胞减少。

7. 其他　减轻结缔组织的病理增生，提高中枢神经系统的兴奋性，促进胃酸及胃蛋白酶分泌等。

【临床应用】

1. 严重感染　用于严重感染的中毒症状或伴有休克者。如中毒性菌痢、中毒性肺炎、流行性脑脊髓膜炎、脓毒血症、猩红热、重症伤寒等，宜及早采用大剂量突击疗法，迅速缓解症状。但因糖皮质激素无抗菌作用，并可降低机体防御能力，故必须合用足量、有效的抗菌药物，以免感染病灶扩散。

2. 防止某些炎症后遗症　对结核性脑膜炎、胸膜炎、心包炎等，早期使用糖皮质激素，可促进炎症消退，并防止炎症后期粘连及疤痕的形成。对眼科疾病如虹膜炎、角膜炎、视网膜炎和视神经炎等非特异性眼炎，应用糖皮质激素有消炎止痛、防止角膜混浊和疤痕粘连的作用。

3. 各种休克　大剂量糖皮质激素可用于各种严重休克，特别是感染中毒性休克，早期大剂量使用糖皮质激素有利于患者度过危险期。感染中毒性休克时，需联合足量、有效的抗菌药物。及早、短时间突击使用大剂量糖皮质激素，产生效果即可停药；对过敏性休克，可与首选药肾上腺素合用；对心源性休克，需结合病因治疗；对低血容量性休克，在补液、补电解质或输血后效果不佳时，可合用超大剂量的糖皮质激素。

4. 自身免疫性疾病和变态反应性疾病　风湿热、风湿性心肌炎、风湿性关节炎及类风湿关节炎、系统性红斑狼疮、结节性动脉周围炎、皮肌炎、自身免疫性贫血和肾病综合征等应用糖皮质激素后可缓解症状，一般采用综合疗法。对于荨麻疹、血管神经性水肿、过敏性休克和支气管哮喘，治疗主要用抗组胺药和肾上腺素受体激动药，病情严重或其他药物无效时，也可应用糖皮质激素辅助治疗。异体器官移植手术后所产生的排异反应也可应用糖皮质激素,常与其他免疫抑制药合用。

5. 血液病 用于儿童急性淋巴细胞白血病、粒细胞减少症、血小板减少症、过敏性紫癜和再生障碍性贫血等,但停药后易复发。

6. 替代疗法 用于急、慢性肾上腺皮质功能减退症,如肾上腺危象、脱垂体前叶功能减退和肾上腺次全切除术后的补充替代治疗。

7. 局部应用 用于接触性皮炎、湿疹、牛皮癣等皮肤病,多用氟氢可的松、氟轻松等软膏、霜剂或洗剂局部用药。对天疱疮及剥脱性皮炎等严重病例仍需全身用药。当肌肉韧带或关节劳损时,可将醋酸氢化可的松或醋酸氢化泼尼松混悬液加入 1% 普鲁卡因注射液,肌内注射或注入韧带压痛点或注入关节腔内。

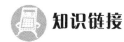

知识链接

糖皮质激素在封闭疗法中的应用

封闭疗法是一种将一定浓度和容量的泼尼松龙注射液和盐酸普鲁卡因混合,注射到病变区域的治疗方法。泼尼松龙能够改善毛细血管通透性,抑制炎症反应,减轻致病因子对机体的损害。盐酸普鲁卡因可以缓解疼痛,增强疗效。虽然这些方法不能从根本上去除病因,但能减轻甚至消除症状、预防并发症的发生。许多颈肩腰腿疼痛症经过一次或几次封闭治疗后,症状完全消失甚至不再复发。

【用法与疗程】

1. 大剂量突击疗法 适用于急性危重患者,以迅速控制症状并度过危险期,如严重中毒性感染和中毒性休克等可短期大剂量使用,疗程一般不超过 3 日。一般选用氢化可的松首剂 200～300 mg 静脉滴注,一日剂量可达 1 g,连续用药 3～5 日后,症状缓解可立即停药。

2. 一般剂量长程疗法 适用于反复发作、累及多种器官的慢性病。目的在于在较长时期内控制症状、防止疾病急性发作,如肾病综合征、顽固性支气管哮喘、淋巴细胞白血病、恶性淋巴瘤等。一般选用泼尼松 10～20 mg 口服,一日 3 次,作用明显后,逐渐减量以维持疗效即可。

3. 小剂量替代疗法 适用于慢性肾上腺皮质功能减退症、腺垂体功能减退症及肾上腺次全切除术后。可选用可的松每日 12.5～25 mg 或氢化可的松每日 10～20 mg,需长期使用。

4. 隔日疗法 肾上腺皮质激素的分泌具有昼夜节律性,每日上午 8 时为分泌高峰,随后逐渐下降,午夜 0 时为低潮。在长程疗法中对某些慢性病可将两日的总量在隔日早晨一次给予,此时恰逢糖皮质激素正常分泌高峰,对肾上腺皮质反馈性抑制最小,可减小停药反应。

5. 局部应用 用于皮肤病、眼病、哮喘和过敏性鼻炎等。常选用氢化可的松、氟轻松、倍氯米松等。

【不良反应】

1. 长期大量应用引起的不良反应

(1)医源性肾上腺皮质功能亢进综合征:又称类肾上腺皮质功能亢进综合征,由物质代谢和水、盐代谢紊乱所致,表现为满月脸、水牛背、向心性肥胖、皮肤变薄、痤疮、多毛、水肿、低血钾、高血压、糖尿病等。停药后可自行消退。

(2)诱发或加重感染:因糖皮质激素能减弱机体防御功能。长期应用常可诱发感染或使体内潜在病灶扩散,常见的有金黄色葡萄球菌、真菌、病毒感染和结核的扩散,故宜尽早采取防治措施。

(3)消化系统并发症:使胃酸、胃蛋白酶分泌增加,抑制胃黏液分泌,降低胃肠黏膜的抵抗力,故可诱发或加剧胃、十二指肠溃疡,甚至造成消化道出血或穿孔。偶尔也可诱发胰腺炎或脂肪肝。

(4)心血管系统并发症:糖皮质激素有保钠排钾作用,长期应用可引起高血压和动脉粥样硬化。

(5)骨质疏松、肌肉萎缩、伤口愈合迟缓:糖皮质激素使蛋白质分解增加,抑制肉芽组织生成,也可促进排钙,故可致骨质疏松、肌肉萎缩、自发性骨折及伤口不易愈合,并可抑制儿童生长发育,孕妇可引起畸胎。

（6）中枢神经系统反应：糖皮质激素有中枢兴奋作用，可引起激动、失眠、欣快等症状，甚至诱发精神失常和癫痫。大剂量应用偶可引起儿童惊厥。

2. 停药反应

（1）医源性肾上腺皮质功能不全：长期应用尤其是连续给药的患者，减量过快或突然停药时，由于糖皮质激素的负反馈作用，抑制脑垂体前叶分泌促皮质激素，可引起肾上腺皮质萎缩和功能不全。多数患者可无表现，少数患者遇到严重应激情况如感染、创伤、手术时可发生肾上腺危象，表现为恶心、呕吐、乏力、低血压、低血糖、休克等，需及时抢救。因此，长期应用糖皮质激素应逐渐减量，缓慢停药。

（2）反跳现象：因患者对激素产生了依赖性或病情尚未完全控制，长期用药时，突然停药或减量过快可致原病复发或恶化，常需加大剂量再行治疗，待症状缓解后再逐渐减量、缓慢停药。

【禁忌证】

活动性结核、严重精神病和癫痫、活动性消化性溃疡、新近胃肠吻合术、骨折、创伤修复期、角膜溃疡、肾上腺皮质功能亢进、严重高血压、糖尿病、妊娠早期、药物不能控制的病毒性感染如水痘等，真菌性感染的患者均禁用。

【相互作用】

（1）糖皮质激素可使血糖升高，减弱口服降血糖药或胰岛素的作用。

（2）苯巴比妥、苯妥英钠、利福平等肝药酶诱导剂可加快糖皮质激素代谢，故需适当增大剂量。

（3）糖皮质激素与噻嗪类利尿药或两性霉素 B 均能促使排钾，合用时需注意补钾。

（4）糖皮质激素可使水杨酸盐的消除加快而降低其疗效。此外，两药合用更易致消化性溃疡。

（5）糖皮质激素可使口服抗凝药效果降低，两药合用时抗凝药的剂量应适当增大。

（6）伊曲康唑会升高甲泼尼龙的血药浓度并加强其肾上腺抑制作用，合用时注意激素减量。伊曲康唑对吸入布地奈德也有类似影响。

（7）地尔硫草可以降低甲泼尼龙的清除率。

第二节　盐皮质激素类药物

盐皮质激素（mineralocorticoid）包括醛固酮（aldosterone）和脱氧皮质酮（deoxycorticosterone）。

盐皮质激素主要作用是增加远曲肾小管对钠离子的重吸收和对钾离子的排出作用，即留钠、留水和排钾作用。临床上主要用于慢性肾上腺皮质功能减退症，纠正水、电解质紊乱。其糖皮质激素样作用弱，仅为可的松的 1/3。

剂量过大时可能引起水肿、水钠潴留、高血压、低钾血症等。

第三节　促肾上腺皮质激素及皮质激素抑制药

一、促肾上腺皮质激素

促肾上腺皮质激素（adrenocorticotrophic hormone，ACTH）由垂体前叶嗜碱性粒细胞在下丘脑促皮质激素释放激素（GRH）作用下合成和分泌，能维持肾上腺正常形态并促进肾上腺皮质激素的合成与分泌。ACTH 只有在肾上腺皮质本身功能完好时才能发挥作用，缺乏 ACTH 将会引起肾上腺皮质萎缩和分泌功能减退。故临床用途与皮质激素基本相同。在极少数情况下用皮质激素疗效不佳时，改用本药后有较好疗效,但对肾上腺皮质已萎缩、功能完全丧失的患者无效,须改用皮质激素。临床用于兴奋肾上腺皮质功能和促肾上腺皮质激素试验。原发性肾上腺皮质功能减退者对本药无反应。ACTH口服后在胃内被胃蛋白酶破坏而失效,需注射给药。静注起效快,于数分钟内产生作用。

二、皮质激素抑制药

皮质激素抑制药能阻断皮质激素的生物合成,可替代外科的肾上腺皮质切除术,临床常用的有米托坦和美替拉酮。

米托坦(mitotan)

米托坦可选择性地作用于肾上腺皮质细胞,尤其是束状带和网状带细胞,使其萎缩、坏死,用药后血和尿中的氢化可的松及其代谢物迅速减少,但对球状带细胞没有作用,故不影响醛固酮的分泌。临床主要用于无法手术的、功能性和非功能性肾上腺皮质癌、肾上腺皮质增生以及肿瘤所致的皮质醇增多症。不良反应可有厌食、恶心、腹泻、嗜睡、乏力、中枢抑制、运动失调等。

美替拉酮(metyrapone)

美替拉酮能抑制皮质醇的合成,降低体内糖皮质激素的血浆水平,并能反馈性地促进促肾上腺皮质激素分泌。临床主要用于治疗肾上腺皮质肿瘤所致的肾上腺皮质功能亢进症,还可用于垂体释放促肾上腺皮质激素功能试验。不良反应较少,可引起眩晕、消化道反应。

本章思维导图

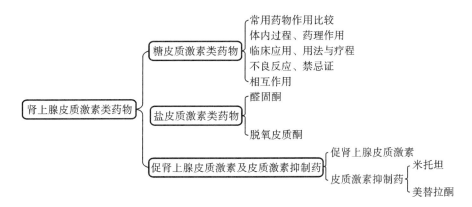

目 标 检 测

1. 严重肝功能不全患者需应用糖皮质激素时,不应选用( )。

A. 强的松　　　　　B. 氢化可的松　　　C. 可的松　　　　　D. 强的松龙　　　　E. A 或 C

2. 使用糖皮质激素治疗感染中毒性休克时,应采用( )。

A. 反复静脉滴注给药　　　　　　　　B. 一次负荷量肌内注射给药,然后静脉滴注维持给药

C. 小剂量快速静脉注射　　　　　　　D. 大剂量肌内注射

E. 大剂量突击静脉给药

3. 长期应用糖皮质激素可引起( )。

A. 低血钾　　　　　　　　　　　　　B. 高血钾　　　　　　　　　　　　　C. 高血磷

D.高血钙   E.钙、磷排泄减少

4.糖皮质激素治疗过敏性支气管哮喘的主要机制是(　　)。

A.兴奋 β_2 受体   B.抑制补体参与免疫反应

C.使细胞内 cAMP 增强   D.稳定肥大细胞膜,抑制炎症介质释放

E.直接扩张支气管平滑肌

5.糖皮质激素在临床上不可用于(　　)。

A.器官移植   B.儿童急性淋巴细胞白血病

C.自身免疫性疾病   D.结核病晚期   E.过敏性鼻炎

6.根据肾上腺皮质激素分泌的昼夜节律性,最佳服药时间是(　　)。

A.每日凌晨 0 时   B.每日上午 8 时   C.每日中午 12 时

D.每日下午 4 时   E.每日晚上 8 时

7.慢性肾上腺皮质功能减退症患者使用糖皮质激素治疗时宜选用(　　)。

A.大剂量冲击疗法   B.一般剂量长程疗法   C.小剂量替代疗法

D.隔日疗法   E.局部应用

第三十二章 降血糖药

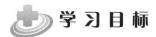学习目标

知识目标

1. 掌握:胰岛素的药理作用、临床应用及不良反应。
2. 熟悉:磺酰脲类药、双胍类药的药理作用、临床应用和不良反应。
3. 了解:其他口服降血糖药的作用特点。

技能目标

学会观察降血糖药的疗效及不良反应,能正确进行用药护理,指导患者合理用药。

案例导入

> 患者,女,50岁,肥胖多年,近来易口渴,乏力,嗜睡,有糖尿病家族史,其姐姐、姑母、祖母患糖尿病,且均肥胖。经检查:尿糖(+),空腹血糖 7.9 mmol/L,饭后 2 h 血糖 12.1 mmol/L,诊断为 2 型糖尿病。医生建议控制饮食后仍不能控制血糖,改用二甲双胍治疗,症状缓解。
>
> 请简述二甲双胍的作用特点和常见的不良反应。

糖尿病是一种糖、蛋白质和脂肪代谢障碍性疾病,其原因众多,但主要是胰岛素分泌或生成异常。糖尿病可分为胰岛素依赖型糖尿病(insulin dependent diabetes mellitus,TDM,又称 1 型糖尿病)及非胰岛素依赖型糖尿病(noninsulin dependent diabetes mellitus,T2DM,又称 2 型糖尿病)。

第一节 胰 岛 素

胰岛素是由胰岛 B 细胞分泌的一种激素,药用胰岛素一般多从猪、牛胰腺中提取,但因有种属差异,可成为抗原引起过敏反应。目前可通过重组 DNA 技术利用大肠杆菌合成胰岛素,还可将猪胰岛素 B 链第 30 位的丙氨酸用苏氨酸代替而获得人胰岛素。人胰岛素几乎无抗原性,用药后不产生胰岛素抗体。

【体内过程】

胰岛素口服易被消化酶破坏,因此所有胰岛素制剂都必须注射,皮下注射吸收快。在肝内迅速灭活,维持时间短,$t_{1/2}$ 为 9~10 min。普通胰岛素可静脉注射,起效迅速,通常用于急救。根据胰岛素起效快慢、达峰时间以及作用持续时间可将胰岛素分为超短效胰岛素、短效胰岛素、中效胰岛素、长效胰岛素和超长效胰岛素,见表 32-1。

表 32-1　常用胰岛素制剂药动学特点

药　物	给药途径	起效时间	达峰时间	持续时间	使用方法
超短效胰岛素					
门冬胰岛素	皮下	10～20 min	1～3 h	3～5 h	餐前 15 min
赖脯胰岛素	皮下	15～20 min	0.5～1 h	4～5 h	餐前 15 min
短效胰岛素					
普通胰岛素	皮下	0.5～1 h	2～4 h	6～8 h	餐前 30 min;
	静脉	10～30 min	10～30 min	0.5～1 h	急救
中效胰岛素					
低精蛋白锌胰岛素	皮下	1.5 h	4～12 h	18～24 h	早餐/晚餐前 0.5～1 h,1～2 次/日
长效胰岛素					
精蛋白锌胰岛素	皮下	3～4 h	12～20 h	24～36 h	早餐或晚餐前 1 h
超长效胰岛素					
甘精胰岛素	皮下	1.5 h	无峰值	22 h	一般睡前皮下注射
地特胰岛素	皮下	—	6～8 h	24 h	一般睡前皮下注射

【药理作用】

1. 糖代谢　胰岛素通过增加葡萄糖的转运,加速葡萄糖的氧化和酵解,促进糖原的合成和储存,抑制糖原分解和糖异生,从而降低血糖。

2. 脂肪代谢　胰岛素能增加脂肪酸的转运,促进脂肪合成并抑制其分解,减少游离脂肪酸和酮体的生成。

3. 蛋白质代谢　胰岛素可增加氨基酸的转运和蛋白质的合成,抑制蛋白质的分解。

4. 促进 K⁺ 转运　促进 K^+ 进入细胞内,增加细胞内 K^+ 浓度。

【临床应用】

1. 各型糖尿病　①1 型糖尿病:胰岛素是最重要的药物,而且需终生用药;②经饮食控制或用口服降血糖药未能控制的 2 型糖尿病;③合并重度感染、消耗性疾病、高热、妊娠、创伤以及手术的各型糖尿病;④糖尿病发生各种急性或严重并发症者,如酮症酸中毒及非酮症高血糖、高渗性昏迷。

2. 纠正细胞内缺钾　临床采用葡萄糖、胰岛素与氯化钾组成极化液(GIK),促进 K^+ 内流,纠正细胞内缺钾,以防治早期心肌梗死或其他心脏病变时的心律失常。

【不良反应】

1. 低血糖　多数是胰岛素过量或未按时按量进食或运动过多等诱因引起,是最常见也是最严重的不良反应。早期表现为饥饿感、出汗、心悸、焦虑、震颤等症状,严重者可出现昏迷、休克及脑损伤,甚至死亡。为预防低血糖的严重后果,应严格控制胰岛素用量,并教会患者熟知此反应,轻者可饮用糖水或摄食,严重者应立即静脉注射 50% 葡萄糖。必须注意鉴别低血糖昏迷和酮症酸中毒性昏迷及非酮症性糖尿病昏迷。

2. 过敏反应　过敏反应较多见,多为皮疹等皮肤过敏,少数发生荨麻疹、血管神经性水肿,偶可引起过敏性休克,可用抗组胺药和糖皮质激素治疗。主要因动物来源的胰岛素制剂具有抗原性,或由胰岛素制剂纯度较低所致。可改用抗原性较弱的高纯度胰岛素。

3. 胰岛素抵抗　胰岛素抵抗又称胰岛素耐受性,分为急性和慢性两类。①急性:并发感染、创伤、手术、情绪激动等所致应激状态时,血中抗胰岛素物质增多而致胰岛素抵抗。如酮症酸中毒时,血中大量游离脂肪酸和酮体妨碍葡萄糖的摄取和利用;pH 值降低可减少胰岛素与受体结合,从而使胰岛素作用锐减。治疗方法是消除诱因,并在短时间内给予大量胰岛素,待诱因消除后,恢复胰岛素常规用量。

②慢性：体内产生了胰岛素抗体、胰岛素受体数目减少、胰岛素受体基因异常等，处理方法是用免疫抑制剂控制症状，使患者对胰岛素的敏感性恢复正常，换用低抗原性、高纯度胰岛素或人胰岛素制剂，同时适当调整剂量或加用口服降血糖药。

4. 脂肪萎缩或肥厚 长期使用非纯化胰岛素或长期在一个部位注射时可出现。见于注射部位，女性多于男性，应用高纯度胰岛素制剂后已少见。

5. 其他 注射胰岛素后引起腹部肥胖，体重增加，为高胰岛素血症的表现，尤以老年糖尿病患者多见。胰岛素治疗后，个别患者会出现屈光不正、胰岛素水肿等表现，一般可自愈。

【注意事项】

（1）胰岛素的储藏：未开瓶使用的胰岛素应在 2～8 ℃条件下冷藏密闭避光保存，不可冰冻。已开瓶使用的胰岛素注射液可在室温（最高 25 ℃）保存 4～6 周（生物合成人胰岛素及预混胰岛素注射液为 6 周，其他注射液为 4 周），避免光照和受热。使用中的胰岛素笔芯不要放在冰箱里，可以与胰岛素笔一起随身携带，在室温最长保存 4 周。冷冻后的胰岛素不可使用。

（2）混悬性胰岛素注射液禁用于静脉注射，只有可溶性胰岛素如短效胰岛素（包括人和动物来源）可以静脉给药。

【相互作用】

胰岛素与口服降血糖药、水杨酸盐、单胺氧化酶抑制剂、奥曲肽、血管紧张素转化酶抑制剂、同化激素以及磺胺类药物合用时，应适当减少剂量。与口服避孕药、甲状腺激素、噻嗪类等药物合用时，宜适当增加剂量。此外，β 受体阻断药会掩盖低血糖的症状，乙醇能加强并延长胰岛素的降糖作用，应避免合用。

第二节　口服降血糖药

目前常用口服降血糖药包括磺酰脲类药、双胍类药、α-葡萄糖苷酶抑制药、胰岛素增敏药、餐时血糖调节药，还有一些其他口服降血糖药。

一、磺酰脲类药

磺酰脲类药主要通过刺激胰岛 B 细胞释放胰岛素达到降血糖的作用，因此仅对 B 细胞尚有功能的糖尿病患者有效，对 1 型糖尿病及胰腺完全切除者无效。第一代药物有甲苯磺丁脲（tolbutamid，甲糖宁）、氯磺丙脲（chlorpropamide）；第二代药物有格列本脲（glibenclamide，优降糖）、格列吡嗪（glipizide，吡磺环己脲）等，降血糖作用可增加数十倍至数百倍；第三代药物有格列齐特（gliclazide，达美康）等，不仅能降血糖，还能改变血小板功能，对糖尿病易凝血和有血管栓塞的患者有益。

格列本脲（glibenclamide，优降糖）

【体内过程】

口服后 30 min 发挥作用，半衰期为 10 h，持续 16～24 h，蛋白结合率达 95%。

【药理作用】

主要通过刺激胰岛 B 细胞分泌胰岛素，使血中胰岛素增多，达到降血糖的作用。还可以纠正 2 型糖尿病患者外周组织的胰岛素抵抗。其降糖作用强。

【临床应用】

用于饮食不能控制的轻、中度 2 型糖尿病。

【主要制剂】

片剂：每片 2.5 mg。

【用法用量】

开始时每日 2.5～5 mg,早餐前一次服,或一日 2 次,早餐、晚餐前各 1 次;然后根据情况每周增加 2.5 mg,一般每日量为 5～10 mg,最大不超过 15 mg。

【不良反应】

本药为长效药物,更易发生严重低血糖反应,应从小剂量开始使用本药。

【注意事项】

复方降血糖药"消渴丸"中含有格列本脲成分,使用过程需注意格列本脲的不良反应。

【相互作用】

(1) 格列本脲有较高的血浆蛋白结合率,能与如保泰松、水杨酸钠、吲哚美辛、青霉素、双香豆素等药物发生竞争性置换,使游离药物浓度上升而引起低血糖反应。

(2) 氯丙嗪、糖皮质激素、噻嗪类利尿药、口服避孕药等因抑制胰岛素的释放,均会降低格列本脲的降血糖作用。

(3) 大量饮酒能增加磺酰脲类药的低血糖反应。

二、双胍类药

双胍类药通过促进组织对葡萄糖的摄取和利用,减少肠道对葡萄糖的吸收,减少糖异生,增加胰岛素与其受体结合,降低血中胰高血糖素水平而发挥降血糖作用。对胰岛功能正常或丧失的糖尿病患者均有效,但对正常人血糖几乎无作用。常用药物有二甲双胍(metformin,甲福明)、苯乙双胍(phenformine,苯乙福明)。

二甲双胍(metformin,甲福明)

【体内过程】

口服均易吸收,作用时间短,$t_{1/2}$约 1.5 h,在体内不与血浆蛋白结合,不被肝脏代谢,大部分以原形从尿中排出。

【药理作用】

(1) 促进外周组织对葡萄糖的摄取和利用,有利于糖尿病的长期控制。

(2) 本药抑制肠道吸收葡萄糖,并抑制肝糖原异生,可使糖尿病患者血糖及糖化血红蛋白降低。

【临床应用】

(1) 首选用于单纯饮食控制及体育锻炼治疗无效的 2 型糖尿病,特别是肥胖的 2 型糖尿病。

(2) 对于 1 型糖尿病或 2 型糖尿病,本药与胰岛素合用,可增加胰岛素的降血糖作用,减少胰岛素用量,防止低血糖发生。

【主要制剂】

片剂:每片 0.25 g、0.5 g 或 0.85 g。缓释片:每片 0.5 g。

【用法用量】

小剂量开始,逐渐加量;随餐服用;当一日剂量超过 2 g 时,药物应随三餐分次服用。

【不良反应】

1. 胃肠反应 包括食欲减退、恶心、呕吐及腹泻等。双胍类药物在影响葡萄糖吸收的同时,对维生素 B_{12}、叶酸等的吸收也有影响,长期应用需注意适当补充。

2. 过敏反应 表现为皮肤红斑、荨麻疹等。

3. 乳酸性酸中毒 双胍类药物最严重的不良反应,表现为呕吐、腹痛、过度换气、意识障碍。

【相互作用】

二甲双胍不刺激胰岛素分泌,其少引起低血糖,与磺酰脲类药合用时可起到协同作用,可提高降血糖的疗效。

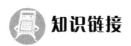 **知识链接**

二甲双胍与减肥

二甲双胍可以改善胰岛素抵抗,同时还有调脂的作用,是肥胖型 2 型糖尿病患者的首选药物,但是目前却有人将二甲双胍用作减肥药。二甲双胍在长期的临床使用过程中已被证实,降血糖疗效和安全性很好,价格便宜,一般不会引起低血糖,但肥胖者滥用二甲双胍来减肥则是不可取的。二甲双胍的药理作用是减少肝糖原输出,增加糖原合成,但降低体重的效果并不是那么明显,所以不能将其视为减肥药,尤其是高龄、肾功能不全、心肺功能不全者更应慎用二甲双胍。

三、α-葡萄糖苷酶抑制药

α-葡萄糖苷酶抑制药是一类新型口服降血糖药,可与碳水化合物竞争小肠黏膜上皮细胞上的 α-葡萄糖苷酶,阻止淀粉类食物在肠道的分解,延缓葡萄糖吸收,降低餐后血糖作用较强。主要包括阿卡波糖(acarbose)、伏格列波糖(voglibose)。临床用于 2 型糖尿病,尤其适用于空腹血糖正常而餐后血糖明显升高者,常与其他降血糖药合用以治疗各型糖尿病。长期服用可降低空腹血糖,对易发生低血糖的患者尤为有益。不良反应轻微,主要为腹胀、腹泻、肠道多气及便秘等。

四、胰岛素增敏药

胰岛素增敏药通过增强胰岛素靶细胞对胰岛素的敏感性,改善胰岛素抵抗及相关代谢紊乱。对 2 型糖尿病及心血管并发症均有明显疗效。常用药物为噻唑烷二酮类化合物,有罗格列酮(rosiglitazone)、吡格列酮(pioglitazone)、恩格列酮(englitazone)等。临床主要用于产生胰岛素抵抗的糖尿病和 2 型糖尿病患者。不良反应较少,低血糖发生率低,常见不良反应是体重增加和水肿,与胰岛素合用表现明显。其他不良反应包括嗜睡、肌肉和骨骼痛、头痛、消化道症状等。

五、餐时血糖调节药

主要药物为瑞格列奈(repaglinide),作用机制是与胰岛 B 细胞膜上的特异性受体结合,刺激胰岛 B 细胞,根据进餐时的血糖变化而生理性释放胰岛素使血糖迅速降低,从而有效地控制餐后血糖,故称餐时血糖调节药。最大的优点是促进糖尿病患者胰岛素生理性分泌曲线的恢复。口服给药后迅速吸收,起效快,持续时间短。主要用于 2 型糖尿病,尤其是对磺酰脲类药过敏或不耐受的患者,常见不良反应为低血糖、胃肠道反应等。

六、其他口服降血糖药

其他口服降血糖药见表 32-2。

表 32-2 其他口服降血糖药

分 类	代表药物	作用机制	临床应用
二肽基肽酶-4(DPP-4)抑制药	沙格列汀、维格列汀	通过选择性抑制 DPP-4 活性,可以升高内源性胰高血糖素样肽 1(GLP1)浓度和活性,从而调节血糖	2 型糖尿病患者
钠葡萄糖共转运体 2(SGLT-2)抑制药	恩格列净	通过抑制 SGLT-2,减少肾脏对葡萄糖的重吸收,降低肾糖阈,促进葡萄糖从尿液排出	2 型糖尿病患者

续表

分　类	代　表　药　物	作　用　机　制	临　床　应　用
醛糖还原酶抑制药	依帕司他	改善机体聚醇代谢通路异常，达到预防和延缓糖尿病并发症的目的	有效预防并改善糖尿病并发的末梢神经障碍、震动感觉异常等症状

本章思维导图

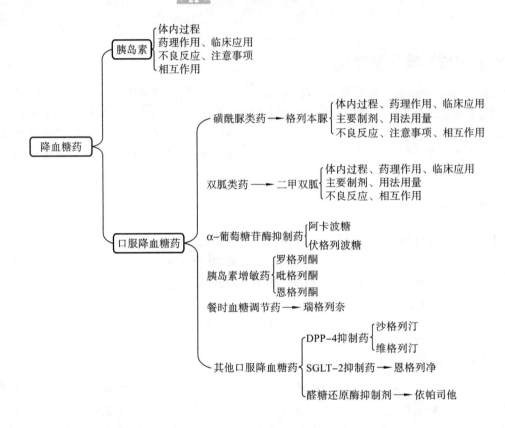

目标检测

1. 胰岛素可用于治疗（　　）。

A. 胰岛素依赖型（1型）糖尿病　　　　B. 酮症酸中毒　　　　　　　　　C. 身体肥胖

D. 反应性高血糖　　　　　　　　　　E. 血管神经性水肿

2. 可以静脉注射的胰岛素制剂是（　　）。

A. 正规胰岛素　　　　　　　　　　　B. 低精蛋白锌胰岛素　　　　　　C. 珠蛋白锌胰岛素

D. 精蛋白锌胰岛素　　　　　　　　　E. 以上都不是

3. 用下列哪种氨基酸代替猪胰岛素 β 链第 30 位丙氨酸可获得人胰岛素？（　　）

A. 精氨酸　　　　B. 苏氨酸　　　　C. 谷氨酸　　　　　D. 甘氨酸　　　　E. 赖氨酸

4. 糖尿病酮症酸中毒时宜选用（　　）。

A. 精蛋白锌胰岛素　　　　　　　　　B. 低精蛋白锌胰岛素　　　　　　C. 珠蛋白锌胰岛素

D. 氯磺丙脲　　　　　　　　　　　　E. 大剂量胰岛素

5. 格列本脲降血糖的主要作用机制是( )。

A. 增强肌肉组织糖的无氧酵解   B. 促进葡萄糖降解

C. 拮抗胰高血糖素的作用   D. 妨碍葡萄糖的肠道吸收

E. 刺激胰岛 B 细胞释放胰岛素

6. 双胍类药治疗糖尿病的机制是( )。

A. 增强胰岛素的作用   B. 促进组织摄取葡萄糖等

C. 刺激内源性胰岛素的分泌   D. 阻滞 ATP 敏感的钾通道

E. 增加靶细胞膜上胰岛素受体的数目

7. 可降低磺酰脲类药降血糖作用的药物是( )。

A. 保泰松   B. 水杨酸钠   C. 氯丙嗪   D. 青霉素   E. 双香豆素

8. 合并重度感染的糖尿病患者应选用( )。

A. 氯磺丙脲   B. 格列本脲   C. 格列吡嗪   D. 正规胰岛素   E. 精蛋白锌胰岛素

9. 糖尿病酮症酸中毒患者宜选用大剂量胰岛素的原因是( )。

A. 慢性耐受性   B. 产生抗胰岛素受体抗体

C. 靶细胞膜上葡萄糖转运系统失常   D. 胰岛素受体数量减少

E. 血中大量游离脂肪酸和酮体的存在妨碍了对葡萄糖的摄取和利用

10. 可使磺酰脲类游离药物浓度升高的药物是( )。

A. 氯丙嗪   B. 糖皮质激素   C. 噻嗪类利尿药

D. 口服避孕药   E. 青霉素

Note

第三十三章 甲状腺激素类药物与抗甲状腺药

学习目标

知识目标

1. 掌握：硫脲类药物的药理作用、临床应用及不良反应。
2. 熟悉：甲状腺激素、碘剂的临床应用及不良反应。
3. 了解：放射性碘、β受体阻断药的抗甲状腺作用及应用。

技能目标

学会观察甲状腺激素类药物的疗效和不良反应，能正确进行用药护理，指导患者合理用药。

案例导入

患者，女，40岁，因燥热、多汗、心悸、易激怒等就诊。实验室检查：心率102次/分，血清 T_3、T_4 明显增高。需行甲状腺次全切除术。

讨论：

患者术前应做何准备？

甲状腺激素(thyroid hormone)由甲状腺合成，是维持机体正常代谢和生长发育必需的活性物质，为碘化酪氨酸的衍生物，包括甲状腺素(thyroxine, T_4)和三碘甲状腺原氨酸(triiodothyronine, T_3)。甲状腺激素分泌过多或过少均可引起疾病。分泌过少引起甲状腺功能减退，需补充甲状腺激素；分泌过多引起甲状腺功能亢进(甲亢)，可用手术或抗甲状腺药治疗。

第一节　甲状腺激素类药物

甲状腺激素由甲状腺腺泡中的甲状腺球蛋白经碘化、耦联而成。其包括 T_3 和 T_4，是维持机体正常发育和控制基础代谢所必需的激素。甲状腺激素在机体内合成、储存与释放和调节的过程如下。

1. 合成　血中的碘化物被甲状腺细胞的碘泵主动摄取，在氧化酶的作用下氧化成活性碘，活性碘与甲状腺球蛋白(TG)上的酪氨酸残基结合，生成一碘酪氨酸(MT)和二碘酪氨酸(DT)，在过氧化酶的作用下，2分子DT耦联成 T_4，1分子MT与1分子DT耦联成 T_3。

2. 储存与释放　合成的 T_3、T_4 与甲状腺球蛋白结合储存在甲状腺滤泡的胶质中，以胞吐及蛋白水解的方式释放出 T_3、T_4。

3. 调节　下丘脑分泌促甲状腺激素释放激素(TRH)调节垂体释放促甲状腺激素(TSH)。TSH可促进甲状腺细胞增生及 T_3、T_4 的合成与释放。当血液中 T_3、T_4 浓度增高时，又负反馈抑制垂体TSH的合成和释放。

【体内过程】

口服易吸收,99%以上与血浆蛋白结合。在外周器官中转化为 T_3。其中 T_3 作用快而强,维持时间短,而 T_4 作用慢而弱,维持时间长。T_3、T_4 的 $t_{1/2}$ 均超过 1 天,故每天只需用药 1 次,主要在肝脏代谢,经肾脏排泄。

【药理作用】

1. 维持机体的生长发育 甲状腺激素为人体正常生长发育所必需,能促进蛋白质的合成和促进骨骼、性腺及神经系统的发育。若甲状腺功能减退,躯体与智力发育均受影响。在婴幼儿期缺乏甲状腺激素会引起呆小病(克汀病),表现为智力低下、身材矮小;成人甲状腺功能不全,则可引起黏液性水肿,表现为中枢神经兴奋性降低、记忆力减退。

2. 促进机体的新陈代谢 甲状腺激素是维持机体正常物质代谢的重要激素,能促进物质氧化,增加氧耗,提高基础代谢率,使产热增多。甲状腺功能亢进会使糖、蛋白质、脂肪的分解代谢增加,出现怕热、多汗、饥饿、乏力、消瘦等症状。

3. 提高中枢及心血管系统对儿茶酚胺的敏感性 甲状腺激素可增强心脏对儿茶酚胺的敏感性。甲状腺功能亢进时出现神经过敏、急躁、震颤、心率加快、心输出量增加等现象。

【临床应用】

1. 呆小病 甲状腺功能低下始于胎儿或新生儿,需及时诊治,治疗越早效果越明显,否则虽能使躯体发育基本正常,但智力发育仍较低下。使用时应从小剂量开始,逐渐增加剂量,有效者需终生用药。

2. 单纯性甲状腺肿 对缺碘所致者应补碘,以含碘食盐、食物预防为主。原因未明确者,适量补充甲状腺激素以弥补体内甲状腺激素的不足,同时抑制 TSH 的分泌,缓解甲状腺组织代偿性增生,使腺体缩小,减轻相关症状。

3. 黏液性水肿 一般采用口服甲状腺素片,从小剂量开始,逐渐增至常用量。黏液性水肿昏迷者,必须立即静脉注射大剂量 T_3,同时还需给予足量氢化可的松,待患者苏醒后改为口服。

【不良反应】

过量可引起甲亢的临床表现,如心悸、手震颤、怕热、多汗、消瘦、失眠等。重者可有腹泻、呕吐、发热、脉搏快而不规则,甚至发生心绞痛和心肌梗死。此时,应立即停用甲状腺激素,并给予 β 受体阻断药对抗。

第二节 抗甲状腺药

抗甲状腺药是指能阻止或减少甲状腺激素的合成与释放,消除甲亢症状的药物。临床上用于治疗甲状腺功能亢进的药物有硫脲类、碘及碘化物、放射性碘及 β 受体阻断药。

一、硫脲类

硫脲类可分为两类:① 硫氧嘧啶类,包括甲硫氧嘧啶(methylthiouracil,MTU),丙硫氧嘧啶(propylthiouracil,PTU);② 咪唑类,包括甲巯咪唑(thiamazole,他巴唑),卡比马唑(carbimazole,甲亢平)。各药抗甲状腺作用性质相同,但作用强度不同,甲巯咪唑的活性约是丙硫氧嘧啶的 10 倍。

丙硫氧嘧啶(propylthiouracil,PTU)

【体内过程】

口服吸收迅速,约 2 h 血药浓度达峰值,分布于全身各组织,以甲状腺浓度较高。60% 在肝脏代谢,部分结合葡萄糖醛酸后由尿排出,可通过胎盘屏障,也可由乳汁排泄。

【药理作用】

1. 抑制甲状腺激素的合成　通过抑制甲状腺过氧化物酶的活性阻止酪氨酸的碘化及耦联,使甲状腺激素的合成受阻,但对已合成的甲状腺激素无拮抗作用,只能待已合成的激素耗竭后才显效,故一般用药 2～3 周后症状开始改善。基础代谢率恢复正常需要 1～2 个月。

2. 抑制外周组织 T_4 转化为 T_3　丙硫氧嘧啶还能抑制外周组织的 T_4 转化为 T_3,能迅速控制血清中生物活性较强的 T_3 水平,故在重症甲亢、甲亢危象时该药可列为首选。

3. 抑制甲状腺免疫球蛋白的生成　能轻度抑制免疫球蛋白的生成,使血液循环中甲状腺刺激性免疫球蛋白下降,因此对甲亢患者除能控制高代谢症状外,对病因也有一定的治疗作用。

【临床应用】

1. 甲亢的内科治疗　适用于轻症和不适宜手术或放射性碘治疗者,如儿童、青少年及手术后复发而不适于放射性碘治疗者。也可作为放射性碘治疗时的辅助治疗。

2. 甲亢手术前准备　为了减少麻醉和术后并发症,防止术后发生甲状腺危象,术前应先服用本药使甲状腺功能恢复到正常或接近正常,然后术前 2 周左右加服碘剂。

3. 甲状腺危象的治疗　除应用大剂量碘剂和采取其他综合措施外,大剂量丙硫氧嘧啶可作为辅助治疗以阻断甲状腺素的合成。

【主要制剂】

片剂:50 mg。

【用法用量】

1. 甲亢　初始口服常用量,每日 150～450 mg,分 3～6 次口服,每日最大量 600 mg。1～3 周后可见症状缓解,1～2 个月后症状可以得到控制,患者甲状腺功能正常后,应逐渐减量至维持量,通常每次50～100 mg,每日 1 次。

2. 甲状腺危象　每日 400～800 mg,分 3～4 次服用,疗程不超过 1 周,作为综合治疗措施之一。

3. 甲亢的术前准备　术前服用本药,每次 100 mg,每日 3～4 次,使甲状腺功能恢复到正常或接近正常,然后加服 2 周碘剂再进行手术。

【不良反应】

1. 过敏反应　常见的有皮肤瘙痒、药疹、发热等过敏反应和消化道反应,一般不需停药,可自行消失。

2. 粒细胞缺乏症　为本类药最严重的不良反应,一般发生在治疗后的 2～3 个月内,发生率为0.3%～0.6%,故应定期检查血常规。注意与甲亢本身所引起的白细胞总数偏低相区别。

3. 肝毒性和黄疸　丙硫氧嘧啶较其他硫脲类药物与肝毒性的相关性更大,以无症状的肝损害较常见,表现为转氨酶的升高。肝炎、肝坏死等严重不良反应少见。

4. 甲状腺肿和甲状腺功能减退症　长期用药使血清甲状腺激素水平显著下降,反馈性地引起TSH 分泌增多而引起腺体代偿性增生,腺体增大、充血,还可诱导甲状腺功能减退,停药可自愈。

【禁忌证】

严重肝功能损害、粒细胞缺乏、对本药过敏者禁用。

【相互作用】

(1) 本药与口服抗凝药合用可致后者疗效增加。

(2) 磺胺类、对氨基水杨酸、保泰松、巴比妥类、酚妥拉明、妥拉唑林、维生素 B_{12}、磺酰脲类等都有抑制甲状腺功能和致甲状腺肿大的作用,故合用本药需注意。

(3) 高碘食物或药物的摄入可使甲亢患者病情加重,使抗甲状腺药需要量增加或用药时间延长,故在服用本药前应避免服用碘剂。

二、碘及碘化物

碘及碘化物是治疗甲状腺疾病最古老的药物,不同剂量的碘化物对甲状腺功能可产生不同的作用。

常用药物有碘化钾、碘化钠和复方碘溶液等,均以碘化物形式从胃肠道吸收,以碘离子形式存在于血液循环中,除被甲状腺摄取外,也可见于胆汁、唾液、汗液、泪液及乳汁中。

【药理作用】

小剂量的碘是合成甲状腺激素的原料,用于治疗单纯性甲状腺肿。不良反应较轻,但长期服用可诱发甲亢,也可诱发甲状腺功能减退和甲状腺肿。大剂量碘化物对甲亢患者和正常人都能产生抗甲状腺作用,主要是通过抑制蛋白水解酶而抑制甲状腺素的释放,其次还可以抑制过氧化物酶而抑制甲状腺激素的合成。

【临床应用】

1. 防治单纯性甲状腺肿　小剂量碘用于防治单纯性甲状腺肿,早期患者服用碘化钾(10 mg/d)或复方碘溶液(0.1~0.5 mL/d)疗效好,但晚期疗效差。如腺体太大或已有压迫症状者应考虑手术治疗。

2. 大剂量碘的应用只限于以下情况

(1)甲亢的术前准备:一般在术前2周给予复方碘溶液,能抑制TSH致使腺体增生作用,使甲状腺组织退化、血管减少,腺体缩小,利于进行手术及减少出血。

(2)甲状腺危象的治疗:可将碘化物加到10%葡萄糖溶液中静脉滴注,也可服用复方碘溶液,并在2周内逐渐停服,需同时配合服用硫脲类药物。

【不良反应】

1. 急性反应　主要表现为过敏反应,一般在用药后即刻或几小时后发生,血管神经性水肿是突出的症状,上呼吸道水肿及严重喉头水肿。停药后可消退,对碘过敏者禁用。

2. 一般反应　表现为口腔及咽喉烧灼感、口腔铜腥味、唾液分泌增多、眼刺激症状等,停药后可消失。

3. 诱发甲状腺功能紊乱　长期服用碘化物可诱发甲亢及甲状腺功能减退,碘还可进入乳汁并通过胎盘引起新生儿甲状腺肿,故孕妇及哺乳期妇女应慎用。

三、放射性碘

临床应用的放射性碘为^{131}I,其$t_{1/2}$约为8天。用药后1个月可消除其放射性的90%,56天消除99%,因而应用广泛。

【药理作用】

利用甲状腺高度摄碘能力,^{131}I被甲状腺摄取后,参与甲状腺激素的合成,并储存在滤泡的胶质中,产生β射线(9%)和γ射线(1%)。β射线射程约0.52 mm,辐射损伤只限于甲状腺实质,又因增生细胞较周围组织对辐射更敏感,损伤很少波及其他组织,所以^{131}I起到类似手术切除部分甲状腺的作用,具有简便、安全、疗效明显等优点。γ射线穿透力强,可在体外测得,因而可用于甲状腺摄碘功能测定,辅助诊断甲状腺功能紊乱性疾病。

【临床应用】

1. 甲亢治疗　只适用于甲亢因各种原因不能手术或药物治疗无效及术后复发的病例。儿童甲状腺组织处于生长期,对^{131}I敏感,20岁以下患者、妊娠或哺乳期妇女及肾功能不良者均不宜用。在放射性碘治疗前3~7天,停用其他抗甲状腺药,不会影响放射性碘的治疗效果。在放射性碘作用消失的同时,开始服用其他抗甲状腺药物。

2. 甲状腺摄碘功能测定　口服后1 h、3 h及24 h各测定1次甲状腺的放射性,计算摄碘率,并画出摄碘曲线。甲亢时3 h摄碘率超过30%,24 h超过45%,且摄碘高峰前移,甲状腺功能减退患者与此相反。

【不良反应】

剂量过大时易致甲状腺功能减退,所以应严格掌握剂量,密切观察有无不良反应,一旦发现功能减退症状,可补充甲状腺激素对抗。

四、β受体阻断药

β受体阻断药如普萘洛尔等,主要用于甲亢及甲状腺危象的辅助治疗。甲亢时因机体交感神经过度兴奋,心脏对儿茶酚胺的敏感性增强,患者表现为心动过速、血压升高、出汗、震颤等。β受体阻断药通过阻断β受体拮抗儿茶酚胺的作用,并可减少外周组织中 T_4 转变为 T_3,控制心悸、多汗、手震颤等甲亢症状,可辅助治疗甲亢和甲状腺危象的症状,与硫脲类药合用疗效显著,也可用于甲状腺术前准备,不使腺体变大变脆,有利于手术。

本章思维导图

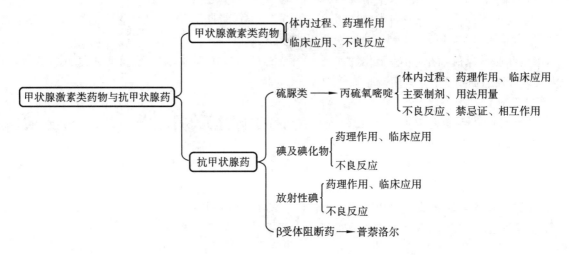

目标检测

1. 甲状腺激素中活性最强的是（　　）。

A. T_3　　　　　　　B. T_4　　　　　　　C. γT_3　　　　　　　D. TRH　　　　　　　E. TSH

2. 黏液性水肿昏迷者应（　　）。

A. 立即口服甲状腺激素　　　　　　　　　　　B. 立即注射大剂量 T_3

C. 先给予糖皮质激素,再用甲状腺激素　　　　D. 给予丙硫氧嘧啶

E. 给予丙硫氧嘧啶＋大剂量碘剂

3. 下列不属于抗甲状腺药的是（　　）。

A. 甲状腺素　　　B. 他巴唑　　　C. 普萘洛尔　　　D. 放射性碘　　　E. 卢戈氏液

4. 丙硫咪唑治疗甲亢的主要机制是（　　）。

A. 抑制甲状腺激素的释放　　　　　　　　　　B. 抑制甲状腺过氧化物酶

C. 抑制外周组织的 T_4 转化为 T_3　　　　　　D. 直接控制高代谢症

E. 抑制免疫球蛋白的生成

5. 硫脲类药最严重的不良反应是（　　）。

A. 甲状腺功能减退　　　　　　B. 药疹　　　　　　　　　C. 粒细胞缺乏症

D. 甲状腺肿　　　　　　　　　E. 消化道反应

6. 妊娠伴有严重甲亢的首选药是（　　）。

A. 甲状腺素　　　B. 小剂量碘剂　　　C. 甲亢平　　　D. 丙硫氧嘧啶　　　E. 放射性碘

7. 只抑制甲状腺激素合成的药物有（　　）。

Note

A. T₃   B. ¹³¹I   C. 丙硫氧嘧啶   D. 甲巯咪唑   E. 复方碘溶液

8. 甲状腺术前服用硫脲类药后,需加用(   )。

A. 甲状腺素   B. 小剂量碘剂   C. 大剂量碘剂   D. 糖皮质激素   E. 甲亢平

9. 大剂量碘发挥抗甲状腺作用的主要环节为(   )。

A. 抑制碘的摄取   B. 抑制碘的活化   C. 抑制耦联

D. 抑制释放   E. 阻断生物效应

10. 甲亢术前给予复方碘溶液,有利于手术的机制是(   )。

A. 抑制谷胱甘肽还原酶   B. 抑制 TSH 使腺体增生的作用

C. 抑制过氧化物酶,减少激素合成   D. 抑制腺泡细胞摄碘

E. 以上都不是

Note

第三十四章　性激素类药与抗生育药

学习目标

知识目标

1. 熟悉：常用雌激素类药、孕激素类药、雄激素类药的药理作用及临床应用。
2. 了解：常用避孕药的分类、药理作用及用法。

技能目标

学会观察性激素类药的疗效及不良反应，能正确进行用药护理，指导患者合理用药。

案例导入

　　患者，女，56岁，已绝经，长期补充雌激素预防骨质疏松，近日出现子宫出血。医生给她用了炔雌醇，每次口服6 mg，每12 h一次，连续5天后，改为每天1次，连续服用20天。

　　讨论：

　　1. 请分析出血原因。

　　2. 请分析使用炔雌醇的目的和机制。

　　性激素（sex hormones）为性腺分泌的甾体类激素的总称，包括雌激素、孕激素和雄激素。性激素类药包括天然性激素和人工合成性激素，临床多用人工合成品及其衍生物。

第一节　雌激素类药与抗雌激素类药

一、雌激素类药

　　卵巢分泌的天然雌激素（estrogen）主要有雌二醇（estradiol）。常用药物是人工合成的高效和长效甾体类衍生物，如炔雌醇（ethinylestradiol）、炔雌醚（quinestrol）。此外也有一些雌激素活性的非甾体化合物，如己烯雌酚（diethylstilbestrol）。

　　【药理作用】

　　1. 促进女性性器官的发育和成熟　维持女性第二性征及性器官的发育成熟，如子宫发育、乳腺管增生，在黄体酮的协助下促进排卵，使子宫内膜转变为分泌期，形成月经周期。

　　2. 抑制排卵和泌乳　小剂量可促进排卵，刺激乳腺导管及腺泡的生长发育；较大剂量可作用于下丘脑-垂体系统，发挥抗排卵作用；并能抑制乳汁分泌，但对催乳素分泌并不减少。此外，还能对抗雄激素的作用。

　　3. 影响代谢　雌激素有轻度的水钠潴留和升高血压作用；能增加骨骼的钙盐沉积，加速骨骺闭合；

Note

大剂量能升高血清三酰甘油和磷脂,降低血清胆固醇,降低胆酸的分泌,也可使糖耐量降低。

4. 其他 雌激素可增加凝血因子Ⅱ、Ⅶ、Ⅸ、Ⅹ的活性,促进血液凝固;促进神经细胞的生长、分化、存活与再生。

【临床应用】

1. 围绝经期综合征 雌激素可抑制垂体促性腺激素的分泌从而减轻症状;对绝经期及老年性骨质疏松者,可与雄激素合用治疗,以防止骨折发生。

2. 卵巢功能不全和闭经 雌激素可促进和维持性器官功能,用于原发性和继发性卵巢功能障碍;治疗闭经,可与孕激素类合用,产生人工月经周期。

3. 功能性子宫出血 雌激素可促进子宫内膜增生,修复出血创面,与孕激素合用可调整月经周期,用于功能性子宫出血。

4. 乳房胀痛及退乳 妇女在停止哺乳后可发生乳房胀痛,可用大剂量雌激素抑制乳汁分泌缓解胀痛。

5. 癌症 可用于晚期乳腺癌及前列腺癌,绝经五年以上的乳腺癌患者用雌激素治疗能得到缓解,也能使前列腺癌患者的症状改善。

6. 其他 治疗痤疮、骨质疏松及避孕等。

【不良反应】

1. 胃肠道反应 常见厌食、恶心、呕吐等,给药时应从小剂量开始,逐渐增加剂量可减轻。

2. 子宫出血 长期大量应用可使子宫内膜过度增生,引起子宫出血。有子宫内膜炎、子宫出血倾向者慎用。

3. 水钠潴留 长期应用可引起水钠潴留,引起高血压、水肿,加重心力衰竭等。

4. 肝损害 本药主要在肝灭活,并可能引起胆汁淤积性黄疸,故肝功能不良者慎用。

二、抗雌激素类药

该类药可分为纯雌激素拮抗药如氯米芬(clomiphene)、他莫昔芬(tamoxifen)等,选择性雌激素受体调节药如雷洛昔芬(raloxifene)及芳香化酶抑制药。

氯米芬(clomiphene)

该药有较弱的雌激素活性和中等程度的抗雌激素作用,能促进垂体前叶分泌促性腺激素,从而诱使排卵。临床用于月经紊乱及长期服用避孕药后发生的闭经,对无排卵型及精子缺失性不育症,以及乳房纤维囊性疾病和晚期乳腺癌也有一定疗效。长期大剂量连续服用可引起卵巢肥大,因此卵巢囊肿患者禁用。

他莫昔芬(tamoxifen)

该药能与乳腺癌细胞的雌激素受体结合,抑制雌激素依赖性的肿瘤细胞。因此多用于已绝经的晚期乳腺癌患者的姑息治疗,且能预防对侧乳腺癌发病。此外,也可用于治疗骨质疏松。不良反应有子宫内膜增生、红斑、静脉血栓等。

第二节 孕激素类药与抗孕激素类药

一、孕激素类药

天然孕激素(progestogen)主要是黄体分泌的黄体酮(progesterone,孕酮)。临床应用的孕激素均为人工合成品及其衍生物。常用的有黄体酮,17-α羟孕酮类如甲羟孕酮(medroxyprogesterone)、甲地孕酮(megestrol),19-去甲睾丸酮类如炔诺酮(norethisterone)、炔诺孕酮(norgestrel)等。

【体内过程】

黄体酮首过效应明显,口服无效,需采用注射给药。大部分与血浆蛋白结合,主要在肝脏代谢,经肾脏排泄,半衰期极短。人工合成的炔诺酮、甲地孕酮等作用强,代谢较慢,可以口服,是避孕药的主要成分。

【药理作用】

1. 促进受精卵的着床和胚胎发育 促进子宫内膜由增殖期转为分泌期,有利于受精卵的着床和胚胎发育。

2. 抑制子宫收缩 降低子宫对缩宫素的敏感性,抑制子宫收缩,具有保胎作用。

3. 促进排乳 协同雌激素,可促进乳腺腺泡发育,促进排乳,为哺乳做好准备。

4. 抑制排卵 抑制垂体前叶黄体生成素分泌,抑制排卵,有避孕作用。

【临床应用】

1. 功能性子宫出血 孕激素可使子宫内膜转为分泌期,从而维持正常月经周期。

2. 痛经及子宫内膜异位症 孕激素可通过抑制排卵并减轻子宫痉挛性收缩而止痛,采用长周期、大剂量孕激素也可使异位的子宫内膜退化。

3. 流产 对黄体功能不足所致的先兆性流产和习惯性流产有一定的安胎作用。

4. 其他 用于子宫内膜腺癌、前列腺肥大及前列腺癌、避孕等。

【不良反应】

不良反应较少,常见的不良反应为子宫出血、经量减少,甚至停经。偶见恶心、呕吐及头痛、乳房胀痛、腹胀等。大剂量使用19-去甲睾丸酮类可致肝功能障碍,使女性胎儿男性化。大剂量黄体酮可引起胎儿生殖器畸形。

二、抗孕激素类药

抗孕激素类药主要包括:①孕酮受体阻断药,如孕三烯酮(gestrinone)、米非司酮(mifepristone);②3β-羟甾脱氢酶(3β-SDH)抑制剂,如曲洛司坦(trilostane)、环氧司坦(epostane)和阿扎斯丁(azastene)。

米非司酮(mifepristone)

该药本身无孕激素活性,可与黄体酮竞争受体,拮抗孕激素的作用,有终止早孕、抗着床、诱导月经及促进宫颈成熟等作用,也可与孕酮竞争受体而达到拮抗孕酮的作用,与糖皮质激素受体亦有一定的结合力。可明显增高妊娠子宫对前列腺素的敏感性。小剂量米非司酮序贯联合前列腺素类药物如米索前列醇,可用于终止停经49天内的妊娠。需注意的是,使用米非司酮1周内,避免服用阿司匹林和其他非甾体抗炎药。

第三节　雄激素类药与抗雄激素类药

一、雄激素类药

天然雄激素(androgen)主要由睾丸间质细胞分泌,睾酮(testosterone)是其主要成分。临床上多用人工合成的睾酮衍生物,如甲睾酮(methyltestosterone)、丙酸睾丸素(testosterone propionate)和苯乙酸睾酮(testosterone phenylacetate)等。

【药理作用】

1. 生殖系统 促进男性性器官及副性器官的发育和成熟,促进男性生殖功能,维持第二性征。大剂量可反馈性抑制垂体前叶分泌促性腺激素,有抗雌激素作用。

2. 同化作用 促进蛋白质合成,减少氨基酸分解,使肌肉增长、体重增加,促使钙、磷沉积,从而促进肌肉和骨骼生长。

3. 提高骨髓造血功能 大剂量雄激素可促进骨髓造血功能,特别是促进红细胞生成。

【临床应用】

1. 睾丸功能不全 用于无睾症或类无睾症的替代治疗。

2. 功能性子宫出血 利用其抗雌激素作用可使子宫平滑肌及其血管收缩、内膜萎缩而止血。对严重出血病例,可用己烯雌酚、黄体酮和丙酸睾酮等三种混合物注射。但停药后易引起撤退性出血。

3. 晚期乳腺癌 对晚期乳腺癌或乳腺癌转移者,采用雄激素治疗可使部分病例的病情得到缓解。其治疗效果与癌细胞中雌激素受体含量有关,一般受体浓度高者,疗效较好。

4. 再生障碍性贫血及其他贫血 用丙酸睾酮或甲睾酮可改善骨髓造血功能。

【不良反应】

(1) 女性患者男性化:如长期应用于女性患者可能引起痤疮、多毛、声音变粗、闭经、乳腺退化、性欲改变等男性化现象,一旦发生应立即停药。

(2) 肝损伤:多数雄激素均能干扰肝内毛细胆管的排泄功能,引起胆汁淤积性黄疸。应用时若发现黄疸或肝功能障碍,则应停药。

(3) 水钠潴留:长期应用可致水肿。肾炎、肾病综合征、高血压及心力衰竭患者慎用。

(4) 前列腺癌、前列腺肥大、冠心病患者及孕妇、哺乳期妇女禁用。

二、抗雄激素类药

能对抗雄激素生理效应的药物称为抗雄激素类药,包括雄激素合成抑制剂、5α-还原酶抑制剂和雄激素受体阻断剂。

环丙孕酮(cyproterone,色普龙)具有较强的孕激素类作用,还可阻断雄激素受体,产生抗内源性雄激素的作用,用于抑制严重男性功能亢进。在前列腺癌治疗中,当其他药物无效或患者无法耐受时,可服用环丙孕酮治疗,与雌激素合用治疗女性严重痤疮和特发性多毛。本药抑制性功能和性发育,禁用于未成年人。本药影响肝功能、糖代谢、肾上腺皮质功能。

第四节 避 孕 药

生殖是个很复杂的生理过程,包括精子及卵子的形成、成熟,排卵,受精,着床以及胚胎发育等多个环节,阻断其中任何一个环节均可以达到避孕及终止妊娠的目的。避孕药是一类能阻止受孕或终止妊娠的药物,使用避孕药是计划生育的一项重要手段。

一、主要抑制排卵的避孕药

本类药物多为不同类型的雌激素和孕激素配伍组成的复方制剂。主要通过抑制排卵发挥避孕作用,是目前最常用的甾体激素类避孕药。抑制排卵的避孕药见表34-1。

表34-1 抑制排卵的避孕药

制 剂 名 称	别 名	成 分
复方炔诺酮片	口服避孕片Ⅰ号	炔诺酮 炔雌醇

续表

制剂名称	别名	成分
复方甲地孕酮片	口服避孕片Ⅱ号	甲地孕酮 炔雌醇
复方甲基炔诺酮片	口服避孕片	甲基炔诺酮 炔雌醇
复方己酸孕酮注射剂	避孕针1号	己酸孕酮 戊酸雌二醇

【药理作用】

1. 抑制排卵　本类药物通过负反馈机制抑制排卵。雌激素通过负反馈机制抑制下丘脑-垂体系统,减少卵泡刺激素和黄体生成素的分泌,抑制卵泡的生长、成熟过程,抑制排卵。停药后排卵可恢复正常。

2. 干扰生殖过程的其他环节　增加宫颈黏液黏稠度,使精子不易进入子宫腔,抑制子宫内膜正常增殖而抗着床。影响子宫和输卵管的正常活动,使受精卵不能适时到达子宫。

【临床应用】

常用的有短效口服避孕药、长效口服避孕药、长效注射避孕药,以及埋植剂和多相片剂等,用于短期或长期避孕。

【不良反应】

1. 类早孕反应　少数妇女在用药初期可出现轻微的类早孕反应,如恶心、呕吐、乳房胀痛、头晕、倦怠等,坚持用药后症状可减轻。

2. 子宫不规则出血　常发生在用药后最初几个周期,如有发生,可用炔雌醇或己烯雌酚控制。

3. 月经减少或闭经　如闭经持续2个月应停药。

4. 乳汁减少　少数哺乳期妇女可出现乳汁减少。

5. 凝血功能亢进　可诱发血栓性静脉炎、脑栓塞或脑血管栓塞等。有血栓倾向者应慎用。

6. 其他　可引起血压升高、轻度损害肝功能、痤疮等。

【相互作用】

肝药酶诱导剂如苯巴比妥、苯妥英钠、利福平等,可加速本类避孕药在肝内的代谢,影响避孕效果,甚至导致突破性出血;维生素C可增强口服避孕药的作用。

二、主要阻碍受精的避孕药

本类药物多具有较强的杀精子作用,常用药物如孟苯醇醚(menfegol)制成的半透明薄膜,放入阴道后迅速溶解,释放出药物杀灭精子,还可以利用溶解后的黏稠性状阻碍精子运动,使其不易进入子宫腔。具有使用方便,副作用小,不影响月经周期的优点。

三、主要干扰着床的避孕药

本类药物能使子宫内膜发生各种功能和形态变化,从而妨碍受精卵着床而达到避孕目的。主要为大剂量孕激素,如炔诺酮、甲地孕酮、双炔失碳酯(53号抗孕片)等。本类药物的优点是不受月经周期的限制,使用灵活方便,任何一天开始服药均可影响受精卵着床。不良反应有类早孕反应、停药后阴道出血等,但可自愈。

四、主要影响精子的避孕药

棉酚(gossypol)

棉酚是棉花根、茎和种子中所含的一种黄色酚类物质,可作用于睾丸细精管的生精上皮,使精子数量减少,直至无精子,但停药后精子发生过程可逐渐恢复。不良反应有恶心、呕吐、乏力、食欲减退、心悸及肝功能改变等。

 本章思维导图

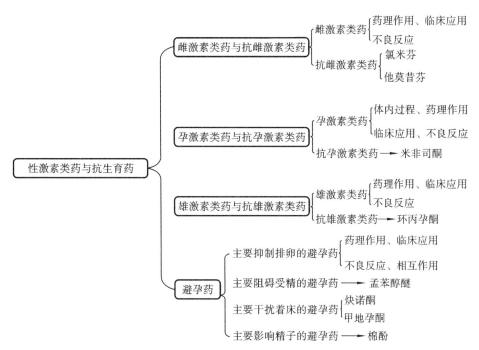

 目标检测

1. 下列属于非甾体类雌激素类药的是( )。

A. 乙烯雌酚 　　 B. 炔雌醇 　　 C. 雌二醇 　　 D. 戊酸雌二醇 　　 E. 雌酮

2. 人工合成的雌二醇衍生物是( )。

A. 雌酮 　　 B. 炔雌醇 　　 C. 炔诺酮 　　 D. 司坦唑醇 　　 E. 雌三醇

3. 下列不属于孕激素的是( )。

A. 炔诺酮 　　 B. 甲睾酮 　　 C. 黄体酮 　　 D. 氯地孕酮 　　 E. 甲地孕酮

4. 退乳可选用( )。

A. 黄体酮 　　　　　　 B. 炔诺酮 　　　　　　 C. 小剂量乙烯雌酚

D. 大剂量乙烯雌酚 　　 E. 甲睾酮

5. 黄体酮必须注射给药的主要原因是( )。

A. 注射用药能维持较高体内浓度 　　　　 B. 注射用药吸收快

C. 口服后在胃肠道和肝脏迅速破坏 　　　 D. 口服用药吸收缓慢

E. 口服用药排泄快

6. 孕激素类药物临床用于( )。

A. 绝经期综合征 　　　　 B. 先兆流产 　　　　 C. 卵巢功能不全

D. 睾丸功能不全 　　　　 E. 骨质疏松

7. 以下哪种患者禁用雄激素?( )

A. 前列腺癌 　　　　　　 B. 晚期乳腺癌 　　　　 C. 贫血

Note

D. 睾丸功能不全　　　　　　　　　　E. 功能性子宫出血

8. 下列是抗着床避孕药的是(　　　)。

A. 甲地孕酮片　　　　　　　　B. 复方炔诺酮片　　　　　　　　C. 复方甲地孕酮

D. 复方氯地孕酮片　　　　　　E. 氯米芬

9. 以下哪种药物能增强甾体激素类药物的避孕作用?(　　　)

A. 苯巴比妥　　　B. 苯妥英钠　　　C. 利福平　　　D. 维生素 C　　　E. 维生素 D

10. 抗着床避孕药服用时间正确的是(　　　)。

A. 必须在月经周期第 5 天　　　　B. 排卵前　　　　　　　　　C. 排卵期

D. 排卵后　　　　　　　　　　　　E. 不受月经周期的限制

11. 大剂量炔诺酮主要避孕机制是(　　　)。

A. 通过负反馈机制抑制下丘脑 GnRH 的释放,抑制排卵

B. 抑制子宫内膜正常增殖,阻碍受精卵着床

C. 破坏生精上皮细胞,减少精子生成

D. 抑制卵巢分泌激素

E. 阻碍精子运动

12. 肝功能不良者服用性激素类药最易发生(　　　)。

A. 消化不良　　　　　　　　　B. 胆汁淤积性黄疸　　　　　　　C. 肝良性腺瘤

D. 病毒性肝炎　　　　　　　　E. 肝硬化

第七篇

化学治疗药物药理

第三十五章 化学治疗药物概述

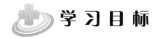

学习目标

知识目标

1. 掌握：抗生素、抗菌谱、化疗指数、耐药性等常用术语。
2. 熟悉：抗病原微生物药物的作用机制及耐药性产生的机制。

技能目标

学会抗菌药的合理应用和注意事项，能正确指导患者合理用药。

案例导入

患者，男，32 岁，日常工作，午餐在食堂用膳，担心食物不洁，每餐后都会服用阿莫西林。近日因咳嗽，持续多天高烧不退就医。查体：体温 40.5 ℃。血常规结果：白细胞 $34.31 \times 10^9/L$（正常 $3.5 \sim 9.5 \times 10^9/L$），中性粒细胞 93.2%（正常 40% $\sim$ 75%）；炎症反应蛋白（CRP）251.7 mg/L（正常 0 $\sim$ 10 mg/L）；降钙素原 10 ng/mL（正常 0.00 $\sim$ 0.25 ng/mL），X 线显示肺气囊，胸腔有积液，呼吸急促。诊断：细菌感染性肺炎。给予头孢哌酮/舒巴坦治疗，效果不佳。菌株分离发现耐甲氧西林金黄色葡萄球菌（MRSA），诊断：MRSA 感染性肺炎。转入 ICU，改用万古霉素治疗，4 天后菌株水平逐渐下降，15 天后菌株培养呈阴性，20 天后患者出院。

讨论：根据患者日常行为，分析感染 MRSA 的主要原因，如何避免此类情况？

化学治疗（chemotherapy），简称化疗，是对病原微生物（包括细菌、真菌、病毒等）、寄生虫所致感染性疾病及恶性肿瘤的药物治疗的统称。临床上用于治疗上述疾病的药物称为化学治疗药物，简称化疗药，包括抗菌药、抗真菌药、抗病毒药、抗寄生虫药和抗恶性肿瘤药。

在应用抗病原微生物药物进行治疗疾病的过程中，必须充分重视机体、药物和病原体之间的关系（图 35-1）。病原微生物是致病的关键因素，对疾病的发生起着重要的作用，但并不能决定疾病的全过程。机体的防御功能和免疫状态对疾病的发生和发展也至关重要。药物对病原体有抑制或杀灭作用，是控制或制止疾病发展的重要手段。因此，重视三者间的辩证关系，一方面，应合理应用药物，充分发挥

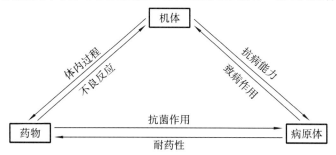

图 35-1 机体、药物与病原体三者的关系

其抗病原体作用,同时调动机体抗病能力以战胜病原体;另一方面,应避免和减少药物对机体产生的不良反应,或病原体对药物产生的耐药性。

第一节 常用术语

抗菌药(antibiotics):对细菌具有抑制或杀灭作用的药物,包括抗生素和人工合成抗菌药。

抗生素(antibiotics):某些微生物(如细菌、真菌、放线菌等)产生的具有抗病原体作用和其他活性的一类物质。

抗菌谱(antibacterial spectrum):每种抗菌药都有一定的抗菌范围,称为抗菌谱。某些抗菌药仅作用于单一菌种或局限于一属细菌,其抗菌谱窄,称为窄谱抗菌药,如异烟肼只对结核分枝杆菌有效。另一些抗菌药抗菌范围广泛,称为广谱抗菌药,如四环素和氯霉素,它们不仅对革兰阳性细菌和革兰阴性细菌有抗菌作用,且对衣原体、支原体、立克次体及某些原虫等有抑制作用。近年新发展的青霉素类和头孢菌素类抗生素也有广谱抗菌作用。

抗菌活性(antibacterial activity):药物抑制或杀灭微生物的能力。一般可用体外与体内(化学实验治疗)两种方法来测定。体外抗菌实验对临床用药具有重要意义。能够抑制培养基内细菌生长的最低浓度称为最低抑菌浓度(MIC);能够杀灭培养基内细菌的最低浓度称为最低杀菌浓度(MBC)。

抑菌药(bacteriostatic):仅有抑制微生物生长繁殖而无杀灭作用的药物,如四环素等。

杀菌药(bactericide):这类药不仅能抑制微生物生长繁殖,而且能杀灭微生物,如青霉素类、氨基糖苷类等。

化疗指数(chemotherapeutic index,CI):理想的化疗药物一般必须具有对宿主体内病原微生物有高度选择性的毒性,而对宿主无毒性或毒性很低,最好还能促进机体的防御功能并能与其他抗菌药联合应用消灭病原体。化疗药物的价值一般以动物半数致死量(LD_{50})和治疗感染动物的半数有效量(ED_{50})之比(LD_{50}/ED_{50}),或5%致死量(LD_5)与95%有效量(ED_{95})的比(LD_5/ED_{95})来衡量。这一比例关系称为化疗指数。化疗指数愈大,药物的毒性愈小,疗效愈大,临床应用的价值也可能愈高。但化疗指数高者并不是绝对安全的,如几乎无毒性的青霉素仍有引起过敏性休克的可能。

抗菌后效应(post-antibiotic effects,PAE):抗菌药作用于细菌并产生抑制作用后,抗菌药浓度降至最低抑菌浓度以下或消失,对细菌的抑制作用依然存在一段时间,这种现象称为抗菌后效应或抗生素后效应。一般而言,PAE时间越长,其抗菌活性越强,PAE是评价抗菌药活性的重要指标之一。PAE可应用于临床给药方案的设计及合理用药等方面。如氨基糖苷类一天给药一次的疗法与每天分次给药效果相当,不良反应发生率下降。现已发现几乎所有的抗菌药都有不同程度的PAE。

第二节 抗菌药的作用机制

抗菌药主要通过干扰细菌的生化代谢过程,影响其结构和功能,使其失去正常生长繁殖能力,进而产生抑制或杀灭细菌的作用。现将几种主要作用机制介绍如下。抗菌药作用机制见图35-2。

一、抑制细菌细胞壁合成

细菌细胞膜外是一层坚韧的细胞壁,能抵抗菌体内强大的渗透压,具有保护和维持细菌正常形态的

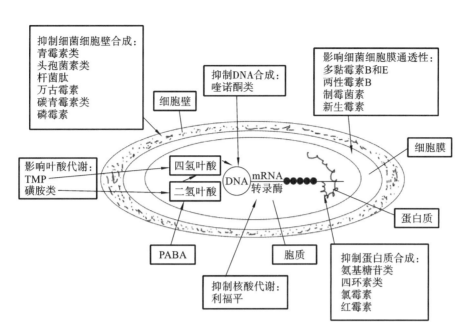

图 35-2 抗菌药作用机制

功能。青霉素等 β-内酰胺类抗生素的作用靶位是胞质膜上的青霉素结合蛋白(PBPs),表现为抑制转肽酶的转肽作用,从而阻碍细胞壁连接,导致细菌细胞壁缺损。菌体内为高渗透压,在等渗环境中水分不断渗入致使细菌膨胀、变形,在细菌自溶酶影响下,细菌破裂溶解而死亡。

二、影响细菌细胞膜的通透性

细菌细胞膜主要是由类脂质和蛋白质分子构成的一种半透膜,具有渗透屏障和运输物质的功能。多黏菌素类抗生素具有表面活性物质,能选择性地与细菌细胞膜中的磷脂结合;制霉菌素和两性霉素 B 等多烯类抗生素则能与真菌细胞膜中固醇类物质结合。它们均能使细菌细胞膜通透性增加,导致菌体内的蛋白质、核苷酸、氨基酸、糖和盐类等外漏,从而使细菌死亡。

三、抑制蛋白质合成

核糖体是蛋白质合成的主要场所,细菌的核糖体为 70S,由 30S 和 50S 亚基组成。哺乳动物是真核细胞,其核糖体为 80S,因而它们的生理、生化功能不同。氯霉素、林可霉素类和大环内酯类抗生素能可逆性地与核糖体 50S 亚基结合,抑制蛋白质合成。四环素类与核糖体 30S 亚基结合,抑制蛋白质合成。氨基糖苷类对细菌蛋白质合成的三个阶段多个环节均有抑制作用。抗菌药对细菌的核糖体有高度的选择性毒性,不影响哺乳动物的核糖体和蛋白质合成。

四、抑制核酸代谢

喹诺酮类药物通过抑制 DNA 回旋酶,从而抑制 DNA 的合成,产生杀菌作用。利福平能抑制以 DNA 为模板的 RNA 多聚酶,阻碍 mRNA 的合成而产生杀菌作用。

五、影响叶酸代谢

磺胺类与甲氧苄啶(TMP)可分别抑制二氢叶酸合成酶与二氢叶酸还原酶,妨碍叶酸代谢,最终影响核酸合成,从而抑制细菌的生长繁殖。

第三节　细菌的耐药性

一、细菌耐药性

细菌耐药性(resistance,抗药性)分为固有耐药性与获得耐药性两种。前者是由染色体介导的代代相传的天然耐药性,是基于药物作用机制的一种内在的耐药性,如肠道革兰阴性杆菌天然对青霉素耐药。后者多由质粒介导,也可由染色体介导,当细菌与药物多次接触后,细菌通过改变自身的代谢途径,对药物的敏感性下降甚至消失。获得耐药性是最主要、最多见的耐药方式,是抗菌药临床应用中遇到的一个相当严重的问题。

对药物产生耐药的病原菌称为耐药菌(或菌株)。有些耐药菌可同时对几种作用机制不同的抗菌药产生耐药,称为多药耐药性。有些耐药菌对一种抗菌药产生耐药以后,对其他作用机制类似的抗菌药也产生耐药,称为交叉耐药性。

二、耐药性产生的机制

耐药性产生的机制主要有以下几个方面。

1. 产生灭活酶　灭活酶有两种,一是水解酶,如 β-内酰胺酶可水解青霉素或头孢菌素。二是钝化酶又称合成酶,可催化某些基团结合到抗生素的—OH 或—NH$_2$ 上,使抗生素失活,如氯霉素乙酰转移酶,能使氯霉素转化为无抗菌活性的代谢物。

2. 降低细菌细胞膜通透性　细菌可通过各种途径使抗菌药不易进入菌体,如革兰阴性杆菌的细胞外膜对青霉素等有天然屏障作用;铜绿假单胞菌和其他革兰阴性杆菌细胞外膜孔道蛋白构型改变或缺失可引起一些广谱青霉素类、头孢菌素类,甚至某些第三代头孢菌素不易渗透至菌体内,导致耐药。

3. 细菌体内靶位结构的改变　细菌通过靶位结构的改变,使抗生素失去作用点,从而不易发挥作用。例如,某些肺炎球菌、淋病奈瑟球菌对青霉素耐药,以及金黄色葡萄球菌对甲氧西林耐药,是因为经过突变引起青霉素结合蛋白(PBPs)改变,使药物不易与之结合。

4. 药物主动外排系统活性增强　某些细菌能将进入菌体的药物排出体外,称为主动外排系统。该系统的作用,使菌体内抗菌药浓度降低而产生耐药性。通常受主动外排系统影响的药物有 β-内酰胺类、喹诺酮类和大环内酯类等。

5. 改变代谢途径　细菌通过增加代谢拮抗物而使抗菌药失效。例如,对磺胺耐药的细菌可通过产生较多的对氨基苯甲酸(PABA),或者从机体中直接利用二氢叶酸,导致其失效。

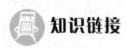 **知识链接**

超级细菌

超级细菌指对多种抗生素具有耐药性的细菌,它的准确称呼应该是"多重耐药性细菌"。这类细菌对抗生素有强大的抵抗作用,能逃避被杀灭的危险。目前引起特别关注的超级细菌主要有耐甲氧西林金黄色葡萄球菌(MRSA)、耐多药肺炎链球菌(MDRSP)、耐万古霉素肠球菌(VRE)、多重耐药结核分枝杆菌(MDR-TB)、多重耐药鲍曼不动杆菌(MRAB)以及最新发现的携带有 NDM-1 基因的大肠埃希菌(大肠杆菌)和肺炎克雷伯菌等。滥用抗菌药是导致超级细菌出现的最主要方式,由于大部分抗生素对其不起作用,超级细菌对人类健康已造成极大的危害,若继续滥用,新的超级细菌还会陆续出现。

第四节　抗菌药的合理应用

抗菌药临床应用半个多世纪以来,对感染性疾病的防治具有重要的作用。但随着抗菌药的广泛使用,抗菌药滥用或不合理应用现象日益严重,给治疗带来许多严重问题,如过敏反应、二重感染、细菌耐药性的产生等。为了充分发挥抗菌药的抗菌作用,减少不良反应及延缓细菌耐药性的产生,必须合理用药。

一、抗菌药临床应用的基本原则

1. 明确病原学诊断,针对性用药　有针对性地选用抗菌药是合理用药的首要原则,而正确的临床诊断和细菌学诊断是选用药物的基础。首先应尽早明确病原菌,根据病原菌种类及药敏试验结果选药。在病原菌及敏感情况不明时,如果患者感染症状很重,可先根据临床诊断判断可能的病原菌,并凭经验选用适当抗菌药进行治疗,药敏试验有结果后,再根据药敏试验结果选用抗菌药。

2. 按照抗菌药的适应证选药　每种抗菌药有各自不同的抗菌谱和抗菌活性,以及各自的体内过程特点,因此具有各自不同的临床适应证。只有充分了解各种抗菌药的药效学和药动学特点,才能有针对性地选择最有效的药物,以取得满意的疗效。同时,还应注意药物的不良反应及防治措施。

3. 根据患者生理病理情况合理用药　应根据患者的年龄、性别、生理和病理状态、肝肾功能、免疫功能及经济承受能力等不同情况制订给药方案。

(1)肝功能减退:应避免使用或慎用主要在肝内代谢及对肝有损害的药物,如红霉素酯化物、四环素类、氯霉素、磺胺类、利福平、异烟肼、两性霉素 B、酮康唑和咪康唑等。

(2)肾功能减退:应避免使用主要经肾排泄而且对肾有毒性的药物,如两性霉素 B、万古霉素、氨基糖苷类、多黏菌素类和磺胺类等。必须使用时,应根据肾功能减退的程度,适当减少用量或延长给药间隔时间。

(3)特殊患者的用药:孕妇及哺乳期妇女应避免使用可能致畸的药物或影响婴儿健康的药物,孕妇应禁用如四环素类、氯霉素、依托红霉素、氨基糖苷类、氟喹诺酮类和磺胺类等。新生儿禁用氯霉素、呋喃类和磺胺类药物,以免引起灰婴综合征、溶血和核黄疸;儿童应避免使用对生长发育有影响的药物,如四环素、氟喹诺酮类。

4. 防止抗菌药的不合理应用　①抗菌药对病毒感染无效,单纯性病毒感染,一般不使用抗菌药;②发热原因不明,除病情严重或高度怀疑为细菌感染者外,不宜使用抗菌药,以免掩盖典型的临床症状或难于检出病原体而延误诊断和治疗;③局部应用抗菌药易诱发过敏反应和细菌耐药,故除少数局部应用的抗菌药,如磺胺米隆、磺胺嘧啶银,应尽量避免皮肤黏膜局部用药;④应用适宜的剂量、给药途径和疗程,以求提高疗效、降低不良反应及减少或延缓细菌耐药性的发生。

5. 严格控制抗菌药的预防应用　不合理的预防用药会引起病原菌高度耐药,从而导致继发性感染并难以控制。因此,预防用药应具有明确的指征,仅限于少数经临床证明确实有效的情况,如手术后预防感染;防止闭塞性脉管炎患者因截肢或外伤导致的气性坏疽;预防结核病、疟疾或破伤风等。

二、抗菌药的联合应用

防止抗菌药不合理的联合应用,联合用药的目的在于提高疗效、减少不良反应、延缓或减少细菌耐药性的发生,因此联合用药必须把握明确指征,权衡利弊。

1. 联合用药的指征　①单一抗菌药不能控制的严重感染或混合感染,如肠穿孔后腹膜炎、感染性心内膜炎、消化性溃疡、败血症等;②病因未明的严重感染,为扩大抗菌范围可选择联合用药,待细菌诊断明确后即调整用药;③抗菌药不易渗入部位的感染,如结核性脑膜炎;④长期用药易产生耐药者,如结核病、慢性骨髓炎等;⑤对毒性较强的药物,可联合用药,以减少用量而使毒性减轻。

2. 联合用药的效果 抗菌药按其作用性质可分为四大类。

Ⅰ类为繁殖期杀菌剂,如β-内酰胺类、万古霉素类。

Ⅱ类为静止期杀菌剂,如氨基糖苷类、喹诺酮类、多黏菌素类。

Ⅲ类为快效抑菌剂,如四环素类、氯霉素类、大环内酯类。

Ⅳ类为慢效抑菌剂,如磺胺类。

联合应用上述抗菌药时,可获得协同(Ⅰ类+Ⅱ类)、拮抗(Ⅰ类+Ⅲ类)、相加(Ⅲ类+Ⅳ类)、无关或相加(Ⅰ类+Ⅳ类)四种效果。例如,青霉素与链霉素或庆大霉素合用,可产生协同抗菌作用。但是,青霉素类与氯霉素或四环素类合用时,由于快效抑菌剂使细菌迅速处于静止状态,青霉素类药物难以充分发挥其繁殖期杀菌作用而降低其疗效。还应注意,作用机制相同的同一类药物合用时,疗效不增强,反而有可能增加毒性,如氨基糖苷类药物彼此间不能合用;大环内酯类、林可霉素、氯霉素类药物,因其作用机制相似,合用时药物相互竞争相近的靶位,也会出现拮抗作用。不同种类抗菌药联用也可致某些毒性增加,如氨基糖苷类与头孢菌素联用可致肾毒性增强,不宜联用。

3. 药物配伍注意事项 临床用药时,除考虑到联合用药的协同和累加作用外,还应注意药物的配伍禁忌。①青霉素与庆大霉素联用时,如在体外混合,青霉素的β-内酰胺环可使庆大霉素部分失活而降低疗效。临床上氨基糖苷类与β-内酰胺类联用时,应分别溶解,分瓶输注。②头孢菌素类和青霉素类在溶液中稳定性较低且易受 pH 值的影响,其在酸性或碱性溶液中会加速分解,应严禁与酸性药物(如维生素 C、氨基酸等)或碱性药物(如氨茶碱、碳酸氢钠等)配伍。③青霉素类与头孢菌素类最好采用注射用水或等渗氯化钠注射液作溶媒,若溶解在葡萄糖溶液中,往往使主药分解增快而导致疗效降低;罗红霉素、卡那霉素也不宜加在葡萄糖溶液中,两性霉素 B 不能溶解在生理盐水中。

本章思维导图

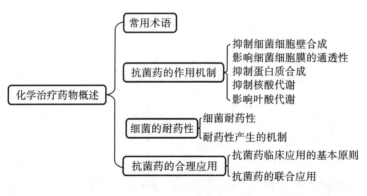

目 标 检 测

1. 抗菌药是指( )。

A. 对病原菌有杀灭作用的药物   B. 对病原菌有抑制作用的药物

C. 对病原菌有杀灭或抑制作用的药物   D. 能用于预防细菌性感染的药物

E. 能治疗细菌性感染的药物

2. 抗菌谱是指( )。

A. 药物的治疗指数   B. 药物的抗菌范围   C. 药物的抗菌能力

D. 抗菌药的治疗效果   E. 抗菌药的适应证

Note

3. 抗菌药作用机制不包括( )。

A. 抑制细菌细胞壁合成 B. 抑制细胞膜功能

C. 抑制或干扰蛋白质合成 D. 影响核酸代谢

E. 抑制受体介导的信息传递

4. 细菌对磺胺类药物产生耐药性的主要原因是( )。

A. 细菌产生了水解酶 B. 细菌代谢途径发生了改变

C. 细菌产生了钝化酶 D. 细菌体内的抗菌药原始靶位结构改变

E. 细菌产生了大量的对氨基苯甲酸(PABA)

5. 青霉素对大多数革兰阴性杆菌无效,此现象是( )。

A. 天然耐药性 B. 获得耐药性 C. 交叉耐药性 D. 多药耐药性 E. 多重耐药

6. 抑制 DNA 回旋酶,使 DNA 复制受阻,导致 DNA 降解而细菌死亡的药物是( )。

A. 青霉素 B. 左氧氟沙星 C. 氯霉素 D. 红霉素 E. 异烟肼

7. 与核蛋白 30S 亚基结合,阻止氨基酰 tRNA 进入 A 位的抗菌药是( )。

A. 四环素 B. 红霉素 C. 青霉素 D. 氯霉素 E. 利福平

8. 下列有关抗菌药作用机制叙述错误的是( )。

A. β-内酰胺类抑制细胞壁合成 B. 喹诺酮类抑制 DNA 合成

C. 氨基糖苷类抑制蛋白质合成 D. 磺胺类抑制 RNA 多聚酶

E. 多黏菌素类增加细胞壁通透性

第三十六章 β-内酰胺类抗生素

学习目标

知识目标

1. 掌握:天然青霉素的抗菌作用、临床应用、不良反应。
2. 熟悉:半合成青霉素及四代头孢菌素的作用特点及临床用途。

技能目标

学会过敏性休克的防治措施;会根据临床诊断、细菌学检查等结果选择合适的 β-内酰胺类抗生素,并能正确进行用药护理,指导患者合理用药。

案例导入

患者,女,30 岁。5 天前淋雨后发冷高热、咳嗽、咳少量黏液痰,时有铁锈色痰,经诊断为肺炎球菌性肺炎。

讨论:

1. 该患者应首选哪种抗生素进行治疗?
2. 如何防治青霉素引起的过敏反应?

β-内酰胺类抗生素(β-lactam antibiotic)是临床上最早、最常用的一类抗生素,是化学结构中具有 β-内酰胺环的一大类抗生素,包括青霉素类抗生素、头孢菌素类抗生素及其他 β-内酰胺类抗生素。本类药物作用于青霉素结合蛋白(penicillin binding proteins,PBPs),使细菌细胞壁缺损,菌体膨胀裂解,引起细菌死亡。哺乳动物无细胞壁,不受 β-内酰胺类药物的影响,因而本类药物对细菌有选择性杀菌作用,对宿主毒性小。

第一节 青霉素类抗生素

青霉素类抗生素的基本结构是 6-氨基青霉烷酸(6-APA,图 36-1),包括天然青霉素和半合成青霉素。

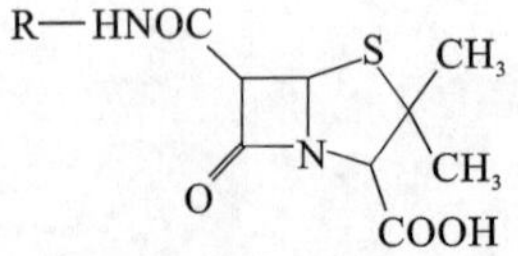

图 36-1 青霉素类抗生素的基本结构

Note

一、天然青霉素

青霉素 G(penicillin G，benzylpenicillin，苄青霉素)

最早应用于临床的抗生素，具有杀菌力强、毒性低、价格低廉、使用方便等优点，迄今仍是治疗敏感菌所致各种感染的首选药物。常用其钠盐或钾盐。

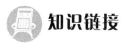

知识链接

青霉素的发现

20世纪40年代以前，人类一直未能掌握一种能高效治疗细菌性感染且副作用小的药物。当时若某人患了肺结核，那么就意味着此人不久就会离开人世。为了改变这种局面，科研人员进行了长期探索，然而在这方面所取得的突破性进展却源自一个意外发现。

1928年英国细菌学家亚历山大·弗莱明(Alexander Fleming)因一次幸运的过失而发现了世界上第一种抗生素——青霉素。1928年7月下旬，弗莱明将众多培养基未经清洗就摞在一起，放在试验台阳光照不到的位置，就去休假了。度假归来的弗莱明发现培养基边缘有一块因溶菌而显示的惨白色，因此发现青霉素。然而遗憾的是弗莱明一直未能找到提取高纯度青霉素的方法，于是他将青霉菌菌株一代代培养，并于1939年将菌种提供给准备系统研究青霉素的英国病理学家弗洛里(Howard Walter Florey)和生物化学家钱恩(Ernst Boris Chain)。通过一段时间的实验，弗洛里、钱恩终于用冷冻干燥法提取了青霉素晶体。1945年，弗莱明、弗洛里和钱恩因发现青霉素及其临床效用而共同荣获了诺贝尔生理学或医学奖。

【体内过程】

本药晶粉在室温下稳定，易溶于水，水溶液在室温中不稳定，易被酸、碱、醇、氧化剂、金属离子等分解破坏，且不耐热，口服易被胃酸及消化酶破坏，吸收少且不规则，因此不宜口服给药。20 ℃放置24 h抗菌活性迅速下降，且可生成有抗原性的降解产物青霉烯酸和青霉噻唑，易引起过敏反应，故青霉素应在临用前配成水溶液。为了延长青霉素的作用时间，还可采用难溶性制剂普鲁卡因青霉素和苄星青霉素，它们的水悬剂或油制剂可在肌内注射部位缓慢溶解吸收。

【抗菌作用】

青霉素为繁殖期杀菌剂，抗菌谱较窄。

1. 革兰阳性球菌 如溶血性链球菌、草绿色链球菌、肺炎球菌和厌氧的阳性球菌、不产青霉素酶的金黄色葡萄球菌及多数表皮葡萄球菌对青霉素敏感，但产生青霉素酶的金黄色葡萄球菌对其高度耐药。

2. 革兰阳性杆菌 如白喉棒状杆菌、炭疽杆菌及革兰阳性厌氧杆菌如产气荚膜梭菌、破伤风杆菌、难辨梭状杆菌、短棒菌苗、乳酸杆菌等皆对青霉素敏感。

3. 革兰阴性球菌 如脑膜炎奈瑟菌对青霉素高度敏感，耐药者罕见。对青霉素敏感的淋球菌日益少见。

4. 致病螺旋体、放线菌 如梅毒螺旋体、钩端螺旋体、回归热螺旋体对其高度敏感。

【临床应用】

各类敏感菌所致感染的首选药。

1. 革兰阳性球菌 如溶血性链球菌感染引起的咽炎、扁桃体炎、中耳炎、猩红热、化脓性关节炎等；肺炎球菌引起的大叶性肺炎、急慢性支气管炎、脓胸等；草绿色链球菌引起的心内膜炎等。

2. 革兰阳性杆菌 如破伤风、白喉、气性坏疽等，因青霉素对革兰阳性杆菌产生的外毒素无效，故应与抗毒素合用。

3. 革兰阴性球菌 脑膜炎奈瑟菌引起的流行性脑脊髓膜炎(流脑)等。

4. 其他感染 螺旋体感染如钩端螺旋体病、梅毒、回归热等；放线菌引起的放线菌病，需大剂量、长疗程用药。

【主要制剂】

注射用青霉素钠(粉针剂，以 $C_{16}H_{17}N_2NaO_4S$ 计)：0.48 g(80 万 UI)，0.6 g(100 万 UI)，0.96 g(160 万 UI)，2.4 g(400 万 UI)。

【用法用量】

临用前配成溶液，一般每次 40 万～80 万 UI，一日 2 次，肌内注射；小儿一日按体重 2.5 万～5 万 UI/kg，分 2～4 次肌内注射。严重感染：一日 4 次肌内注射或静脉给药，静脉滴注时，一日 160 万～400 万 UI；小儿一日按体重 5 万～20 万 UI/kg。

【不良反应】

1. 过敏反应 青霉素过敏反应较常见，包括荨麻疹等各类皮疹、白细胞减少、间质性肾炎、哮喘发作等和血清病型反应。过敏性休克偶见，一旦发生，必须就地抢救，予以保持气道畅通、吸氧及使用肾上腺素、糖皮质激素等治疗措施。

2. 毒性反应 少见，但静脉滴注大剂量本药或鞘内给药时，可因脑脊液药物浓度过高导致抽搐、肌肉阵挛、昏迷及严重精神症状等(青霉素脑病)。此种反应多见于婴儿、老年人和肾功能不全患者。

3. 赫氏反应和治疗矛盾 用青霉素治疗梅毒、钩端螺旋体病等疾病时，由于病原体死亡致症状加剧，称为赫氏反应；治疗矛盾也见于梅毒患者，因治疗后梅毒病灶消失过快，而组织修补相对较慢或病灶部位纤维组织收缩，妨碍器官功能所致。

4. 二重感染 可出现耐青霉素金黄色葡萄球菌、革兰阴性杆菌或念珠菌等二重感染。

5. 心力衰竭 应用大剂量青霉素钠可因摄入大量钠盐而导致心力衰竭。

【禁忌证】

有青霉素类抗生素过敏史或青霉素皮肤试验阳性患者禁用。

【注意事项】

青霉素类抗生素是各种药物中过敏反应发生率最高的药物(5%～10%)，最为严重的是过敏性休克，发生率为万分之一左右，其症状有呼吸困难、胸闷、面色苍白、发绀、出冷汗、血压下降、抽搐和昏迷等，若不及时抢救可危及生命。因此，使用青霉素时，应采取以下防治措施。

(1) 详细询问患者的过敏史和用药史是最可行的措施，对青霉素过敏者禁用。

(2) 第一次使用、用药间隔 3 天以上或更换不同批号药物，必须做皮肤过敏试验(简称皮试)。皮试液每 1 mL 含 500 UI 青霉素，皮内注射 0.05～0.1 mL，经 20 min 后，观察皮试结果，呈阳性反应者禁用。必须使用者脱敏后应用，并应随时做好过敏反应的急救准备。皮试结果阴性者注射青霉素后仍有可能发生过敏性休克，故注射后须观察 30 min 方可离去。

(3) 避免在饥饿时用药，并避免局部应用青霉素。

(4) 备好急救药品(如肾上腺素)和抢救设备。

(5) 一旦发生过敏性休克，立即皮下或肌内注射 0.1% 肾上腺素 0.5～1.0 mg，必要时加入糖皮质激素和抗组胺药物等，同时使用呼吸机等其他急救措施。

(6) 对一种青霉素过敏者可能也对其他青霉素类药物、青霉胺过敏，有哮喘、湿疹、荨麻疹等过敏性疾病患者应慎用本药。

(7) 青霉素水溶液在室温下不稳定，20 UI/mL 青霉素溶液 30 ℃ 放置 24 h 效价下降 56%，青霉烯酸含量增加 200 倍，因此应用本药须新鲜配制。

(8) 注射用葡萄糖溶液呈酸性，青霉素在酸性或碱性溶液中均可使之加速分解而失效，并产生过敏性物质，故本药只宜用注射用生理盐水或注射用水配制。

【相互作用】

(1) 氯霉素、红霉素、四环素类、磺胺类药物可干扰本药的活性，故本药不宜与这些药物合用。

(2) 丙磺舒、阿司匹林、吲哚美辛、保泰松和磺胺类药物可减少青霉素的肾小管分泌而延长本药的血清半衰期。青霉素可增强华法林的抗凝作用。

（3）与重金属，特别是铜、锌、汞配伍禁忌。

（4）青霉素静脉输液中加入头孢噻吩、林可霉素、四环素、万古霉素、琥乙红霉素、两性霉素 B、去甲肾上腺素、间羟胺、苯妥英钠、盐酸羟嗪、丙氯拉嗪、异丙嗪、B 族维生素、维生素 C 等将出现混浊。

（5）与氨基糖苷类抗生素同瓶滴注时可导致两者抗菌活性降低，因此不能置于同一容器内给药。

二、半合成青霉素

青霉素虽有高效、低毒等优点，但有不耐酸、不耐酶、抗菌谱窄和容易引起过敏反应等缺点，临床应用受到一定限制。1959 年以来，人们对青霉素的基本结构 6-APA 进行化学改造，接上不同侧链合成了几百种半合成青霉素，有许多已用于临床。半合成青霉素杀菌机制及不良反应与青霉素相同，与青霉素有交叉过敏反应。半合成青霉素的分类、主要药物与作用特点见表 36-1。

表 36-1　半合成青霉素的分类、主要药物与作用特点

分　类	主要药物	作 用 特 点
耐酸青霉素类	青霉素 V 非奈西林 甲氧西林	抗菌谱与青霉素相同，抗菌活性不及青霉素，耐酸、口服吸收好，但不耐酶，不宜用于严重感染
耐酶青霉素类	苯唑西林 氯唑西林 双氯西林	通过酰基侧链的空间位障作用保护 β-内酰胺环，使其不易被酶水解，耐酸、耐酶、可口服，主要用于耐青霉素的金黄色葡萄球菌感染，对 MRSA 无效
广谱青霉素类	氨苄西林	对青霉素敏感的金黄色葡萄球菌等的效力不及青霉素，但对肠球菌作用优于青霉素。对革兰阴性菌有较强的作用，与氯霉素、四环素等相似或略强，但不如庆大霉素与多黏菌素，对铜绿假单胞菌无效。本药主要用于伤寒、副伤寒、革兰阴性杆菌所致的败血症，肺部、尿路及胆管感染等，严重者应与氨基糖苷类抗生素合用
	阿莫西林	抗菌谱和抗菌活性与氨苄西林相似，但对肺炎双球菌与变形杆菌的杀菌作用比氨苄西林强，主要用于敏感菌所致的呼吸道、尿路、胆道等感染及伤寒治疗。对幽门螺杆菌作用较强，联合其他药物用于慢性胃炎、消化性溃疡的治疗
抗铜绿假单胞菌广谱青霉素类	羧苄西林	其抗菌谱与氨苄西林相似，特点是对铜绿假单胞菌及变形杆菌作用较强。本药口服吸收差，需注射给药，肾功能损害时作用延长，主要用于铜绿假单胞菌及大肠埃希菌所引起的各种感染。单用时细菌易产生耐药性，常与庆大霉素合用，但不能混合静脉注射。毒性低，偶发粒细胞缺乏及出血
	哌拉西林	抗菌谱与羧苄西林相似，而抗菌作用较强，对各种厌氧菌均有一定作用。本药与氨基糖苷类合用，对铜绿假单胞菌和某些脆弱拟杆菌及肠杆菌科细菌有协同作用。除青霉素酶的金黄色葡萄球菌外，对其他革兰阴性球菌和炭疽杆菌等均很敏感。不良反应较少，可肌内注射（肌注）及静脉给药
	阿洛西林	抗菌谱和羧苄西林相似，抗菌活性与哌拉西林相近，强于羧苄西林。对多数肠杆菌科细菌和肠球菌及铜绿假单胞菌均有较强作用。其对耐羧苄西林和庆大霉素的铜绿假单胞菌也有较好的作用。本药主要用于治疗铜绿假单胞菌、大肠埃希菌及其他肠杆菌科细菌所致的感染
抗革兰阴性杆菌青霉素类	美西林	口服吸收差，需注射给药。对革兰阴性杆菌作用强，对阳性菌作用弱，对铜绿假单胞菌无效。主要用于大肠埃希菌和某些敏感菌所致的感染
	匹美西林	口服吸收完全，主要对部分肠道革兰阴性菌有效，对大肠埃希菌的作用是氨苄西林的数十倍
	替莫西林	口服吸收差，需注射给药。对耐 β-内酰胺酶类抗生素等多种肠杆菌仍有效，对革兰阳性菌作用弱，对铜绿假单胞菌无效

第二节　头孢菌素类抗生素

头孢菌素类抗生素是在头孢菌素的基本结构 7-氨基头孢烷酸(7-ACA,图 36-2)接上不同侧链而制成的半合成抗生素。因与青霉素一样有 β-内酰胺环,故头孢菌素类抗生素与青霉素类抗生素有相似的理化性质、作用机制和临床应用。本类抗生素具有抗菌谱广、杀菌力强、耐酸、耐酶、过敏反应少(与青霉素类抗生素仅有部分交叉过敏现象)等优点。根据其抗菌作用特点及临床应用的不同,可分为五代头孢菌素(表 36-2)。

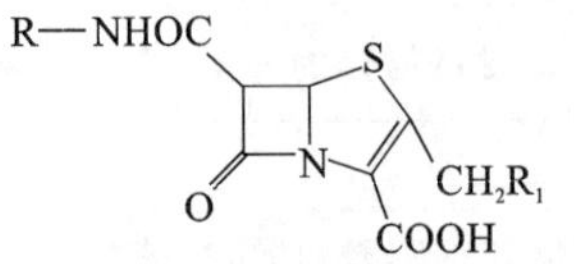

$$R—NHOC \quad S$$

$$O \quad N \quad CH_2R_1$$

$$COOH$$

图 36-2　头孢菌素类抗生素基本结构

表 36-2　头孢菌素类抗生素的分类、主要药物、抗菌作用特点及临床应用

分　类	主　要　药　物	抗菌作用特点及临床应用
第一代头孢菌素	头孢噻吩(先锋Ⅰ) 头孢噻啶(先锋Ⅱ) 头孢氨苄(先锋Ⅲ) 头孢唑啉(先锋Ⅳ) 头孢拉定(先锋Ⅴ) 头孢羟氨苄(先锋Ⅵ)	(1) 革兰阳性菌,较第二代头孢菌素略强,显著超过第三代。 (2) 革兰阴性杆菌,较第二、三代头孢菌素弱。 (3) 对青霉素酶稳定,但对 β-内酰胺酶稳定性较差。 (4) 有肾毒性,与氨基糖苷类抗菌药或强利尿剂合用毒性增加。 (5) 血清半衰期短,脑脊液中浓度低。 (6) 用于耐青霉素等金黄色葡萄球菌感染及敏感菌引起的呼吸道及尿道感染、败血症等
第二代头孢菌素	头孢呋辛 头孢替安 头孢克洛 头孢呋辛酯 头孢丙烯	(1) 革兰阳性菌,较第一代头孢菌素略差或相仿。 (2) 革兰阴性杆菌,较第一代头孢菌素强,对多数肠杆菌有相当活性,对厌氧菌有一定作用,但对铜绿假单胞菌无效。 (3) 对多种 β-内酰胺酶较稳定。 (4) 肾毒性较小。 (5) 用于革兰阴性菌所致的呼吸道、胆道、皮肤组织感染、败血症、腹膜炎、泌尿道及盆腔感染等
第三代头孢菌素	头孢噻肟 头孢曲松(菌必治) 头孢他啶(复达欣) 头孢哌酮(先锋必) 头孢克肟 头孢泊肟	(1) 革兰阳性菌,较第一、二代头孢菌素弱。 (2) 革兰阴性杆菌,对铜绿假单胞菌及厌氧菌均有较强抑菌作用。 (3) 对多种 β-内酰胺酶高度稳定。 (4) 血浆半衰期长,体内分布广。 (5) 基本无肾毒性。 (6) 用于敏感菌引起的尿路感染和危及生命的败血症、脑膜炎、肺炎等严重感染

续表

分　类	主要药物	抗菌作用特点及临床应用
第四代 头孢菌素	头孢匹罗 头孢吡肟 头孢利啶	(1) 革兰阳性菌、革兰阴性菌、厌氧菌，广谱，增强了抗革兰阳性菌活性。 (2) 对铜绿假单胞菌、肠杆菌属的作用明显。 (3) 对多种 β-内酰胺酶稳定。 (4) 血浆半衰期长。 (5) 无肾毒性。 (6) 适用于对第三代头孢菌素耐药的革兰阴性杆菌引起的重症感染
第五代 头孢菌素	头孢洛林酯 头孢托罗 头孢吡普	(1) 超广谱，对大多数耐药革兰阳性、革兰阴性、厌氧菌有效。 (2) 对 β-内酰胺酶尤其超广谱 β-内酰胺酶(ESBLS)稳定。 (3) 无肾毒性。 (4) 用于敏感菌引起的重症感染

【不良反应】

头孢菌素类抗生素毒性低,不良反应较少。

1. 过敏反应　为常见不良反应,多为皮疹和药物热,偶见过敏性休克。对青霉素过敏者,5%～10%对头孢菌素有交叉过敏反应,故对有头孢菌素类药物过敏史和有青霉素过敏性休克史或即刻反应史者禁用。

2. 肾毒性　第一代头孢菌素有肾毒性,表现为蛋白尿、血尿、血中尿素氮升高等。氨基糖苷类、强利尿药、磺酰脲类降糖药、非甾体抗炎药等和第一代头孢菌素合用可加重肾毒性,应注意监测肾功能。第二代头孢菌素肾毒性较轻,第三、四代头孢菌素对肾基本无毒性。

3. 双硫仑样反应　服药期间饮酒可出现此反应,表现为面部潮红发热、恶心、呕吐、口中有大蒜样气味等,甚至休克,严重者可致呼吸抑制、心肌梗死、急性心力衰竭、惊厥及死亡,一般在用药与饮酒后15～30 min 发生。故本类药物在治疗期间或停药 7 天内,均应避免饮酒或进食含乙醇制品。

4. 胃肠反应　口服可引起恶心、呕吐、腹痛、腹泻、食欲不振等。

5. 二重感染　第三、四代头孢菌素久用偶见。

6. 凝血障碍　头孢哌酮高剂量可引起低凝血酶原血症或血小板减少而导致严重出血。

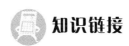

知识链接

双硫仑样反应

双硫仑为一种戒酒药。服用该药的人即使喝少量的酒也会出现严重不适,使好酒者对酒产生厌恶而达到戒酒的目的。其作用机制是抑制肝中的乙醛脱氢酶,导致乙醇的中间代谢物乙醛的代谢受阻,乙醛在体内蓄积引起一系列中毒反应,双硫仑样反应由此得名。

应用某些抗菌药后若饮酒,同样会导致双硫仑样反应。这些药物包括:①头孢菌素类药物中的头孢哌酮、头孢美唑、头孢孟多、头孢曲松、头孢氨苄、头孢唑啉、头孢拉定、头孢克洛等,其中头孢哌酮致双硫仑样反应最多、最敏感,如患者服用该药后吃酒心巧克力、服用藿香正气水、十滴水、正骨水等含乙醇的药物,甚至仅用酒精处理皮肤也会发生双硫仑样反应。②其他抗菌药:如甲硝唑、替硝唑、呋喃唑酮、氯霉素等。③抗真菌药:如酮康唑、灰黄霉素等。

【主要制剂、规格及用法用量】

头孢菌素类抗生素的主要制剂、规格及用法用量见表 36-3。

表 36-3　头孢菌素类抗生素的主要制剂、规格及用法用量

药　物	主要制剂	规　格	用 法 用 量
头孢噻吩钠	注射剂	0.5 g、1.0 g、1.5 g、2.0 g	一次 0.5～1 g，一日 4 次，肌内注射或静脉注射。严重感染时，一日 2～6 g，分 2～3 次稀释后静脉滴注
头孢氨苄	片剂、胶囊剂、缓释片	0.25 g	一日 1～2 g，分 3～4 次服；小儿一日按体重 25～50 mg/kg，分 3～4 次服
头孢拉定	胶囊剂、注射剂	胶囊剂：0.25 g、0.5 g。注射剂：0.5 g、1.0 g	胶囊剂：一日 1～2 g，分 4 次服。小儿一日按体重 25～50 mg/kg，分 3～4 次服　注射剂：一日 2～4 g，分 4 次肌内注射、静脉注射或静脉滴注；小儿一日按体重 50～100 mg/kg，分 4 次注射
头孢羟氨苄	片剂	0.25 g	一次 1 g，一日 2 次；小儿一日按体重 30～60 mg/kg，分 2～3 次服
头孢呋辛	注射剂	0.25 g	一次 0.75 g，一日 3 次，肌内注射。小儿一日按体重 30～60 mg/kg，分 3～4 次肌内注射。严重感染时一日 4.5～6 g，小儿一日按体重 50～100 mg/kg，分 2～4 次，静脉注射
头孢哌酮	注射剂	0.5 g、1 g、2 g	一日 2～4 g，小儿一日按体重 50～150 mg/kg，肌内注射、静脉注射或静脉滴注。严重感染时，一日 6～8 g，分 2～3 次肌内注射或静脉注射

第三节　其他 β-内酰胺类抗生素

本类药物主要包括头孢霉素类、碳青霉烯类、氧头孢烯类、单环 β-内酰胺类和 β-内酰胺酶抑制剂。

一、头孢霉素类

头孢霉素类抗菌谱、抗菌活性与头孢菌素相似，但对厌氧菌特别是脆弱拟杆菌的抗菌活性较头孢菌素强，对 β-内酰胺酶的稳定性强于头孢菌素。临床用于治疗由革兰阴性菌和厌氧菌引起的盆腔、腹腔、妇科等混合感染。代表药有头孢西丁（cefoxitin）、头孢美唑（cefmetazole）、头孢替坦（cefotetan）、头孢米诺（cefminox）等。

二、碳青霉烯类

碳青霉烯类是目前抗菌谱最广、抗菌活性最强、对 β-内酰胺酶高度稳定的非典型 β-内酰胺类抗生素。代表药物有亚胺培南（imipenem）、法罗培南（faropenem）等。临床用于多重耐药菌引起的严重感染、严重需氧菌和厌氧菌混合感染。

三、氧头孢烯类

化学结构主要是 7-ACA 上的 S 原子被 O 原子取代，抗菌谱、抗菌作用类似于第三代头孢菌素，但本类药物对厌氧菌有较强的作用，对 β-内酰胺酶稳定，临床用于尿路、呼吸道、妇科、胆管感染及脑膜炎、败血症。代表药物有拉氧头孢（latamoxef）、氟氧头孢（flomoxef）。

四、单环 β-内酰胺类

单环 β-内酰胺类由土壤中多种寄生细菌产生,但不能用于临床,氨曲南(aztreonam)是通过对化学结构进行修饰得到的第一个成功应用于临床的药物。对需氧革兰阴性菌具有强大的抗菌作用,并且具有低毒、耐酶、与青霉素没有交叉过敏反应等优点。临床替代第三代头孢菌素和氨基糖苷类抗生素对革兰阴性菌所致的感染进行治疗。

五、β-内酰胺酶抑制剂

克拉维酸(clavulanic acid,棒酸)

克拉维酸由链霉菌产生,为广谱 β-内酰胺酶抑制剂,抗菌活性很弱,与多种 β-内酰胺类抗生素合用可增强抗菌作用。已上市的复方制剂有克拉维酸/阿莫西林、替门汀。临床主要用于耐药金黄色葡萄球菌引起的感染。

舒巴坦(sulbactam,青霉烷砜)

舒巴坦为半合成 β-内酰胺酶抑制剂,已上市的复方注射制剂有舒巴坦/氨苄西林,口服有舒巴坦/氨苄西林,另外还有舒巴坦/头孢哌酮复方制剂(1:1)。这些制剂已被有效地用于治疗混合性腹内和盆腔感染。

本章思维导图

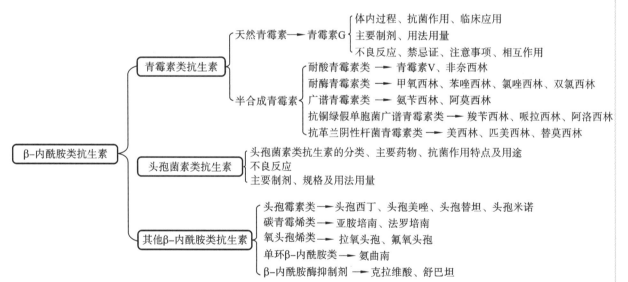

目标检测

1. 青霉素的抗菌作用机制是( )。

A. 与细菌的胞质膜结合,破坏胞质膜结构   B. 破坏细胞壁使水分内渗

C. 抑制 DNA 多聚酶,影响 DNA 合成   D. 与转肽酶结合,阻止细胞壁黏肽合成

E. 抑制菌体蛋白的合成

2. 下列哪种疾病用青霉素治疗可引起赫氏反应?( )

Note

A. 流行性脑脊髓膜炎　　　　　　　　B. 草绿色链球菌心内膜炎

C. 大叶性肺炎　　　　　　　　　　　D. 气性坏疽　　　　　　　　E. 梅毒

3. 青霉素对下列哪种病原体无效?(　　　)

A. 脑膜炎奈瑟菌　　　　　　　　　　B. 螺旋体　　　　　　　　　C. 流感嗜血杆菌

D. 放线菌　　　　　　　　　　　　　E. 白喉棒状杆菌

4. 青霉素 G 最严重的不良反应是(　　　)。

A. 肝肾损害　　　B. 耳毒性　　　C. 二重感染　　　D. 过敏性休克　　　E. 胃肠道反应

5. 出现青霉素所致的速发型过敏反应时应首选的抢救药物是(　　　)。

A. 肾上腺素　　　B. 糖皮质激素　　　C. 青霉素　　　D. 红霉素　　　E. 苯巴比妥

6. 头孢菌素的特异性不良反应是(　　　)。

A. 皮疹、荨麻疹　　　　　　　　　　B. 过敏性休克　　　　　　　C. 双硫仑样反应

D. 恶心、呕吐、食欲不振　　　　　　E. 肾功能损害

7. 关于第三代头孢菌素的特点,下列叙述错误的是(　　　)。

A. 对肾脏基本无毒性

B. 对革兰阳性菌的作用比第一、二代头孢菌素强

C. 对革兰阴性菌的作用比第一、二代头孢菌素强

D. 对铜绿假单胞菌的作用强

E. 对 β-内酰胺酶具有高度稳定性

8. 青霉素可应用于下列哪种感染?(　　　)

A. 钩端螺旋体病　　　　　　　　　　B. 流脑　　　　　　　　　　C. 梅毒

D. 溶血性链球菌　　　　　　　　　　E. 以上均正确

9. 下列哪项不是第三代头孢菌素的特点?(　　　)

A. 适用于敏感肠杆菌科等革兰阴性杆菌所致的严重感染

B. 对 β-内酰胺酶高度稳定　　　　　　　　　　　　C. 肾毒性大

D. 对超广谱 β-内酰胺酶(ESBLs)不稳定　　　　　　E. 部分品种可通过血脑屏障

10. 青霉素水溶液久置(　　　)。

A. 可以使药效增强　　　　　　B. 更易发生过敏反应　　　　　C. 出现中枢不良反应

D. 结构不会变化　　　　　　　E. 肾毒性明显增加

第三十七章　大环内酯类、林可霉素类及多肽类抗生素

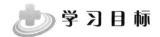

学习目标

知识目标

1. 掌握:红霉素的抗菌作用、临床应用和不良反应。
2. 熟悉:其他大环内酯类、林可霉素类、万古霉素类抗生素的作用特点及临床应用。

技能目标

会选择合适的大环内酯类、林可霉素类、万古霉素类抗生素,能正确进行用药护理,指导患者合理用药。

案例导入

患者,男,26 岁。患心内膜炎,病情尚不严重,因有青霉素过敏史,医生开处方如下:

红霉素片,0.1 g×36,用法:每次 0.2 g,4 次/天;

林可霉素注射液,0.6 g×6,用法:每次 0.6 g,2 次/天,肌内注射。

讨论:

1. 该处方是否合理,为什么?
2. 红霉素的主要不良反应有哪些?

第一节　大环内酯类抗生素

大环内酯类抗生素是一类具有大环内酯环结构的抗生素,按内酯环上碳原子数量可分为十四环、十五环和十六环。红霉素为第一代大环内酯类抗生素,曾广泛用于呼吸道、皮肤及软组织等的感染,后因抗菌谱相对较窄、不良反应多和耐药性日益严重等问题,其在临床上的应用受到限制。近年来开发的第二代半合成大环内酯类抗生素如罗红霉素、克拉霉素、阿奇霉素等,具有口服吸收率高、血药浓度高、$t_{1/2}$ 延长及不良反应少等特点,受到临床的好评。然而细菌对大环内酯类抗生素耐药性日益严重,促使人们开发第三代大环内酯类抗生素,代表药有泰利霉素和喹红霉素,特点是可治疗耐红霉素的肺炎链球菌引起的感染,解决了与红霉素交叉耐药的问题。

【抗菌机制】

通过与细菌核糖体的 50S 亚基结合,抑制信使核糖核酸(mRNA)移位和肽链延长,从而抑制细菌蛋白质的合成,属快效抑菌剂,新合成的大环内酯类抗生素对某些细菌有杀菌作用。细菌对红霉素易产生耐药性,但不持久,停药数月后可恢复敏感性,本类抗生素之间有部分交叉耐药性。

本章 PPT

微课

案例导入
参考答案

一、天然大环内酯类抗生素

红霉素(erythromycin)

红霉素是从链霉菌培养液中提取制得的一种天然抗生素。红霉素结构式见图 37-1。常用红霉素制剂有红霉素肠溶片、依托红霉素(无味红霉素)、硬脂酸红霉素、琥乙红霉素和可供静脉滴注的乳糖酸红霉素。此外,还有红霉素眼膏制剂和外用制剂。

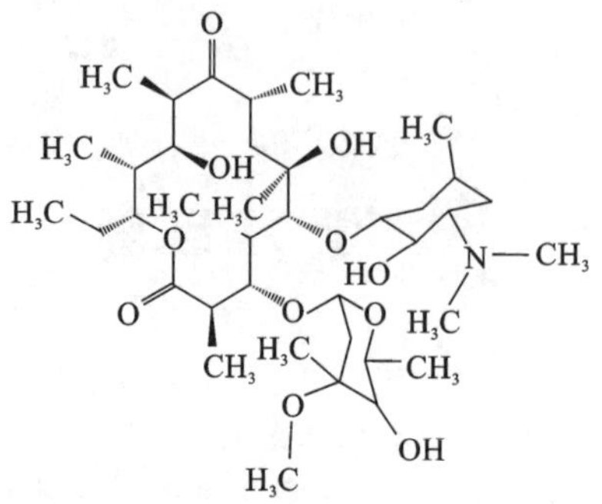

图 37-1　红霉素结构式

【体内过程】

红霉素不耐酸,在碱性环境中抗菌活性较强。口服易被胃酸破坏,吸收较少,但可经肠道吸收,故临床上一般采用肠溶片或酯化物,无味红霉素是其丙酸酯的十二烷酸盐。吸收后可广泛分布到各种组织和体液中,在扁桃体、中耳、胸腔积液、腹腔积液、前列腺中均可达到有效浓度,但不易透过血脑屏障。大部分在肝内代谢灭活,主要经胆汁排泄,故胆汁中浓度高,仅少量药物由尿排泄,肾功能不全时仍可使用。

【抗菌作用】

抗菌谱与青霉素相似而稍广。

(1)对青霉素敏感的革兰阳性菌及革兰阴性球菌有良好的抗菌作用,疗效不如青霉素,但对耐药的金黄色葡萄球菌有效。

(2)对某些革兰阴性杆菌如流感杆菌、百日咳杆菌、布氏杆菌、军团菌、空肠弯曲菌等有较强抗菌作用,对多数厌氧菌有效。

(3)对某些螺旋体、肺炎支原体、立克次体、衣原体及幽门螺杆菌也有抑制作用。

(4)细菌对红霉素易产生耐药性,但停用数个月后可恢复敏感性。本类药物存在不完全交叉耐药性。

【临床应用】

(1)主要用于治疗耐青霉素的金黄色葡萄球菌感染和适用于对青霉素过敏者。

(2)可作为军团菌病、支原体肺炎、空肠弯曲菌肠炎、白喉带菌者、沙眼衣原体所致肺炎及结肠炎的首选药物。

【不良反应】

(1)胃肠反应:可出现恶心、呕吐、腹泻、腹痛等胃肠反应。

(2)肝损害:依托红霉素(无味红霉素)或琥乙红霉素可引起肝损害,如转氨酶升高、肝大及胆汁淤积性黄疸等,一般于停药后数日可恢复。

(3)血栓性静脉炎:静脉滴注其乳糖酸盐可引起血栓性静脉炎。

(4)过敏反应:个别患者可出现药疹、药物热等过敏反应,偶有耳鸣、暂时性耳聋等。

【主要制剂】

(1)肠溶片:0.125 g(12.5 万 UI)。

(2)眼用制剂:2.5 g,12.5 mg(0.5%)。

（3）注射剂：0.25 g,0.3 g。

【用法用量】

肠溶片：口服，一次 0.25～0.5 g,一日 3～4 次；小儿一日按体重 30～50 mg/kg,分 3～4 次服。

注射剂：一日 1～2 g,小儿一日按体重 30～50 mg/kg,分 3～4 次静脉滴注。输注的速度应足够慢，以减少静脉刺激性和注射部位疼痛。

【相互作用】

（1）红霉素与林可霉素能互相竞争结合部位而呈拮抗作用，故不宜合用。

（2）红霉素与青霉素、氨苄西林、头孢噻吩、四环素、细胞色素 C、氨茶碱等混合易产生沉淀或降低疗效，故红霉素不宜与上述药物在注射器内混合使用。

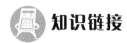

知识链接

军团菌病

军团菌病是由军团菌感染引起的急性呼吸道炎症。1976 年，美国退伍军人协会在费城一家旅馆举行了年会，年会后 1 个月内，与会代表中有 221 人得了一种酷似肺炎的怪病，其中 34 人相继死亡，病死率达 15%，震惊美国医学界。后经研究分析，这是一种由特殊细菌引起的肺炎，患者通常有发热、畏寒及干咳或咳痰等表现。这种特殊细菌被命名为军团菌，为革兰阴性菌。

目前治疗本病的首选药物是红霉素，其次是利福平和氯霉素。积极预防本病的关键是正确使用自来水，不论在家庭或旅游、出差、住旅馆，清晨用水时应把水龙头打开，让停留在水管里的过夜水流出后再用，并加强饮水的卫生管理。

二、半合成大环内酯类抗生素

罗红霉素（roxithromycin）

抗菌谱与红霉素相似，抗菌活性较红霉素强 1～4 倍。本药不易被胃酸破坏，口服吸收好，血药浓度高，组织渗透性好，$t_{1/2}$长（12～14 h）。本药用于敏感菌引起的呼吸道、泌尿道、耳鼻喉、皮肤和软组织感染。其胃肠反应比红霉素少。

克拉霉素（clarithromycin）

抗菌活性强于红霉素，对革兰阳性菌、流感杆菌、军团菌和肺炎支原体作用强。本药对胃酸极稳定，口服吸收迅速、完全，不受食物影响；首关消除明显，生物利用度仅为 55%；在体内分布广泛，细胞内浓度高，在扁桃体、肺、前列腺及泌尿生殖系统组织中的浓度明显高于血中浓度；克拉霉素及其代谢物经肾排泄，肾功能不全患者应适当调整剂量。本药主要用于呼吸道、泌尿生殖系统、皮肤软组织感染及消化道幽门螺杆菌感染。其不良反应发生率较红霉素低。

第二节　林可霉素类抗生素

林可霉素类抗生素包括林可霉素（lincomycin,洁霉素）和克林霉素（clindamycin,氯洁霉素）。两者的抗菌谱和作用机制相同，但克林霉素抗菌活性更强、口服吸收好、临床疗效好且毒性较低，故临床较为常用。

【体内过程】

克林霉素口服吸收迅速、完全,生物利用度为87%,受食物影响小,也可静脉滴注或肌内注射。林可霉素口服吸收差,生物利用度仅为20%～35%,且容易受食物影响。两药血浆蛋白结合率均高达90%以上,广泛分布于全身组织和体液,且在多数组织中可达有效浓度,骨组织中的药物浓度更高,能透过胎盘屏障,也能进入乳汁且浓度与血中浓度相当,不易透过正常的血脑屏障,但脑膜炎时脑组织可达有效治疗浓度。

【作用机制】

与大环内酯类相似,能够不可逆性地与细菌核糖体50S亚基结合,抑制肽酰基转移酶,使肽链的延长受阻,抑制细菌蛋白质合成。

【临床应用】

临床常用于治疗厌氧菌(包括脆弱拟杆菌、产气荚膜梭菌及放线菌等)引起的腹腔和盆腔感染。还可用于敏感革兰阴性菌引起的呼吸道、胆道、软组织、骨组织感染及败血症、心内膜炎等的治疗。林可霉素和克林霉素是金黄色葡萄球菌所致的急慢性骨髓炎的首选治疗药物。

【不良反应】

两药均可引起胃肠道反应,以口服多见,一般较轻微,常表现为恶心、呕吐、食欲减退、腹泻等。林可霉素的发生率较高。长期用药也可引起二重感染、假膜性肠炎,可能与难辨梭状芽胞杆菌恶性繁殖,产生外毒素有关,严重者可导致死亡,可用万古霉素或甲硝唑治疗。

第三节　多肽类抗生素

万古霉素(vancomycin)

【体内过程】

口服不吸收,肌内注射可引起剧烈疼痛及组织坏死,故宜静脉给药。在体内分布广泛,但不易通过血脑屏障,90%以上经肾排泄。

【抗菌作用】

抗菌谱窄,主要对革兰阳性菌产生强大杀菌作用,尤其对耐青霉素的金黄色葡萄球菌作用显著,对厌氧菌也有较好抗菌作用。抗菌机制为阻碍细菌细胞壁合成,属于繁殖期杀菌药。细菌对本药一般不易产生耐药性,且与其他抗生素无交叉耐药性。

【临床应用】

因毒性大,临床仅用于治疗耐青霉素的金黄色葡萄球菌或对β-内酰胺类抗生素过敏的革兰阳性菌造成的严重感染。口服给药可用于治疗假膜性肠炎等消化道感染。

【不良反应】

(1) 耳毒性:可引起耳鸣、听力减退,甚至耳聋,应适当调整用药剂量,避免与有耳毒性的药物合用。

(2) 肾脏毒性:严重可致肾衰竭,应避免与有肾毒性的药物合用。

(3) 过敏反应:偶可引起过敏反应。

(4) 红人综合征:静脉滴注速度不宜过快,过快可引起极度皮肤潮红、红斑、荨麻疹、心动过速和低血压等特征性症状,这种症状称为"红人综合征"。

多黏菌素 B(polymyxin B)

【体内过程】

多黏菌素 B 口服不易吸收。$t_{1/2}$ 约 6 h。肾功能不全者清除慢,$t_{1/2}$ 可达 2～3 天。可分布于全身组织,以肝、肾为最高,并保持较长时间。多黏菌素 B 不易弥散进入胸腔、腹腔、关节腔,即使在脑膜炎时也不易透入脑脊液,胆汁中浓度也较低。药物经肾缓慢排泄。

【抗菌作用及临床应用】

对多数革兰阴性杆菌有杀灭作用,尤其是对铜绿假单胞菌有强大的抗菌作用。本药可使细菌细胞膜孔隙扩大,通透性增加,细胞内的磷酸盐、核苷酸等成分外漏,导致细菌死亡。现主要局部用于敏感菌的眼、耳、皮肤、黏膜感染及烧伤铜绿假单胞菌感染。

【不良反应】

毒性较大,主要表现在肾脏及神经系统两个方面,症状为蛋白尿、血尿等。大剂量、快速静脉滴注时,由于神经肌肉的阻滞可导致呼吸抑制。

 本章思维导图

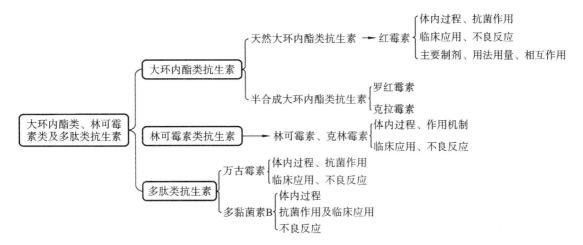

 目 标 检 测

1. 下列不属于大环内酯类抗生素的是(　　　)。

A. 红霉素　　　　　　　　　　B. 林可霉素　　　　　　　　　　C. 乙酰螺旋霉素

D. 麦迪霉素　　　　　　　　　　E. 克拉霉素

2. 红霉素的作用机制是(　　　)。

A. 抑制细菌细胞壁合成　　　　　　　　　　B. 影响细菌细胞质膜通透性

C. 抑制叶酸代谢　　　　　　　　　　D. 抑制细菌蛋白质合成

E. 抑制 DNA 回旋酶

3. 治疗军团菌感染首选(　　　)。

A. 青霉素　　　　B. 阿莫西林　　　　C. 红霉素　　　　D. 链霉素　　　　E. 氯霉素

4. 下列何药用于治疗耐青霉素金黄色葡萄球菌引起的严重感染?(　　　)

A. 林可霉素　　　B. 万古霉素　　　C. 克林霉素　　　D. 氨苄西林　　　E. 羧苄西林

5. 对下列哪类细菌感染时非首选红霉素?(　　　)

A. 大肠埃希菌　　　B. 沙眼衣原体　　　C. 军团菌　　　D. 肺炎支原体　　　E. 白喉棒状杆菌

6. 下列可以治疗军团菌、支原体、衣原体感染的抗生素是(　　　)。

A. 人工合成类　　　　　　　　　　B. 氨基糖苷类　　　　　　　　　　C. 四环素类

D. 大环内酯类　　　　　　　　　　E. 头孢类

7. 男性患儿,2岁,高热,呼吸困难,双肺散在小水泡音,诊断为支气管肺炎,青霉素皮试(+),宜用( )。

A.氯霉素　　　　B.四环素　　　　C.头孢唑啉　　　D.磺胺嘧啶　　　E.红霉素

8. 红霉素的作用机制是( )。

A.与核蛋白 30S 亚基结合,抑制细菌蛋白质的合成

B.与核蛋白 50S 亚基结合,抑制细菌蛋白质的合成

C.与核蛋白 70S 亚基结合,抑制细菌蛋白质的合成

D.抑制细菌蛋白质合成的全过程

E.影响细菌细胞膜的通透性

9. 常用于治疗耐甲氧西林的金黄色葡萄球菌引起的严重感染的药物是( )。

A.羧苄西林　　　B.青霉素　　　　C.万古霉素　　　D.罗红霉素　　　E.氨苄西林

10. 阿奇霉素属于( )。

A.青霉素类　　　B.大环内酯类　　C.四环素类　　　D.氨基糖苷类　　E.头孢菌素类

11. 下列关于红霉素的叙述,错误的是( )。

A.为繁殖期杀菌剂　　　　　　　　　　　　B.是速效抑菌药

C.对耐青霉素的金黄色葡萄球菌有效　　　　D.抗菌作用比青霉素弱

E.易被胃酸破坏

12. 下列哪项不是红霉素的临床应用?( )

A.耐药金黄色葡萄球菌感染　　　B.百日咳　　　　　　　　　C.军团病

D.结核病　　　　　　　　　　　E.支原体肺炎

第三十八章 氨基糖苷类抗生素

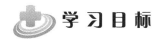

学习目标

知识目标

1. 掌握：氨基糖苷类抗生素的共性。
2. 熟悉：常用氨基糖苷类抗生素的作用特点及临床应用。

技能目标

会观察、防治氨基糖苷类抗生素的不良反应，能正确进行用药护理，指导患者合理用药。

案例导入

> 患者，男，49 岁，呼吸道感染较严重，药敏试验对青霉素与庆大霉素敏感。医生开处方如下：
>
> 青霉素钠注射液 320 万 U；
>
> 硫酸庆大霉素注射液 24 万 U；
>
> 10% 葡萄糖注射液 1000 mL；
>
> 用法：1 次/天，静脉滴注。
>
> 讨论：
>
> 1. 分析该处方是否合理，为什么？
>
> 2. 氨基糖苷类抗生素的作用机制是什么？其主要不良反应有哪些？

氨基糖苷类（aminoglycosides）抗生素是由氨基环醇和氨基糖分子结合而成苷，为有机碱，制剂均为硫酸盐，其水溶液性质稳定（除链霉素外）。氨基糖苷类抗生素分为两大类：一类为天然来源（主要由链霉菌和小单胞菌产生）药物，如链霉素、庆大霉素、卡那霉素、妥布霉素、大观霉素、新霉素、阿司米星等；另一类为半合成药物，如奈替米星、依替米星、异帕米星、卡那霉素 B、阿米卡星、地贝卡星等。

第一节 氨基糖苷类抗生素的共性

氨基糖苷类抗生素的化学结构基本相似，因此具有以下共同特点。

1. 体内过程 结构中存在多个氨基，故极性大，水溶性好，性质稳定。口服难吸收，仅用于肠道感染，治疗全身感染时必须注射给药。本类药物主要分布在细胞外液，在肾皮质和内耳外淋巴液中浓度高，因而易引起肾毒性和耳毒性。本药不能通过血脑屏障，但可通过胎盘屏障。大部分以原形从肾排泄，故可用于治疗泌尿道感染，碱化尿液可提高其抗菌活性。

2. 抗菌谱 氨基糖苷类抗生素对各种需氧革兰阴性菌如大肠埃希菌、克雷伯菌属、肠杆菌属、变形

Note

杆菌属、志贺菌属、枸橼酸杆菌属等具高度抗菌活性。

3. 抗菌机制　多环节抑制细菌蛋白质合成,并提高细菌胞质膜通透性而产生杀菌作用,属静止期杀菌剂。

4. 耐药性　本类抗生素可产生不同程度的耐药性,本类药物之间存在部分或完全交叉耐药性。

5. 不良反应

①耳毒性:包括前庭功能损害和耳蜗听神经损害。前庭功能损害表现为眩晕、恶心、呕吐、眼球震颤和平衡失调,其发生率为卡那霉素＞链霉素＞西索米星＞庆大霉素＞妥布霉素＞奈替米星。听神经损害表现为耳鸣、听力减退或耳聋,因药物消除慢,可发生于停药后数周,其发生率为卡那霉素＞阿米卡星＞西索米星＞庆大霉素＞妥布霉素＞链霉素。

②肾毒性:表现为蛋白尿、管型尿、血尿等,严重时可出现氮质血症、无尿症。其发生率为卡那霉素＞庆大霉素＞妥布霉素＞阿米卡星＞奈替米星＞链霉素。肾功能减退可使氨基糖苷类抗生素的血药浓度升高,进一步加重肾功能损伤和耳毒性。

③神经肌肉接头的阻滞作用:阻滞神经肌肉的传导,可产生肌肉麻痹作用。大剂量腹膜腔给药或静脉注射引起心肌抑制、血压下降、肢体瘫痪和呼吸衰竭。其发生率为链霉素＞卡那霉素＞奈替米星＞阿米卡星＞庆大霉素＞妥布霉素。

④过敏反应:有时可致过敏反应,如各种皮疹、发热等过敏症状,也可引起严重过敏休克,尤其是链霉素引起的过敏性休克发生率仅次于青霉素,应引起警惕。

⑤其他:偶见血清转氨酶升高、周围神经炎、血小板减少、中性粒细胞下降及贫血等。

6. 相互作用　氨基糖苷类抗生素与两性霉素、第一代头孢菌素、多黏菌素或万古霉素合用能增加肾毒性。呋塞米(速尿)、依他尼酸及甘露醇等能增加氨基糖苷类抗生素的耳毒性。苯海拉明、美克洛嗪、布克利嗪等抗组胺药可掩盖氨基糖苷类抗生素的耳毒性。氨基糖苷类抗生素能增强骨骼肌松弛药及全身麻醉药引起的肌肉松弛作用,可导致呼吸抑制。

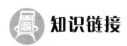

细菌蛋白质合成

细菌蛋白质合成分为以下三个阶段。

①起始阶段:30S 亚基与新生成的 mRNA 结合成 mRNA-30S 复合物,然后接上第一个氨基酰-tRNA(即甲酰蛋氨酰-tRNA),接在相当于 50S 的 P 位,称为 30S 起始复合物,后者很快与 50S 亚基结合成 70S 起始复合物。

②肽链延长阶段:新的氨基酰-tRNA 按 mRNA 的密码要求进入核蛋白体 50S 亚基的 A 位上,此时 P 位上的甲酰蛋氨酰经肽酰转移酶的作用,羧基与 A 位新接上的氨基酸的氨基结合而形成肽链。此时,在 P 位上的 tRNA 被释放回到细胞质内转运其他相应的氨基酸,核蛋白体 30S 亚基上的 mRNA 发生移位,把带有肽链的 tRNA 从 A 位移至 P 位。空出的 A 位又接受新的氨基酰-tRNA,如此反复使肽链不断延长。

③终止阶段:mRNA 上出现终止信号表示蛋白质合成已结束,此时释放因子进入 A 位,使肽链释放,tRNA 及 mRNA 与核蛋白体分离,核蛋白体 70S 又解离为 30S 与 50S 亚基,重新参与蛋白质合成。

第二节　常用氨基糖苷类抗生素

链霉素（streptomycin）

链霉素由链霉菌培养液提取而得，常用其硫酸盐，性质稳定，水溶液在室温可保存1周。

【体内过程】

口服不吸收，肌内注射吸收快，主要分布于细胞外液，大部分经肾排泄，肾功能不全时，排泄减慢。

【抗菌作用及临床应用】

链霉素对多数革兰阴性菌有强大的抗菌作用，但因毒性与耐药性问题，限制了它的临床应用。目前临床主要用于以下几个方面。

（1）鼠疫与兔热病，链霉素是首选药。

（2）布氏杆菌病，链霉素与四环素合用也有满意的效果。

（3）感染性心内膜炎，对草绿色链球菌引起者以青霉素合并链霉素为首选。

（4）对肠球菌引起者也需青霉素与链霉素合用治疗，但部分菌株对链霉素耐药，可改用庆大霉素或妥布霉素等。

（5）结核病：链霉素为最早的抗结核病药，但必须与其他抗结核病药联合应用，以延缓耐药性的发生。

（6）链霉素与青霉素或氨苄西林合用，可用于预防常发的细菌性心内膜炎，以及呼吸、胃肠道和泌尿系统手术后感染。

【主要制剂】

（1）注射剂：0.75 g；1 g；2 g；5 g。

（2）片剂：0.1 g。

【用法用量】

（1）注射剂：一次0.5 g，一日2次；或一次0.75 g，一日1次。小儿一日按体重15～25 mg/kg，分2次肌内注射。

（2）片剂：一次0.25～0.5 g，一日3～4次。小儿一日按体重60～80 mg/kg，分3～4次服。

【禁忌证】

对链霉素或其他氨基糖苷类抗生素过敏或者禁用。

【注意事项】

（1）交叉过敏：对一种氨基糖苷类抗生素过敏的患者可能对其他氨基糖苷类抗生素也过敏。

（2）下列情况应慎用链霉素：

①失水，因链霉素可使血药浓度增高，易产生毒性反应。

②第8对脑神经损害，因本药可导致前庭神经和听神经损害。

③重症肌无力或帕金森病，因本药可引起神经肌肉阻滞作用，导致骨骼肌软弱。

④肾功能损害，因本药具有肾毒性。

（3）疗程中应注意定期进行下列检查：

①尿常规和肾功能测定，以防止出现严重肾毒性反应。

②听力检查或听电图（尤其高频听力）测定，这对老年患者尤为重要。

（4）有条件时应监测血药浓度，并据此调整剂量，尤其对新生儿、年老和肾功能减退患者。

【不良反应】

链霉素治疗时常可出现头痛、头晕、呕吐、耳鸣、平衡失调和眼球震颤，多是可逆的，可用钙剂对抗，严重者可致永久性耳聋。本药对肾的毒性在氨基糖苷类抗生素中最轻，但肾功能不全者仍应慎用。皮疹、发热、血管性水肿等过敏反应亦较多见。过敏性休克发生率较青霉素低，但病死率较高。

【相互作用】

(1) 与其他氨基糖苷类抗生素合用或先后连续局部或全身应用,可增加其产生耳毒性、肾毒性以及神经肌肉阻滞作用的可能性。

(2) 与神经肌肉阻断药合用,可加重神经肌肉阻滞作用。本药与卷曲霉素、顺铂、依他尼酸、呋塞米或万古霉素(或去甲万古霉素)等合用,或先后连续局部或全身应用,可能增加耳毒性与肾毒性。

(3) 与头孢噻吩或头孢唑啉局部或全身合用,可能增加肾毒性。

(4) 与多黏菌素类注射剂合用,或先后连续局部或全身应用,可增加肾毒性和神经肌肉阻滞作用。

(5) 与青霉素合用时,同瓶滴注可导致两者抗菌活性降低,因此不能置于同一容器内给药。

庆大霉素(gentamicin)

水溶液稳定。水针剂常作肌内注射或静脉滴注给药。

【体内过程】

药物主要经肾排泄,部分经胆汁入肠,胆汁药物浓度可达血药浓度的 $60\% \sim 80\%$,$t_{1/2}$ 约 3 h。

【抗菌作用及临床应用】

庆大霉素广泛用于治疗敏感菌的感染:①严重革兰阴性杆菌的感染,如败血症、骨髓炎、肺炎、腹膜感染、脑膜炎等,庆大霉素是首选药;②铜绿假单胞菌感染,庆大霉素常与羧苄西林合用可获协同作用,但两药不可同时混合滴注,因后者可使本药的活力降低;③病因未明的革兰阴性杆菌混合感染,庆大霉素与广谱半合成青霉素类(羧苄西林或哌拉西林等)或头孢菌素联合应用可以提高疗效;④与青霉素联合治疗肠球菌心内膜炎;⑤与羧苄西林、氯霉素联合治疗革兰阴性杆菌心内膜炎;⑥庆大霉素口服可用于肠道感染或肠道术前准备;⑦局部用于皮肤、黏膜表面感染,眼、耳、鼻部感染,但因可致光敏感反应,大面积应用易致吸收毒性,故少作局部应用。

【不良反应】

有前庭神经功能损害,但较链霉素少见,肾功能损害则较多见。

阿米卡星(amikacin)

阿米卡星又称丁胺卡那霉素,是卡那霉素的半合成衍生物,其抗菌谱为本类药物中最广的。其突出优点是对许多肠道革兰阴性菌和铜绿假单胞菌所产生的钝化酶稳定,因而主要用于治疗对其他氨基糖苷类耐药菌株(包括铜绿假单胞菌)所致的感染,如对庆大霉素与卡那霉素耐药株引起的尿路、肺部感染,以及铜绿假单胞菌、变形杆菌所致的败血症。本药与羧苄西林或头孢噻吩合用,连续静脉滴注治疗中性粒细胞减少或其他免疫缺陷者的感染,可获得满意效果。

本章思维导图

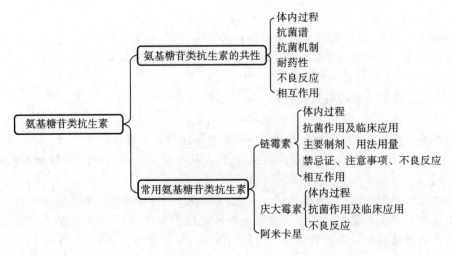

目标检测

1. 氨基糖苷类抗生素的主要作用机制是（　　）。

A. 抑制细菌细胞壁的合成　　　　　　　　　　　B. 干扰细菌的叶酸代谢

C. 只作用于细菌核蛋白体 50S 亚基　　　　　　　D. 只干扰细菌核蛋白体 30S 亚基

E. 干扰细菌蛋白质合成的全过程

2. 下列不属于氨基糖苷类抗生素共同不良反应的是（　　）。

A. 耳毒性　　　　　　　　　B. 肾毒性　　　　　　　　　C. 肝毒性

D. 神经肌肉接头的阻滞作用　　E. 过敏反应

3. 治疗鼠疫的首选药物是（　　）。

A. 氯霉素　　　B. 四环素　　　C. 罗红霉素　　　D. 链霉素　　　E. 头孢他啶

4. 下列哪类药物属于快速杀菌药？（　　）

A. 氨基糖苷类　　B. 红霉素　　C. 氯霉素类　　D. 多黏菌素 B　　E. 四环素类

5. 与氨基糖苷类抗生素合用能增加肾脏损害的药物是（　　）。

A. 羧苄西林　　B. 氯霉素　　C. 麦迪霉素　　D. 林可霉素　　E. 头孢噻吩

6. 庆大霉素与呋塞米合用可导致（　　）。

A. 抗菌作用增强　　　　　　B. 影响叶酸代谢　　　　　　C. 阻碍 DNA 合成

D. 耳毒性加重　　　　　　　E. 肾毒性减轻

7. 在与青霉素联用治疗肠球菌感染中最有效的药物是（　　）。

A. 庆大霉素　　B. 阿米卡星　　C. 链霉素　　　D. 妥布霉素　　E. 奈替米星

8. 与琥珀胆碱合用易致呼吸麻痹的药物是（　　）。

A. 米诺环素　　B. 链霉素　　C. 四环素　　　D. 氨苄西林　　E. 依诺沙星

9. 患者,女,25 岁,不明原因发热两月余,贫血貌,杵状指,皮肤黏膜有多处小出血点,入院时,心脏三尖瓣听诊有 Ⅲ 级吹风样杂音,近日消失,脾轻度肿大,有压痛,血液细菌培养为草绿色链球菌,拟用青霉素 G 和下列其中一药合用,应选择（　　）。

A. 链霉素　　　　B. 红霉素　　　C. 阿米卡星　　　D. 奈替米星　　　E. 羧苄西林

10. 使用链霉素发生过敏性休克时应选用下列哪种抢救药物？（　　）

A. 肾上腺素　　　　　　　　　　　　　　B. 肾上腺素＋阿托品

C. 肾上腺素＋氢化可的松　　　　　　　　D. 肾上腺素＋葡萄糖酸钙

E. 肾上腺素＋氯苯那敏

11. 下列药物对结核分枝杆菌有效的是（　　）。

A. 氯霉素　　　　B. 红霉素　　　C. 青霉素　　　D. 链霉素　　　E. 万古霉素

12. 与琥珀胆碱合用易致呼吸麻痹的药物是（　　）。

A. 米诺环素　　　B. 链霉素　　　C. 四环素　　　D. 氨苄西林　　　E. 依诺沙星

第三十九章　四环素类及氯霉素类抗生素

学习目标

知识目标

1. 掌握：四环素类抗生素的体内过程、抗菌作用、临床应用及不良反应。
2. 熟悉：氯霉素的抗菌作用、临床应用、不良反应。

技能目标

学会观察、防治四环素类、氯霉素类药物的不良反应。

案例导入

　　患者，男，30 岁。4 天前突发高热达 39 ℃，结膜充血，皮肤散在充血性斑丘疹，变形杆菌 OX19 凝集试验阳性，初步诊断为地方性斑疹伤寒。

　　讨论：

　　1. 斑疹伤寒的病原体和主要临床表现是什么？

　　2. 该患者可首选哪类药物进行治疗？

　　四环素类抗生素和氯霉素类抗生素抗菌谱极广，包括革兰阳性菌和革兰阴性菌、立克次体、支原体和衣原体等，都具有较强抑制作用，四环素类还对某些螺旋体和原虫尚有抑制作用，故常称为广谱抗生素。

第一节　四环素类抗生素

　　四环素类抗生素可分为天然品与半合成品两类，天然品有四环素、土霉素、金霉素。半合成品有美他环素、多西环素和米诺环素。本类药物具有共同的基本母核（氢化骈四苯，图 39-1），仅取代基有所不同。本类药物为酸、碱两性物质，可与碱或酸结合成盐，在碱性水溶液中易降解，在酸性水溶液中则较稳定，故临床一般用其盐酸盐。

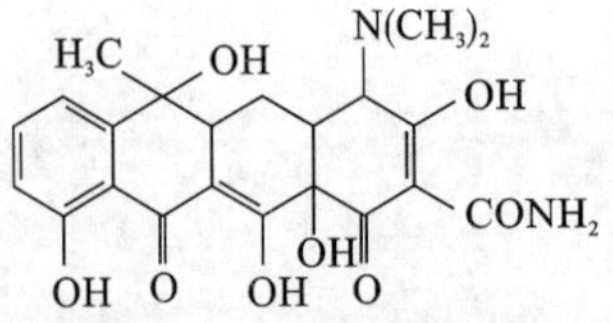

图 39-1　四环素结构

一、天然品

四环素和土霉素曾作为临床抗感染治疗的主要抗生素。由于耐药菌株日益增多,四环素已不再作为首选药物。土霉素治疗阿米巴痢疾疗效优于其他四环素类药物,金霉素外用可治疗结膜炎和沙眼等疾病。

【体内过程】

口服易吸收,但不完全且有一定限度。本类药物与食物同服可减少药物的吸收,可与多价阳离子如 Mg^{2+} 、Ca^{2+} 、Al^{3+} 、Fe^{2+} 等形成络合物而妨碍吸收。血浆蛋白结合率低,广泛分布于体内各组织,易沉积于骨和牙内。主要以原形经肾排泄,可用于治疗泌尿道感染。部分也可经肝脏代谢,可形成肝肠循环,有利于胆道感染的治疗。

【抗菌作用】

对革兰阳性细菌中的肺炎球菌、溶血性链球菌、草绿色链球菌,以及部分葡萄球菌、破伤风杆菌和炭疽杆菌等有效;对革兰阴性细菌中的脑膜炎奈瑟菌、痢疾杆菌、大肠埃希菌、流感杆菌、巴氏杆菌属、布氏杆菌等及某些厌氧菌(如拟杆菌、梭形杆菌、放线菌)都有效。此外,对肺炎支原体、立克次体、螺旋体、放线菌也有抑制作用,还能间接抑制阿米巴原虫。

四环素类抗生素属快效抑菌剂,在高浓度时也有杀菌作用。其抗菌机制主要为与细菌核糖体 30S 亚基结合,阻止肽链延伸,从而抑制细菌蛋白质合成。

细菌对四环素类抗生素的耐药性严重,且本类药物之间存在交叉耐药性。

【临床应用】

四环素类抗生素可用于治疗多种感染性疾病,尤其适用于立克次体、支原体和衣原体感染性疾病。

(1) 对立克次体感染如斑疹伤寒、恙虫病、衣原体感染,及支原体肺炎等有明显疗效,为首选药。

(2) 作为敏感细菌性感染的次选药。

(3) 也可用于青霉素适应证过敏的患者。

【主要制剂】

(1) 片剂:0.25 g。

(2) 眼膏剂:0.5%。

(3) 软膏剂:2%;3%。

【用法用量】

1. 片剂

(1) 成人常用量:口服,一次 0.25~0.5 g,每 6 h 1 次。

(2) 8 岁以上小儿常用量:口服,一日按体重 25~50 mg/kg,分 4 次服用。疗程一般为 7~14 日,支原体肺炎、布鲁菌病需 3 周左右。

2. 眼膏剂　外用,涂于眼睑内,一日 1~2 次。

3. 软膏剂　外用,先将患处用温开水洗净后,再将软膏涂于患处,一日 1~3 次。

【不良反应】

1. 胃肠道反应　口服后可引起恶心、呕吐、上腹部不适、腹胀、腹泻等症状,尤以土霉素多见,与食物同服可以减轻。

2. 二重感染　广谱抗生素长期应用,使敏感菌受到抑制而不敏感菌乘机在体内繁殖生长,造成二重感染。常见的二重感染如下:真菌病,致病菌以白色念珠菌最多见,表现为口腔鹅口疮、肠炎,可用抗真菌药治疗;葡萄球菌引起的假膜性肠炎,此时葡萄球菌产生强烈的外毒素,使肠壁坏死、体液渗出、剧烈腹泻,出现失水或休克等症状,有死亡的危险。此种情况必须停药并口服万古霉素或甲硝唑。

3. 血液系统　偶可引起溶血性贫血、血小板减少、中性粒细胞减少和嗜酸性粒细胞减少。

4. 中枢神经系统　偶可致良性颅内压增高,可表现为头痛、呕吐、视神经乳头水肿等。

5. 肝毒性　通常为脂肪肝变性,妊娠期妇女、原有肾功能损害的患者易发生肝毒性,但肝毒性亦可发生于并无上述情况的患者。四环素所致胰腺炎也可与肝毒性同时发生,患者并不伴有原发肝病。

6. 肾毒性　原有显著肾功能损害的患者可能发生氮质血症加重、高磷酸血症和酸中毒。

7. 影响骨、牙的生长　主要表现为对胎儿和婴幼儿的影响。四环素类抗生素能与新形成的骨、牙中所沉积的 Ca^{2+} 相结合,使出生的幼儿乳牙釉质发育不全并出现黄色沉积,引起畸形或生长抑制。孕妇、哺乳期妇女及 8 岁以下儿童禁用。

8. 其他　长期大量口服或静脉给予可造成严重肝损害,也能加剧原有的肾功能不全,影响氨基酸代谢而造成氮质血症。此外,四环素类抗生素还可引起药物热和皮疹等过敏反应,还可引起光敏反应和前庭反应。

【注意事项】

(1) 长期用药期间应定期随访,检查血常规以及肝、肾功能。

(2) 应用本药时应饮用足量水(约 240 mL),避免食道溃疡和减少胃肠道刺激症状。

(3) 可致肝损害,因此原有肝病者不宜用此类药物。

(4) 可加重氮质血症,已有肾功能损害者不宜应用此类药物,如确有指征,应用时须慎重考虑,并根据肾功能损害的程度减量应用。

(5) 治疗性病时,如怀疑同时合并螺旋体感染,用药前须行暗视野显微镜检查及血清学检查,后者每月 1 次,至少 4 次。

(6) 用药期间不宜直接暴露于阳光或紫外线下,一旦皮肤有红斑应立即停药。

【相互作用】

(1) 与抗酸药如碳酸氢钠同用时,由于胃内 pH 值增高,可使本药吸收减少,活性减低,故服用本药后 1～3 h 内不应服用抗酸药。

(2) 含钙、镁、铁等金属离子的药物,可与本药形成不溶性络合物,使本药吸收减少。

(3) 与强利尿药如呋塞米等药物合用可加重肾功能损害。

(4) 与其他肝毒性药物(如抗肿瘤化疗药物)合用可加重肝损害。

二、半合成品

多西环素(doxycycline)

本药口服吸收迅速而完全,不易受食物影响。大部分药物随胆汁进入肠腔后被再吸收,形成肝肠循环。少量药物经肾脏排泄,肾功能减退时粪便中药物的排泄增多,故肾衰竭时也可使用。$t_{1/2}$ 长达 20 h,为长效四环素类药。

抗菌谱与四环素相似,但抗菌活性比四环素强 2～10 倍,具有强效、速效、长效的特点。对土霉素或四环素耐药的金黄色葡萄球菌对本药仍敏感,但与其他四环素类药物有交叉耐药性。

临床用于敏感的革兰阳性菌和革兰阴性杆菌所致的上呼吸道感染、扁桃体炎、胆道感染、淋巴结炎、蜂窝织炎等,也用于治疗斑疹伤寒、恙虫病、支原体肺炎等。尚可用于治疗霍乱,也可用于预防恶性疟疾和钩端螺旋体感染。

常见不良反应有胃肠道刺激症状如恶心、呕吐、腹泻等,以及舌炎、口腔炎和肛门炎等,应饭后服。静脉注射时,可能出现舌麻木及口腔异味感。易致光敏反应,很少引起二重感染。

米诺环素(minocycline)

口服吸收率接近 100%,且不受牛奶和食物的影响,但抗酸药或重金属离子仍可影响吸收。米诺环素的脂溶性高于多西环素,组织穿透力强,分布广泛,在脑脊液中的浓度高于其他四环素类。$t_{1/2}$ 为 16～18 h。抗菌谱与四环素相似,属于高效、长效的四环素类抗菌药,抗菌活性比四环素强 2～4 倍。对四环素或青霉素类耐药的菌株仍对本药敏感,适用于治疗上述耐药菌感染及酒渣鼻、痤疮、沙眼衣原体感染。因极易穿透皮肤,特别适合于痤疮的治疗。

米诺环素除具有四环素类抗生素共有的不良反应外,还具有前庭反应,表现为恶心、呕吐、眩晕、运动失调等症状,用药期间不宜进行高空作业、驾驶和机器操作等。

第二节 氯霉素类抗生素

氯霉素(chloramphenicol,chloromycetin)是由委内瑞拉链丝菌产生的抗生素。氯霉素在酸性溶液中较稳定,在碱性溶液中易被破坏。氯霉素结构式见图 39-2。

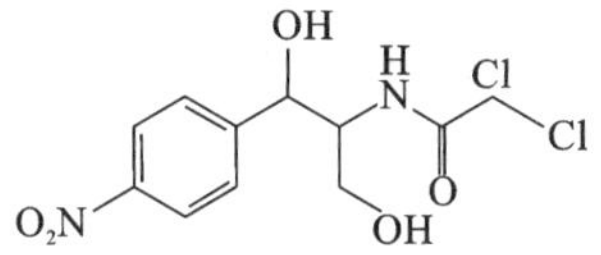

图 39-2 氯霉素结构式

【体内过程】

口服吸收良好,$t_{1/2}$ 约为 2.5 h,有效血药浓度可维持 6~8 h,肝、肾功能不全时 $t_{1/2}$ 延长。氯霉素广泛分布于各组织与体液中,脑脊液中的浓度达血药浓度,较其他抗生素为高,大部分药物在肝脏与葡萄糖醛酸结合,经肾排泄,尿中原形药物只有 5%~15%,但在泌尿系统已达到有效抗菌浓度。

【抗菌作用】

氯霉素为广谱、速效抑菌药,高浓度时有杀菌作用。对革兰阴性菌的作用强于阳性菌,特别是对伤寒沙门菌、副伤寒沙门菌、流感嗜血杆菌、脑膜炎奈瑟菌、肺炎链球菌有杀菌作用;对革兰阳性菌的抗菌活性不如青霉素类抗生素和四环素类抗生素;对立克次体、衣原体、支原体也有抑制作用;对结核分枝杆菌、真菌、原虫和病毒无效。各种细菌对氯霉素均可产生耐药性,但产生耐药性较缓慢。

抗菌机制是与核糖体中的 50S 亚基结合,抑制肽酰基转移酶,阻止肽链延伸,使蛋白质合成受阻。

【临床应用】

氯霉素目前几乎不用于全身治疗。但其脂溶性高,具有较强的组织、血脑屏障穿透力等特性,仍可治疗某些严重感染。

1. 细菌性脑膜炎和脑脓肿 可用于耐氨苄西林的流感嗜血杆菌、脑膜炎球菌及肺炎链球菌所致的脑膜炎。青霉素(或甲硝唑)与氯霉素合用可用于治疗脑脓肿。

2. 伤寒、副伤寒 成人伤寒、副伤寒沙门菌感染的治疗,以氟喹诺酮类为首选,氯霉素仍可用于敏感菌所致伤寒、副伤寒的治疗。

3. 严重厌氧菌感染 氯霉素对脆弱拟杆菌具有较强的抗菌活性,可与其他抗菌药联合用于需氧菌与厌氧菌所致的腹腔和盆腔感染。

4. 其他 氯霉素是治疗眼科感染包括眼内感染的有效药物,对立克次体感染的疗效与四环素相仿。

【主要制剂】

(1)滴眼液:8 mL:20 mg。

(2)片剂:0.25 g。

(3)注射剂:2 mL:0.25 g。

【用法用量】

(1)滴眼液:外用,滴于眼睑内,一次 1~2 滴,一日 3~5 次。

(2)片剂:口服。成人一日 1.5~3 g,分 3~4 次服用;小儿按体重一日 25~50 mg/kg,分 3~4 次服用;新生儿按体重一日不超过 25 mg/kg,分 4 次服用。

(3)注射剂:稀释后静脉滴注。成人一日 2~3 g,分 2 次给予;小儿按体重一日 25~50 mg/kg,分 3

~4 次给予;新生儿按体重一日不超过 25 mg/kg,分 4 次给予。

【不良反应】

1. 抑制骨髓 造血功能障碍是最严重的不良反应,临床表现:①可逆性血细胞减少:较为常见,发生率和严重程度与剂量、疗程呈正相关。②再生障碍性贫血:发病率与剂量、疗程无关,但病死率很高。在治疗前、后及疗程中,应系统监护血象,发现血象异常应立即停药。

2. 灰婴综合征 新生儿,特别是早产儿肝、肾功能发育不完善,肝内缺乏葡萄糖醛酸转移酶,对氯霉素解毒能力差,肾排泄功能较弱。大量使用氯霉素后易致体内蓄积中毒,表现为循环衰竭、呼吸急促、皮肤苍白、发绀,故称灰婴综合征。

3. 其他 口服时尚可出现恶心、呕吐、腹泻、皮疹、药物热、血管神经性水肿、二重感染等症状。偶见视神经炎、视力障碍、幻视、幻听等。对葡萄糖-6-磷酸脱氢酶缺乏患者,可见溶血性贫血。肝肾功能减退、葡萄糖-6-磷酸脱氢酶缺乏者、婴儿、孕妇、哺乳期妇女慎用。

【注意事项】

(1)可能发生不可逆性骨髓抑制,本药应避免重复疗程使用。

(2)肝、肾功能损害患者宜避免使用本药,必须使用时须减量应用,有条件时应进行血药浓度监测,使其峰浓度在 25 mg/L 以下,谷浓度在 5 mg/L 以下。如血药浓度超过此范围,可增加引起骨髓抑制的危险。

(3)口服本药时应饮用足量水分,空腹服用,即于餐前 1 h 或餐后 2 h 服用,以期达到有效血药浓度。

(4)在治疗过程中应定期检查周围血象,长程治疗者尚须查网织红细胞计数,必要时作骨髓检查,以便及时发现与剂量有关的可逆性骨髓抑制,但全血象检查不能预测通常在治疗完成后发生的再生障碍性贫血。

【相互作用】

(1)由于氯霉素可抑制肝细胞微粒体酶的活性,导致抗癫痫药(乙内酰脲类)的代谢降低,或氯霉素替代该类药物的血清蛋白结合部位,均可使药物的作用增强或毒性增加,故当与氯霉素同用时或在其后应用须调整此类药物的剂量。

(2)与降血糖药(如甲苯磺丁脲)同用时,可增强其降糖作用,因此需调整该类药物剂量。格列吡嗪和格列本脲所受影响较其他降糖药为小,但同用时仍须谨慎。

 本章思维导图

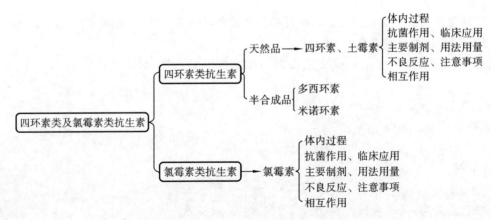

目 标 检 测

目标检测
参考答案

1. 四环素的作用机制是（　　）。

A. 阻碍细菌细胞壁的合成　　　　　　　B. 抑制 DNA 回旋酶　　　　　　　C. 改变细胞膜的通透性

D. 抑制二氢叶酸还原酶　　　　　　　　E. 阻碍细菌蛋白质的合成

2. 饭后服或与多价阳离子同服可明显减少其吸收的药物是（　　）。

A. 磺胺嘧啶　　　　B. 阿莫西林　　　　C. 红霉素　　　　D. 四环素　　　　E. 依诺沙星

3. 治疗立克次体感染的首选药物为（　　）。

A. 大环内酯类　　　B. 氨基糖苷类　　　C. 四环素类　　　D. 林可霉素类　　　E. 抗真菌类

4. 治疗支原体肺炎的首选药是（　　）。

A. 链霉素　　　　　B. 青霉素　　　　　C. 四环素　　　　D. 红霉素　　　　E. 氯霉素

5. 可产生灰婴综合征的抗菌药为（　　）。

A. 氯霉素　　　　　B. 青霉素　　　　　C. 四环素　　　　D. 庆大霉素　　　　E. 卡那霉素

Note

第四十章　人工合成抗菌药

学习目标

本章 PPT

微课

案例导入参考答案

知识目标

1. 掌握：常用喹诺酮类抗菌药和磺胺类抗菌药的作用机制、作用特点和临床用途。
2. 熟悉：喹诺酮类抗菌药的共性及其他人工合成抗菌药。

技能目标

会观察、防治磺胺类、喹诺酮类抗菌药的不良反应。

案例导入

患者，女，45 岁。咳嗽、低热，诊断为上呼吸道感染，给予口服左氧氟沙星。服药第 5 天后，患者在室外活动时，颈部及四肢皮肤暴露处出现绿豆、蚕豆大小的红斑疹，伴瘙痒及烧灼感，于当天自行停药。随后半个月内，每在室外活动时，暴露处皮肤仍会出现红斑疹伴瘙痒及烧灼感，阴天亦然，在室内瘙痒感减轻。患者否认进食或接触含光感物质的动物及植物类食物，也未用其他药物。既往体健，有磺胺类抗菌药过敏史。

讨论：

1. 根据上述案例，患者服用洛美沙星后发生了什么不良反应？
2. 患者出现上述不良反应后，应如何处理？

第一节　喹诺酮类抗菌药

喹诺酮类抗菌药是人工合成的含有 4-喹诺基本结构（图 40-1）的一类抗菌药，引入不同基团后产生各具特色的喹诺酮类药物。本类药物对细菌 DNA 回旋酶（DNA gyrase）具有选择性抑制作用。其抗菌谱广、抗菌力强。

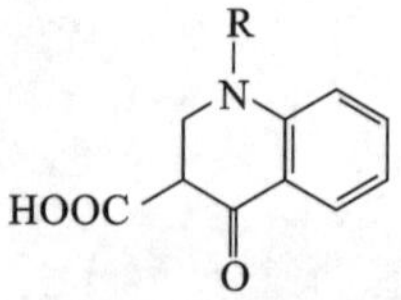

图 40-1　喹诺酮类药物基本结构

Note

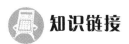

知识链接

喹诺酮类抗菌药

喹诺酮类抗菌药按发明先后及抗菌性能的不同,分为四代。

第一代(1962—1969年)以萘啶酸为代表,仅对大肠埃希菌、痢疾杆菌、克雷白杆菌及少部分变形杆菌有抗菌作用,因疗效不佳,现已很少使用。

第二代(1970—1979年)以吡哌酸为代表,抗菌谱较第一代有所扩大,对革兰阴性杆菌有抗菌作用,且对铜绿假单胞菌有一定的抗菌活性。

第三代(1980—1990年),药物分子中引入了氟原子,称氟喹诺酮类,抗菌谱进一步扩大,对革兰阴性菌和革兰阳性菌均有明显的抑制作用。对支原体、衣原体、军团菌以及分枝杆菌也有效,耐药性低,毒副作用小,是目前最常用的人工合成抗菌药。常用的药物有诺氟沙星、依诺沙星、氧氟沙星、左氧氟沙星、环丙沙星、洛美沙星、氟罗沙星、司氟沙星等。

第四代(1990年以后),与其他氟喹诺酮类抗菌药相比,保持了原有的抗革兰阴性菌活性,增强了抗革兰阳性菌、支原体、衣原体、军团菌以及分枝杆菌的活性。常用的药物有莫西沙星、加替沙星和司帕沙星。

一、喹诺酮类抗菌药的共性

【体内过程】

口服易吸收,药物吸收不受食物影响,但与含有 Fe^{2+}、Ca^{2+}、Mg^{2+} 的食物同服可降低其生物利用度。组织穿透力强,体内分布广,在前列腺组织、骨组织、肺、肾、尿液、胆汁、巨噬细胞和中性粒细胞的药物浓度均高于血浆。少数经肝脏代谢,大部分以原形从肾排泄。

【抗菌作用】

1. 抗菌谱 第三代喹诺酮类抗菌药属于广谱抗菌药,对革兰阴性菌有强大的杀菌作用,包括大肠埃希菌、变形杆菌、流感嗜血杆菌、克雷白杆菌、志贺杆菌、伤寒沙门菌、淋病奈瑟菌等;对革兰阳性菌包括产酶金黄色葡萄球菌、链球菌、肺炎链球菌、炭疽杆菌等也有较好的抗菌作用。莫西沙星、吉米沙星、加替沙星等,除保留了原有氟喹诺酮类的抗菌活性外,进一步增强了对革兰阳性菌的作用,对结核分枝杆菌、军团菌、支原体及衣原体的杀灭作用也进一步增强,特别是提高了对厌氧菌如脆弱拟杆菌、梭杆菌属、消化链球菌属和厌氧芽孢杆菌属等的抗菌活性。

2. 耐药性 常见耐药菌有金黄色葡萄球菌、肠球菌、大肠埃希菌和铜绿假单胞菌等。喹诺酮类抗菌药之间有交叉耐药性。

【不良反应】

不良反应少,耐受良好。

1. 胃肠道反应 最常见的不良反应,以环丙沙星和培氟沙星为多见,主要表现为恶心、呕吐、腹泻、食欲减退、胃部不适等。

2. 神经系统反应 发生率仅次于胃肠道反应,轻者表现为失眠、头晕、头痛,停药后可缓解;重者表现为精神异常、抽搐、惊厥等。患者用药剂量过大有精神病或癫痫病史或与氨茶碱合用时更易出现。

3. 皮肤反应及光敏反应 表现为光照部位皮肤出现瘙痒性红斑,严重者出现皮肤糜烂、脱落,停药可恢复,剂量较大时发生率高达28%,还可见血管神经性水肿、皮肤瘙痒等症状。

4. 软骨损害 动物实验发现本类药物对多种幼龄动物负重关节的软骨有损伤,儿童用药后可出现关节痛和关节水肿,故18岁以下儿童和青少年、妊娠期妇女、哺乳期妇女禁用。

5. 其他不良反应 包括肝、肾功能异常,跟腱炎,心脏毒性和眼毒性等,停药可恢复。

【相互作用及注意事项】

(1) 本类药物可引起中枢神经系统不良反应,不宜用于有中枢神经系统病史者,尤其是有癫痫病史的患者。

(2) 本类药物与非甾体抗炎药合用,可增加中枢的毒性反应。

(3) 本类药物可抑制茶碱类、咖啡因和口服抗凝血药在肝中的代谢,使上述药物浓度升高引起不良反应。因此应避免与有相互作用的药物合用,如有指征需合用时,应对有关药物进行必要的监测。

(4) 本类药物与抗酸药同时应用,可形成络合物而减少其自肠道吸收,应避免合用。肾功能减退者应用主要经肾排泄的药物如氧氟沙星和依诺沙星时应减量。

(5) 本类药物用药期间应避免暴露在日光或人工紫外光下,以免引发皮肤光过敏反应。

二、常用喹诺酮类抗菌药

诺氟沙星(norfloxacin,氟哌酸)

诺氟沙星为临床应用的第一个含氟的喹诺酮类抗菌药,抗菌谱广,抗菌活性强。对多数革兰阴性菌,包括铜绿假单胞菌抗菌活性较强;对革兰阳性菌如金黄色葡萄球菌、肺炎球菌、溶血性链球菌也有效。主要用于敏感菌所致的泌尿生殖道、胃肠道感染和淋病。不良反应主要有胃肠道反应、过敏反应,偶见转氨酶升高。肾功能不良者慎用。

【主要制剂】

(1) 片剂:0.1 g。

(2) 胶囊剂:0.1 g。

(3) 注射剂:100 mL∶0.2 g;2 mL∶0.2 g;5 mL∶0.4 g。

【用法用量】

(1) 片剂:成人每次 0.4 g,2 次/日。

(2) 注射剂:每次 200 mg,2～3 次/日。

【注意事项】

(1) 本药宜空腹服用,并同时饮水 250 mL。

(2) 本药大剂量应用或尿 pH 值在 7 以上时可发生结晶尿。为避免结晶尿的发生,宜多饮水,保证 24 h 排尿量在 1200 mL 以上。

(3) 肾功能减退者,需根据肾功能调整给药剂量。

(4) 应用氟喹诺酮类抗菌药可发生中、重度光敏反应。应用本药时应避免过度暴露于阳光下,如发生光敏反应需停药。

(5) 葡萄糖-6-磷酸脱氢酶缺乏患者服用本药时,极个别可能发生溶血反应。

【相互作用】

(1) 尿碱化剂可减少本药在尿中的溶解度,导致结晶尿和肾毒性。

(2) 本药与茶碱类药合用可能由于与细胞色素 P450 结合部位的竞争性抑制,导致茶碱类药的肝清除明显减少,血消除半衰期延长,血药浓度升高,出现茶碱中毒症状,故合用时应测定茶碱类药血药浓度和调整剂量。

(3) 环孢素与本药合用,可使前者的血药浓度升高,必须监测环孢素血药浓度,并调整剂量。

(4) 本药与抗凝药华法林合用可增强后者的抗凝作用,合用时应严密监测患者的凝血酶原时间。

(5) 丙磺舒可减少本药自肾小管分泌约 50%,合用时可因本药血浓度增高而产生毒性。

(6) 多种维生素,或其他含铁、锌离子的制剂及含铝或镁的制酸药可减少本药吸收,建议避免合用,不能避免时在本药服药前 2 h,或服药后 6 h 服用。

氧氟沙星和左氧氟沙星

氧氟沙星(ofloxacin)又称氟嗪酸,抗菌活性强,为高效广谱抗菌药,对革兰阳性菌(包括耐甲氧西林金黄色葡萄球菌,MRSA)、革兰阴性菌(包括铜绿假单胞菌)均有较强作用;对肺炎支原体、奈瑟菌病、厌氧菌及结核分枝杆菌也有一定活性。口服吸收快而完全,血药浓度高而持久;药物体内分布广,尤以痰中浓度较高;70%～90%药物经肾排泄,48 h尿中药物浓度仍可对敏感菌达到杀菌水平,胆汁中药物浓度约为血药浓度的7倍。

左氧氟沙星(levofloxacin)是氧氟沙星的左旋光学异构体,口服生物利用度接近100%,抗菌活性是氧氟沙星的2倍。左氧氟沙星主要适用于敏感菌引起的泌尿生殖系统感染、呼吸道感染、胃肠道感染,亦可治疗伤寒、骨和关节感染、皮肤软组织感染和败血症等。其不良反应发生率低,主要为胃肠道反应。

环丙沙星(ciprofloxacin)

环丙沙星为抗菌谱最广的喹诺酮类药物。对铜绿假单胞菌淋病、奈瑟菌、流感嗜血杆菌、金黄色葡萄球菌、肠球菌、肺炎链球菌、军团菌的抗菌活性明显高于其他同类药物以及头孢菌素类、氨基糖苷类等,对耐 β-内酰胺类或耐庆大霉素的致病菌也常有效。

常用于敏感菌所致的呼吸道、泌尿生殖道、胃肠道感染;也用于治疗口腔、皮肤软组织、骨与关节等部位的感染。

常见胃肠道反应,也可出现神经系统反应,偶见变态反应、关节痛。静脉滴注时对局部血管有刺激反应。

司帕沙星(sparfloxacin)

本药口服吸收良好,肝肠循环明显。50%随粪便排泄,25%在肝脏代谢失活,$t_{1/2}$为16 h,为长效喹诺酮类药物。对革兰阳性厌氧菌、结核分枝杆菌、衣原体和支原体的抗菌活性显著高于环丙沙星,对军团菌和革兰阴性菌的抗菌活性与环丙沙星相同,且高于诺氟沙星和氧氟沙星。主要用于敏感菌所致的呼吸系统、泌尿生殖系统和皮肤软组织感染的治疗,也可用于骨髓炎和关节炎等的治疗。不良反应有光敏反应、胃肠道反应,还可引起 Q-T 间期延长等不良反应。

莫西沙星(moxifloxacin)

本药既保留了抗革兰阴性菌的高活性,又明显增强了抗革兰阳性菌的活性,并对厌氧菌、结核分枝杆菌、衣原体和支原体具有较强的抗菌活性。临床可用于上述敏感菌所致的急、慢性支气管炎和上呼吸道感染,也可用于泌尿生殖系统和皮肤软组织感染等。不良反应发生率低,光敏反应较轻。

第二节 磺胺类抗菌药

一、磺胺类抗菌药的共性

磺胺类抗菌药(sulfonamides)属广谱抑菌药,曾广泛用于临床。现已大部分被抗生素及喹诺酮类药取代,但由于磺胺类抗菌药对某些感染性疾病(如流行性脑脊髓膜炎、鼠疫)具有良好疗效,特别是与磺胺增效剂甲氧苄啶合用,疗效明显增强,抗菌范围也增大,且有使用方便、性质稳定、价格低廉等优点,故在抗感染的药物中仍占有一定地位。

磺胺类抗菌药的基本结构是对氨基苯磺酰胺(图40-2)。根据口服吸收的难易和应用部位,磺胺类抗菌药可分为抗全身性感染药(肠道易吸收)、抗肠道感染药(肠道难吸收)以及外用药三大类。其中抗全身性感染药又根据药物 $t_{1/2}$ 的长短,分为短效类($t_{1/2}<10$ h)、中效类($t_{1/2}$为 10～24 h)以及长效类($t_{1/2}>24$ h)。

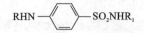

图 40-2　磺胺类抗菌药基本结构

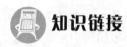

磺胺类抗菌药的发现

　　磺胺类抗菌药的发现,最早出自一种名为"百浪多息"的红色染料。该染料具有一定的消毒作用,但在实验中却无杀菌作用,一开始并未引起医学界的重视。1932年,德国生物化学家多马克(Domagk)在实验过程中发现,百浪多息(prontosil)对感染溶血性链球菌的小白鼠具有很高的疗效。后来,他又用兔、犬进行实验均获得成功。这时,他的女儿得了链球菌败血病,奄奄一息,他在焦急不安中决定使用百浪多息,结果女儿得救。

　　令人奇怪的是"百浪多息"只有在体内才能杀死链球菌,而在试管内则不能,研究人员认为"百浪多息"一定是在体内变成了对细菌有效的另一种东西。于是他们着手对"百浪多息"的有效成分进行分析,分解出"氨苯磺胺"。磺胺的名字也很快在医疗学广泛传播开来。1937年研制出磺胺吡啶,1939年又研制出磺胺噻唑。1939年,多马克被授予诺贝尔生理学或医学奖。

【体内过程】

　　该类药物可分布于全身组织及体液,易透过胎盘屏障进入胎儿体内,血浆蛋白结合率差异大,为25%～95%。血浆蛋白结合率低的药物,如磺胺嘧啶较易通过血脑脊液屏障,可作为治疗流行性脑脊髓膜炎的首选药。药物原形及其乙酰化代谢物经肾排出,尿药浓度高,有利于治疗尿路感染。磺胺类药物及其乙酰化代谢物在碱性尿液中溶解度高,在酸性尿液中易析出结晶。

【抗菌作用】

　　1. 抗菌谱　磺胺类药物抗菌谱广,对金黄色葡萄球菌、溶血性链球菌、脑膜炎球菌、大肠埃希菌、伤寒杆菌、产气杆菌及变形杆菌等有良好的抗菌活性,此外对少数真菌、衣原体、原虫(疟原虫和弓形虫)也有效。

　　2. 耐药性　细菌对磺胺类抗菌药极易产生耐药性,细菌对各种磺胺类抗菌药有交叉耐药性,但磺胺类抗菌药与其他抗菌药之间没有交叉耐药性,与甲氧苄啶合用可减少延缓耐药性的产生。

【作用机制】

　　对磺胺类抗菌药敏感的细菌,生长过程中不能利用周围环境中的叶酸,只能利用对氨基苯甲酸(PABA)和二氢蝶啶,在细菌体内二氢叶酸合成酶的作用下合成二氢叶酸,再经二氢叶酸还原酶的作用形成四氢叶酸。四氢叶酸活化后可作为一碳单位的转运体,在嘌呤和嘧啶核苷酸形成过程中起重要的传递作用。磺胺类药物的结构和PABA相似,因而可与PABA竞争二氢叶酸合成酶,阻碍二氢叶酸的合成,从而影响核酸的生成,抑制细菌生长繁殖(图40-3)。

【不良反应】

　　1. 肾损害　磺胺类抗菌药主要在肝内乙酰化失活,乙酰化磺胺在酸性尿中溶解度低,易析出结晶而损伤肾,可产生结晶尿、血尿、尿痛、尿路阻塞和尿闭等症状。可采取以下措施防治:①同服等量碳酸氢钠,碱化尿液,增加磺胺类药物及乙酰化代谢物的溶解度;②多喝水,降低药物浓度,加速排泄;③定期检查尿液,发现结晶尿应及时停药。

　　2. 抑制骨髓　可引起白细胞减少、再生障碍性贫血及血小板减少症。

　　3. 过敏反应　较多见,有皮疹、药物热等,严重者可出现剥脱性皮炎、多形性红斑。

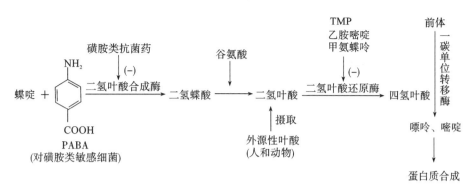

图 40-3 磺胺类抗菌药作用机制

4. 肝损害 出现黄疸等,甚至引起急性重型肝炎。

5. 其他 恶心、呕吐、眩晕、头痛、精神不振、全身乏力等。

二、常用磺胺类抗菌药

磺胺类抗菌药根据其肠道吸收和临床应用情况可分为三大类。

(1) 全身感染用药:口服易吸收。分为三类:①短效类,如磺胺异噁唑;②中效类,如磺胺嘧啶、磺胺甲噁唑;③长效类,如磺胺多辛、磺胺甲氧嘧啶。

(2) 肠道感染用药:口服吸收少,如柳氮磺吡啶。

(3) 局部外用药:如磺胺米隆、磺胺嘧啶银。

磺胺嘧啶(sulfadiazine,SD)

磺胺嘧啶属于中效类磺胺类抗菌药,口服易吸收,血浆蛋白结合率较低(约为 45%),易透过血脑屏障,脑脊液中的浓度达血药浓度的 50%～80%,能达到治疗流行性脑脊髓膜炎的有效浓度,可作为脑膜炎、奈瑟菌脑膜炎的预防用药。也用于治疗诺卡菌病,与乙胺嘧啶联合用于弓形虫病的治疗。与甲氧苄啶(双嘧啶片)合用可产生协同抗菌作用。有 15%～40% 以乙酰化形式从尿排泄,易在肾脏析出结晶损害肾脏,应碱化尿液,多饮水加以预防。

【主要制剂及用法用量】

治疗流行性脑脊髓膜炎(简称流脑):小儿每日按体重 0.2～0.3 g/kg,成人每次 2 g,4 次/日。钠盐可深部肌内注射或用生理盐水稀释,使浓度低于 5%,缓慢静脉滴注或静脉注射。

【禁忌证】

磺胺类药物过敏者,孕妇,哺乳期妇女,小于 2 个月以下婴儿,肝、肾功能不良者禁用。

【注意事项】

(1) 下列情况应慎用:缺乏葡萄糖-6-磷酸脱氢酶、卟啉病、失水、休克患者和老年患者。

(2) 交叉过敏反应,对一种磺胺类抗菌药呈现过敏的患者对其他磺胺类抗菌药可能过敏。

(3) 对呋塞米、砜类、噻嗪类利尿药、碳酸酐酶抑制药过敏的患者,对磺胺类抗菌药亦可过敏。

(4) 每次服用本药时应饮用足量水分。服用期间也应保持充足进水量,使成人每日尿量维持在 1200 mL 以上。如应用本药疗程长,剂量大时,除多饮水外宜同服碳酸氢钠。

(5) 本药在尿中溶解度低,出现结晶尿机会多。故一般不推荐用于尿路感染的治疗。

【相互作用】

(1) 合用尿碱化药可增加本药在碱性尿中的溶解度,使排泄增多。

(2) 不能与对氨基苯甲酸同用,对氨基苯甲酸可代替本药被细菌摄取,两者相互拮抗。也不宜与含对氨苯甲酰基的局麻药如普鲁卡因、苯佐卡因、丁卡因等合用。

（3）与口服抗凝药、口服降血糖药、甲氨蝶呤、苯妥英钠和硫喷妥钠合用时，上述药物需调整剂量，因本药可取代这些药物的蛋白结合部位，或抑制其代谢，以致药物作用时间延长或毒性发生。

（4）与避孕药（口服含雌激素者）长时间合用可导致避孕的可靠性减小，并增加经期外出血的机会。

（5）与肝毒性药物合用可能引起肝毒性发生率的增高。对此类患者尤其是用药时间较长及以往有肝病史者应进行严密的监测。

（6）与光敏感药物合用可能发生光敏感的相加作用。

磺胺甲噁唑（sulfamethoxazole，SMZ，新诺明）

磺胺甲噁唑为中效类磺胺类抗菌药，血浆蛋白结合率较高，为 $60\%\sim80\%$。脑脊液中浓度低于 SD，可用于流行性脑脊髓膜炎的预防。尿中浓度与 SD 相似，适用于大肠埃希菌等敏感菌引起的泌尿道感染。主要与甲氧苄啶合用，产生协同抗菌作用，扩大临床适应证范围。服药期间，应注意泌尿系统损害。

柳氮磺吡啶（sulfasalazine，SASP）

口服几乎不吸收，本身并无抗菌作用，给药后在肠道细菌和碱性条件下分解成磺胺吡啶和 5-氨基水杨酸。磺胺吡啶有抗菌活性。5-氨基水杨酸具有一定的抗炎和免疫调节作用。SASP 对肠组织具有较高的亲和性，口服或灌肠可用于治疗急、慢性溃疡性结肠炎，节段性回肠炎；栓剂用于治疗溃疡性直肠炎。不良反应较少，如长期服用可产生恶心、呕吐、皮疹、药物热和白细胞减少等不良反应，尚可影响精子活力而引起不育症。

磺胺米隆（sulfamylon，SML，甲磺灭脓）

抗菌谱广，尤其是对铜绿假单胞菌作用强，对金黄色葡萄球菌及破伤风梭菌有效。穿透力强，其抗菌活性不受脓液、坏死组织以及 PABA 的影响。适用于烧伤或大面积创伤感染。不良反应有局部疼痛及烧灼感，大面积使用其盐酸盐可能导致酸中毒，应选用其醋酸盐。偶见过敏反应。

磺胺嘧啶银（sulfadiazine silver，SD-Ag，烧伤宁）

SD-Ag 抗菌谱广，对多数革兰阳性菌和阴性菌有良好的抗菌活性，对铜绿假单胞菌的作用强于磺胺米隆。能发挥 SD 及硝酸银的抗菌、收敛、促进创面结痂愈合作用。临床用于预防和治疗Ⅱ度、Ⅲ度烧伤或烫伤的创面感染，局部应用除有一过性疼痛外，一般无其他不良反应。

磺胺醋酰钠（sulfacetamide sodium，SA-Na）

SA-Na 溶液呈中性，水溶性高，几乎不具有刺激性，穿透力强，滴眼用于治疗沙眼、角膜炎和结膜炎等，不良反应少。

三、甲氧苄啶（trimethoprim，TMP）

甲氧苄啶又称甲氧苄氨嘧啶或磺胺增效剂，抗菌谱与 SMZ 相似，属于抑菌药，其抗菌活性比 SMZ 强数十倍。作用机制是抑制细菌二氢叶酸还原酶，使二氢叶酸不能还原成四氢叶酸，最终阻碍了核酸的合成。TMP 口服吸收迅速且完全，$t_{1/2}$ 约为 11 h。给药后分布广泛，脑脊液中药物浓度较高，炎症时脑脊液中药物浓度可接近血药浓度。单独用药易引起细菌耐药。常与 SMZ、SD 合用或制成复方制剂，用于呼吸道、泌尿道、皮肤软组织及肠道感染。

可引起轻微的胃肠道反应，偶见过敏反应。大剂量或长期应用可导致粒细胞减少、血小板减少及巨幼细胞贫血，应及时停药并给予四氢叶酸治疗。

第三节 其他合成抗菌药

一、硝基咪唑类药物

硝基咪唑类药物是一类具有硝基咪唑环结构的药物,包括甲硝唑(MNZ)、二甲硝咪唑(DMZ)、异丙硝唑(IPZ)、塞可硝唑(SCZ)、奥硝唑(ONZ)、替硝唑(TNZ)和洛硝哒唑(RNZ)等。

甲硝唑(metronidazole,灭滴灵)

甲硝唑为人工合成的 5-硝基咪唑类药物。

【抗菌作用】

对革兰阴性厌氧杆菌、革兰阳性厌氧芽孢杆菌及所有厌氧球菌均有较强的抗菌作用,脆弱拟杆菌对其较敏感。长期应用不易导致二重感染。主要用于防治口腔、盆腔、腹腔内厌氧菌感染及败血症、气性坏疽等,是治疗厌氧菌感染的首选药。

【主要制剂及用法用量】

片剂。

成人用量:口服,每日 0.6～1.2 g,分 3 次服,7～10 日为一个疗程。

小儿用量:口服,每日按体重 20～50 mg/kg。

【不良反应】

一般较轻微。常见不良反应有恶心、呕吐、食欲减退、上腹部不适、腹痛、腹泻等胃肠道反应。极少数患者出现眩晕、惊厥、共济失调和肢体感觉异常等神经系统症状,一旦出现,应立即停药。可干扰乙醇代谢,导致急性乙醛中毒。此外,还可能引起过敏、白细胞减少、口腔金属味、致畸致癌等,癫痫患者、血液病患者、孕妇、哺乳期妇女禁用,用药期间应忌酒。

【相互作用】

本药能增强华法林等抗凝药物的作用。与土霉素合用可干扰甲硝唑清除阴道滴虫的作用。

二、硝基呋喃类药物

硝基呋喃类药物是一类干扰微生物糖代谢的抑菌药物,抗菌谱广,且不易产生耐药性,主要用于治疗尿路感染。

呋喃妥因(nitrofurantoin)

呋喃妥因又称呋喃坦啶,口服吸收迅速且完全。其对大多数革兰阳性菌及阴性菌均有抗菌作用,但对变形杆菌属、沙雷菌属和铜绿假单胞菌无效。临床上用于敏感菌所致的泌尿系统感染,如肾盂肾炎、尿路感染、膀胱炎及前列腺炎等。消化道反应较常见。剂量过大或肾功能不全者可引起严重的周围神经炎。偶见过敏反应。葡萄糖-6-磷酸脱氢酶缺乏患者、新生儿禁用。

呋喃唑酮(furazolidone)

呋喃唑酮又称痢特灵,体外对沙门菌属、志贺菌属、大肠埃希菌、肠杆菌属、幽门螺杆菌、金黄色葡萄球菌、粪肠球菌、霍乱弧菌和弯曲菌属均有抗菌作用。口服吸收少,肠内浓度高,主要用于肠炎和菌痢,也可用于尿路感染、伤寒、副伤寒和霍乱,也可用于治疗幽门螺杆菌所致的胃、十二指肠溃疡。不良反应同呋喃妥因。

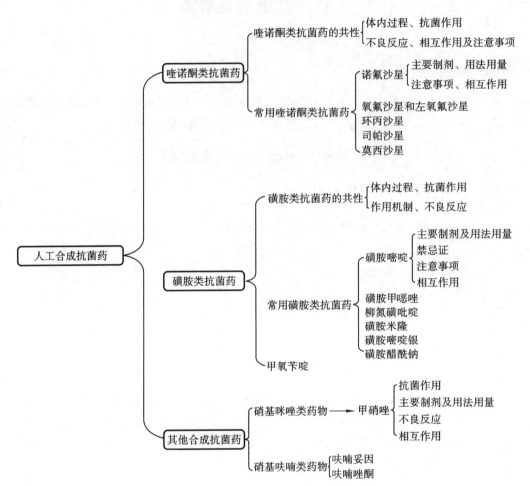

本章思维导图

人工合成抗菌药
- 喹诺酮类抗菌药
  - 喹诺酮类抗菌药的共性
    - 体内过程、抗菌作用
    - 不良反应、相互作用及注意事项
  - 常用喹诺酮类抗菌药
    - 诺氟沙星
      - 主要制剂、用法用量
      - 注意事项、相互作用
    - 氧氟沙星和左氧氟沙星
    - 环丙沙星
    - 司帕沙星
    - 莫西沙星
- 磺胺类抗菌药
  - 磺胺类抗菌药的共性
    - 体内过程、抗菌作用
    - 作用机制、不良反应
  - 常用磺胺类抗菌药
    - 磺胺嘧啶
      - 主要制剂及用法用量
      - 禁忌证
      - 注意事项
      - 相互作用
    - 磺胺甲噁唑
    - 柳氮磺吡啶
    - 磺胺米隆
    - 磺胺嘧啶银
    - 磺胺醋酰钠
  - 甲氧苄啶
- 其他合成抗菌药
  - 硝基咪唑类药物 → 甲硝唑
    - 抗菌作用
    - 主要制剂及用法用量
    - 不良反应
    - 相互作用
  - 硝基呋喃类药物
    - 呋喃妥因
    - 呋喃唑酮

 目 标 检 测

1. 喹诺酮类抗菌药抑制(   )。

A. 细菌二氢叶酸合成酶　　　　　　　　　　B. 细菌二氢叶酸还原酶

C. 细菌 DNA 聚合酶　　　　　　　　　　　D. 细菌依赖于 DNA 的 RNA 多聚酶

E. 细菌 DNA 螺旋酶

2. 磺胺药抗菌机制是(   )。

A. 抑制细胞壁合成　　　　　　　　　　　　B. 抑制 DNA 螺旋酶

C. 抑制二氢叶酸合成酶　　　　　　　　　　D. 抑制分枝菌酸合成

E. 改变膜通透性

3. 磺胺甲噁唑口服用于全身感染时需加服碳酸氢钠的原因是(   )。

A. 增强抗菌作用　　　　　　　　　　　　　B. 减少口服时的刺激

C. 减少尿中磺胺结晶析出　　　　　　　　　D. 减少磺胺药代谢

E. 双重阻断细菌叶酸代谢

4. 下列不属于氟喹诺酮类药物的共同特点的是(   )。

Note

A. 口服吸收好　　　　　　　　　B. 细菌对其不产生耐药性

C. 抗菌谱广   D. 抗菌作用强   E. 不良反应少

目标检测
参考答案

5. 甲氧苄啶与磺胺甲噁唑合用的原因是(　　)。

A. 促进分布   B. 促进吸收   C. 抗菌谱相似

D. 双重阻断细菌蛋白质合成   E. 双重阻断细菌的叶酸代谢

6. 对磺胺类抗菌药耐药的耐药机制是(　　)。

A. 改变代谢途径,细菌产生更多的 PABA   B. 产生灭活酶

C. 改变靶位结构   D. 增加细胞膜通透性   E. 增强主动外排活性

7. 喹诺酮类药物不宜应用于(　　)。

A. 溃疡病患者   B. 肝病患者   C. 儿童   D. 老年人   E. 妇女

8. 下列不属于氟喹诺酮的是(　　)。

A. 环丙沙星   B. 吡哌酸   C. 依诺沙星   D. 洛美沙星   E. 氧氟沙星

9. 磺胺类抗菌药的抗菌机制是(　　)。

A. 抑制二氢叶酸合成酶   B. 抑制四氢叶酸还原酶

C. 改变细菌细胞膜通透性   D. 抑制二氢叶酸还原酶

E. 改变细菌胞质膜通透性

10. 可对抗磺胺药抗菌作用的物质是(　　)。

A. TMP   B. 叶酸   C. PABA   D. GABA   E. 单胺氧化酶

11. 喹诺酮类抗菌药的抗菌谱不包括(　　)。

A. 大肠埃希菌和痢疾杆菌   B. 支原体和衣原体

C. 伤寒杆菌和流感杆菌   D. 结核分枝杆菌和厌氧杆菌

E. 真菌和病毒

12. 为减轻磺胺药肾损害应(　　)。

A. 饭后服用   B. 睡前服用   C. 碱化尿液   D. 酸化尿液   E. 饭前服用

Note

第四十一章　抗真菌药和抗病毒药

学习目标

知识目标

1. 熟悉：临床常用的抗真菌药、抗病毒药的药理作用、临床应用、不良反应。
2. 了解：抗真菌药、抗病毒药的分类。

技能目标

学会观察抗真菌药、抗病毒药的疗效和不良反应，能正确进行用药护理，指导患者合理用药。

案例导入

患者，男，74岁，因感冒，发烧 38 ℃，头孢他啶静脉滴注 3 天，烧退后出现口腔溃疡来院诊治。初步诊断：广谱抗生素用药引起的口腔感染。给予：制霉素口含片 50 万 U，每日 3 次含服。

讨论：

1. 头孢他啶属于哪类药物？患者为什么会出现口腔溃疡？
2. 制霉素属于哪类药物？它用于治疗广谱抗生素引起的口腔溃疡的药理学基础是什么？

真菌感染和病毒感染是临床上比较常见的疾病，临床上常用抗真菌药和抗病毒药治疗。能杀灭真菌或抑制真菌生长繁殖的药物称为抗真菌药。临床上治疗病毒感染的药物称为抗病毒药。

第一节　抗真菌药

真菌感染一般可分为深部真菌感染和浅部真菌感染两种。深部真菌感染多由白色念球菌、新型隐球菌、荚膜组织胞浆菌等引起，主要侵犯人体黏膜、内脏、深部组织及全身，病情常较为严重，随着广谱抗生素等药物的长期不合理使用，深部真菌感染的发病率也随之增加。浅部真菌感染常侵犯人体皮肤、毛发、指（趾）甲等，由各种癣菌引起，发病率高于深部真菌感染。

抗真菌药根据其化学结构的不同可分为抗生素类抗真菌药、唑类抗真菌药、丙烯胺类抗真菌药、嘧啶类抗真菌药。根据其感染类型可分为抗浅部真菌药，抗深部真菌药，抗浅部、深部真菌药三大类。

一、抗浅部真菌药

制霉素（nystatin，制霉菌素）

【药理作用】

制霉素为抗浅部真菌药，为多烯类抗真菌药，抗真菌药作用及机制与两性霉素B相似。制霉素毒性比两性霉素 B 更大,因此不能注射给药,口服难吸收。

【临床应用】

可用于防治消化道念珠菌病,局部可用于治疗口腔、皮肤及阴道念珠菌感染,也可用于儿童治疗鹅口疮。

【主要制剂】

(1) 制霉素片:0.5 g。

(2) 制霉素阴道栓:每粒含制霉素 20 万 U。

(3) 三维制霉素栓:每枚含制霉素 20 万 U、维生素 E 10 mg、维生素 A 3000 U、维生素 D_2 300 U。

(4) 制霉素阴道软胶囊:每粒含制霉素 20 万 U。

(5) 制霉素阴道泡腾片:每片含制霉素 10 万 U。

【用法用量】

(1) 片剂:消化道念珠菌病,口服,成人一次 50 万~100 万 U(1~2 片),一日 3 次;小儿每日按体重每千克体重 5 万~10 万 U,分 3~4 次服。

(2) 栓剂:每晚 1 粒,患者洗净手及外阴部,采取平卧体位,戴上配套的医用手套,将栓剂放入阴道深部。7 天为一个疗程,慢性病例可延长使用 1~3 个疗程。

(3) 阴道软胶囊:阴道给药,一日 1 次,于晚上临睡前清洗外阴后将 1 粒药放入阴道深处。

(4) 阴道泡腾片:外用,一次 1 片,一日 1~2 次,疗程一般为 2 周。洗净双手及外阴后将药片送进阴道深部,月经期治疗不受影响。

【不良反应】

阴道泡腾片偶有过敏反应,灼烧感及发痒。片剂口服较大剂量时可发生腹泻、恶心、呕吐和腹部疼痛等消化道反应,减量或停药后迅速消失。阴道软胶囊使用后可能出现轻度外阴灼热、阴道干涩和恶心等。

灰黄霉素(griseofulvin)

灰黄霉素为非多烯类抗浅表真菌药,其化学结构类似鸟嘌呤,故能竞争性抑制鸟嘌呤进入 DNA 分子中,从而干扰真菌核酸合成,抑制其生长。临床主要用于治疗各种皮肤癣菌引起的疾病。治疗头癣的效果好,但对指(趾)甲癣疗效较差。但因其毒性较大,现已少用。

酮康唑(ketoconazole)

酮康唑是第一个咪唑类广谱口服抗真菌药。口服生物利用度个体差异较大,其吸收需要足够的胃酸,故与食物、抗酸药或抑制胃酸分泌的药物同服可降低生物利用度。血浆蛋白结合率在 80% 以上,不易透过血脑屏障。用于治疗深部、皮下及浅表真菌感染。口服不良反应较多,常见胃肠道反应及过敏性皮疹,极少数人引起男性乳房发育、女性月经紊乱等内分泌异常,动物实验证明有致畸作用。偶见肝毒性,可导致患者死亡。

特比萘芬(terbinafine)

特比萘芬是第二代广谱抗真菌药,口服吸收好,分布广,扩散快,用药后可快速弥散和聚集于皮肤、指甲和毛发等地。对各种浅部真菌具有杀菌作用,对深部真菌感染时与唑类或两性霉素 B 联用有较好效果。临床常用于治疗体癣、手足癣、甲癣等浅部真菌感染。不良反应较轻,主要是胃肠道反应,偶见皮疹、肝毒性。

二、抗深部真菌药

两性霉素 B(amphotericin B,庐山霉素)

【药理作用】

两性霉素 B 能选择性地与真菌细胞膜中麦角固醇结合,改变菌膜通透性,使真菌胞内物质外渗,从而导致真菌生长受限或死亡。两性霉素 B 口服和肌内注射均难吸收,一般采用缓慢静脉滴注。静脉滴注后药物缓慢释放,血浆蛋白结合率为 10%。不易透过血脑屏障,脑膜炎时需鞘内注射。$t_{1/2}$ 为 24 h,缓慢经肾脏排出,大部分在 72～90 h 排出,但 1 年后仍可于尿中检出,停药 1 年内仍可有肾毒性。

【临床应用】

主要用于防治深部真菌感染、预防艾滋病患者隐球菌病复发、局部应用于眼科以及皮肤科等真菌感染的治疗。两性霉素 B 是治疗深部真菌感染的首选药。

【主要制剂】

(1) 注射用两性霉素 B 脂质体:无菌冻干粉,每瓶 50 mg。

(2) 注射用两性霉素 B:5 mg;25 mg;30 mg。

(3) 两性霉素 B 阴道泡腾片:5 mg。

【用法用量】

(1) 注射用两性霉素 B 脂质体:用无菌注射器和 20 号针头将无菌冻干粉用无菌注射用水溶解,配成 5 mg/mL 的溶液,用手轻轻摇动使其完全溶解,液体呈乳白色或透明。如用于输注,进一步稀释上述溶解好的液体至终浓度,约为 0.6 mg/mL(0.16～0.83 mg/mL),稀释时只能用 5% 葡萄糖注射液。

(2) 注射用两性霉素 B:静脉用药,开始静脉滴注时先试以 1～5 mg 或按体重 0.02～0.1 mg/kg 单次给药,以后根据患者耐受情况每日或隔日增加 5 mg,当增至 0.6～0.7 mg/kg 时即可暂停增加剂量,此为一般治疗。成人最高每日剂量不超过 1 mg/kg,每日或隔 1～2 日给药 1 次,累计总量 1.5～3.0 g,疗程为 1～3 个月,也可长至 6 个月,视病情及疾病种类而定,对于敏感真菌感染宜采用小剂量,即成人每次 20～30 mg,疗程宜长。

(3) 两性霉素 B 阴道泡腾片:外用。一次 2 片,一日 1 次,必要时可增加至 3～4 片。每晚睡前使用,使用前阴道要用 4% 苏打水或低浓度的普通消毒液冲洗干净,然后佩戴指套将药片放入阴道深处。

【不良反应】

不良反应较多较重,治疗初期可见高热、寒战、头痛、呕吐、静脉炎等;静脉滴注过快可致心律失常;鞘内注射可引起惊厥、下肢疼痛甚至瘫痪;治疗过程中患者可出现不同程度的肾损害(表现为低钾血症、低镁血症、氮质血症等)及贫血。偶见不良反应。

【注意事项】

(1) 如事先给予解热镇痛抗炎药、抗组胺药及糖皮质激素,可减少治疗初期寒战、发热反应的发生。

(2) 用药期间可出现心率加快,甚至心室颤动,多与静脉滴注药物浓度过高、滴注速度过快及患者低血钾有关,应高度重视,定期检查心电图以便及时调整剂量和及时补钾。

(3) 应定期进行血、尿常规及肝、肾功能等检查以便及时调整剂量。

(4) 静脉滴注时若药物漏出血管外,引起局部炎症,可用 5% 葡萄糖注射液抽吸冲洗,也可加少量肝素钠注射液于冲洗液中。

【相互作用】

(1) 骨髓抑制剂、放射治疗等可加重患者贫血,与两性霉素 B 合用时宜减小其剂量。

(2) 氟胞嘧啶与两性霉素 B 具协同作用,但本药可增加细胞对前者的摄取并损害其经肾脏排泄,从而增强氟胞嘧啶的毒性反应。

(3) 合用洋地黄苷时,本药所致的低钾血症可增强潜在的洋地黄毒性。两者合用应严密监测血钾浓度和心脏功能。

氟康唑(fluconazole)

口服易吸收,在人体内分布较广,可透过血脑屏障,主要以原形经肾脏排泄。具有广谱抗真菌作用,对浅部、深部真菌均有抗菌作用,尤其对白色念珠菌、新型隐球菌具有较高的抗菌活性。用于治疗口咽、食管、泌尿道等部位的念珠菌感染。对白色念珠菌所致的肺部感染、腹腔感染、肝脓肿、败血症均有良效。艾滋病患者的隐球菌性脑膜炎首选氟康唑。

不良反应常见恶心、头痛、皮疹、腹泻、呕吐等,少数患者有一过性血清转氨酶升高等肝功能损害。可导致畸胎,故不能用于妊娠期妇女。氟康唑与甲苯磺丁脲、格列吡嗪合用时,能使降血糖药血药浓度升高,可发生低血糖反应。

氟胞嘧啶(flucytosine)

氟胞嘧啶属于人工合成的抗真菌药物,生物利用度为 82%,口服吸收好。主要用于治疗念球菌病、隐球菌病以及其他敏感菌引起的感染。单独使用易产生耐药性,常与两性霉素 B 联合使用。因其可导致骨髓抑制,因此慎用于骨髓移植、再生障碍性贫血等患者。

三、抗浅部、深部真菌药

伊曲康唑(itraconazole)

伊曲康唑是三唑类广谱抗真菌药,抗菌谱和抗菌作用与氟康唑类似,口服吸收好,抗菌谱比酮康唑广。体内、外抗真菌活性较酮康唑强 5~100 倍,可用于治疗深部、皮下及浅表真菌感染,是治疗罕见真菌感染的首选药。不良反应较轻,常为胃肠道反应,偶有头痛、头晕、红斑、瘙痒、血管神经性水肿。

第二节 抗病毒药

病毒是一类由储存遗传物质核酸和蛋白质外壳组成的细胞内寄生微生物。病毒感染性疾病发病率快、传播快,成为威胁人类生命健康的主要因素。抗病毒药根据临床应用途径可分为抗一般病毒药、抗 HIV 病毒药和抗肝炎病毒药。

一、抗一般病毒药

利巴韦林(ribavirin,病毒唑)

【药理作用】
利巴韦林为人工合成的鸟苷类衍生物,是一种广谱抗病毒药,可抑制多种 RNA 和 DNA 病毒。对呼吸道合胞病毒、疱疹病毒、痘病毒、流感病毒、副流感病毒、鼻病毒、肠病毒等均具有抑制作用。

【临床应用】
主要用于防治流感、腺病毒性肺炎、疱疹病毒引起的角膜炎、结膜炎、疱疹性口腔炎、带状疱疹等;对甲型肝炎、乙型肝炎及麻疹也有效。

【主要制剂】
(1)利巴韦林注射液:2 mL:250 mg。
(2)利巴韦林颗粒剂:50 mg,100 mg。
(3)利巴韦林分散片:0.1 g,50 mg。

【用法用量】
(1)利巴韦林注射液:用氯化钠注射液或 5% 葡萄糖注射液将其稀释成 1 mg/mL 的溶液后静脉缓慢滴注。成人一次 0.5 g,一日 2 次,小儿按照体重一日 10~15 mg/kg,分 2 次给药。每次滴注 20 min 以上,疗程 2~7 日。

(2)利巴韦林颗粒剂:用温开水完全溶解后口服。用于病毒性呼吸道感染:成人一次 0.15 g,一日 3 次,连用 7 日。用于皮肤疱疹病毒感染:成人一次 0.3 g,一日 2~4 次,连用 7 日。

(3)利巴韦林分散片:口服,用水分散后服用,或直接服用。用于病毒性呼吸道感染:成人一次 0.15 g,一日 3 次,连用 7 日。用于皮肤疱疹病毒感染:成人一次 0.3 g,一日 3 次,连用 7 日。小儿每日按体重 10 mg/kg,分四次服用,一个疗程为 7 日。

【不良反应】
疲倦、头痛、虚弱、乏力、胸痛、发热、寒战、流感等症状。口服治疗后最初 1~2 周内出现血红蛋白下降、红细胞计数下降、白细胞计数下降,治疗前后及治疗中应频繁监测血红蛋白。有地中海贫血、镰状细胞贫血患者不推荐使用本药。有较强的致畸作用,妊娠期妇女禁用。

【相互作用】

本药与齐多夫定合用时有拮抗作用,因此本药可抑制齐多夫定转变成活性型的磷酸齐多夫定。

干扰素(interferon,IFN)

干扰素是机体细胞在病毒感染或其他诱导剂刺激下产生的一类生物活性糖蛋白,临床常用的是重组干扰素。干扰素具有广谱抗病毒作用,通过使未受感染的细胞产生抗病毒蛋白而干扰病毒的复制和增殖,对 RNA 和 DNA 病毒均有效。此外,还有免疫调节和抗恶性肿瘤作用。主要用于治疗急性病毒感染性疾病,如流感及其他呼吸道病毒感染、病毒性心肌炎、流行性腮腺炎、乙型脑炎以及慢性病毒性感染如慢性活动性肝炎、巨细胞病毒感染等。主要不良反应有倦怠、头痛、肌痛、全身不适,少见白细胞和血小板减少,停药后可恢复。大剂量应用可出现共济失调、精神失常等。对本药过敏者、肾功能不全及妊娠期妇女禁用。

阿昔洛韦(acyclovir,无环鸟苷)

阿昔洛韦为人工合成的嘌呤核苷类衍生物。

【药理作用】

抗病毒谱较窄,为抗 DNA 病毒药,对 RNA 病毒无效,是目前最有效的抗 I 型和 II 型单纯疱疹病毒药物,对带状疱疹病毒作用较弱,对正常细胞几乎无影响,而在被感染的细胞内在病毒腺苷激酶和细胞激酶的催化下,转化为三磷酸无环鸟苷,对病毒 DNA 多聚酶有强大的抑制作用,阻止病毒 DNA 的合成。单纯疱疹病毒和带状疱疹病毒对本药易产生耐药性,一旦出现应及时更换药物。

【临床应用】

阿昔洛韦为治疗单纯疱疹病毒感染的首选药,局部用于治疗疱疹性角膜炎、单纯疱疹和带状疱疹;口服或静脉注射可治疗单纯疱疹脑炎、生殖器疱疹、免疫缺陷患者单纯疱疹感染等。

【主要制剂】

(1) 阿昔洛韦注射液:0.25 g。

(2) 阿昔洛韦片:0.1 g,0.2 g。

【用法用量】

(1) 注射液:静脉滴注,滴注时间在 1 h 以上。

(2) 片剂:口服,一次 0.2 g,一日 5 次。一个疗程为 5~10 日。

【不良反应】

不良反应较少,可见皮疹、恶心、食欲缺乏等。静脉给药可见静脉炎。静脉给药时,须选择较粗的血管,定期更换给药部位,以免引起静脉炎。药物在尿中溶解度较低,易在肾小管内析出结晶,因此可引起暂时性的肾功能不全,可通过减慢注射速度、控制剂量及增加饮水等方法减轻肾损害。不宜与氨基糖苷类等有肾毒性的药物配伍。肾功能不全、小儿及哺乳期妇女慎用,妊娠期妇女禁用。

伐昔洛韦(valacyclovir)

伐昔洛韦为阿昔洛韦二异戊酰胺酯,口服吸收迅速,并在体内转化为阿昔洛韦而发挥抗病毒作用。血药浓度为口服阿昔洛韦的 5 倍。其抗病毒活性、作用机制及耐药性与阿昔洛韦相同。临床用于治疗原发性或复发性生殖器疱疹、带状疱疹及频发性生殖器疱疹。肾功能不全患者应减少剂量,其优点仅在于减少服药次数。偶见恶心、腹泻和头痛。

更昔洛韦(ganciclovir,丙氧鸟苷)

对单纯疱疹病毒和水痘带状疱疹病毒的抑制作用与阿昔洛韦相似,但对巨细胞病毒的抑制作用较强,约为阿昔洛韦的 100 倍。临床仅用于艾滋病、器官移植、恶性肿瘤时严重巨细胞病毒感染性肺炎、肠炎及视网膜炎等。骨髓抑制等不良反应发生率较高。

阿糖腺苷(vidarabine)

阿糖腺苷为人工合成的嘌呤核苷类衍生物。在细胞内转变为具有活性的三磷酸阿糖腺苷而抑制病毒 DNA 多聚酶,抗病毒谱较广。临床局部外用于疱疹性角膜炎。常见不良反应为胃肠道反应,剂量过大引起骨髓抑制、神经毒性、肝肾功能损害,亦有致畸作用。

碘苷(idoxuridine,疱疹净)

碘苷是一种脱氧碘化尿嘧啶核苷,可竞争性抑制胸苷酸合成酶,干扰 DNA 复制,故能抑制 DNA 病毒,而对 RNA 病毒无效。全身应用毒性大,故仅限于短期局部用药,治疗单纯疱疹病毒引起的急性疱疹性角膜炎,对急性上皮型疱疹性角膜炎疗效最好,对疱疹性虹膜炎无效。可引起局部瘙痒、疼痛、水肿、睫毛脱落和角膜损伤等,长期用药可影响角膜正常代谢。孕妇、肝病或造血功能不良者禁用或慎用。

奥司他韦(oseltamivir,达菲)

奥司他韦可在体内转化为对流感病毒的神经氨酸酶具有抑制作用的代谢物,有效抑制病毒颗粒释放,阻止 A 型和 B 型流感病毒的传播,是目前治疗流行性感冒最常用的药物,也是公认的抗禽流感、甲型 H1N1 流感最有效的药物。常见的不良反应是一过性恶心和呕吐,常在首次服药时发生,其他不良反应还有腹泻、头晕、疲劳、鼻塞、咽痛和咳嗽等。

扎那米韦(zanamivir)

扎那米韦是抗 A 型和 B 型流感病毒的新药,通过竞争性抑制流感病毒的神经氨酸酶,阻止病毒从感染细胞释放,从而抑制病毒在呼吸道扩散。对金刚烷胺和金刚乙胺耐药的病毒仍有抑制作用。临床用于 12 岁以上的患者,治疗 A 型和 B 型流感病毒引起的流感。

对哮喘或慢性阻塞性肺疾病患者无效,甚至可能出现肺功能状态恶化。不良反应发生率低,包括头痛、腹泻、恶心、呕吐、眩晕等轻度反应。

二、抗 HIV 病毒药和抗肝炎病毒药

(一) 抗 HIV 病毒药

齐多夫定(zidovudine)

【药理作用】

齐多夫定口服生物利用度为 52%～75%,血浆蛋白结合率为 34%～38%,主要在肝脏代谢,$t_{1/2}$ 为 1 h。对多种反转录病毒有抑制作用,齐多夫定在活化细胞内的抗 HIV 作用比在静止细胞内强。对 HIV-1、HIV-2 有抑制作用,对人骨髓细胞和人淋巴细胞生长的抑制作用较弱,对人体其他细胞几乎无作用。

【临床应用】

齐多夫定是治疗 HIV 的首选药,用于治疗艾滋病及重症艾滋病相关综合征。单独使用易产生耐药性,常与核苷类逆转录酶抑制剂和蛋白酶抑制剂联合应用,产生协同作用。

【主要制剂】

(1) 齐多夫定口服液:100 mL：1 g。

(2) 齐多夫定胶囊:0.1 g,0.3 g。

(3) 齐多夫定片:0.3 g。

(4) 齐多夫定注射液:10 mL：100 mg。

【用法用量】

(1) 口服液:成人口服本药若与其他抗逆转录病毒药物合用,推荐剂量为每日 500 mg 或 600 mg,分 2～3 次给药。新生儿应按体重 2 mg/kg 的剂量给予齐多夫定口服液。每 6 h 服药一次。出生后 12 h 内开始给药并持续服至 6 周。不能口服的婴儿应按体重静脉给予齐多夫定 1.5 mg/kg,每 6 h 给药一次,每次给药时间超过 30 min。其他血液系统不良患者、肾功能损伤者、肝功能损伤者等均应调整剂量。

(2) 片剂:同口服液中用法用量。

（3）胶囊：同口服液中用法用量。

（4）注射液：同口服液中用法用量。

【不良反应】

主要为骨髓抑制，可出现贫血，中性粒细胞和血小板减少症，治疗初期可出现胃肠道不适、头痛、味觉改变、肌痛等，继续用药可自行消退。

【注意事项】

使用本药时定期检查血常规和心电图。

拉米夫定（lamivudine）

拉米夫定为胞嘧啶衍生物。抗病毒作用与齐多夫定相似，与其他核苷类反转录酶抑制药有协同作用。临床主要与齐多夫定等合用治疗艾滋病。亦常用于乙肝的治疗，能减轻或阻止肝纤维化。常见不良反应有头痛、失眠、疲劳和腹泻等。

奈韦拉平（nevirapine）

奈韦拉平为非核苷类逆转录酶抑制药，与 HIV 反转录酶的活性中心结合，阻断逆转录酶活性，从而抑制 HIV 的复制。临床常与核苷类逆转录酶抑制药合用治疗 HIV 感染。本药可致严重皮肤损害（如中毒性表皮坏死）、过敏反应、肝坏死、抑郁甚至器官衰竭。

利托那韦（ritonavir）

利托那韦为 HIV 蛋白酶抑制药，通过抑制蛋白酶活性，使 HIV 在被感染细胞中产生成熟的、不具有感染性的蛋白颗粒，从而阻止 HIV 传播。临床需与其他抗艾滋病药联合应用。不良反应常见过敏反应、癫痫、支气管痉挛、脂肪重新分布等。

（二）抗肝炎病毒药

肝炎病毒感染是当今国际公认的治疗学难题。肝炎病毒分为甲、乙、丙、丁、戊五型，其中甲型、戊型肝炎病毒由消化道传播，可引起急性肝炎；乙型、丙型、丁型肝炎病毒主要经血液传播，在急性感染后有80％以上会转为慢性，并与肝硬化、肝细胞癌的发生相关。西方国家以丙型肝炎最多见，我国主要流行乙型肝炎（简称乙肝）。目前尚无治疗病毒性肝炎的特效药，抗病毒治疗的主要对象仅为慢性病毒性肝炎和急性丙型肝炎，只能达到抑制病毒增殖的目的，绝大多数无根治作用。临床常用的有干扰素、拉米夫定、阿德福韦、利巴韦林等。

干扰素（interferon）

干扰素是美国 FDA 批准的第一个抗肝炎病毒药物，与利巴韦林联合应用效果更好，目前临床上主要用重组人干扰素作为乙肝和丙肝治疗的基础药物。

拉米夫定（lamivudine）

拉米夫定对人类免疫缺陷病毒（HIV）和乙型肝炎病毒（HBV）均具有抑制作用，可有效治疗慢性 HBV 感染，已成为目前治疗 HBV 感染最有效的药物。

阿德福韦（adefovir）

阿德福韦是一种无环腺嘌呤核苷同系物，在细胞内被磷酸激酶转化，具有抗病毒活性。

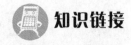
知识链接

新型冠状病毒的药物治疗

在抗病毒药应急性临床试用过程中，相继开展了多项临床试验，虽然仍未发现经严格"随机、双盲、安慰剂对照研究"证明有效的抗病毒药，但某些药物经临床观察研究显示可能具有一定的治疗作用。目前较为一致的意见认为,具有潜在抗病毒作用的药物应在病程早期使用,建议重点应用于有重症高危因素及有重症倾向的患者。不推荐单独使用洛匹那韦/利托那韦和利巴韦林,不推荐使用羟氯喹或联合使用阿奇霉素。以下药物可继续试用,在临床应用中进一步评价疗效。

（1）α-干扰素:成人每次 500 万 U 或相当剂量,加入灭菌注射用水 2 mL,每日 2 次,雾化吸入,疗程不超过 10 日。

（2）利巴韦林:建议与干扰素（剂量同上）或洛匹那韦/利托那韦（成人每粒 200 mg 或 50 mg,每次 2 粒,每日 2 次）联合应用,成人每次 500 mg,每日 2～3 次静脉输注,疗程不超过 10 日。

（3）磷酸氯喹:用于 18～65 岁成人。体重大于 50 kg 者,每次 500 mg,每日 2 次,一个疗程为 7 日;体重小于 50 kg 者,第 1、2 日每次 500 mg,每日 2 次,第 3～7 每次 500 mg,每日 1 次。

（4）阿比多尔:成人 200 mg,每日 3 次,疗程不超过 10 日。

要注意上述药物的不良反应、禁忌证以及与其他药物的相互作用等问题。不建议同时应用 3 种以上抗病毒药,出现不可耐受的毒副作用时应停止使用相关药物。对孕产妇的治疗应考虑妊娠周数,尽可能选择对胎儿影响较小的药物,以及考虑是否终止妊娠后再进行治疗,并知情告知。

——新型冠状病毒肺炎诊疗方案（试行第八版）

本章思维导图

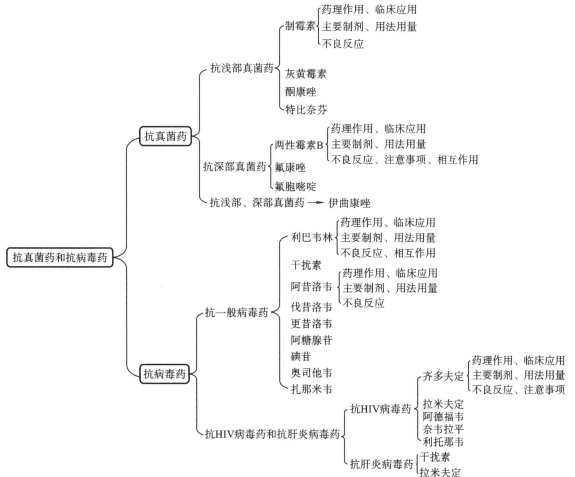

目标检测

1. 治疗深部真菌感染的首选药是（　　　）。

A. 酮康唑 　　　B. 咪康唑 　　　C. 克霉唑 　　　D. 益康唑 　　　E. 伊曲康唑

2. 治疗艾滋病患者隐球菌性脑膜炎的首选药是（　　　）。

A. 酮康唑 　　　B. 益康唑 　　　C. 克霉唑 　　　D. 氟康唑 　　　E. 伊曲康唑

3. 治疗单纯疱疹病毒感染的首选药是（　　　）。

A. 伐昔洛韦 　　　B. 阿糖腺苷 　　　C. 阿昔洛韦 　　　D. 干扰素 　　　E. 齐多夫定

4. 对 DNA 和 RNA 病毒感染均有效的广谱抗真菌药是（　　　）。

A. 碘苷 　　　B. 金刚烷胺 　　　C. 阿昔洛韦 　　　D. 利巴韦林 　　　E. 阿糖腺苷

5. 患者，男，40 岁，双脚趾间瘙痒，经常起水疱，脱皮多年，细菌学检查有癣菌感染，患者不宜用（　　　）。

A. 酮康唑 　　　B. 咪康唑 　　　C. 两性霉素 B 　　　D. 氟康唑 　　　E. 灰黄霉素

6. 对 DNA 病毒感染有效但对 RNA 病毒感染无效的人工合成类抗真菌药是（　　　）。

A. 碘苷 　　　B. 金刚烷胺 　　　C. 阿昔洛韦 　　　D. 利巴韦林 　　　E. 阿糖腺苷

第四十二章　抗结核病药和抗麻风病药

案例导入

患者，男，45 岁，间断咳嗽、咳痰、低热 4 个月，伴乏力、消瘦、盗汗，近一周症状加剧，出现痰中带血，遂入院就诊。临床初步诊断为浸润型肺结核。

讨论：

1. 该患者宜采用何种化疗方案治疗，为什么？
2. 化疗方案中所选用的主要抗结核病药作用特点是什么？
3. 该患者在应用抗结核病药治疗过程中应遵循哪些原则？

结核病是由结核分枝杆菌感染引起的慢性传染病。结核分枝杆菌可侵入人体全身各种器官，但主要侵犯肺脏，称为肺结核病。结核病是青年人容易发生的一种慢性和缓发的传染病。潜伏期为 4～8 周。其中 80% 发生在肺部，其他部位（颈淋巴、脑膜、腹膜、肠、皮肤、骨骼）也可继发感染。人与人之间呼吸道传播是本病传染的主要方式。传染源是接触排菌的肺结核患者。随着环境污染和艾滋病的传播，结核病发病率越发强烈。除少数发病急促外，临床上多呈慢性过程。常有低热、乏力等全身症状和咳嗽、咯血等呼吸系统表现。

麻风是由麻风杆菌引起的一种慢性传染病，主要病变在皮肤和周围神经。临床表现为麻木性皮肤损害，神经粗大，严重者甚至肢端残废。本病在世界上流行甚广，我国则流行于广东、广西、四川、云南以及青海等省、自治区。1949 年后由于积极防治，本病已得到有效的控制，发病率显著下降。

第一节　抗结核病药

目前，临床应用的抗结核病药的种类很多。根据疗效、毒副作用和患者耐受情况主要分为两类：一线抗结核病药：异烟肼、利福平、乙胺丁醇、链霉素、吡嗪酰胺，其特点为疗效好、不良反应较少、患者容易接受。二线抗结核病药：对氨基水杨酸钠、乙硫异烟胺、卷曲霉素、环丝氨酸、氨硫脲、卡那霉素、阿米卡

本章 PPT

微课

案例导入
参考答案

星等,其特点为疗效较差,毒性较大,主要用于对一线抗结核病药产生耐药性的患者或与其他抗结核病药配伍使用。近年又开发了一些疗效较好、毒副作用相对较小的新一代抗结核病药,包括利福定、利福喷汀、莫西沙星、新大环内酯类等,其在耐多药结核病的治疗中发挥重要作用。

一、常用抗结核病药

异烟肼(isoniazid,雷米封)

【药理作用】

口服、注射均易吸收,口服生物利用度为90%,常规剂量用药后1～2 h血药浓度达到峰值。异烟肼对结核分枝杆菌具有高度的选择性,对活动期的结核分枝杆菌具有杀灭作用,对静止期的结核分枝杆菌具有抑制作用而不具杀灭作用。异烟肼的作用强度还与其渗入病灶的浓度有关,浓度高时具有杀灭作用,浓度低时具有抑制作用。

【临床应用】

异烟肼是预防和治疗各种类型结核病的首选药之一,应用于各种类型结核病的治疗和预防。

【主要制剂】

(1) 异烟肼片:50 mg,100 mg。

(2) 异烟肼注射液:2 mL:100 mg。

【用法用量】

(1) 片剂:口服。预防:成人一日0.3 g,顿服;小儿每日按体重10 mg/kg,一日总量不超过0.3 g(3片),顿服。治疗:成人与其他抗结核病药合用,按体重每日口服5 mg/kg,最多0.3 g(3片);或每日按体重15 mg/kg,最多900 mg(9片),每周2～3次;小儿按体重每日10～20 mg/kg,每日不超过0.3 g(3片),顿服。某些严重结核病患儿(如结核性脑膜炎),每日按体重可高达30 mg/kg(一日最高量为500 mg),但要注意肝功能损害和周围神经炎的发生。

(2) 注射液:肌内注射、静脉滴注或气管内滴注,一日0.1～0.3 g。

【不良反应】

发生率较多者有步态不稳或麻木针刺感、烧灼感或手指疼痛(周围神经炎);深色尿、眼或皮肤黄染(肝毒性:35岁以上患者肝毒性发生率增高);食欲不佳、异常乏力或软弱、恶心或呕吐,肝毒性的前驱症状,极少数患者有视物模糊或视力减退,合并或不合并眼痛(视神经炎);发热、皮疹、血细胞减少及男性乳房发育等。本药偶可因神经毒性引起抽搐。也有发生皮疹、发热、胃肠道反应、粒细胞减少、血小板减少等不良反应。

【注意事项】

(1) 服药前告知患者可能会出现兴奋、头痛、失眠、四肢麻木、肌肉震颤等神经系统症状,若及时补充维生素 B_6,可预防上述不良反应的发生。

(2) 告知患者异烟肼为肝药酶抑制剂,可使双香豆素类抗凝血药、苯妥英钠及氨茶碱等的代谢减慢,血药浓度升高,合用时应注意调整剂量。

(3) 告知患者服药期间饮酒或与利福平合用均可增加肝毒性,应注意避免。

(4) 抗酸药尤其是氢氧化铝可抑制异烟肼的吸收,不宜同服。

(5) 孕妇、肝功能不全者、有精神病或癫痫病史者慎用。

【相互作用】

(1) 服用异烟肼时每日饮酒,易引起由本药诱发的肝毒性反应,并加速本药的代谢。因此须调整本药的剂量,并密切观察肝毒性征象。应劝告患者服药期间避免饮含酒精的饮料。

(2) 与肾上腺皮质激素(尤其泼尼松龙)合用时,可增加本药在肝内的代谢及排泄,导致本药血药浓度减低而影响疗效,在异烟肼快乙酰化者更为显著,应适当调整剂量。

(3) 抗凝血药(如香豆素或茚满双酮衍生物)与本药合用时,由于抑制了抗凝药的酶代谢,使抗凝作用增强。

（4）异烟肼为维生素 B 的拮抗剂，可增加维生素 B_6 经肾的排出量，易致周围神经炎的发生。同时服用维生素 B_6 者，需酌情增加用量。

（5）与乙硫异烟胺、吡嗪酰胺、利福平等其他有肝毒性的抗结核病药合用时，可增加本药的肝毒性，尤其是已有肝功能损害者或为异烟肼快乙酰化者，因此应尽量避免合用或在疗程的头 3 个月密切随访有无肝毒性征象出现。

（6）本药可抑制卡马西平的代谢，使其血药浓度增高，引起毒性反应；卡马西平则可诱导异烟肼的微粒体代谢，使具有肝毒性的中间代谢物增加。与对乙酰氨基酚合用时，由于异烟肼可诱导肝细胞色素 P450，使前者形成毒性代谢物的量增加，可增加肝毒性及肾毒性。

利福平（rifampicin）

【药理作用】

利福平口服吸收完全，吸收易受食物、对氨基水杨酸等的影响，分布于全身各个组织，穿透力强，可进入细胞、结核空洞、痰液及胎儿体内。$t_{1/2}$ 为 $1.5 \sim 5$ h，利福平为肝药酶诱导剂，能加快自身及其他药物的代谢，连续服用可通过增强肝药酶活性而缩短自身的 $t_{1/2}$，从胆汁排泄，形成肝肠循环。

【临床应用】

可用于治疗各种类型的结核病、麻风病、耐药金黄色葡萄球菌及其他敏感菌所致的感染、严重的胆道感染、眼部感染。

【主要制剂】

（1）利福平胶囊：0.15 g。

（2）利福平片：0.15 g。

（3）利福平注射液：5 mL（300 mg，450 mg，600 mg）。

（4）滴眼用利福平：10 mg：10 mL。

【用法用量】

1. 胶囊 抗结核治疗：成人，口服，一日 $0.45 \sim 0.60$ g（$3 \sim 4$ 粒），空腹顿服，每日不超过 1.2 g（8 粒）；1 个月以上小儿每日按体重 $10 \sim 20$ mg/kg，空腹顿服，每日量不超过 0.6 g（4 粒）。脑膜炎奈瑟菌带菌者：成人按体重 5 mg/kg，每 12 h 1 次，连续 2 日；1 个月以上小儿每日按体重 10 mg/kg，每 12 h 1 次，连服 4 次。老年患者：口服，每日按体重 10 mg/kg，空腹顿服。

2. 片剂 剂量、用法同上。

3. 注射液 本药仅供静脉滴注，须即配即用。输液配制方法：将 10 mL 注射用水加入利福平管制注射剂瓶中振摇，待利福平完全溶解之后，加至 500 mL 5％葡萄糖溶液或生理盐水中，输液应在 $2 \sim 3$ h 内完成。结核病：成人一次按体重 10 mg/kg，一日 1 次，一日剂量不超过 0.6 g；儿童一次按体重 $10 \sim 20$ mg/kg，一日 1 次，一日剂量不超过 0.6 g。其他感染：军团病或重症葡萄球菌感染，成人建议一日剂量为 $0.6 \sim 1.2$ g，分 $2 \sim 4$ 次给药。

4. 滴眼 滴眼。一次 $1 \sim 2$ 滴，一日 $4 \sim 6$ 次。将滴丸放入缓冲液中，轻摇，完全溶解后滴眼。

【不良反应】

（1）胃肠道反应常见恶心、呕吐、腹痛、腹泻，一般不严重。

（2）肝损害为主要不良反应，表现为黄疸、转氨酶升高、肝大等。与异烟肼合用可加重肝损害，应注意监测肝功能。

（3）过敏反应。少数患者可出现药物热、皮疹，偶见白细胞和血小板减少等。

（4）神经系统反应可见头痛、眩晕、嗜睡、乏力、视物模糊和运动失调等症状。

（5）动物实验证明本药有致畸作用，妊娠早期禁用。

【注意事项】

（1）使用利福平期间，指导患者空腹用药，宜晨起顿服，以避免食物影响其吸收；提前告知患者，利福平的排泄物可将汗液、唾液、泪液、尿液、粪便等染成橘红色,对健康无影响,避免出现恐慌情绪。

（2）单独使用会迅速产生耐药性,因此必须和其他抗结核病药联合使用。

（3）用药期间定期检查肝功能,严重肝病、胆道阻塞患者禁用。

（4）用药期间定期进行血常规检查,避免拔牙,注意口腔卫生。

（5）利福平应餐前1 h或餐后2 h服用,清晨空腹一次服用更好。

【相互作用】

（1）使用本药时每日饮酒可导致本药的肝毒性反应发生率增加。

（2）肾上腺皮质激素、抗凝药、氨茶碱、茶碱、氯霉素、氯贝丁酯、环孢素、维拉帕米、妥卡尼普罗帕酮、甲氧苄啶、香豆素或茚满二酮衍生物、口服降糖药、促皮质素、氨苯砜、洋地黄苷类、丙吡胺、奎尼丁与本药合用时,由于本药可诱导肝微粒体酶活性,可使上述药物的药效减低,因此在用本药前和疗程中需调整上述药物剂量。本药与香豆素或茚满二酮类合用时应每日或定期测定凝血酶原时间,据以调整剂量。

链霉素（streptomycin）

链霉素是第一个有效的抗结核病药,对大多数结核分枝杆菌有抑制作用,其作用强度不及异烟肼和利福平。本药穿透力弱,不易透过细胞膜和血脑屏障,也不易渗入纤维化、干酪样及厚壁空洞病灶内,故对细胞内、脑内及上述病灶内的结核分枝杆菌疗效差。结核分枝杆菌对本药易产生耐药性,且长期使用耳毒性发生率高,故本药只能与其他药物联合使用来治疗结核病。

吡嗪酰胺（pyrazinamide）

吡嗪酰胺口服易吸收,在体内分布广泛,细胞内和脑脊液中浓度较高,大部分在肝脏代谢,少部分原形药经肾脏排出。本药仅对结核分枝杆菌有效,抗菌作用弱于异烟肼和利福平,在酸性环境中作用可增强。本药单独使用易产生耐药性,与其他抗结核病药之间无交叉耐药性,与异烟肼和利福平合用有协同作用,是结核病联合用药的重要成分。长期大剂量使用可发生严重的肝损害,故用药期间应定期检查肝功能,肝功能不良者慎用。本药还能引起胃肠道反应、光敏反应、抑制尿酸排泄而诱发痛风。用药应避免日光照射。

乙胺丁醇（ethambutol）

乙胺丁醇的抗结核分枝杆菌作用较异烟肼、利福平弱,对繁殖期的结核分枝杆菌有较强的抑制作用,耐药性形成较缓慢,且无交叉耐药性。临床主要与异烟肼、利福平等联用治疗各型结核病。不良反应多为视物模糊、眼痛、红绿色盲或视力减退、视野缩小（视神经炎每日按体重25 mg/kg以上使用药物时易发生）,视力变化为单侧或双侧。较少为畏寒、关节肿痛（尤其大趾髁、膝关节）、病变关节表面皮肤发热有拉紧感（急性痛风、高尿酸血症偶有皮疹、发热、关节痛等过敏反应）或麻木,有针刺感、烧灼痛或手足软弱无力（周围神经炎）。

对氨基水杨酸钠（sodium aminosalicylate，PAS）

对氨基水杨酸钠抗菌谱窄,仅对结核分枝杆菌有较弱的抑制作用,耐药性形成缓慢,常与其他抗结核病药合用,以增强疗效,延缓产生耐药性。主要不良反应为胃肠道反应及肾损害;偶见过敏反应,如皮疹、药物热、关节痛等。用药期间,应嘱咐患者多饮水,以防出现结晶尿或血尿;静脉滴注时应现用现配制,并在避光条件下使用,注意避热。

卷曲霉素（capreomycin）

卷曲霉素是多肽类抗生素。其抗菌机制为抑制细菌蛋白质的合成。单独应用易产生耐药性。临床用于复治的结核病患者,与其他抗结核病药联合使用。不良反应较链霉素轻。

乙硫异烟胺(ethionamide)

乙硫异烟胺为异烟肼的衍生物,主要抑制结核分枝杆菌的合成而发挥抗结核作用。

尽管结构与异烟肼相似,但与异烟肼无交叉耐药性。不良反应为胃肠道反应及神经系统症状。

氟喹诺酮类药

氟喹诺酮类药如氧氟沙星、环丙沙星、莫西沙星等,具有良好的抗结核病的作用,杀菌作用强,不易产生耐药性,与其他抗结核病药之间无交叉耐药性,口服生物利用度高,组织分布广,尤其在巨噬细胞、呼吸道内浓度高,主要与其他抗结核病药联合应用,用于治疗多药耐药性结核病。

二、抗结核病药的临床应用原则

抗结核病药是目前治疗结核病的重要手段,应遵循早期、适量、联合、规律、全程督导用药原则,才能提高药物疗效,降低不良反应,有效控制结核病。

1. 早期用药 早期活动性病灶内结核分枝杆菌处于增殖期,对抗结核病药比较敏感,易被药物抑制或杀灭。患病初期机体抵抗力较强,局部血流量大,药物更易进入病灶发挥作用,疗效较好。而患病晚期由于病灶内形成纤维化、干酪样或空洞,局部血流量减少,药物不易进入病灶发挥作用,疗效较差。

2. 适量用药 药物剂量不足,病灶内药物难以达到有效治疗浓度,且易诱导细菌产生耐药性,使治疗失败;药物剂量过大,则易产生严重不良反应而使治疗中断。

3. 联合用药 根据患者病情严重程度和抗结核病药的作用特点联合两种或两种以上药物,可增强疗效,减少不良反应,延缓耐药性的产生。临床可采取二联、三联甚至四联的用药方案,通常轻症肺结核联合应用异烟肼和利福平,重症则应用四联或更多抗结核病药。

4. 规律用药 治疗结核病必须坚持规律用药,不能随意改变药物种类或剂量,甚至过早停药,以防已被抑制的细菌再度繁殖或迁延,导致治疗失败。

5. 全程督导用药 患者必须坚持全程督导用药,每次用药应在督导员的监视下进行,因故未用药时必须采取补救措施,不可过早停药,否则难以治疗成功。全程督导用药可提高治疗依从性和治愈率,减少多耐药病例的发生。轻症肺结核应持续治疗 9~12 个月,中度及重度肺结核持续治疗 18~24 个月。

第二节 抗麻风病药

抗麻风病药是指用于治疗麻风病的一类药物,目前防治麻风病的药物主要为氨苯砜、利福平和氯法齐明等。目前多采用联合疗法。

氨苯砜(dapsone)

【药理作用】

氨苯砜口服后吸收迅速而完全,血浆蛋白结合率为 50%~90%。吸收后广泛分布于全身组织和体液中,以肝、肾的浓度为高,病损皮肤的浓度比正常皮肤高 10 倍。本药在肝内经 N-乙酰转移酶代谢。患者可分为氨苯砜慢乙酰化型和氨苯砜快乙酰化型,前者服药后其血药峰浓度较高,易产生不良反应,尤其血液系统的不良反应,但临床疗效未见增加。氨苯砜快乙酰化型患者用药时可能需要调整剂量。口服后数分钟即可在血液中测得本药,达峰时间为 2~6 h,有时为 4~8 h,本药存在肝胆循环,氨苯砜片剂排泄缓慢,消除半衰期为 10~50 h(平均为 28 h)。停药后本药在血液中仍可持续存在数周之久。70%~85%的给药量以原形和代谢物自尿中排出,少量经粪便、汗液、唾液、痰液和乳汁排泄。本药为砜类抑菌剂,对麻风杆菌有较强的抑制作用,大剂量应用时有杀菌作用。其作用机制与磺胺类抗菌药相似,作用于细菌的二氢叶酸合成酶,干扰叶酸的合成。两者的抗菌谱相似,均可为氨基苯甲酸所拮抗。本药亦可作为二氢叶酸还原酶抑制剂。此外,本药尚具免疫抑制作用,可能与抑制疱疹样皮炎的作用有关。如长期单用,麻风杆菌易对本药产生耐药性。

【临床应用】

主要用于各型麻风病的治疗。

【不良反应】

不良反应多为背痛、腿痛、胃痛,食欲减退;皮肤苍白、发热、溶血性贫血;皮疹;乏力或软弱;变性血红蛋白血症。少为皮肤瘙痒、剥脱性皮炎、神经紊乱、周围神经炎;咽痛、粒细胞减低;砜类综合征或肝脏损害等。下列症状如持续存在需引起注意:眩晕、恶心、呕吐。

【注意事项】

对本药及磺胺类抗菌药过敏者、严重肝功能损害和精神障碍者禁用。

【相互作用】

(1)与丙磺舒合用可减少肾小管分泌,使砜类药物血药浓度高而持久,易发生毒性反应。因此在应用丙磺舒的同时或以后需调整砜类的剂量。利福平可刺激肝微粒体酶的活性,使本药血药浓度降低1/10～1/7,故服用利福平的同时或以后应用氨苯砜时需调整后者的剂量。

(2)本药不宜与骨髓抑制药合用,因可加重白细胞和血小板减少的程度,必须合用时应密切观察其对骨髓的毒性。

(3)本药与其他溶血药物合用时可加剧溶血反应。

(4)与甲氧苄啶合用时,两者的血药浓度均可增高。其机制可能为抑制氨苯砜在肝脏的代谢,两者竞争在肾脏中的排泄,本药血药浓度增高可加重其不良反应。

氯法齐明(clofazimine,氯苯吩嗪)

氯法齐明对麻风分枝杆菌、结核分枝杆菌和其他多种分枝杆菌有强大的抑制活性,其抑制结核分枝杆菌和牛型结核分枝杆菌的 MIC 为 $0.1\sim3.3\ \mu g/mL$,对鸟分枝杆菌的 MIC 为 $0.5\sim2.0\ \mu g/mL$,其杀菌速度与氨苯砜相仿,30～60 天可杀灭 96%～99% 的麻风分枝杆菌。氯法齐明为治疗瘤型麻风病的首选药物。本药为吩嗪类染料,可抑制 DNA 依赖的 RNA 聚合酶,阻止 RNA 的合成,抑制细菌蛋白质的合成,抑制或杀灭分枝杆菌的生长。本药在大剂量时才显示有抗炎作用,可能与稳定溶酶体膜有关。本药可抑制麻风的结节红斑反应,但作用仅在用药后 2～4 周才缓慢出现。

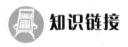 **知识链接**

新中国抗击麻风病的历史回眸

新中国成立初期的疾病普查统计显示,我国麻风病患者有 50 多万人,而 60% 以上患者来自云南、贵州、四川、湖南和西藏五省区。50 多万麻风病患者对于当时的中国政府来说无疑是一个巨大的难题,对共产党的执政能力也是一个严峻的考验。

麻风病患者是本病的唯一传染源。新中国成立初期,党和政府即以建立麻风病院、麻风病村的方式,对麻风病患者进行隔离、治疗。当时,我国建立了 1000 多个麻风病院、麻风病村。2019 年初,新华社记者朱旭东采访了中国麻风防治协会副会长潘春枝,他介绍说,中国现有麻风病院、麻风病村 593 所,比新中国成立初期已经减少了近一半,而实际麻风病院、麻风病村的患者减少得更多,每个麻风病院、麻风病村由最初的几百人下降到几十人。麻风病院、麻风病村的麻风病患者的治疗费用、住房、生活保障全部由国家负担。

新中国彻底改变了曾经将麻风病患者驱赶到深山当野人的残酷做法,麻风病患者从"鬼"变成了人,不再受到社会歧视。数十年来,全国麻风病院、麻风病村由兴到衰,麻风病院、麻风

Note

病村患者由多到少,反映的正是新中国党和政府对防治麻风病和救治麻风病患者做出的巨大努力和取得的瞩目成效。

 本章思维导图

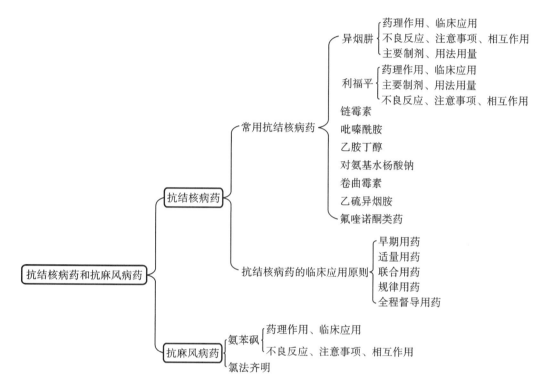

 目 标 检 测

1. 治疗活动性结核病的首选药是(　　)。

A. 吡嗪酰胺　　　　B. 链霉素　　　　　C. 异烟肼　　　　　D. 乙胺丁醇　　　　E. 利福平

2. 下列属于广谱抗生素,兼有抗结核病和抗麻风病作用的药物是(　　)。

A. 利福平　　　　B. 异烟肼　　　　C. 乙胺丁醇　　　　D. 吡嗪酰胺　　　　E. 对氨基水杨酸

3. 连续大剂量使用可导致球后视神经炎的药物是(　　)。

A. 利福平　　　　B. 乙胺丁醇　　　　C. 吡嗪酰胺　　　　D. 异烟肼　　　　E. 链霉素

4. 应用异烟肼时常合用维生素 B 的目的是(　　)。

A. 延缓耐药性　　　　　　　　B. 减轻肝损害　　　　　　　　C. 增强疗效

D. 防治周围神经炎　　　　　E. 以上都不是

5. 患者,男,64 岁。患脑梗死多年,长期口服华法林每日 6 mg,近日由于接触过开放性肺结核患者,为预防感染,口服异烟肼每日 300 mg,结果出现口腔、皮肤黏膜多处出血点,其原因是(　　)。

A. 异烟肼引起出血　　　　　　　　　　　　B. 结核分枝杆菌感染

C. 异烟肼抑制肝药酶,使华法林代谢减慢　　　D. 异烟肼损伤肝脏引起凝血障碍

E. 异烟肼造成维生素 B 缺乏

目标检测
参考答案

Note

第四十三章 抗寄生虫药

本章PPT

微课

案例导入
参考答案

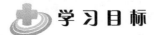

学习目标

知识目标

1. 掌握：氯喹、伯氨喹、乙胺嘧啶、甲硝唑、甲苯达唑、阿苯达唑的药理作用、临床应用、不良反应和注意事项。

2. 熟悉：抗肠道线虫的常用药及其临床应用。

3. 了解：其他抗寄生虫药的药理作用及临床应用。

技能目标

学会观察抗寄生虫药的疗效和不良反应。

案例导入

患者，男，28岁，曾在非洲莫桑比克工作1年，刚回国1周，出现无明显诱因的间断发热症状，半夜入急诊求治。当即按"发热待查"给予美洛西林、痰热清治疗。次日，发热不退，遂将血涂片送疾病控制中心检测，查到疟原虫滋养体，确诊为疟疾。病情危重，采用青蒿琥酯治疗。

讨论：

1. 美洛西林和痰热清为什么无效？

2. 常用抗疟药分为哪几类？各类的代表药物有哪些？

第一节 抗 疟 药

疟疾是疟原虫经由雌性按蚊叮咬传播的寄生虫性传染病。寄生于人体的疟原虫共有间日疟原虫、三日疟原虫、恶性疟原虫和卵形疟原虫四种。我国当前主要是由间日疟原虫和恶性疟原虫两种传播，其他较为少见。疟疾的主要表现为周期性发作，间歇性寒战、高热、大汗后热退为疟疾周期性发作的重要特点，疟疾长期多次发作后，可引起机体贫血和脾大。抗疟药（antimalarial）是防治疟疾的重要手段。疟原虫的生活史可分为两个部分，第一个部分是在蚊体内的有性生殖阶段，第二个部分是在人体内的无性生殖阶段。常用抗疟药包括以下几类：用于控制症状的药物，如氯喹、奎宁、甲氟喹、青蒿素等；用于控制复发和传播的药物，如伯氨喹等；用于病因性预防的药物，如乙胺嘧啶等。

Note

一、用于控制症状的药物

氯喹(chloroquine)

【药理作用】

口服吸收快而完全,血药浓度达峰时间为 1～2 h,抗酸药可影响其吸收。广泛分布于血管外组织,以脾、肾、肺、心和肝的药物含量较高,被疟原虫寄生的红细胞内的浓度则较正常红细胞高 25 倍。主要从肾缓慢排泄,酸化尿液可促进其排泄。氯喹对各种疟原虫红细胞内期裂殖体均有较强的杀灭作用,对间日疟原虫、卵形疟原虫和三日疟原虫的配子体和未成熟的恶性疟原虫配子体亦有杀灭作用,但对肝细胞内的休眠子和红细胞外期疟原虫无效。氯喹的特点是起效快、疗效高、作用持久,而且能在红细胞内尤其是被疟原虫入侵的红细胞内浓集,有利于杀灭疟原虫。通常用药后 24～48 h 症状消退,48～72 h 血中疟原虫消失,对红细胞外期的疟原虫无作用。此外,氯喹在肝脏中的浓度高,对阿米巴滋养体具有杀灭作用,大剂量的氯喹也能抑制机体免疫反应,可用于类风湿关节炎、系统性红斑狼疮等病的治疗。

【临床应用】

主要用于防治各种疟原虫引起的疟疾、阿米巴肝脓肿、自身免疫性疾病。

【主要制剂】

(1)磷酸氯喹片:0.1 g,250 mg。

(2)磷酸氯喹注射液:5 mL:3222 mg。

(3)普罗雌烯阴道片:10 mg;200 mg。

【用法用量】

1. 磷酸氯喹注射液 仅供静脉注射,每次滴注时间在 1 h 以上。脑型疟患者第 1 日按体重静脉滴注 18～24 mg/kg(体重超过 60 kg 者按 60 kg 计算),第 2 日 12 mg/kg,第 3 日 10 mg/kg。将每 0.5 g 磷酸氯喹加入 10％葡萄糖溶液或 5％葡萄糖氯化钠注射液 500 mL 中,静脉滴注,速度为每分钟 12～20 滴。

2. 口服 成人常用量:间日疟,口服首剂 1 g(4 片),第 2、3 日各 0.75 g(3 片)。抑制性预防疟疾:口服每周 1 次,每次 0.5 g(2 片)。肠外阿米巴病:口服每日 1 g(4 片),连服 2 日后改为每日 0.5 g(2 片),总疗程为 3 周。类风湿关节炎:每日 0.25～0.5 g(1～2 片),待症状控制后,改为 0.125 g,一日 2～3 次,需服用 6 周至 6 个月才能达到最大的疗效,可作为水杨酸制剂及递减肾上腺皮质激素时的辅助药物。小儿常用量:间日疟,口服首次剂量按体重 10 mg/kg(以氯喹计算,以下同),最大量不超过 600 mg,6 h 后按体重 5 mg/kg 再服 1 次,第 2、3 日每日按体重 5 mg/kg。肠外阿米巴病:每日按体重口服 10 mg/kg(最大量不超过 600 mg),分 2～3 次服,连服 2 周,休息 1 周后,可重复一个疗程。

3. 阴道给药 将药片湿润后送至阴道深部,每晚 1 片,连续用 18 日,在月经期也连续用药。剂量可根据医嘱调整。

【不良反应】

用于治疗疟疾的剂量不良反应较少且轻微,偶有轻度头晕、胃肠道反应和皮肤瘙痒、皮疹等,一般能耐受,饭后服药可减轻胃肠道反应。大剂量应用时可导致视网膜病,应定期进行眼科检查,以免发生严重的不良反应。大剂量(10 mg/kg)肌内注射或快速静脉滴注可导致严重低血压和呼吸心跳停止,故需严密注意患者血压,必要时应进行心电监护。

【注意事项】

(1)服药后会出现食欲减退、恶心、呕吐、腹泻、皮肤瘙痒、皮疹、头痛、头昏等不良反应,需提前告知患者。

(2)给药剂量过大时会引起心律失常,严重时可导致阿-斯综合征,若救治不及时可导致患者死亡。

(3)本药长期大剂量使用会损坏患者角膜、视网膜,用药前应进行眼科检查,用药期间也应进行眼科检查。

【相互作用】

（1）本药与保泰松同用，易引起过敏性皮炎；与氯丙嗪等合用，易加重肝脏负担。

（2）本药对神经肌肉接头有直接抑制作用，链霉素可加重此不良反应。

奎宁（quinine，金鸡纳霜，金鸡纳碱，规宁，鸡纳碱）

【药理作用】

奎宁俗称金鸡纳霜，为茜草科植物金鸡纳树及其同属植物的树皮中的主要生物碱，化学称为金鸡纳碱，是快速血液裂殖体杀灭剂。对各种疟原虫的红细胞内期裂殖体均有较强的杀灭作用，杀灭作用比氯喹弱，对红细胞外期无效，不能根治良性疟。长疗程可根治恶性疟，但对恶性疟的配子体亦无直接作用，故不能中断传播。奎宁毒性较大。

【临床应用】

可用于治疗耐氯喹或耐多种药物的恶性疟、严重的脑型疟。

【不良反应】

（1）金鸡纳反应：每日用量超过 1 g 或连用较久会导致金鸡纳反应，金鸡纳反应类似水杨酸反应，出现耳鸣、头痛、恶心、呕吐，视力、听力减退等不良反应，严重时会出现暂时性耳聋，一般停药后症状即消失。

（2）心血管系统：静脉给药滴速过快会导致患者严重低血压和致死性心律失常。

（3）特异性反应：个别体质特殊的患者，小剂量药物将导致严重的急性溶血，因此葡萄糖-6-磷酸脱氢酶缺乏者应慎用。

（4）其他：奎宁对妊娠子宫有兴奋作用，会引起头晕、精神不振等症状。

甲氟喹（mefloquine）

甲氟喹是人工合成的奎宁衍生物，有长效抗疟作用，起效较慢，能有效杀灭红细胞内期裂殖体，特别是对成熟滋养体和裂殖体有强效杀灭作用。对红细胞外期疟原虫和配子体无效。主要用于耐氯喹或多药耐药的恶性疟，与磺胺多辛和乙胺嘧啶合用可增强疗效，延缓耐药性的发生。用于症状抑制性预防，每 2 周用药一次。

青蒿素（artemisinin）

青蒿素是治疗疟疾耐药性效果最好的药物，以青蒿素类药物为主的联合疗法，也是当下治疗疟疾最有效最重要的手段。口服吸收迅速，30～60 min 血药浓度能达到高峰，广泛分布于各组织。杀灭红细胞内期裂殖体的作用效果好且作用迅速，对耐氯喹有效，是当前抗疟治疗的首选药。主要用于恶性疟的症状控制，有效控制率高达 100%。青蒿素和伯氨喹联用可降低疟疾复发率，且可用来根治间日疟。近年来随着研究的深入，青蒿素的其他作用也越来越多地被发现和应用研究，如抗肿瘤、治疗肺动脉高压、抗糖尿病、胚胎毒性、抗真菌、免疫调节、抗病毒、抗炎、抗肺纤维化、抗菌、心血管作用等多种药理作用。

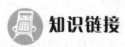 **知识链接**

屠呦呦

2015 年 10 月，中国科学家屠呦呦获 2015 年诺贝尔生理学或医学奖，成为第一个获得诺贝尔自然科学奖的中国人。多年从事中药和中西药结合研究的屠呦呦，创造性地研制出抗疟新药——青蒿素和双氢青蒿素，获得对疟原虫 100% 的抑制率。

疟疾是人类最古老的疾病，至今依然还是一个全球广泛关注且亟待解决的重要公共卫生问题。20 世纪 60 年代，疟原虫对奎宁类药物已经产生了抗药性，严重影响了治疗效果。青蒿素及其衍生物能迅速消灭人体内疟原虫，对恶性疟有很好的治疗效果。屠呦呦受中国典籍《肘后备急方》启发,成功提取出的青蒿素,被誉为"拯救 2 亿人口"的发现。

二、用于控制复发和传播的药物

伯氨喹(primaquine)

伯氨喹可杀灭间日疟、三日疟、恶性疟和卵形疟组织期的虫株,尤以间日疟为著,也可杀灭各种疟原虫的配子体,对恶性疟的作用尤强,使之不能在蚊体内发育,以阻断传播。但对红细胞内期虫体的作用很弱,临床用来根治各型疟疾的复发和传播,和红细胞内期抗疟药联合应用于根治良性疟,降低耐药性。葡萄糖-6-磷酸脱氢酶缺乏、系统性红斑狼疮及类风湿关节炎患者禁用。在用药前应仔细询问有无蚕豆病及其他溶血性贫血的病史及家族史、葡萄糖-6-磷酸脱氢酶缺乏及烟酰胺腺嘌呤二核苷酸还原酶(NADH)缺乏等病史。肝、肾、血液系统疾病、急性细菌和病毒感染及糖尿病患者慎用,用药期间应定期检查红细胞计数及血红蛋白量。哺乳期妇女慎用。

三、用于病因性预防的药物

乙胺嘧啶(pyrimethamine)

乙胺嘧啶对某些恶性疟及间日疟原虫的红细胞外期有抑制作用,对红细胞内期的抑制作用仅限于未成熟的裂殖体阶段,能抑制滋养体的分裂。因其控制症状效果较差,临床多用于疟疾的病因性预防,是临床病因性预防的首选药。乙胺嘧啶的不良反应较轻,但因其是二氢叶酸还原酶抑制剂,因此长期大剂量使用会干扰人体的叶酸代谢,引起巨幼红细胞性贫血、粒细胞减少等。

第二节 抗阿米巴病药和抗滴虫病药

一、抗阿米巴病药

由溶组织阿米巴原虫感染所导致的疾病称为阿米巴虫病。阿米巴原虫的发育有三大类型:小滋养体、大滋养体、包囊,小滋养体可以转变成包囊和大滋养体,包囊也可形成滋养体,滋养体为致病因子。阿米巴虫病分为肠外阿米巴虫病和肠内阿米巴虫病两种。大滋养体破坏肠壁而引起的疾病称为肠内阿米巴虫病,由血液进入肝、肺等组织而形成脓肿,称为肠外阿米巴虫病。目前临床应用的抗阿米巴病药主要是杀灭滋养体,如甲硝唑、替硝唑、二氯尼特、依米丁和去氢依米丁、巴龙霉素、氯喹等。

甲硝唑(metronidazole,灭滴灵)

甲硝唑为硝基咪唑衍生物,能抑制阿米巴原虫的氧化还原反应,从而让原虫氮链断裂。体外实验表明,甲硝唑能在 72 h 内杀死溶组织阿米巴原虫。甲硝唑对肠内、肠外的滋养体均具有强大的杀灭作用,是治疗肠内、外阿米巴虫病的首选药。

依米丁(emetine)和去氢依米丁(dehydroemetine)

依米丁来源于茜草科植物吐根中的一种异喹啉类生物碱,又被称为吐根碱。去氢依米丁则为其衍生物。依米丁可直接杀灭滋养体,但一般对包囊无明显作用。临床适用于治疗急性阿米巴痢疾和肠外阿米巴虫病。依米丁在体内排泄缓慢,有蓄积作用。不良反应常有恶心、呕吐、腹痛、腹泻,一般药物减量或停药后可缓解,偶有严重的不良反应如血压下降、心前区疼痛、脉细弱、心律失常等,甚至突发心力衰竭而发生生命危险。

二氯尼特(diloxanide)

二氯尼特主要为治疗无症状的包囊携带者的首选药,多用在甲硝唑控制病情后,用二氯尼特来清除包囊,防止复发。二氯尼特对急性阿米巴痢疾疗效较差,很少单独应用治疗。

巴龙霉素(paromomycin)

本药为氨基糖苷类广谱抗生素,抗菌谱与新霉素相似。其特点是对阿米巴原虫有强大的杀灭作用,对革兰阴性杆菌、抗酸杆菌均有良好抑菌作用,此外,本药还对绦虫有效。临床上主要用于阿米巴肠病、细菌性痢疾及细菌性肠道感染,也可治疗绦虫病。

二、抗滴虫病药

抗滴虫病药主要应用于阴道毛滴虫感染引起的阴道炎、尿道炎、前列腺炎。甲硝唑是治疗滴虫病的首选药。

乙酰胂胺(acetarsol)

乙酰胂胺对阴道毛滴虫和阿米巴原虫都具有直接杀灭作用,有轻度的刺激作用,会导致阴道分泌物增多。本药有剧毒,应妥善保管。

第三节　抗血吸虫病药和抗丝虫病药

一、抗血吸虫病药

血吸虫病是目前世界上流行最广、严重危害人类健康的疾病,主要是接触被血吸虫污染的水而引起。血吸虫主要有曼氏血吸虫、埃及血吸虫及日本血吸虫三种,我国当前流行的是日本血吸虫。目前,血吸虫病已经得到了很好的防治,仅在部分偏远农村地方还存在,血吸虫病的科学防治还需要进一步加强。

吡喹酮(praziquantel)

【药理作用】

吡喹酮与血吸虫等虫体可以直接接触,使虫体迅速发生强制性收缩和瘫痪,从而使虫体破碎。同时,吡喹酮还可抑制虫体的葡萄糖摄取。

【临床应用】

临床应用主要为广谱抗吸虫和绦虫药物。适用于各种血吸虫病、华支睾吸虫病、肺吸虫病、姜片虫病以及绦虫病和囊虫病。

【不良反应】

常见的不良反应有头昏、头痛、恶心、腹痛、腹泻、乏力、四肢酸痛等,一般程度较轻,持续时间较短,不影响治疗,不需处理。少数病例出现心悸、胸闷等症状,心电图显示 T 波改变和期外收缩,偶见室上性心动过速、心房纤颤。少数病例可出现一过性转氨酶升高。

二、抗丝虫病药

丝虫病是由丝虫寄生在人体的淋巴系统而引起的疾病,我国主要是班氏丝虫、马来丝虫两种。目前抗丝虫病的首选药物是乙胺嗪。

乙胺嗪(diethylcarbamazine. *海群生*)

乙胺嗪口服易吸收,服单剂 0.2～0.4 g 后 1～2 h 血药浓度达峰值,代谢快。除脂肪组织外,药物在体内分布均匀。多次反复给药后,很少有蓄积现象。口服 0.2 g 单剂后,药物的 $t_{1/2}$ 为 8 h,服药后 48 h 内以原形或代谢物(70%以上)形式由肾脏排泄。本药对丝虫成虫(除盘尾丝虫外)及微丝蚴均有杀灭作用,对易感微丝蚴有两种作用:一为抑制肌肉活动,使虫体固定不动,此可能为本药哌嗪部分的过度极化作用,促进虫体由其寄居处脱开所致;二为改变微丝蚴体表膜,使之更易遭受宿主防御功能的攻击和破坏。对成虫杀灭作用的机制不详。

第四节 抗肠蠕虫药

一、抗线虫药

甲苯达唑(mebendazole)

【药理作用】

甲苯达唑是高效、广谱的驱肠虫药,在临床上具有显著的杀灭幼虫、抑制虫卵发育的作用。大量的体内或体外试验均可证明甲苯达唑能直接抑制线虫对葡萄糖的摄入,导致线虫的糖原耗竭,使虫体三磷酸腺苷形成减少,导致虫体死亡,而甲苯达唑对人体的血糖水平没有影响。

【临床应用】

用于各种肠蠕虫单独感染、混合感染的临床治疗。

【不良反应】

不良反应较少,偶见短暂腹泻、腹痛。大剂量应用可导致氨基酸转移酶升高、血尿等。

阿苯达唑(albendazole)

阿苯达唑主要应用于蛔虫病、蛲虫病,是甲苯达唑的同类物,是高效、低毒、广谱的驱肠虫药。不良反应可见恶心、呕吐、腹泻、口干、乏力、发热、皮疹或头痛,停药后可自行消失。治疗蛔虫病时,偶见口吐蛔虫的现象。孕妇、哺乳期妇女及 2 岁以下小儿禁用,严重肝、肾、心功能不全及活动性溃疡病患者禁用。

哌嗪(piperazine)

其磷酸盐和枸橼酸盐是驱除蛔虫、蛲虫的有效药物,故又名驱蛔灵。不良反应轻,大剂量应用时会出现恶心、呕吐等,严重时会引起神经症状。肝、肾功能不全,神经系统疾病,癫痫病史者禁用。

左旋咪唑(levamisole)

左旋咪唑对蛔虫、钩虫、蛲虫和粪类圆线虫病有较好疗效。本药单剂量有效率较高,对班氏丝虫、马来丝虫和盘尾丝虫成虫及微丝蚴的活性较乙胺嗪高,但远期疗效较差。一般不良反应轻微,有恶心、呕吐、腹痛等,少数可出现味觉障碍、疲惫、头晕、头痛、关节酸痛、神志混乱、失眠、发热、流感样症状、血压降低、脉管炎、皮疹、光敏性皮炎等,偶见蛋白尿,个别可见粒细胞减少、血小板减少,少数甚至发生粒细胞缺乏症(常为可逆性),常发生于风湿病或肿瘤患者。

二、驱绦虫药

氯硝柳胺(niclosamide)

氯硝柳胺为水杨酰胺类衍生物,其抗虫机制为抑制虫体细胞内线粒体氧化磷酸化过程,能量物质 ATP 生成减少,使绦虫的头节和邻近节片变质,虫体从肠壁脱落随粪便排出体外。对虫卵无效。对各种绦虫均有杀灭作用,但本药不易吸收,因而不良反应较少,少见有胃肠道反应。

吡喹酮(praziquantel)

吡喹酮是治疗绦虫的首选药物,治愈率高达 90% 以上,不仅对绦虫具有良好的驱虫作用,对多种吸虫都有强大的杀灭作用。

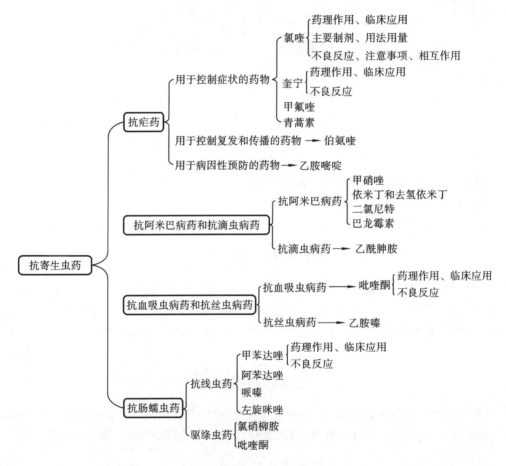

本章思维导图

目 标 检 测

1. 既能控制疟疾复发又能阻止疟疾传播的药物是(　　)。

A.氯喹　　　　　B.青蒿素　　　　　C.奎宁　　　　　D.伯氨喹　　　　　E.乙胺嘧啶

2. 用于控制疟疾症状的首选药是(　　)。

A.伯氨喹　　　　B.氯喹　　　　　C.奎宁　　　　　D.乙胺嘧啶　　　　E.青蒿素

3. 治疗急性阿米巴痢疾和阿米巴肝脓肿应首选（   ）。

A. 二氯尼特   B. 左旋咪唑   C. 甲苯达唑   D. 甲硝唑   E. 乙酰胂胺

4. 目前临床治疗各种血吸虫病的首选药是（   ）。

A. 硝硫氰胺   B. 吡喹酮   C. 乙胺嗪   D. 伊维菌素   E. 酒石酸锑钾

5. 患者，女，36 岁。近来自觉外阴瘙痒，分泌物增多有异味，医生取其阴道分泌物检查，诊断为滴虫性阴道炎，此时应首选何药进行治疗？（   ）

A. 甲硝唑   B. 奎宁   C. 乙酰胂胺   D. 乙胺嘧啶   E. 伯氨喹

6. 金鸡纳反应是以下哪一药物的不良反应？（   ）

A. 乙胺嘧啶   B. 蒿甲醚   C. 青蒿素   D. 奎宁   E. 以上都不是

Note

第四十四章　抗恶性肿瘤药

学习目标

知识目标

1. 掌握：抗恶性肿瘤药的作用机制、分类及常见毒性作用。
2. 熟悉：常用抗恶性肿瘤药的作用与用途。
3. 了解：抗恶性肿瘤药的临床应用原则及肿瘤细胞的增殖周期。

技能目标

能够观察和认识抗恶性肿瘤药的共有的毒性，能正确进行用药护理，指导患者合理用药。

案例导入

　　患者，女，12 岁，近 1 个月来时有发热，并且常感疲劳乏力，全身疼痛，按普通发热治疗，病情始终未能缓解而入院治疗。经检查诊断为急性淋巴细胞白血病，医生开出以下处方：

　　长春新碱 2 mg，静脉注射，第 1、8、15、22 天。

　　柔红霉素 40～60 mg/(m² · d)，静脉滴注，第 1～3 天。

　　左旋门冬酰胺酶(L-Asp)6000 U/(m² · d)，静脉滴注，第 17～28 天。

　　泼尼松 30～40 mg/(m² · d)，口服，第 1～28 天。

　　患者用药后出现骨髓抑制、呕吐、脱发、免疫力下降、口腔溃疡、鼻黏膜出血等不良反应。

　　讨论：

　　以上抗肿瘤药属于哪一类抗肿瘤药？抗肿瘤药有哪些共有的不良反应？本案例出现的不良反应应该如何护理？

　　肿瘤分恶性肿瘤和良性肿瘤。恶性肿瘤通常称癌症，产生的原因为体内的正常细胞产生某种基因变异，从而失去自我控制而不受机体约束地无限增殖，变异的肿瘤细胞会侵蚀周围的组织，甚至危及生命。而良性肿瘤是一种有限的生长，可能受周围组织的限制，生长缓慢，不会侵犯周围组织，且不会转移。恶性肿瘤是严重威胁人类生命的常见病、多发病，目前主要的治疗手段为化疗、放疗、手术三大疗法，取得了一定疗效，但仍然缺乏有效的可以治愈的药物。随着近年来肿瘤基础研究的不断进步和对恶性肿瘤疾病认识的不断深入，新的作用机制、作用靶点的抗肿瘤药不断涌现，呈现出不同于以往传统治疗药物的安全性和有效性。

第一节　细胞增殖周期和抗恶性肿瘤药分类

　　目前的肿瘤干细胞学说认为肿瘤是一种干细胞疾病，即干细胞在长期的自我更新过程中，由于多基因突变导致干细胞生长失去调控而停止在分化的某一个阶段,无限增殖所形成的异常组织,肿瘤干细胞是肿瘤生长、侵袭、转移和复发的根源,有效地杀死肿瘤干细胞是肿瘤治疗的策略。因此,我们需要了解肿瘤细胞的增殖周期。

一、细胞增殖周期

肿瘤细胞根据其增殖规律,可划分为增殖细胞群、休止期细胞群、无增殖力细胞群。

1. 增殖细胞群 增殖细胞群与瘤体增大有关,对药物及射线最敏感,该种细胞一个生命周期经历四个阶段:

① DNA 合成前期(G1 期),为子细胞成长期;

② DNA 合成期(S 期),合成和复制新的 DNA;

③ DNA 合成后期(G2 期),DNA 合成停止,把 DNA 平分,为有丝分裂做准备;

④ 有丝分裂期(M 期),RNA 合成停止,蛋白质合成减少,由一个细胞分裂为二个子细胞,可继续进入 G1 期进行增殖,或进入休止期(G0 期)暂时不增殖,或进入无增殖力细胞群。

2. 休止期细胞群(G0 期) 此时细胞有生活力,但暂时不增殖,处于休止状态,对药物和射线不敏感,是肿瘤复发的根源。彻底消灭 G0 期细胞是肿瘤根治的关键。

3. 无增殖力细胞群 由于药物或其他原因,细胞已趋于死亡,无化疗意义。

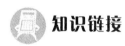

知识链接

伊马替尼

在《我不是药神》电影中出现的印度仿制药"印度格列宁"是指药物伊马替尼,这是世界上第一个分子靶向治疗药物,也是治疗慢性髓性白血病的一线用药。约 95% 的慢性粒细胞白血病(CML)患者均有 ph1 染色体阳性,产生融合蛋白 p-210,具有较高的酪氨酸激酶活性,可刺激白细胞增殖,导致白血病。伊马替尼作为酪氨酸激酶抑制剂即主要通过抑制 BCR-ABL 融合蛋白,从而发挥抗白血病作用。伊马替尼成功地将慢性粒细胞白血病,变成了一种像糖尿病或高血压的慢性病。只需规范服药即可控制病情,这也使原来该病 30% 的幸存率,一下子提升到了近 90%。但发明之路坎坷曲折,从摸清慢性粒细胞白血病的染色体变异的病因,到药物的研制成功,耗时近半个世纪之久。

二、抗恶性肿瘤药分类

1. 根据抗肿瘤作用的生化机制分类

(1) 干扰核酸(DNA 或 RNA)生物合成药。

(2) 影响 DNA 结构和功能药。

(3) 干扰转录过程和阻止 RNA 合成药。

(4) 干扰蛋白质合成药。

(5) 调节激素平衡药。

2. 根据化学性质及来源分类

(1) 烷化剂:氮芥类、乙烯亚胺类、亚硝脲类、甲烷磺酸酯类等。

(2) 抗代谢药:叶酸、嘧啶、嘌呤类似物等。

(3) 抗肿瘤抗生素:蒽环类抗生素、丝裂霉素、博来霉素类、放线菌素类等。

(4) 抗肿瘤植物药:长春碱类、喜树碱类、紫杉醇类、三尖杉生物碱类、鬼臼毒素衍生物等。

(5) 激素:肾上腺皮质激素、雌激素、雄激素及其拮抗药。

(6) 杂类:铂类配合物和酶等。

3. 根据瘤细胞增殖周期分类

（1）细胞周期非特异性药物（cell cycle nonspecific agents，CCNSA）：主要杀灭处于增殖周期各时相的细胞，还包括 G0 期细胞，如烷化剂、抗肿瘤抗生素及铂类配合物。此类药物对恶性肿瘤的作用较强，能迅速杀死肿瘤细胞；在机体能耐受的毒性限度内，其杀伤力随剂量的增加而成倍增加。

（2）细胞周期（时相）特异性药物（cell cycle specific agents，CCSA）：仅对增殖周期的某些时相的细胞敏感，对静止期细胞不敏感，如作用于 S 期的抗代谢药物，作用于 M 期细胞的长春碱类药物。这类药物对肿瘤细胞的作用较弱，需要一段时间才能发挥作用。

第二节　常用抗恶性肿瘤药

常用抗恶性肿瘤药可通过干扰核酸生物合成、直接影响 DNA 结构与功能、干扰转录过程和阻止RNA 合成、以及调解体内激素平衡等途径抑制肿瘤细胞的增殖。

一、干扰核酸生物合成药

干扰核酸生物合成药即影响核酸生物合成的药物，是模拟正常代谢物质，如叶酸、嘌呤碱、嘧啶碱等的化学结构所合成的类似物，与有关代谢物质发生特异性的拮抗作用，从而干扰核酸尤其是 DNA 的生物合成，阻止瘤细胞的分裂繁殖。它们是细胞周期特异性药物，主要作用于 S 期。

甲氨蝶呤（methotrexate，MTX，甲氨喋呤，氨甲喋呤）

【体内过程】

该药口服吸收良好。1 h 内血中浓度达峰值，3～7 h 后已不能测到。血浆蛋白质结合率为 50%；$t_{1/2}$ 约 2 h。由尿中排出的原形约 50%；少量通过胆道排出。MTX 不易透过血脑屏障。

【药理作用】

甲氨蝶呤为抗叶酸类抗肿瘤药，对二氢叶酸还原酶有强大而持久的抑制作用，主要通过对二氢叶酸还原酶的抑制而阻碍肿瘤细胞 DNA 的合成，而抑制肿瘤细胞的生长与繁殖。本药选择性地作用于S 期。

【临床应用】

用于儿童急性白血病和绒毛膜上皮癌。甲酰四氢叶酸能拮抗 MTX 治疗中的毒性反应，现主张先用很大剂量 MTX，以后再用甲酰四氢叶酸作为救援剂，以保护骨髓正常细胞，对成骨肉瘤等有良效。

【主要制剂及用法用量】

甲氨蝶呤主要有以下剂型：

（1）甲氨蝶呤注射液（10 mL：1000 mg）。用法：抗肿瘤化疗使用甲氨蝶呤可采用肌内、静脉或鞘内注射给药。10 mL：1000 mg 规格的甲氨蝶呤注射液为高渗溶液，禁用于鞘内注射。当用于鞘内注射时，甲氨蝶呤注射液应该用适当的不含防腐剂的溶剂如 0.9% 氯化钠注射液稀释至 1 mg/mL 的浓度。

（2）注射用甲氨蝶呤（每瓶 5 mg）：使用时每瓶 5 mg 的冻干粉针用大约 2 mL 注射用水重溶为 2.5 mg/mL 的浓度，每瓶 0.1 g 的冻干粉针用大约 4 mL 注射用水重溶为 25 mg/mL 的浓度，每瓶 1 g 的冻干粉针用大约 20 mL 注射用水重溶为 50 mg/mL 的浓度。

（3）甲氨蝶呤片剂（每片 5 mg）：口服成人一次 5～10 mg（2～4 片），一日 1 次，每周 1～2 次，一个疗程安全量为 50～100 mg（20～40 片）。

【不良反应】

不良反应较多。可致口腔及胃肠道黏膜损害，如口腔炎、胃炎、腹泻、便血甚至死亡。骨髓抑制可致白细胞、血小板减少以至全血象下降；也有脱发、皮炎等。孕妇可致畸胎、死胎。大剂量长期用药可致肝、肾损害。

【注意事项】

（1）本药的致突变性、致畸性和致癌性较烷化剂为轻，但长期服用后，有潜在的导致继发性肿瘤的危险。

（2）对生殖功能的影响，虽也较烷化剂类抗癌药为小，但亦可导致闭经和精子减少或缺乏，尤其是在长期应用较大剂量后，但一般多不严重，有时呈不可逆性。

（3）全身极度衰竭、恶病质或并发感染及心、肺、肝、肾功能不全时，禁用本药。周围血象如白细胞低于 3500/mm³ 或血小板低于 50000/mm³ 时不宜用。

【相互作用】

（1）乙醇和其他对肝脏有损害的药物，如与本药同用，可增加肝脏的毒性。

（2）用本药后可引起血液中尿酸的水平升高，对于痛风或高尿酸血症患者应相应增加别嘌呤醇等药剂量。

（3）本药可增加抗凝血作用，甚至引起肝脏凝血因子的缺少和（或）血小板减少症，因此慎与其他抗凝药同用。

（4）与保泰松和磺胺类药物同用后，因与蛋白质结合的竞争，可能会引起本药血清浓度的增高而导致毒性反应的出现。

5-氟尿嘧啶（5-fluorouracil，5-FU）

【体内过程】

口服吸收不规则，常静脉给药，分布于全身体液，肿瘤组织中的浓度较高，易进入脑脊液内。由肝代谢灭活，变为 CO_2 和尿素分别由肺和尿排出。

【药理作用】

在细胞内转变为 5-氟尿嘧啶脱氧核苷酸而抑制脱氧胸苷酸合成酶，阻止脱氧尿苷酸甲基化为脱氧胸苷酸，从而影响 DNA 的合成。另外，5-FU 在体内转化为 5-氟尿嘧啶核苷后，也能掺入 RNA 中干扰蛋白质合成，故对其他各期细胞也有作用。

【临床应用】

对多种肿瘤有效，特别是对消化道癌症和乳腺癌疗效较好；对卵巢癌、宫颈癌、绒毛膜上皮癌、膀胱癌等也有效。

【主要制剂】

1. 注射液 10 mL：0.25 g。

2. 口服乳 每 10 mL 内含 5-Fu 0.17 g。

3. 片剂 每片 50 mg。

【用法用量】

5-氟尿嘧啶作静脉注射或静脉滴注所用剂量相差甚大。单药静脉注射剂量一般为按体重一日 10～20 mg/kg，连用 5～10 日，每疗程 5～7 g（甚至 10 g）。若为静脉滴注，通常按体表面积一日 300～500 mg/m²，连用 3～5 日，每次静脉滴注时间不得少于 6 h；静脉滴注时可用输液泵连续给药维持 24 h。用于原发性或转移性肝癌，多采用动脉插管注药。腹腔内注射按体表面积一次 500～600 mg/m²。用于口服时，每周 1 次，2～4 次为 1 个疗程。成人常用量，一日 0.15～0.3 g，分 3～4 次服。一个疗程总量为 10～15 g。

【不良反应】

主要为胃肠道反应、骨髓抑制、脱发、共济失调等。因刺激性可致静脉炎或动脉内膜炎。偶见肝、肾功能损害。

【注意事项】

(1)本药在动物实验中有致畸和致癌性，但在人类，其致突、致畸和致癌性均明显低于氮芥类或其他细胞毒性药物，除单用本药较小剂量作放射增敏剂外，一般不宜和放射治疗同用。当伴发水痘或带状疱疹时禁用本药。

(2)有下列情况者慎用本药：肝功能明显异常；周围血白细胞计数低于 $3500/mm^3$、血小板低于 5 万/mm^3 者；感染、出血或发热超过 38 ℃者；明显胃肠道梗阻；脱水和(或)酸碱、电解质平衡失调者。

(3)开始治疗前及疗程中应定期检查周围血常规。

(4)老年患者慎用氟尿嘧啶，年龄在 70 岁以上及女性患者，曾报告对以氟尿嘧啶为基础的化疗存在个别的严重毒性危险因素。密切监测和保护脏器功能是必要的。

(5)用本药时不宜饮酒或同用阿司匹林类药物，以减少消化道出血的可能。

【相互作用】

曾报告多种药物可在生物化学上影响氟尿嘧啶的抗癌作用或毒性，常见的药物包括甲氨蝶呤、甲硝唑及四氢叶酸。与甲氨蝶呤合用，应先给予甲氨蝶呤 4～6 h 后再给予氟尿嘧啶，否则会减效。

先给予四氢叶酸，再用氟尿嘧啶可增加其疗效。本药能生成神经毒性代谢物——氟代柠檬酸而致脑瘫，故不能作鞘内注射。别嘌呤醇可以减低氟尿嘧啶所引起的骨髓抑制。

阿糖胞苷(cytarabine，AraC，赛德萨)

【体内过程】

不稳定，口服易被破坏。静脉注射(5～10 mg/kg)20 min 后多数患者血中已测不到，因此必须静脉滴注或分次静脉注射才能维持有效血液浓度。主要在肝中被胞苷酸脱氨酶催化为无活性的阿糖尿苷，迅速由尿排出。

【药理作用】

阿糖胞苷在体内经脱氧胞苷激酶催化成二磷酸胞苷或三磷酸胞苷，进而抑制 DNA 多聚酶的活性而影响 DNA 合成；也可掺入 DNA 中干扰其复制，使细胞死亡。S 期细胞对之最敏感，属周期特异性药物。

【临床应用】

主要适用于成人和儿童急性非淋巴细胞白血病的诱导缓解和维持治疗。对其他类型的白血病也有治疗作用，如急性淋巴细胞白血病、慢性髓细胞白血病(急变期)。对实体瘤单独应用疗效不理想。

【不良反应】

对骨髓的抑制可引起白细胞及血小板减少。久用后胃肠道反应明显。对肝功能有一定影响，出现转氨酶升高，还可见阿糖胞苷综合征，主要表现为发热、肌痛、骨痛、偶尔胸痛，斑丘疹、结膜炎和不适。通常发生于用药后 6～12 h。皮质类固醇能预防和治疗此不良反应。

6-巯基嘌呤(6-mercaptopurine，6-MP，乐疾宁)

【体内过程】

口服吸收良好。分布到各组织，部分在肝内经黄嘌呤氧化酶催化为无效的硫尿酸与原形药一起由尿排泄。抗痛风药别嘌醇可干扰 6-MP 变为硫尿酸，故能增强 6-MP 的抗肿瘤作用及毒性，合用时应注意减量。

【药理作用】

6-巯基嘌呤为抗嘌呤药在体内先经酶催化变成硫代肌苷酸,它阻止肌苷酸转变为腺苷酸和鸟苷酸,干扰嘌呤代谢、阻碍核酸合成,对 S 期细胞及其他期细胞有效。肿瘤细胞对 6-MP 可产生耐药性,因耐药性细胞中 6-MP 不易转变成硫代肌苷酸或产生后迅速降解之故。

【临床应用】

对儿童急性淋巴细胞白血病疗效好,因起效慢,多作维持药用。大剂量用于治疗绒毛上皮癌有一定疗效。

【不良反应】

多见胃肠道反应和骨髓抑制;少数患者可出现黄疸和肝功能障碍。偶见高尿酸血症。

二、影响 DNA 结构和功能药

此类药物通过共价键直接与核酸结合,使 DNA 链交联或断裂,破坏 DNA 功能,分为以下 4 类:

(1) 烷化剂类:氮芥、环磷酰胺、噻替派、白消安、卡莫司汀。

(2) 破坏 DNA 的铂类配合物:顺铂、卡铂。

(3) 破坏 DNA 的抗生素类:丝裂霉素、博来霉素(靠产生自由基破坏 DNA 结构)。

(4) 拓扑异构酶抑制剂:喜树碱类。

(一) 烷化剂类

烷化剂(alkylatingagents)又称烃化剂,是一类化学性质很活泼的化合物。它们具有活泼的烷化基团,能与细胞中 DNA 或蛋白质中的氨基、巯基、羟基和磷酸基等起作用,常可形成交叉联结或引起脱嘌呤作用,使 DNA 链断裂,在下一次复制时,又可使碱基配对错码,造成 DNA 结构和功能的损害,重者可致细胞死亡。

环磷酰胺(cyclophosvnamide,CTX)

【体内过程】

口服吸收良好,1 h 后血中药物达峰浓度,17%～31% 的药物以原形由粪排出。30% 以活性型由尿排出,对肾和膀胱有刺激性。按体重静脉注射 6～8 mg/kg 后,血浆 $t_{1/2}$ 约为 6.5 h。在肝及肝癌组织中分布较多。

【药理作用】

环磷酰胺为氮芥与磷酰胺基结合而成的化合物,在体外无活性,在体内经肝细胞色素 P450 氧化、裂环生成中间产物醛磷酰胺,它在肿瘤细胞内,分解出有强效的磷酰胺氮芥,才与 DNA 发生烷化,形成交叉联结,抑制肿瘤细胞的生长繁殖。

【临床应用】

本药为目前广泛应用的抗癌药物,对恶性淋巴瘤、急性或慢性淋巴细胞白血病、多发性骨髓瘤有较好的疗效,对乳腺癌、睾丸癌、卵巢癌、肺癌、头颈部鳞癌、鼻咽癌、神经母细胞瘤、横纹肌肉瘤及骨肉瘤均有一定的疗效。

【主要制剂】

(1) 注射用环磷酰胺:0.1 g,0.2 g,0.5 g。

(2) 复方环磷酰胺片:每片含环磷酰胺 50 mg 和人参茎叶总皂苷 50 mg。

(3) 环磷酰胺片:50 mg。

【用法用量】

（1）成人常用量：单药静脉注射按体表面积每次 $500\sim1000$ mg/m²，加生理盐水 $20\sim30$ mL，静脉注射，每周 1 次，连用 2 次，休息 $1\sim2$ 周重复。联合用药时剂量为按体表面积 $500\sim600$ mg/m²。儿童常用量：静脉注射每次按体重 $10\sim15$ mg/kg，加生理盐水 20 mL 稀释后缓慢注射，每周 1 次，连用 2 次，休息 $1\sim2$ 周重复。也可肌内注射。

（2）口服给药：成人常用量为每日按体重 $2\sim4$ mg/kg，连用 $10\sim14$ 日，休息 $1\sim2$ 周重复。儿童常用量为每日按体重 $2\sim6$ mg/kg，连用 $10\sim14$ 日，休息 $1\sim2$ 周重复。

【不良反应】

呕吐、恶心反应较轻，静脉注射大剂量时仍多见；脱发发生率较其他烷化剂高 $30\%\sim60\%$，多发生于服药 $3\sim4$ 周后；抑制骨髓，对粒细胞的影响更明显；对膀胱黏膜刺激可致血尿、蛋白尿；偶可影响肝功能，导致黄疸；还致凝血酶原减少；久用可致闭经或精子减少。

【注意事项】

本药的代谢物对尿路有刺激性，应用时应鼓励患者多饮水，大剂量应用时应水化、利尿，同时给予尿路保护剂美司钠。近年研究显示，提高药物剂量强度，能明显增加疗效，当大剂量用药时，除应密切观察骨髓功能外，尤其要注意非血液学毒性如心肌炎、中毒性肝炎及肺纤维化等。当肝肾功能损害、骨髓转移或既往曾接受多程放化疗时，环磷酰胺的剂量应减少至治疗量的 $1/3\sim1/2$。本药需在肝内活化，因此腔内给药无直接作用。

【相互作用】

环磷酰胺可使血清中假胆碱酯酶减少，使血清尿酸水平增高，因此，与抗痛风药如别嘌呤醇、秋水仙碱、丙磺舒等同用时，应调整抗痛风药物的剂量。环磷酰胺可抑制胆碱酯酶活性，因而合用能延长可卡因的作用并增加毒性。大剂量巴比妥类、皮质激素类药物可影响环磷酰胺的代谢，同时应用可增加环磷酰胺的急性毒性。

白消安（busulfan，马利兰）

【体内过程】

口服吸收良好。静脉注射后 $2\sim3$ min 内 90% 药物自血中消失。绝大部分代谢成甲烷磺酸由尿排出。

【药理作用和临床应用】

白消安属磺酸酯类，在体内解离后起烷化作用。小剂量即可明显抑制粒细胞生成，对慢性粒细胞白血病疗效显著（缓解率为 $80\%\sim90\%$）。剂量提高可抑制全血象。对慢性粒细胞白血病急性病变及急性白血病无效。对其他肿瘤疗效不明显。

【主要制剂】

（1）片剂：3 mg。

（2）注射剂：10 mL∶60 mg。

【用法用量】

注射液应通过中心静脉导管给药，每次给药需输注 2 h，每 6 h 一次，连续 4 天，共 16 次。所有患者均应预防性给予苯妥因，因为已知白消安可通过血脑屏障并诱发癫痫。止吐药应在第一次用药之前给予，并按一定计划在整个用药期间持续给药。

慢性粒细胞白血病，口服给药每日总量为按体表面积 $4\sim6$ mg/m²，每日 1 次。每日或隔日给予维持量 $1\sim2$ mg，以维持白细胞计数在 10×10^9/L 左右。

【不良反应】

本药的胃肠道反应少,对骨髓有抑制作用。久用可致闭经或睾丸萎缩,偶见出血、再生障碍性贫血及肺纤维化等严重反应。

【注意事项】

(1)慢性粒细胞白血病患者治疗时有大量细胞被破坏,血及尿中尿酸水平可明显升高,严重时可产生尿酸肾病。

(2)对有骨髓抑制、感染、有细胞毒药物或放疗史的患者也应慎用。

(3)治疗前及治疗中应严密观察血象及肝肾功能的变化,及时调整剂量,特别注意检查血尿素氮、内生肌酐清除率、胆红素、丙氨酸转移酶 ALT(SGPT)及血清尿酸。

【相互作用】

因为服用本药可增加血及尿中尿酸水平,故对有痛风病史的患者或服用本药后尿酸增高的患者可用抗痛风药物。

卡莫司汀(carmustine)

卡莫司汀因能够通过血脑屏障,对脑瘤(恶性胶质细胞瘤、脑干胶质瘤、成神经管细胞瘤、星形胶质细胞瘤、室管膜瘤)、脑转移瘤和脑膜白血病有效,对恶性淋巴瘤、多发性骨髓瘤有效,与其他药物合用对恶性黑色素瘤有效。

(二)破坏 DNA 的铂类配合物

顺氯氨铂(顺铂,cisplatin)

顺铂能与 DNA 形成双链交叉联结,抑制肿瘤细胞 DNA 合成作用较强而持久。对睾丸肿瘤疗效显著。对淋巴瘤类、鼻咽癌、卵巢癌、膀胱癌、乳腺癌、宫颈癌、肺癌等均有效。但对胃肠道癌疗效不佳。因缓解期较短,宜与其他药合用或序贯治疗。

(三)抗肿瘤抗生素类

盐酸米托蒽醌(mitoxantrone hydrochloride)

有吸湿性,水中可溶解,固体非常稳定,在碱性水溶液中可能降解。特点:细胞周期非特异性药物,能抑制 DNA 和 RNA 合成。抗肿瘤作用强于阿霉素,心脏毒性小。用于治疗晚期乳腺癌,恶性淋巴肿瘤和成人急性非淋巴细胞白血病复发。

丝裂霉素 C(mitomycin C,MMC)

丝裂霉素 C 化学结构中有乙撑亚胺及氨甲酰酯基团,具有烷化作用。能与 DNA 的双链交叉联结。可抑制 DNA 复制,也能使部分 DNA 断裂。属细胞周期非特异性药物。注射后迅速由血浆消失,经肾排泄。抗瘤谱广,可用于胃癌、肺癌、乳腺癌、慢性粒细胞白血病、恶性淋巴瘤等。丝裂霉素 C 与阿霉素同时应用可增加心脏毒性,建议阿霉素的总量限制在按体表面积 450 mg/m² 以下。

(四)拓扑异构酶抑制剂

拓扑异构酶的作用是打开 DNA 超螺旋,参与 DNA 复制、重组、修复和转录过程。因此拓扑异构酶抑制剂可阻断 DNA 的复制、修复,导致 DNA 断裂破坏等。拓扑异构酶抑制剂主要为喜树碱类化合物包括喜树碱、羟喜树碱、拓扑特肯以及依林诺特肯。

Note

喜树碱类(camptothecin,CPT)

喜树碱是一种植物抗癌药物,从中国中南、西南分布的喜树中提取得到。1976 年中国化学家高怡生等合成消旋喜树碱成功。喜树碱对胃肠道和头颈部癌等有较好的近期疗效,但缓解期短。其作用机制为破坏并抑制 DNA 合成,属细胞周期非特异性药物,但对 S 期较敏感。本类药与其他常用抗癌药无交叉耐药性。临床主要用于胃癌、肠癌、直肠癌、肝癌、头颈部癌、膀胱癌、卵巢癌、肺癌以及急、慢性粒细胞白血病的治疗。不良反应主要为泌尿系统反应,如尿频、尿急、血尿等,往往影响治疗。胃肠道反应重者可出现肠麻痹和电解质紊乱。药物抑制骨髓,可引起白细胞计数减少。

三、干扰转录过程和阻止 RNA 合成药

此类药物可嵌入 DNA 碱基对中,阻碍 RNA 转录,有多种抗癌抗生素如放线菌素 D、盐酸多柔比星、柔红霉素。

放线菌素 D(actinomycin,更生霉素)

【药理作用与临床应用】

放线菌素 D 与 DNA 结合的能力较强,但结合的方式是可逆的,主要是通过抑制以 DNA 为模板的 RNA 多聚酶,从而抑制 RNA 的合成。对霍奇金病(HD)及神经母细胞瘤疗效突出,尤其是控制发热;对无转移的绒癌初治时单用本药,治愈率达 90%～100%,对睾丸癌亦有效,一般均与其他药物联合应用;与放疗联合治疗。

【主要制剂】

注射用放线菌素 D:0.2 mg。

【用法用量】

静脉注射:一般成人每日 300～400 μg(按体重 6～8 μg/kg),溶于 0.9% 氯化钠注射液 20～40 mL 中,每日 1 次,10 日为一个疗程,间歇期 2 周,一个疗程总量为 4～6 mg。本药也可作腔内注射。在联合化疗中,剂量及时间尚不统一。

【不良反应】

(1) 骨髓抑制为剂量限制性毒性,血小板及粒细胞减少,最低值见于给药后 10～21 日,尤以血小板下降为著。

(2) 胃肠道反应多见于每次剂量超过 500 μg 时,表现为恶心、呕吐、腹泻,少数有口腔溃疡,始于用药数小时后,有时严重,为急性剂量限制性毒性。

(3) 脱发始于给药后 7～10 日,可逆。

(4) 少数出现胃炎、肠炎或皮肤红斑、脱屑、色素沉着、肝肾功能损害等,均可逆。

(5) 本药滴注时漏出血管外对软组织损害显著。

【注意事项】

(1) 本药遇光极不稳定,注意避光保存。

(2) 当本药漏出血管外时,应立即用 1% 普鲁卡因局部封闭,或用 50～100 mg 氢化可的松局部注射及冷湿敷。

(3) 骨髓功能低下、有痛风病史、肝功能损害、感染、有尿酸盐性肾结石病史、近期接受过放疗或抗癌药物者慎用本药。

(4) 有出血倾向者慎用本药。

【相互作用】

维生素 K 可降低其效价,故用本药时慎用维生素 K 类药物;本药有放疗增敏作用,但有可能在放疗部位出现新的炎症,而产生"放疗再现"的皮肤改变,应予注意。

盐酸多柔比星(doxorubicin hydrochloride,阿霉素)

盐酸多柔比星易溶于水,且水溶液稳定,在碱性条件下不稳定,会迅速分解。作用机理主要是嵌入 DNA 而抑制 RNA 和 DNA 的合成,对 RNA 的抑制作用最强,抗瘤谱较广,对多种肿瘤均有作用,属细胞周期非特异性药物,对各种生长周期的肿瘤细胞都有杀灭作用。对急性淋巴细胞和急性髓细胞白血病效果良好,与阿糖胞苷合用是治疗成人急性髓细胞白血病的优选方案之一,但心脏毒性大;常出现骨髓抑制和口腔溃疡。

四、干扰蛋白质合成药

干扰蛋白质合成药作用机制:干扰氨基酸供应,干扰细胞内蛋白质的合成和装配。主要分为以下几类:①微管蛋白活性抑制剂:长春碱类、紫杉醇类;②干扰核蛋白体功能的药物,如三尖杉生物碱类;③影响氨基酸供应的药物,如 L-门冬酰胺。

紫杉醇(paclitaxel)

【药理作用与临床应用】

紫杉醇是一种新型抗癌药,能诱导与促进微管蛋白聚合、微管装配与微管稳定,从而阻止肿瘤细胞的生长,是治疗卵巢癌和乳腺癌的一线药物。也用于头颈癌、食管癌、精原细胞瘤、复发霍奇金淋巴瘤等。

【主要制剂】

1. 注射用紫杉醇(白蛋白结合型) 100 mg(每瓶含紫杉醇 100 mg 及人血白蛋白约 900 mg)。

2. 紫杉醇注射液 5 mL∶30 mg;10 mL∶60 mg 等。

【用法用量】

对联合化疗失败的转移性乳腺癌或辅助化疗后复发的乳腺癌患者,建议使用剂量为按体表面积 260 mg/m²,静脉滴注 30 min,每 3 周给药一次。

【不良反应】

不良反应为骨髓抑制、神经毒性和心脏毒性及过敏反应。

【注意事项】

(1) 紫杉醇必须在有化疗经验的内科医生监督下使用。只有在配备足够的诊断和治疗设备时,才有可能有效地控制并发症。

(2) 在紫杉醇治疗前预防用药(如肌内注射苯海拉明)时,应监测患者的注射部位反应(如血肿)。无论是否预先用药都可能发生致命的过敏反应。凡有过对紫杉醇严重过敏反应者禁用此药。

(3) 建议在紫杉醇治疗中监测生命体征,尤其是紫杉醇输注的最初 1 h。

(4) 紫杉醇是一种细胞毒类抗癌药物,为了尽量降低皮肤暴露的风险,操作含有紫杉醇注射液的药瓶时一定要戴上防渗手套。如果皮肤接触紫杉醇溶液,应立即用肥皂和水彻底地清洗皮肤,一旦紫杉醇接触黏膜,立即用水彻底冲洗。

【相互作用】

(1) 在用顺铂之后再给予紫杉醇时,紫杉醇的清除率会降低 20%。

(2) 与肝药酶诱导剂(如利福平、卡马西平、苯妥英、依法韦仑、奈韦拉平)或抑制剂(如红霉素、氟西汀、吉非罗齐)合用时,紫杉醇的药代动力学也会发生改变,应当慎重。

长春新碱(vincristine, VCR)

【药理作用】

可使细胞有丝分裂停止于中期,长春碱(VLB)对有丝分裂的抑制作用较 VCR 强,但后者的作用不可逆。作用机制在于药物与纺锤丝微管蛋白结合,使其变性,从而影响微管装配和纺锤丝的形成,作用于 M 期。

【临床应用】

VCR 对小儿急性淋巴细胞白血病疗效较好,起效较快,常与泼尼松合用作诱导缓解药。对淋巴瘤类也有效,并常与其他类型抗癌药合用于多种癌瘤的治疗。

【不良反应】

VCR 对骨髓抑制不明显,主要引起神经症状,表现为指、趾麻木,腱反射迟钝或消失,外周神经炎等。

三尖杉酯碱(harringtonine)

从三尖杉属植物的枝、叶和树皮中提取而得。其作用机制是抑制蛋白质合成的起步阶段,并使核蛋白体分解,释放出新生肽链,但对 mRNA 或 tRNA 与核蛋白体的结合并无阻抑作用。

它对各型急性非淋巴细胞白血病疗效较好,对急性单核细胞白血病也有效。只作缓慢静脉滴注用。不良反应有骨髓抑制及胃肠道反应,也有心率加快、心肌缺血等。

五、调节激素平衡药

因某些肿瘤的生长依赖于体内激素水平,本类药物通过改变激素平衡而发挥作用,如肾上腺皮质激素、雄激素、雌激素等。

乳腺癌、前列腺癌、甲状腺癌、宫颈癌、卵巢肿瘤及睾丸肿瘤等均与相应的激素失调有关,因此应用某些激素或其拮抗药,改变失调状态,可以抑制这些肿瘤生长,且无骨髓抑制等不良反应。但激素作用广泛,使用不当也有害。

(一)肾上腺皮质激素

临床常用的有泼尼松(强的松)、氢化泼尼松(强的松龙)、氢化可的松或地塞米松等。本类药对淋巴细胞有直接溶解和抑制 DNA 合成、抑制有丝分裂作用。属细胞周期非特异性药,用于急性淋巴细胞白血病和恶性淋巴瘤,特别是儿童疗效明显;也可利用其对垂体的负反馈调节作用,引起肾上腺皮质萎缩,减少雌激素来源,用于卵巢切除术后复发的乳腺癌,可改善症状;也可兴奋骨髓,与长春新碱等合用,既可提高疗效,又可降低毒性,尤其是减轻骨髓抑制毒性;因抑制免疫功能,有助于癌瘤扩展,只限于恶性肿瘤引起的发热不退、毒血症状明显时,且须合用抗癌药和抗生素。

(二)雄激素类药物

雄激素如丙酸睾酮、甲睾酮等抑制垂体分泌促卵泡激素,使卵巢释放的雌激素减少,对晚期乳腺癌,尤其是骨转移者效果佳;可抑制促卵泡激素的分泌,在肿瘤细胞对抗乳腺促进激素(或催乳素)的促进作用。

(三)抗雄激素药

氟他胺、尼鲁米特、比卡鲁胺等,为非甾体类抗雄激素药。本类药物能阻断前列腺细胞上的二氢睾酮受体,比卡鲁胺已在全球 80 多个国家上市销售,是前期应用最广泛的前列腺癌治疗药物。因出色的安全性和有效性,比卡鲁胺被列入 WHO 基本药物目录。

(四)抗雌激素药

氯米芬、他莫西芬等为人工合成的雌激素受体的部分激动剂。它可在靶组织上拮抗雌激素的作用,可用于治疗晚期乳腺癌,与雄激素的疗效相同,但无后者的男性化副作用。

（五）孕激素类药

甲羟孕酮、甲地孕酮等为黄体酮衍生物,作用与黄体酮相似,主要用于子宫内膜癌、乳腺癌、肾癌的治疗,增强患者食欲,改善全身状况。

（六）芳香化酶抑制药

氨鲁米特等能特异性地抑制雄激素转化为雌激素,减少雌激素的生成,并且能诱导肝微粒体酶系,加快雌激素的代谢。主要用于绝经期、晚期乳腺癌等的治疗,还可抑制肾上腺皮质激素的生物合成,可用于库欣综合征,手术无效者尤佳。

第三节 抗恶性肿瘤药的不良反应及应用原则

一、不良反应

绝大多数化疗药在抑制或杀伤肿瘤细胞的同时,对体内处于增殖期的正常细胞群同样有毒害作用,这是限制化疗剂量和影响疗效的关键因素。化疗期间须监护的药物毒性可分为共有毒性和特有毒性。

抗恶性肿瘤药物的毒性反应可分为近期毒性和远期毒性,又可分为共有的毒性反应和特有的毒性反应。

（一）近期毒性

近期毒性出现较早,大多发生于增殖迅速的组织,如骨髓(骨髓抑制)、消化道(恶心、呕吐最常见)和毛囊(脱发)等。

1. 共有的毒性反应

（1）骨髓抑制:骨髓抑制是肿瘤化疗的最大障碍,除了激素类、博来霉素和L-天冬酰胺酶外,大多数抗恶性肿瘤药均有不同程度的骨髓抑制。通常先出现白细胞减少,然后出现血小板减少,一般不会引起严重的贫血。除了采用各种集落刺激因子等升高白细胞外,护理中必须采取各种措施来预防各种感染和防治出血等。

（2）消化道反应:恶心和呕吐是抗恶性肿瘤药物的最常见毒性反应。另外化疗也可以损害增殖活跃的消化道黏膜组织,容易引起口腔炎、口腔溃疡、舌炎、食管炎等,注意口腔清洁卫生,防治感染。

（3）脱发:大部分的生发细胞处于活跃生长状态,因此多数抗恶性肿瘤药都能引起不同程度的脱发。在化疗时给患者戴上冰帽,使头皮冷却,局部血管痉挛,或止血钳结扎于发际,减少药物到达毛囊而减轻脱发,停止化疗后头发仍可以再生。

2. 特有的毒性反应 如多柔比星可引起心脏毒性,大量长期使用博来霉素可引起肺纤维化,放线菌素D、环磷酰胺等引起肝脏损害,大剂量的环磷酰胺可引起出血性膀胱炎,长春新碱最容易引起外周神经病变,紫杉醇、多肽类和蛋白质类抗恶性肿瘤药物容易导致过敏反应,刺激性较强的丝裂霉素和多柔比星可导致注射部位的血栓性静脉炎。

（二）远期毒性

远期毒性发生较晚。常发生于长期大量用药后。如心脏毒性、肾毒性、肝脏毒性。远期毒性主要见于长期生存的患者,包括第二原发恶性肿瘤、不育和致畸。

二、应用原则

目前临床常用的抗恶性肿瘤药对肿瘤细胞的选择性差,对人体毒性大,而肿瘤细胞容易产生耐药性,应根据患者的机体状况、肿瘤的病理类型、侵犯范围(分期)和发展趋向,制订合理的用药方案,以提高疗效、降低毒性、延缓耐药性的发生。临床化疗一般主张2～3种药物联合应用,从细胞增殖周期、药物作用机制、抗瘤谱、药物毒性等方面综合考虑,有针对性地选择用药。

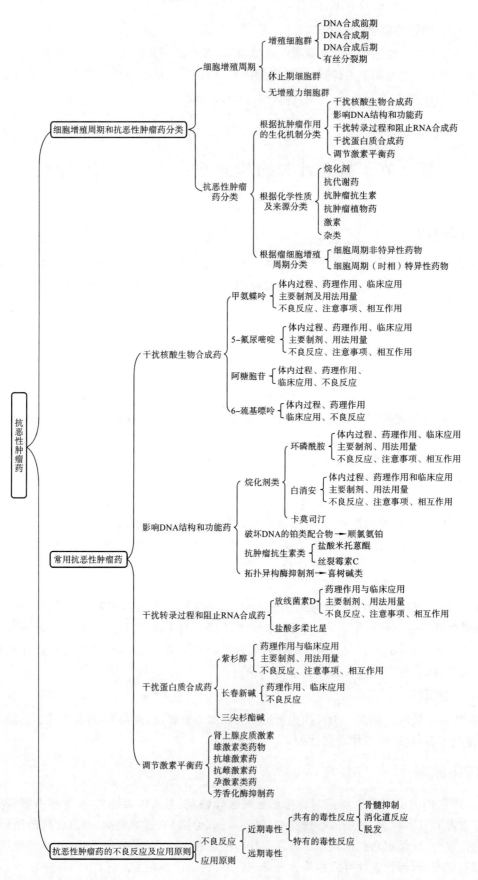

本章思维导图

目 标 检 测

1. 抗癌药最常见的不良反应是（　　）。

A. 胃肠道反应　　　　　　　　　　B. 心脏毒性　　　　　　　　　　C. 肺纤维化

D. 出血性膀胱炎　　　　　　　　　E. 过敏性休克

2. 影响核酸生物合成的抗恶性肿瘤药不包括（　　）。

A. 羟基脲　　　　B. 噻替哌　　　　C. 阿糖胞苷　　　　D. 甲氨蝶呤　　　　E. 6-巯基嘌呤

3. 大多数抗癌药常见的严重不良反应为（　　）。

A. 肝脏损害　　　　B. 神经毒性　　　　C. 心肌损害　　　　D. 骨髓抑制　　　　E. 肾脏损害

4. 可作为救援剂拮抗甲氨蝶呤毒性的药物是（　　）。

A. 叶酸　　　　　　　　　　　　　B. 二氢叶酸　　　　　　　　　　C. 维生素 B

D. 甲酰四氢叶酸　　　　　　　　　E. 维生素 C

5. 对骨髓造血功能无抑制作用的抗癌药是（　　）。

A. 糖皮质激素　　　　　　　　　　B. 烷化剂　　　　　　　　　　　C. 植物生物碱类

D. 抗代谢药　　　　　　　　　　　E. 抗癌抗生素

目标检测
参考答案

Note

第八篇

其他类药物药理

第四十五章　维生素类与酶制剂

本章 PPT

微课

案例导入

参考答案

学习目标

知识目标

1. 掌握：维生素 A、B、C、D、E 的药理作用、临床应用及主要不良反应。
2. 熟悉：维生素 PP 的药理作用及临床应用。
3. 了解：维生素类及酶制剂的分类。

技能目标

学会观察维生素的疗效和不良反应，能正确进行用药护理，指导患者合理用药。

案例导入

　　患者，女，75 岁。有腰痛病史半年，否认外伤史。查体：腰 4 椎体附近压痛，活动受限，弯腰时疼痛加重。腰部核磁提示，腰 4 椎体轻微压缩性骨折，骨量减少，椎间盘未见明显异常。诊断：腰 4 椎体压缩性骨折。医生给予处方：布洛芬缓释片口服，维生素 D＋钙尔奇 D 口服，奥美拉唑胶囊口服。

　　讨论：

　　请分析该处方是否合理？为什么？

　　维生素是维持机体正常代谢的必需物质，为低分子有机化合物，在调节物质代谢、促进生长发育和维持生理功能等方面发挥着重要作用。可分为水溶性与脂溶性两大类，临床常用的水溶性维生素有维生素 B_1、维生素 B_2、维生素 B_6、烟酸、烟酰胺和维生素 C 等，脂溶性维生素有维生素 A、维生素 D、维生素 K、维生素 E。前者在体内饱和后即自尿中排出，体内储存量不大，需从食物中随时补充。后者一般多与酯类共存于食物中，在肠道内随脂肪而吸收，可在体内储存，胆道分泌受阻或肝脏病变会影响其吸收。维生素的主要用途是防治维生素缺乏症，也可用于某些疾病的辅助治疗，但应注意，大量滥用不仅浪费还会给机体带来危害。

第一节　水溶性维生素

　　水溶性维生素包括 B 族维生素和维生素 C，常用的有维生素 B_1、维生素 B_2、维生素 B_6、烟酸、烟酰胺、维生素 C、叶酸和维生素 B_{12} 等。叶酸和维生素 B_{12} 详见第三十章。与脂溶性维生素不同，水溶性维生素在人体内储存较少，从肠道吸收后进入人体的多余的水溶性维生素大多从尿中排出。水溶性维生素几乎无毒性，摄入量偏高一般不会引起中毒现象，若摄入量过少则较快出现缺乏症状。水溶性维生素易溶于水。

Note

一、B族维生素

B族维生素至少包括十余种维生素。其共同特点如下：①在自然界常共同存在,丰富的来源是酵母和肝脏;②从低等的微生物到高等动物和人类都需要它们作为营养要素;③同其他维生素比较,B族维生素作为酶的辅基而发挥其调节物质代谢作用,人们对其的了解更为清楚;④从化学结构上看,大多都含氮;⑤从性质上看此类维生素大多易溶于水,对酸稳定,易被碱破坏。

维生素 B_1(vitamin B_1,硫胺素)

在米糠、麦麸、黄豆、酵母、瘦肉和花生米中含量丰富,目前药用为人工合成品。维生素 B_1 在酸性溶液中稳定,在碱性溶液中易被破坏。

【药理作用】

维生素 B_1 在体内形成焦磷酸硫胺素,参与碳水化合物的代谢。作为 α-酮酸氧化脱羧酶系的辅酶,参与糖代谢中酮酸的氧化脱羧反应。还能抑制胆碱酯酶活性,维持胆碱能神经系统、消化系统和心血管系统的功能。

【临床应用】

(1) 预防或治疗维生素 B_1 缺乏症,防治脚气病及 Wernicke 脑病。

(2) 多种疾病的辅助治疗,如感染、发热、甲状腺功能亢进、心肌炎、神经炎、营养不良等。

【主要制剂与用法用量】

(1) 维生素 B_1 片剂:5 mg,10 mg。口服:一次 10 mg,一日 3 次。维生素 B_1 注射剂:2 mL:50 mg,2 mL:100 mg。肌内注射:成人重型脚气病,一次 50～100 mg,每日 3 次,症状改善后改口服;小儿重型脚气病,每日 10～25 mg,症状改善后改口服。

(2) 盐酸硫胺片剂:5 mg,10 mg。口服一次 10～20 mg,一日 3 次。盐酸硫胺注射剂:10 mg、25 mg、50 mg、100 mg。一次 50～100 mg,一日 1 次,皮下或肌内注射,不宜静脉注射。

(3) 丙硫硫胺片:5 mg,口服一次 5～10 mg,一日 3 次。注射剂:一支 10 mg,一次 5～10 mg,一日 1 次,肌内注射或静脉注射。

(4) 呋喃硫胺片剂(长效维生素 B_1):一片 25 mg、50 mg,口服一次 25～50 mg,一日 3 次。注射剂:一支 20 mg,一次 20 mg,一日 1 次,肌内注射。

【不良反应】

静脉注射偶见过敏性休克,不宜静脉注射。

【注意事项】

(1) 不可超量。对本药过敏者禁用,过敏体质者慎用。

(2) 注射时偶见过敏反应,个别可发生过敏性休克,很少采用注射,且应注射前,用其 10 倍稀释液 0.1 mL 作皮试,以防止过敏反应。不宜静脉注射。

(3) 大剂量应用时,测定血清茶碱浓度可受干扰;测定尿酸浓度可呈假性增高;尿胆原试验可呈假阳性。

维生素 B_2(vitamin B_2,核黄素)

广泛存在于绿叶蔬菜、肝、蛋、肉类、酵母、黄豆中。在酸性环境中稳定,遇碱或光容易破坏。

【药理作用】

维生素 B_2 作为黄素酶类的辅酶参与细胞的氧化还原反应,黄素酶在氧化还原反应中起递氢作用,参与糖、蛋白质、脂肪的代谢;维持正常视觉功能;参与血红蛋白的合成。亦可用于难治性低色素性贫血。

【临床应用】

预防和治疗维生素 B_2 缺乏症,如口角炎、唇干裂、舌炎、阴囊炎、结膜炎、脂溢性皮炎等。

【主要制剂】

片剂:5 mg。注射剂:2 mL:5 mg;2 mL:10 mg。

【用法用量】

成人一次 5～10 mg,一日 3 次。肌内注射:一次 5～10 mg,一日 2 次。

【不良反应】

在正常肾功能状态下几乎不产生毒性,服用后尿呈黄色,但不影响继续用药。

【注意事项】

进餐或餐后服用吸收好,服后尿液呈黄绿色。

维生素 B_6(vitamin B_6)

维生素 B_6 包括吡哆醇、吡哆醛、吡哆胺三类物质。广泛存在于动、植物中,人类肠道内细菌也可自行合成,故缺乏现象少见。

【药理作用】

在体内作为转氨酶、脱羧酶、脱硫酶的辅酶成分,参与中枢抑制性递质 γ-氨基丁酸的合成,参与 5-羟色胺的形成;参与脂肪的代谢。

【临床应用】

(1)维生素 B_6 缺乏症:用于维生素 B_6 缺乏症及防治异烟肼、肼屈嗪引起的中枢神经症状和周围神经炎。

(2)用于抗肿瘤药物、放射病、口服避孕药以及妊娠引起的多种呕吐、脂溢性皮炎等。

(3)其他:作为动脉粥样硬化、粒细胞减少及肝炎的辅助治疗药。

(4)用于新生儿遗传性维生素 B_6 依赖综合征。

(5)作为全胃肠道外营养及因摄入不足所致营养不良、进行性体重下降时的补充。

【主要制剂】

(1)片剂:10 mg。

(2)注射剂:2 mL:50 mg;2 mL:100 mg。

【用法用量】

(1)口服:成人一次 10～20 mg,一日 3 次。儿童一日 5～10 mg。

(2)肌内或静脉注射:一次 50～100 mg,一日 1 次。

【不良反应】

维生素 B_6 在肾功能正常时几乎不产生毒性,罕见过敏反应。若每日应用 200 mg,持续 30 日以上,可致维生素 B_6 依赖综合征。每日服用 2～6 g,持续几个月,可引起严重神经感觉异常,进行性步态不稳甚至足麻木,手不灵活,停药后可缓解但仍软弱无力。

【注意事项】

(1)孕妇长期大量使用可致新生儿出现维生素 B_6 依赖综合征。

(2)维生素 B_6 对下列情况未能证实确实疗效:痤疮及其他皮肤病、酒精中毒、哮喘、肾结石、精神病、偏头痛、经前期紧张、食欲不振。

(3)对诊断的干扰:尿胆原试验呈假阳性。

(4)禁忌与碱性药物、铁盐、氧化剂直接配伍。

烟酸(nicotinic acid,诺之平)和烟酰胺(nicotinamide)

烟酸(尼克酸)和烟酰胺(尼克酰胺)两者均属吡啶类衍生物,结构相似,在体内可互相转化。两者统称为维生素 PP,多含于肝、肾、瘦肉、鱼、米糠、麦麸、谷类食物中。玉米中存在结合形式的维生素 PP 难以被吸收,因此在常食玉米地区易发生维生素 PP 缺乏症。

维生素 PP 缺乏时代谢障碍,发生糙皮病,表现为皮炎、口舌炎、肠炎、食欲不振及神经炎、神经衰弱、抑郁或痴呆等神经精神症状。临床称之"3D"症，即皮炎（dermatitis）、腹泻（diarrhea）、痴呆（dementia）。

【药理作用】

维生素 PP 作为催化体内重要的氧化还原反应的多种酶系统中的辅酶发挥作用。烟酸具有扩张血管、降低血脂、减少胆固醇合成、溶解纤维蛋白和防止血栓形成的作用。烟酰胺是辅酶 I 和辅酶 II 的组成成分，在生物氧化中起递氢作用，参与糖和脂肪的代谢。烟酰胺还有防治心脏传导阻滞和提高窦房结功能的作用。

【临床应用】

（1）用于维生素 PP 缺乏症的预防和治疗，如糙皮病。

（2）扩张小血管。烟酸可缓解血管痉挛症状，改善局部供血。

（3）缺血性心脏病。采用烟酸治疗心肌梗死和心绞痛，多数患者的心绞痛症状得到缓解。

（4）降血脂。应用大剂量烟酸可降低血脂。

【主要制剂与用法用量】

烟酸和烟酰胺的主要制剂与用法用量详见表 45-1。

表 45-1　烟酸和烟酰胺的主要制剂与用法用量

主　要　制　剂		用　法　用　量
烟酸片	片剂：50 mg， 100 mg	1. 成人：①糙皮病，常用量：每次 1～2 片，每日 10 片，与牛奶同服或进餐时服可减轻胃部不适。②抗高血脂，开始口服 2 片，一日 3 次，4～7 日后可增加至每次 20～40 片，一日 3 次。 2. 儿童：糙皮病，常用量为每次 1/2～1 片，一日 2～3 次
烟酸缓释片	片剂：0.25 g， 0.5 g，0.75 g	口服，晚餐后睡前整片吞服，不得折断、碾碎或咀嚼。治疗从低剂量开始，随后逐渐增加剂量。较长时间中止本药的治疗或先前接受过其他烟酸制品治疗的患者，也应如此。建议患者在开始的 7 周内按照剂量递增方案服用。 第 1 周：每日 1 片 375 mg，睡前服用。 第 2 周：每日 1 片 500 mg，睡前服用。 第 3 周：每日 1 片 750 mg，睡前服用。 第 4～7 周：每日 2 片 500 mg，睡前服用。 注意：不可互换规格（如不能用一片 1000 mg 代替两片 500 mg 服用）。维持治疗 7 周后，由医生确定适合个体的用药剂量及用药持续时间
注射用烟酸	注射剂：25 mg， 50 mg，100 mg	成人肌内注射，一次 50～100 mg，一日 5 次； 静脉缓慢注射，一次 25～100 mg，一日 2 次或多次； 小儿静脉缓慢注射，一次 25～100 mg，一日 2 次
烟酸注射液	注射剂（小容量注射剂），2 mL：20 mg	

【不良反应】

在肾功能正常时几乎不产生毒性反应。一般的不良反应包括感觉温热、皮肤潮红、瘙痒，特别是脸面和颈部、头痛等血管扩张反应。大剂量用药可导致腹泻、头晕、乏力、皮肤干燥、瘙痒、眼干燥、恶心、呕吐、胃痛、高血糖、高尿酸、心律失常、肝毒性反应。一般服烟酸 2 周后，血管扩张及胃肠道不适可渐适应，逐渐增加用量可避免上述反应。如有严重皮肤潮红、瘙痒、胃肠道不适，应减少剂量。

【注意事项】

应单独使用，更换输液时应注意冲管。首次使用时宜低剂量开始，使用过程中应缓慢给药。青光眼、糖尿病、溃疡病及肝功能不全患者慎用。新生儿、婴幼儿、儿童、孕妇及哺乳期妇女慎用，老年人酌情减量使用。使用含烟酸制剂治疗可能发生尿酸升高，有痛风倾向的患者慎用。与他汀或贝特类药物联合应用时应谨慎。与口服降血糖药(格列本脲、胰岛素)合用,应注意观察血糖水平,可能存在减弱降血糖作用的风险。

酒精或热饮料的摄入可能增加潮红和瘙痒等不良反应的发生,因而应避免饮酒和热饮料。与脑蛋白水解物、清开灵注射液两药在体外配伍时可产生沉淀或药物理化性质发生改变,禁止配伍。

二、维生素C

维生素C(vitamin C,抗坏血酸,力度伸)

维生素C水溶液不稳定,具还原性,遇空气或加热易变质,适宜pH值为5~6。广泛存在于绿叶蔬菜和新鲜水果中,人体内不能合成维生素C,须从食物中获取。食物中的维生素C在干燥、久存和磨碎过程中易被破坏,药用为人工合成品。

【药理作用】

在体内参与氧化还原、羟化反应等过程及胶原蛋白合成。缺乏时细胞间质合成障碍,毛细血管通透性增加,可致伤口不易愈合、出血等症状。此外,还有促进体液免疫和细胞免疫,增强巨噬细胞和白细胞的吞噬能力,增加机体的抵抗力及解毒能力等作用。

【临床应用】

(1)补充生理需要量,增加抗病能力,促进铁在肠内吸收,用于预防和治疗急慢性传染病,病后恢复期、伤口愈合不良者、各种贫血、动脉粥样硬化及过敏性疾病等的辅助治疗。

(2)用于预防和治疗维生素C缺乏病(坏血病)。当机体维生素C缺乏时,羟化酶活性降低、胶原蛋白合成障碍、组织间质成分解聚、毛细血管通透性和脆性增加,使伤口、溃疡不易愈合,骨骼、牙齿易折或脱落,皮下、黏膜等处出血,俗称"坏血病"。

(3)心源性休克:大剂量用于克山病导致的心源性休克。

(4)注射剂用于慢性铁中毒的治疗,维生素C促进去铁胺对铁的螯合,使铁排出加速;特发性高铁血红蛋白血症的治疗。

【主要制剂】

1. 维生素C片 25 mg,50 mg,100 mg,250 mg。

2. 维生素C泡腾片 1 g,0.5 g。

3. 维生素C泡腾颗粒 0.2 g。

4. 维生素C颗粒 2 g(含维生素C 100 mg)。

5. 注射用维生素C 0.5 g,1 g,2 g,2.5 g。

6. 维生素C注射液 20 mL:2 g;20 mL:2.5 g;10 mL:1 g;10 mL:2 g;5 mL:1 g;5 mL:0.5 g;2.5 mL:1 g;2 mL:0.1 g;2 mL:0.25 g;2 mL:0.5 g;2 mL:1 g;1 mL:0.25 g。

【用法用量】

1. 片剂 口服。用于补充维生素C:成人一日50~100 mg,一日3次。用于治疗维生素C缺乏:成人一次100~200 mg,一日3次;儿童一日100~300 mg。至少服2周。

2. 泡腾片 用冷水或温开水溶解后服用,溶解后成为一杯鲜甜美味的橙味饮品。成人一日1片,儿童一日半片。

3. 肌内或静脉注射 成人每次100~250 mg,每日1~3次;必要时,成人每次2~4 g,每日1~2次,或遵医嘱。小儿每日100~300 mg,分次注射。克山病可用大剂量。

【不良反应】

长期大量服用偶可引起尿酸盐、半胱氨酸盐或草酸盐结石。大量服用(每日用量1 g以上)可引起胃肠反应如腹泻、皮肤红而亮、头痛、尿频(每日用量600 mg以上时)、恶心、呕吐、胃痉挛。

【注意事项】

(1)长期过量服用本药,突然停药有可能出现坏血病症状,故宜逐渐减量停药。

（2）可通过胎盘并分泌入乳汁。孕妇服用过量时，可诱导新生儿产生坏血病。

（3）下列情况应慎用：①半胱氨酸尿症；②痛风；③高草酸盐尿症；④草酸盐沉积症；⑤尿酸性肾结石；⑥葡萄糖-6-磷酸脱氢酶缺乏症；⑦血色病；⑧铁粒幼细胞性贫血或地中海贫血；⑨镰状细胞贫血；⑩糖尿病（因维生素 C 干扰血糖定量）。

（4）大剂量静脉注射可致深部静脉血栓形成。

第二节　脂溶性维生素

脂溶性维生素易溶于大多数有机溶剂，不溶于水，常与脂类食物共存。脂类吸收不良时影响该类维生素的吸收，甚至发生缺乏症。常用的有维生素 A、维生素 D、维生素 E、维生素 K 等。长期过量摄入可在机体内蓄积，出现中毒症状。因此，不能过量服用。

维生素 A(vitamin A)

维生素 A 又名视黄醇，在动物肝脏、蛋黄和乳汁中含量丰富。植物中胡萝卜含较多 β-胡萝卜素，维生素 A 原进入人体内可转化为维生素 A。

【药理作用】

具有促进生长发育，维持上皮黏膜组织结构的完整和防卫功能，参与构成视觉细胞内感光物质视紫红质的合成，增加视网膜的感光性能，也参与体内许多氧化过程。

【临床应用】

1. 维生素 A 缺乏症　防治眼干燥症、夜盲症、角膜炎、角膜软化、结膜炎及皮肤粗糙等。

2. 其他　婴儿、哺乳期妇女、孕妇、严重营养不良和肝功能受损时适当补充。也可用于恶性肿瘤的辅助治疗。外用还可促进伤口愈合。

【主要制剂】

1. 维生素 A 软胶囊　5000 U，2.5 万 U。

2. 维生素 AD 软胶囊　含维生素 A 3000 U 与维生素 D 300 U。

3. 维生素 AD 滴剂　每粒含维生素 A 1800 U，维生素 D_3 600 U；每粒含维生素 A 2000 U 与维生素 D 700 U 等。

4. 维生素 A 糖丸　1000 U，2500 U。

5. 维生素 AD 糖丸　每丸含维生素 A 2000 U 和维生素 D_2 200 U。

6. 维生素 AE 胶丸　含维生素 A 5000 U 与维生素 E 20 mg。

【用法用量】

严重维生素 A 缺乏症：口服，成人每日 10 万 U，3 日后改为每日 5 万 U，给药 2 周，然后每日 1 万～2 万 U，再用药 2 个月。

轻度维生素 A 缺乏症：每日 3 万～5 万 U，分 2～3 次口服，症状改善后减量。

【不良反应】

推荐剂量未见不良反应。但摄入过量维生素 A 可致严重中毒，甚至死亡。大剂量长期应用可致维生素 A 过多症，甚至发生急性或慢性中毒，成人口服每次 100 U，小儿每次超过 30 万 U，可急性中毒；成人或小儿连续每日服 10 万 U，超过 6 个月，可慢性中毒，测定血浆中维生素 A 的浓度可确定中毒与否。6 个月至 3 岁的小儿发生率最高，表现为异常激动、呕吐、头晕、头痛、颅内压增高、食欲不振、毛发干枯脱落、骨骼和关节疼痛，甚至引起流产等，停药 1～2 周后症状可消失。宜避光保存。

【注意事项】

必须按推荐剂量服用，不得超量服用。慢性肾功能减退时慎用。

维生素 D(vitamin D)

维生素 D 为类固醇的衍生物，是一类抗佝偻病维生素总称，目前至少有 10 种，以维生素 D_2 和维生

素 D_3 较为重要。在鱼肝油、蛋黄、牛奶中含有维生素 D_3（胆骨化醇）。一般维生素 D 常与维生素 A 共存于鱼肝油中。药用维生素 D 为结晶性粉末，不溶于水，溶于油类及醇中，性质稳定，储存不易变质。人体皮肤内 7-脱氢胆固醇，经紫外线照射转化为维生素 D_3，故多晒太阳可预防维生素 D 缺乏症。

【药理作用和临床应用】

维生素 D_2 和维生素 D_3 均无生理活性，须经体内转化后，才成为有活性维生素 D。其主要作用是促进钙与磷酸盐在小肠的吸收，使血钙浓度升高，有利于钙磷在骨组织中沉着，促进骨组织化，是骨骼发育不可缺的营养素。当机体维生素 D 缺乏时，钙磷吸收减少，血中钙磷水平下降不能沉积于骨组织，成骨作用受阻，甚至骨盐再溶解。在小儿称为佝偻病，在成人称为骨软化症。血钙过低，亦可引起手足抽搐和惊厥等。临床用于防治佝偻病、骨软化症和婴儿手足抽搐应与钙剂合用。

【主要制剂】

1. 维生素 D_2 软胶囊 0.25 mg（1 万 U）；0.125 mg（5000 U）。

2. 维生素 D_2 注射液 1 mL：10 mg（40 万 U）；1 mL：5 mg（20 万 U）。

3. 维生素 D_3 注射液 1 mL：7.5 mg（30 万 U）；1 mL：15 mg（60 万 U）；0.5 mL：3.75 mg（15 万 U）。

4. 维生素 D 滴剂 每粒含维生素 D 400 U。

【不良反应】

长期大剂量使用将引起高钙血症、软骨组织钙化、食欲不振等，停药可迅速改善。

维生素 E（vitamin E，生育酚）

对热稳定，易被紫外线和氧化剂破坏，属于抗氧化剂，宜避光密闭保存于阴凉处。广泛存在于肉类、蔬菜、植物油中，通常情况下人体一般不会缺乏。

【药理作用】

维持正常生育功能，能使促性腺激素分泌增加，促进精子生成和活动，增加卵泡生长及孕酮的作用。抗氧化作用，本药易被氧化，在体内可保护不饱和脂肪酸、维生素 A、维生素 C 及某些酶免受氧化，还能与氧自由基结合，避免组织自由基对生物膜的损伤，从而维持细胞膜的正常结构和功能。

【临床应用】

（1）用于治疗习惯性流产、先兆流产、不育症。

（2）作为防治动脉粥样硬化、高脂血症、心血管疾病及抗衰老等的辅助治疗药。

（3）用于进行性肌营养不良、早产儿溶血性贫血的治疗。

（4）用于进行性肌营养不良、神经系统、心血管系统、消化系统等疾病的辅助治疗，对多种皮肤病，如红斑狼疮、皮肤肌炎、环状红斑、多形浸出性红斑、湿疹、皮炎、闭经期皮炎、难治性溃疡等有一定疗效。

（5）可作为非特异性解毒剂，用于金属或药物中毒时的辅助治疗。

（6）维生素 E 非肠道用药（维生素 E 注射液），仅适用于棘红细胞增多症或吸收不良综合征。

【主要制剂与用法用量】

维生素 E 的主要制剂与用法用量详见表 45-2。

表 45-2 维生素 E 的主要制剂与用法用量

主 要 制 剂	规 格	用 法 用 量
维生素 E 软胶囊	5 mg，10 mg，50 mg，100 mg	口服，成人一次 10～100 mg，一日 2～3 次
维生素 E 片（糖衣片）	5 mg，10 mg	
维生素 E 注射液	1 mL：5 mg；1 mL：50 mg	仅适用于棘红细胞增多症或吸收不良综合征。肌内注射：一日 1 次，每次 5～50 mg

【不良反应】

长期过量服用可引起恶心、呕吐、眩晕、头痛、视物模糊、皮肤皲裂、唇炎、口角炎、腹泻、乳腺肿大、乏力。

Note

【注意事项】

（1）大量维生素 E 可导致血清胆固醇浓度及血清三酰甘油浓度升高，干扰诊断。

（2）对因维生素 K 缺乏引起的低凝血酶原症以及缺铁性贫血等患者，应谨慎用药，以免病情加重。

第三节 酶 制 剂

酶制剂主要用于治疗消化道疾病，烧伤及感染引起的炎症疾病，现在国内外已广泛应用于多种疾病的治疗，其制剂品种已超过 700 种。按照药理作用可大致分为以下 5 类：①促进消化酶类；②消炎酶类；③与纤维蛋白溶解作用有关的酶类；④具有抗肿瘤作用的酶类；⑤其他酶类。

一、促进消化酶类

酶作为消化促进剂，早已为人们所熟知。这类酶的作用是水解和消化食物中的成分，如蛋白质、糖类和脂类等。临床常用的有胃蛋白酶、胰酶及复方消化酶。详细内容见"助消化药"。

二、消炎酶类

蛋白酶的消炎作用已被实验所证实，但其在体内的吸收途径、在血液中的半衰期以及在体内如何保持活性等，是当今药用酶研究的热门课题。消炎酶制剂用得最多的是溶菌酶，其次为菠萝蛋白酶和胰凝乳蛋白酶。消炎酶一般做成肠溶片。

溶菌酶（lysozyme，新溶君美）

溶菌酶有肠溶片和含片两种剂型，临床用于慢性鼻炎、急慢性咽喉炎、口腔溃疡、水痘、带状疱疹和扁平疣等。

三、与纤维蛋白溶解作用有关的酶类

目前已用于临床治疗的酶类主要有链激酶、尿激酶、纤溶酶、凝血酶和曲霉菌蛋白酶等。

四、具有抗肿瘤作用的酶类

酶能治疗某些肿瘤，如天冬酰胺酶是一种引人注目的抗白血病的药物。它能利用天冬酰胺酶选择性地剥夺某些类型瘤组织的营养成分，干扰或破坏肿瘤组织代谢，而正常细胞能自身合成天冬酰胺故不受影响。谷氨酰胺酶能治疗多种白血病、实体瘤等。神经氨基酸苷酶是一种良好的肿瘤免疫治疗剂。此外，尿激酶可用于加强抗癌药物如丝裂霉素的药效，米曲溶栓酶也能治疗白血病和肿瘤等。

左旋门冬酰胺酶（L-asparaginase）

【临床应用】

适用于治疗急性淋巴细胞白血病（简称急淋）、急性粒细胞白血病、急性单核细胞白血病、慢性淋巴细胞白血病、霍奇金病及非霍奇金病淋巴瘤、黑色素瘤等。对多种瘤细胞的增殖有抑制作用，其中对儿童急淋的诱导缓解期疗效最好，有时对部分常用化疗药物缓解后复发的患者也可能有效，但单独应用时缓解期较短，而且容易产生耐药性，故多与其他化疗药物组成联合方案应用，以提高疗效。

【主要制剂】

注射用门冬酰胺酶：冻干粉针剂，5000 U，1 万 U。

【用法用量】

根据不同病种，不同的治疗方案，用量有较大差异。

【不良反应】

成人较儿童多见。

（1）较常见的有过敏反应、肝损害、胰腺炎、食欲减退，凝血因子 Ⅴ、Ⅶ、Ⅷ、Ⅸ 及纤维蛋白原减少等。

（2）少见的有血糖升高、高尿酸血症、高热、精神及神经毒性等。

（3）罕见的有因低纤维蛋白原血症及凝血因子减少的出血、低脂血症、颅内出血或血栓形成、下肢静脉血栓及骨髓抑制等。凝血因子减少与本药抑制蛋白质合成有关。

五、其他酶类

其他酶类包括细胞色素 C、超氧化物歧化酶（SOD）、RNA 酶、DNA 酶、青霉素酶、玻璃酸酶、抑肽酶（膜蛋白酶抑制剂）、辅酶 A、辅酶 Q10、黄素单核苷酸（FMN）、黄素腺嘌呤二核苷酸（FAD）等。

我国治疗酶的生产品种现有百余种（包括剂型），2020 年国家药典收载的治疗酶有胰蛋白酶、重组胰蛋白酶、胃蛋白酶、含糖胃蛋白酶、胰酶、糜蛋白酶、抑肽酶、尿激酶、人凝血酶、抗凝血酶、透明质酸酶、门冬酰胺酶、细胞色素 C、玻璃酸酶、辅酶 Q10 等。

本章思维导图

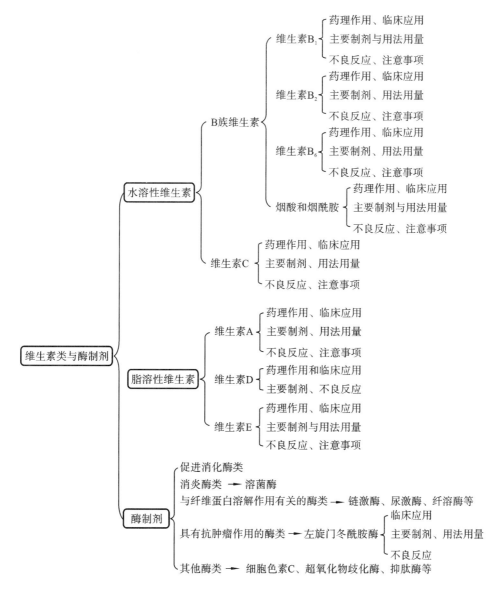

Note

目 标 检 测

1. 下列关于维生素的叙述正确的是(　　)。

A. 维生素是一类高分子有机化合物　　　　B. 维生素每天需要量约数克

C. B 族维生素的主要作用是构成辅酶或辅基　　D. 维生素参与机体组织细胞的构成

E. 维生素主要在机体合成

2. 关于水溶性维生素的叙述错误的是(　　)。

A. 在人体内只有少量储存

B. 易随尿排出体外

C. 每日必须通过膳食提供足够的数量

D. 当膳食供给不足时,易导致人体出现相应的缺乏症

E. 在人体内主要储存于脂肪组织

3. 关于脂溶性维生素的叙述错误的是(　　)。

A. 溶于脂肪和脂溶剂　　　　　　　B. 不溶于水

C. 在肠道中与脂肪共同吸收　　　　D. 长期摄入量过多可引起相应的中毒症

E. 可随尿排出体外

4. 有关维生素 A 的叙述错误的是(　　)。

A. 维生素 A 缺乏可引起夜盲症

B. 维生素 A 是水溶性维生素

C. 维生素 A 可由 β-胡萝卜素转变而来

D. 维生素 A 有两种形式,即维生素 A_1 和维生素 A_2

E. 维生素 A 参与视紫红质的形成

5. 坏血病患者应该多吃的食物是(　　)。

A. 水果和蔬菜　　B. 鱼肉和猪肉　　C. 鸡蛋和鸭蛋　　D. 糙米和肝脏　　E. 牛奶和酸奶

6. 关于维生素 D 的叙述错误的是(　　)。

A. 在酵母和植物油中的麦角固醇可以转化为维生素 D_2

B. 皮肤的 7-脱氢胆固醇可转化为维生素 D_3

C. 维生素 D_3 的生理活性型是 25-二羟维生素 D_3

D. 化学性质稳定,光照下不被破坏

E. 儿童缺乏维生素 D 可引起佝偻病

第四十六章　调节水、电解质及酸碱平衡药

本章PPT

微课

案例导入
参考答案

学习目标

知识目标

1. 掌握：氯化钠、氯化钾、钙盐、碳酸氢钠的药理作用、临床应用和不良反应。
2. 熟悉：乳酸钠、口服补液盐的药理作用、临床应用和不良反应。
3. 了解：其他盐类及酸碱平衡调节药的药理作用及临床应用。

技能目标

学会观察调节水、电解质及酸碱平衡药的疗效和不良反应，能正确进行用药护理，指导患者合理用药。

案例导入

患者，男，35 岁，因前 1 天饮食生冷油腻食品（冷啤酒、烧烤），出现腹泻伴有呕吐，一天有 5～7 次，自觉四肢无力，疲倦，心慌，口干，动则出汗。查体：体温 36.3 ℃，血压 125/80 mmHg，肌肉松软。血常规无异常，生化检查 K^+ 2.9 mmol/L，其余无异常。诊断：腹泻，低血钾。先后给予口服补液盐Ⅲ，随时口服；5％葡萄糖注射液 500 mL＋10％氯化钾注射液 30 mL 静脉滴注。

讨论：

请分析该处方是否合理，为什么？

水、电解质及酸碱平衡失调是临床常见综合征，主要表现为血容量、血浆渗透压、血液 pH 值及某些特殊离子浓度异常，严重时可导致全身各器官系统，特别是心血管系统、神经系统的生理功能和机体的物质代谢发生相应的障碍，必须及时采取措施予以纠正。

第一节　调节水、电解质平衡药

一、钠盐

钠盐是由钠离子和酸根离子化合而成的盐类，如常见的氯化钠等。大多数钠盐易溶于水。

氯化钠（sodium chloride）

【药理作用】

钠离子与氯离子主要存在于细胞外液，其作用如下：①对维持细胞外液的容量和渗透压起着重要的作用，正常血清钠浓度为 135～145 mmol/L，占血浆阴离子的 92％、总渗透压的 90％；②以缓冲碱形式参与维持体液酸碱平衡；③是维持神经肌肉和心肌正常兴奋性所必需的离子。

Note

【临床应用】

(1) 各种原因所致的失水,包括低渗性失水、等渗性失水和高渗性失水;高渗性非酮症糖尿病昏迷,应用等渗氯化钠或低渗氯化钠可纠正失水和高渗状态;低氯性代谢性碱中毒可给予生理盐水或复方氯化钠。

(2) 手术后禁食患者或上消化道出血和急性胰腺炎需禁食患者及长期厌食者,可适当补充生理盐水和高渗氯化钠(3%~5%)溶液,以预防和纠正低钠综合征。

(3) 频繁呕吐、严重腹泻或服利尿剂后大量排尿的患者,钠丢失过多,应及时补充。

(4) 脱水或休克时,应输入适量氯化钠溶液,增加血容量,起到扩容作用。

(5) 生理盐水与血液等渗,无刺激性,常用于输血、输液前后冲洗管道,介入检查或治疗时冲洗各种导管、器械,也常用于稀释药物等。

(6) 外用生理盐水用于冲洗眼部、洗涤伤口等;还用于产科的水囊引产。

【主要制剂】

1. 氯化钠注射液 0.9%(生理盐水)、10%(10 mL、50 mL、100 mL、250 mL、500 mL、1000 mL)。

2. 复方氯化钠注射液(林格液针:氯化钠 **0.85%**、氯化钾 **0.03%**、氯化钙 **0.033%**) 250 mL、500 mL、1000 mL。

3. 葡萄糖氯化钠注射液 100 mL、250 mL、500 mL(5%葡萄糖与 0.9%氯化钠)。

4. 乳酸钠林格注射液(复方乳酸钠) 500 mL,1000 mL(每 500 mL 中含乳酸钠 1.55 g、氯化钠 3.00 g、氯化钾 0.15 g、氯化钙($CaCl_2 \cdot 2H_2O$)0.1 g)。

【用法用量】

用法用量视临床需求而定,或遵医嘱。

【不良反应】

静脉滴注或口服过多、过快可致水钠潴留,引起水肿、血压升高、心率加快、胸闷、呼吸困难,甚至急性左心衰竭。

【注意事项】

(1) 补充生理盐水增加血容量时,肺水肿患者禁用。心力衰竭、高血压、肾炎、肝硬化、腹腔积液、血浆蛋白过低、颅内压增高疾病患者需慎用。输入高渗氯化钠时,滴速宜缓慢,密切观察是否有高钠血症出现。

(2) 酸中毒时大量输入生理盐水可引起高氯性酸中毒,最好同时加入适量的碳酸氢钠或乳酸钠,以纠正酸中毒。

(3) 慎用于接受皮质类固醇或促肾上腺皮质激素治疗的患者。因为其可引起水钠潴留、加重水肿、增加心脏负担、增高血压。

(4) 浓氯化钠不可直接静脉注射或滴注,应加入液体稀释后应用。输入高渗氯化钠溶液时,滴速宜缓慢,输入量每小时不能大于 100 mL。

(5) 要注意观察是否有高血钠症状,如皮肤发红、水肿、体温上升、高血压或低血压、心动过速等。若出现上述现象,应中断静脉滴注,并及时报告医生。

(6) 监测血钾、血钠、血氯的浓度。

二、钾盐

氯化钾(potassium chloride)

【药理作用】

钾离子为细胞内主要阳离子,是人体血浆中钾浓度的 25 倍,是维持细胞内渗透压的重要成分。其作用如下:①维持细胞内渗透压,与细胞外的氢离子交换,调节酸碱平衡;②参与细胞新陈代谢及维持神经正常冲动传导;③参与维持心脏正常活动。

成人每日需钾 2～3 g,血浆浓度为 3.5～5.5 mmol/L,儿童血中浓度可达 5.6 mmol/L。

【临床应用】

(1) 治疗各种原因引起的低钾血症。

(2) 防治强心苷中毒及其他原因所致的快速型心律失常。

(3) 预防低钾血症,当患者存在失钾情况,尤其是发生低钾血症对患者危害较大时(如使用洋地黄类药物的患者),需预防性补充钾盐,如进食很少、严重或慢性腹泻、长期服用肾上腺皮质激素、失钾性肾病、Bartter 综合征等。

【主要制剂】

1. 氯化钾缓释片　0.5 g。

2. 氯化钾注射液　10 mL：1.5 g。

3. 氯化钾颗粒　每袋 1.57 g,含氯化钾 1.5 g;每袋 1.05 g,含氯化钾 1.0 g。

【用法用量】

(1) 口服钾盐用于治疗轻型低钾血症或预防性用药。常规剂量成人每次 0.5～1 g,每日 2～4 次,饭后服用,并按病情调整剂量。一般成人每日最大剂量为 6 g。对口服片剂出现胃肠道反应者可改用口服溶液,稀释于冷开水或饮料中内服。

(2) 用于严重低钾血症或不能口服者。一般用法:将 10% 氯化钾注射液 10～15 mL 加入 5% 葡萄糖注射液 500 mL 或糖盐水稀释成 0.2%～0.4% 浓度中静脉滴注。补钾剂量、浓度和速度根据临床病情和血钾浓度及心电图缺钾图形改善而定。

钾浓度不超过 3.4 g/L(45 mmol/L),补钾速度不超过 0.75 g/h(10 mmol/h),每日补钾量为 3～4.5 g(40～60 mmol)。在体内缺钾引起严重快速室性异位心律失常时,如尖端扭转型心室性心动过速、反复发作多行性室性心动过速、心室扑动等威胁生命的严重心律失常时,钾盐浓度要高(0.5%,甚至 1%),滴速要快,1.5 g/h(20 mmol/h),补钾量可达每日 10 g 或 10 g 以上。如病情危急,补钾浓度和速度可超过上述规定。但需严密动态观察血钾及心电图等,防止高钾血症发生。小儿剂量每日按体重 0.22 g/kg(3 mmol/kg)或按体表面积 3 g/m² 计算。

【不良反应】

(1) 口服可有胃肠道刺激症状,如恶心、呕吐、咽部不适、胸痛(食道刺激)、腹痛、腹泻,甚至消化性溃疡及出血,在空腹、剂量较大及原有胃肠道疾病者更易发生。宜饭后服用,溶液宜稀释后服用。消化性溃疡患者慎用。口服大量钾盐可引起溃疡或胃肠绞痛,甚至出血或穿孔。

(2) 静脉滴注浓度较高,速度较快或静脉较细时,易刺激静脉内膜引起疼痛,甚至发生静脉炎。

(3) 高钾血症。应用过量、滴注速度较快或原有肾功能损害时易发生。表现为软弱、乏力、手足口唇麻木、不明原因的焦虑、意识模糊、呼吸困难、心率减慢、心律失常、传导阻滞,甚至心脏骤停。心电图表现为高而尖的 T 波,并逐渐出现 P-R 间期延长。P 波消失、QRS 波群变宽、出现正弦波。一旦出现高钾血症,应立即处理。

【注意事项】

(1) 严禁静脉推注。

(2) 肾功能严重减退者、尿闭、血钾过高及房室传导阻滞者忌用。

(3) 服用后出现严重胃肠症状时应停用。

(4) 口服时可将钾盐溶于水果汁或蔬菜汁中,冷冻后口服,可改善味道,或饭后服以减轻胃肠刺激。

(5) 血钾低时可鼓励患者多食用含钾丰富食物如柠檬汁、香蕉、橘子、葡萄干和胡桃等。

谷氨酸钾

用于血氨过多所致的肝性脑病及其他精神症状。治疗肝性脑病,静脉滴注:将谷氨酸钾 18.9 g 溶于 5% 或 10% 葡萄糖注射液 500～1000 mL 中缓慢滴注,1～2 次/日。治疗低血钾患者:为维持电解质平衡,谷氨酸钾常与谷氨酸钠合用,以 1：3 或 1：2 混合应用。

【不良反应】

（1）静脉滴注过快可引起流涎、皮肤潮红或呕吐。小儿可见震颤等。

（2）静脉滴注期间应注意电解质平衡，可能时测血二氧化碳结合力等。

（3）合并焦虑状态者可有晕厥、心动过速、流泪及恶心等。本药过量可致碱血症，故有碱血症者慎用或禁用。

【注意事项】

（1）肾功能不全者或无尿患者慎用谷氨酸钾。

（2）本药与抗胆碱药合用有可能减弱后者的药理作用。

（3）不与谷氨酸钠合用时注意可能产生高血钾症。

门冬氨酸钾镁

门冬氨酸钾镁主要用于：①低钾血症、低钾及洋地黄中毒引起的心律失常；②心肌代谢障碍所致的心绞痛、心肌梗死、心肌炎后遗症、慢性心功能不全；③急性黄疸型肝炎、肝细胞功能不全和急、慢性肝炎的辅助治疗。滴注过快可能引起高钾血症和高镁血症，还可出现恶心、呕吐、颜面潮红、胸闷、血压下降，偶见血管刺激性疼痛。大剂量应用时可能引起腹泻。

三、钙盐

氯化钙（calcium chloride）

【药理作用】

氯化钙为钙补充剂。钙离子可以维持神经肌肉的正常兴奋性，促进神经末梢分泌乙酰胆碱。钙离子能改善细胞膜的通透性，增加毛细管的致密性，使渗出减少，起抗过敏作用。钙离子能促进骨骼与牙齿的钙化形成，高浓度钙与镁离子间存在竞争性拮抗作用，可用于镁中毒的解救；钙离子可与氟化物生成不溶性氟化钙，用于氟中毒的解救。

【临床应用】

（1）治疗钙缺乏，急性血钙过低、碱中毒及甲状旁腺功能低下所致的手足搐搦症，维生素 D 缺乏症等。

（2）过敏性疾病。

（3）镁中毒的解救。

（4）氟中毒的解救。

（5）心脏复苏时应用，如高血钾、低血钙，或钙通道阻滞引起的心功能异常的解救。

【用法用量】

（1）用于低钙或电解质补充，一次 0.5～1 g（136～273 mg 元素钙）稀释后缓慢静脉注射（每分钟不超过 0.5 mL，即 13.6 mg 钙），根据患者情况、血钙浓度，1～3 天重复给药。

（2）用于甲状旁腺功能亢进术后的"骨饥饿综合征"患者的低钙补充，可将本药稀释于生理盐水或右旋糖酐内，每分钟滴注 0.5～1 mg（最高每分钟滴注 2 mg）。

（3）用作强心剂时，用量为 0.5～1 g，稀释后静脉滴注，每分钟不超过 1 mL；心室内注射，0.2～0.8 g（54.4～217.6 mg 钙），单剂使用。

（4）用于治疗高血钾，根据心电图决定剂量。

（5）用于治疗高血镁，首次 0.5 g（含钙量为 136 mg），缓慢静脉注射（每分钟不超过 5 mL）。根据患者反应决定是否重复使用。

（6）小儿用量：低钙时治疗量为 25 mg/kg（6.8 mg 钙），静脉缓慢滴注。

【不良反应】

静脉注射可有全身发热感，浓度过高或静脉注射过快可产生恶心、呕吐、心律失常，甚至心搏骤停。钙盐可兴奋心肌,故必须稀释后缓慢静脉注射;高钙血症早期可表现为便秘、嗜睡、持续头痛、食欲不振、口中有金属味、异常口干等,晚期征象表现为精神错乱、高血压、眼和皮肤对光敏感、恶心、呕吐、心律失常等。

【注意事项】

(1)氯化钙有强烈的刺激性,不宜皮下或肌内注射;静脉注射时如漏出血管外,可引起组织坏死;一般情况下,不用于小儿。

(2)应用强心苷期间禁止静脉注射本药。

(3)不宜用于肾功能不全低钙患者及呼吸性酸中毒患者。

(4)禁用于如下患者:高钙血症及高钙尿症患者;患有含钙肾结石或有肾结石病史者;结节病患者(可加重高钙血症);有肾功能不全的低钙血症患者。

(5)禁用茶水送服钙片,以防影响钙的吸收。

葡萄糖酸钙(calcium gluconate,维立添)

药理作用及临床应用同氯化钙。

【主要制剂】

1. 葡萄糖酸钙片剂　0.5 g。

2. 葡萄糖酸钙注射液　10 mL:1 g。

3. 葡萄糖酸钙氯化钠注射液　100 mL含葡萄糖酸钙1 g与氯化钠0.9 g。

【用法用量】

(1)用10%葡萄糖注射液稀释后缓慢注射,每分钟钙量不超过5 mL。

(2)成人常用量:①低钙血症,一次1 g,需要时可重复至抽搐得到控制;②抗高血钾:1～2 g静脉注射,每分钟注射量不超过5 mL,心电图监测控制用量;③高镁血症,同抗高血钾;④用于氟中毒解救,静脉注射1 g,1 h后重复,如有抽搐可静脉注射3 g;如有皮肤组织氟化物损伤,每平方厘米受损面积应用10%葡萄糖酸钙50 mg。灼伤皮肤用2.5%葡萄糖酸钙凝胶涂敷。以上成人用量一日不超过15 g(1.42 g元素钙)。

(3)小儿用量:①低钙血症,按体重25 mg/kg(6.8 mg钙)缓慢静脉注射。但因刺激性较大,本药一般情况下不用于小儿。②新生儿交换输血:每输注100 mL枸橼酸抗凝血,静脉注射葡萄糖酸钙1 mL(100 mg)。

【不良反应】

不良反应同氯化钙。

【注意事项】

葡萄糖酸钙在水中的溶解度约为3.3%,故本药为过饱和溶液,可能会出现结晶现象。虽水浴加热可复溶,但目前暂不推荐结晶后使用。其余同氯化钙。

四、其他

三种口服补液盐对于脱水的预防和治疗都是有效的,低渗的口服补液盐有助于减少粪便排泄量、腹泻次数和腹泻持续时间。近年来,WHO和UNICEF以及相关指南更推荐使用口服补液盐Ⅲ。口服补液盐的成分对比见表46-1。

表46-1　口服补液盐(Ⅰ、Ⅱ、Ⅲ)的成分对比

	口服补液盐Ⅰ	口服补液盐Ⅱ	口服补液盐Ⅲ
电解质	氯化钠1.75 g 氯化钾0.75 g	氯化钠1.75 g 氯化钾0.75 g	氯化钠0.65 g 氯化钾0.375 g
碳酸氢盐类	碳酸氢钠1.25 g	枸橼酸钠1.45 g	枸橼酸钠0.725 g
糖类	葡萄糖11 g	无水葡萄糖10 g	无水葡萄糖3.375 g

续表

	口服补液盐 I	口服补液盐 II	口服补液盐 III
需添加水	500 mL	500 mL	250 mL
渗透压	311 mOsm/L	311 mOsm/L	245 mOsm/L

口服补液盐散(III)(oral rehydration salt powder(III),博叶)

【临床应用】

临床用于预防和治疗腹泻引起的轻、中度脱水,并可用于补充钠、钾、氯。

【主要制剂】

口服补液盐散(III)为复方制剂,每包 5.125 g 含氯化钠 0.65 g,氯化钾 0.375 g,枸橼酸钠 0.725 g,无水葡萄糖 3.375 g。

【用法用量】

临床前,将一包量溶解于 250 mL 温开水中,随时口服。每袋口服补液盐散(III)需一次性配制好。成人:开始时按体重 50 mL/kg,4～6 h 内服完,以后根据患者脱水程度调整剂量直至腹泻停止。儿童:开始时按体重 50 mL/kg,4 h 内服用,以后根据患者脱水程度调整剂量直至腹泻停止。婴幼儿应用本药时需少量多次给药。重度脱水或严重腹泻应以静脉补液为主,直至腹泻停止。

【不良反应】

恶心、呕吐,多为轻度。常发生于开始服用时,此时可分次少量服用。

【注意事项】

(1) 需监测如下指标:①血压;②体重;③血电解质(主要为 Na^+ 和 K^+);④失水体征;⑤粪便量。

(2) 一般不用于早产儿。

(3) 严重失水或应用本药后失水无明显纠正者需改为静脉补液。

(4) 在少尿或无尿,严重失水、有休克征象时应静脉补液。

(5) 禁用于严重腹泻,粪便量超过每小时 30 mL/kg,此时患者往往不能口服足够量的口服补液盐;葡萄糖吸收障碍;因严重呕吐等原因不能口服者;肠梗阻、肠麻痹和肠穿孔;酸碱平衡紊乱,伴有代谢性碱中毒时。

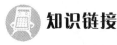

知识链接

口服补液盐 III 的使用方法

配制时需整袋冲入 250 mL 温开水中,不能拆分成半袋冲入 125 mL 温开水中。因为拆分不精确会影响溶液浓度进而影响疗效。不能往配制好的溶液里添加糖、果汁、牛奶等其他物质;服用时可分次服用,比如较小患儿可遵循少量多次的原则隔几分钟喝一两口,较大儿童和成人则可直接用杯子喝;配制好的口服补液盐溶液室温可保存 4 h,注意避免食物、唾液等污染。

WHO 推荐腹泻时首选口服补液盐 III,因其所含电解质采用了最佳配比,拥有最佳渗透压,能快速补充水分和电解质,并且能减少粪便量、减少呕吐的发生及静脉补液率,缩短腹泻病程。

第二节　调节酸碱平衡药

正常生物体内的 pH 值在恒定范围内相对稳定,这主要依靠体内各种缓冲系统以及肺、肾的调节来实现;各种因素引起酸碱负荷过度或调节机制障碍,导致体液酸碱度稳定性破坏,称为酸碱平衡失调。

一、纠正酸血症药

碳酸氢钠(sodium bicarbonate,小苏打)

【药理作用】

口服易吸收,在体内可解离成 Na^+ 和 HCO_3^-,后者接受 H^+ 生成 H_2CO_3,使体内 H^+ 浓度降低,是治疗代谢性酸中毒的首选药物。

【临床应用】

(1)治疗胃酸过多引起的胃痛、胃灼热感(烧心)、反酸等症状。

(2)治疗代谢性酸中毒。治疗轻至中度代谢性酸中毒,以口服为宜。重度代谢性酸中毒则应静脉滴注,如严重肾病、循环衰竭、心肺复苏、体外循环及严重的原发性乳酸性酸中毒、糖尿病酮症酸中毒等。

(3)碱化尿液。用于尿酸性肾结石的预防,增加磺胺类药物排泄,减少磺胺类药物结晶的肾毒性及急性溶血。

(4)用于心脏复苏、心搏骤停时并发的严重酸中毒,容易诱发室颤,本药有助于除颤。

(5)治疗高钾血症,还可使细胞外液碱化,能增加肾小管排钾,使血清钾离子转入细胞内,从而降低血清钾浓度。

(6)静脉滴注对某些药物中毒有非特异性的治疗作用,如巴比妥类、水杨酸类药物及甲醇等中毒。但禁用于吞食强酸中毒时的洗胃,因其与强酸反应产生大量二氧化碳,可导致急性胃扩张甚至胃破裂。

【主要制剂】

1. 碳酸氢钠片 0.3 g、0.5 g。

2. 碳酸氢钠注射液 10 mL∶0.5 g;250 mL∶12.5 g。

【用法用量】

(1)口服。一次 0.25～2 g,一日 3 次,饭前服用。

(2)静脉滴注:用于代谢性酸血症,剂量及用法遵医嘱;伴有水、电解质及酸碱平衡失调的休克和早期脑栓塞,可直接用 5% 溶液滴注,不加稀释,成人每次 100～200 mL,小儿用量为按体重5 mL/kg。

(3)3% 溶液滴耳,一日 3～4 次。

【不良反应】

(1)口服后中和胃酸时产生大量 CO_2,增加胃内压力,常有胃胀、嗳气,对严重溃疡者有诱发穿孔的危险。

(2)大量静脉注射时可出现心律失常、肌肉痉挛、疼痛、异常疲倦、虚弱等,主要由代谢性碱中毒引起低钾血症所致。

(3)严重酸中毒且补液不宜过多时,可直接用 5% 注射液静脉滴注。

(4)剂量偏大或存在肾功能不全时,可出现水肿、精神症状、肌肉疼痛或抽搐、呼吸减慢、口内异味、异常疲倦、虚弱等,主要由代谢性碱中毒所致。

(5)长期应用时可引起尿频、尿急、持续性头痛、食欲减退、恶心、呕吐、异常疲倦、虚弱等。

【注意事项】

(1)下列情况慎用:少尿或无尿,因能增加钠负荷;钠潴留并有水肿时,如肝硬化、充血性心力衰竭、急性或慢性肾功能不全、低钾血症或伴有二氧化碳潴留者、妊娠高血压综合征;原发性高血压,因钠负荷增加可能加重病情。

(2)下列情况不进行静脉内用药:代谢性或呼吸性碱中毒;因呕吐或持续胃肠负压吸引导致大量氯丢失,而极有可能发生代谢性碱中毒;低钙血症时,因本药引起碱中毒可加重低钙血症表现。

乳酸钠(sodium lactate)

【临床应用】

用于纠正代谢性酸血症,但作用不及碳酸氢钠迅速、稳定,已较少采用。但在高钾血症或某些药物过量(如普鲁卡因胺、奎尼丁等)引起的心律失常伴有酸中毒时,仍以乳酸钠治疗为主。

【主要制剂】

乳酸钠注射液:20 mL:2.24 g;50 mL:5.60 g。

【不良反应与注意事项】

(1)过量出现代谢性碱中毒。

(2)肝病、休克、缺氧、心力衰竭者不宜应用。

乳酸钠林格注射液

【药理作用】

乳酸钠的终末代谢物为碳酸氢钠,可纠正代谢性酸中毒,其添加的水、钠、钾及钙可以补充水及电解质,从而调节体液、电解质及酸碱平衡。

【临床应用】

用于代谢性酸中毒或有代谢性酸中毒的脱水患者。临床必需用药,限于急救或手术使用。乳酸钠林格注射液与细胞外液接近,属于等张液,可以迅速有效增加血容量,也常用于失血性休克或感染性休克患者。

【主要制剂】

乳酸钠林格注射液:500 mL,1000 mL(每 500 mL 中含乳酸钠 1.55 g、氯化钠 3.00 g、氯化钾 0.15 g、氯化钙 0.1 g)。

【用法用量】

(1)静脉滴注:成人一次 500~1000 mL,按年龄、体重及症状不同可适当增减。

(2)给药速度:成人每小时 300~500 mL。

【不良反应】

有低钙血症者(如尿毒症),在纠正酸中毒后易出现手足发麻、疼痛、抽搐、呼吸困难等症状,常因血清钙离子浓度降低所致;心率加速、胸闷、气急等肺水肿、心力衰竭表现;血压升高;体重增加、水肿;逾量时出现碱中毒;血钾浓度下降,有时出现低钾血症表现。

【注意事项】

(1)下列情况应慎用:糖尿病患者服用双胍类药物(尤其是降糖灵),可阻碍肝脏对乳酸的利用,易引起乳酸中毒;水肿患者伴有钠潴留倾向时;高血压患者应用可增高血压;心功能不全;肝功能不全时乳酸降解速度减慢,以致延缓酸中毒的纠正速度;缺氧及休克,组织血供不足及缺氧时乳酸氧化成丙酮酸进入三羧酸循环,代谢速度减慢,以致延缓酸中毒的纠正速度;酗酒、水杨酸中毒、Ⅰ型糖原沉积病时有发生乳酸性酸中毒倾向,不宜再用乳酸钠纠正酸碱平衡;糖尿病酮症酸中毒时乙酰醋酸、β-羟丁酸及乳酸均升高,且常可伴有循环不良或脏器血供不足,乳酸降解速度减慢;肾功能不全,容易出现水钠潴留,增加心血管负荷。

(2)用药时应测定血 pH 值和(或)二氧化碳结合力;测定血钠、血钾、血钙、血氯浓度;检查肾功能、心肺功能等相关状态,并随时进行观察。

氨丁三醇(trometamol,THAM,三羟甲基氨基甲烷)

【药理作用和临床应用】

本药为不含钠的氨基缓冲碱,消耗体液中 H_2CO_3 分离出来的 H^+,使 H_2CO_3 含量减少,同时生成 HCO_3^-,对纠正代谢性酸中毒及呼吸性酸中毒均有效。常用于急性代谢性酸中毒及呼吸性酸中毒。

【主要制剂】

氨丁三醇注射液:250 mL:9.0 g;100 mL:3.60 g。

【不良反应与注意事项】

(1)静脉注射时勿溢出血管外,以免引起局部坏死。

(2)慢性呼吸性酸中毒及肾性酸中毒患者禁用。

(3)大量快速滴注可导致低血钾、低血压、低血糖、心室颤动、抽搐等,严重时可抑制呼吸甚至使呼吸停止,故临床应用受到限制。

二、纠正碱血症药

氯化铵

氯化铵在体内解离成 NH_4^+ 和 Cl^-，既可以中和 HCO_3^-，又可以补充 Cl^-，对因大量呕吐导致的低氯性碱中毒尤为适用。因 NH_4^+ 需要在肝脏代谢，故右心衰竭或肝硬化者因肝功能受损，禁用。多数代谢性碱血症只需静脉滴注生理盐水即可纠正，重度碱血症，可口服或静脉滴注适量氯化铵。静脉滴注时需稀释成等渗溶液（约 0.9%）使用。

精氨酸

精氨酸含有盐酸，可直接补充 H^+，因此能有效纠正代谢性碱中毒，是临床纠正代谢性碱中毒的常用药物。

三、其他

葡萄糖注射液(glucose injection)

【药理作用】

葡萄糖注射液是机体所需能量的主要来源，可补充能量及血容量。高渗葡萄糖注射液静脉使用可提高血浆渗透压，产生组织脱水及短暂利尿作用。

【临床应用】

（1）补充体液，用于严重呕吐、腹泻、创伤大失血等体内大量失水时。

（2）补充营养，用于低血糖、不能进食患者。

（3）高钾血症与胰岛素合用治疗高血钾。

（4）组织水肿，50%的高渗溶液用作组织脱水剂，用于降低眼内压和治疗脑水肿等。

（5）低血糖昏迷，用 50%的葡萄糖 40～60 mL 静脉注射治疗低血糖、胰岛素休克等。

（6）其他，作为药物稀释，测定葡萄糖耐量及配制极化液（GIK 液）。

【主要制剂】

葡萄糖注射液：5%、10%、25%、50%（20 mL、100 mL、250 mL、500 mL、1000 mL）。

葡萄糖氯化钠注射液：含葡萄糖 5%与氯化钠 0.9%（100 mL、150 mL、250 mL、500 mL）。

【用法用量】

（1）补充能量：患者因某些原因进食减少或不能进食时，一般可予 10%～25%葡萄糖注射液静脉注射，并同时补充体液。葡萄糖用量根据所需能量计算。

（2）全静脉营养疗法：葡萄糖是此疗法最重要的能量供给物质。在非蛋白质能量中，葡萄糖与脂肪供给能量之比为 2:1，具体用量依据临床能量需要而定。根据补液量的需要，葡萄糖可配制成 25%～50%的不同浓度，必要时加入胰岛素，每 5～10 g 葡萄糖加入正规胰岛素 1 U。常应用高渗葡萄糖溶液，对静脉刺激性较大，并需输注脂肪乳剂，故一般选用大静脉滴注。

（3）低血糖症：重者可先予用 50%葡萄糖注射液 20～40 mL 静脉推注。

（4）饥饿性酮症：严重者应用 5%～25%葡萄糖注射液静脉滴注，每日 100 g 葡萄糖可基本控制病情。

（5）失水：等渗性失水给予 5%葡萄糖注射液静脉滴注。

（6）高钾血症：应用 10%～25%注射液，每 2～4 g 葡萄糖加 1 U 正规胰岛素输注，可降低血清钾浓度。但此疗法仅使细胞外钾离子进入细胞内，体内总钾含量不变。如不采取排钾措施，仍有再次出现高钾血症的可能。

（7）组织脱水：高渗溶液（一般采用 50%葡萄糖注射液）快速静脉注射 20～50 mL。但作用短暂。临床上应注意防止高血糖，目前少用。用于调节腹膜透析液渗透压时，50%葡萄糖注射液 20 mL 即 10 g 葡萄糖可使 1 L 腹膜透析液渗透压提高 55 $mOsm/kgH_2O$。

护用药理 ·

【不良反应与注意事项】

（1）静脉炎，发生于高渗葡萄糖注射液滴注时；高渗葡萄糖注射液外渗可致局部肿痛。

（2）输入过快可加重心脏负担，心、肾功能不全者应用时应控制用量和滴速。

（3）反应性低血糖：合并使用胰岛素过量，原有低血糖倾向及全静脉营养疗法突然停止时易发生。

（4）高血糖非酮症昏迷：多见于糖尿病、应激状态、使用大量的糖皮质激素、尿毒症、腹膜透析患者腹腔内给予高渗葡萄糖溶液及全静脉营养疗法时。

（5）电解质紊乱：长期单纯补给葡萄糖时易出现低钾血症、低钠血症及低磷血症。

（6）禁用于：①糖尿病酮症酸中毒未控制者；②高血糖非酮症性高渗状态。

本章思维导图

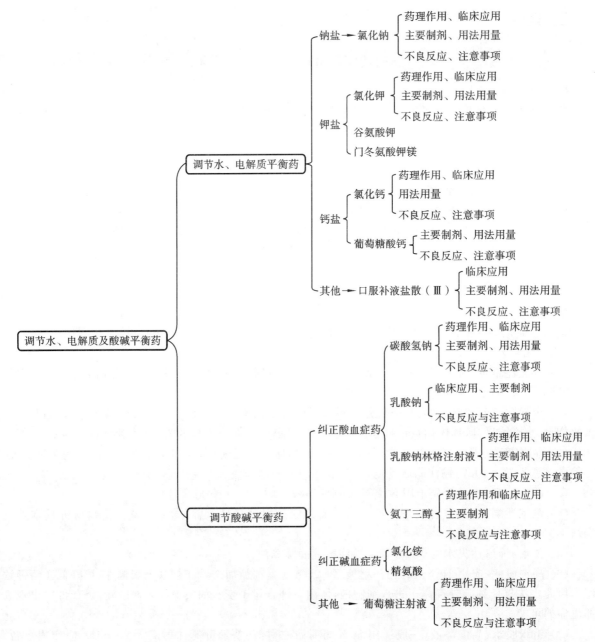

Note

目 标 检 测

目标检测

参考答案

1. 高钾血症患者应用钙剂的作用是( )。

A. 防止低钙   B. 对抗钾对心肌的抑制作用

C. 防止抽搐   D. 减低毛细血管的通透性   E. 防止昏迷

2. 对高渗性脱水的患者应首先输入( )。

A. 平衡液   B. 5%葡萄糖溶液   C. 乳酸钠林格注射液

D. 右旋糖酐   E. 3%～5%氯化钠溶液

3. 急性肠梗阻时出现频繁呕吐,导致代谢性酸中毒。治疗首先给( )。

A. 5%葡萄糖溶液   B. 5%葡萄糖盐水   C. 5%碳酸氢钠

D. 平衡液   E. 乳酸钠林格注射液

4. 给予水中毒患者3%～5%的氯化钠溶液的目的是( )。

A. 增加血容量   B. 提高渗透压   C. 补充钠的不足

D. 增加脱水效果   E. 降低颅内压

5. 对于需要实施补液的患者首先需要明确的问题是( )。

A. 体液失衡的类型   B. 补液的量   C. 液体的种类

D. 补液途径   E. 补液的先后顺序

6. 低钾血症患者最早出现的临床表现是( )。

A. 肠麻痹   B. 四肢无力   C. 心动过缓   D. 恶心呕吐   E. 血压下降

7. 应用地高辛或其他强心苷时,输入大剂量葡萄糖应同时注意( )。

A. 补钾   B. 补钠   C. 补钙   D. 补镁   E. 补锌

Note

第四十七章　影响免疫功能药

本章PPT

微课

案例导入
参考答案

学习目标

知识目标

1. 掌握：环孢素、他克莫司、吗替麦考酚酯、咪唑立宾、来氟米特、西罗莫司、巴利昔单抗、胸腺五肽的药理作用、临床应用、不良反应。

2. 熟悉：免疫抑制药及免疫增强药的概念，硫唑嘌呤、左旋咪唑、糖皮质激素的临床应用、不良反应。

3. 了解：其他免疫抑制药及免疫增强药的作用特点及临床应用。

技能目标

学会观察影响免疫功能药的疗效和不良反应，能正确进行用药护理，指导患者合理用药。

案例导入

患者，男，42岁，患高血压病12年，因尿毒症进行了肾脏移植手术，为防止患者发生机体排斥反应，医生开具处方如下。试分析该处方是否合理，为什么？

1. 环孢素4～10 mg/(kg·d)。

2. 硫唑嘌呤0.5～3 mg/(kg·d)(手术当天按体重5 mg/kg 口服，以后4～9天递减到2 mg/(kg·d))。

3. 手术前3天甲基泼尼松龙500 mg/d，静脉滴注；3天后改为泼尼松，30 mg/d，维持3～6个月，以后维持在10 mg/d，至少4年。

免疫系统包括参与免疫反应的各种细胞、组织和器官，如胸腺、淋巴结、脾、扁桃体以及分布在全身体液和组织中的淋巴细胞和浆细胞。这些组分及其正常功能是机体免疫功能的基本保证，任何一方面的缺陷都将导致免疫功能障碍，丧失抵抗感染能力或形成免疫性疾病。

免疫功能包括免疫防御、免疫稳定、免疫监视三个方面。正常情况下，分别表现为防御病原微生物等的侵害和中和毒素；清除损伤或衰老的自身细胞；发现并处理(杀伤、摧毁)体内经常出现的少量异常细胞。异常情况下可引起变态反应，导致自身免疫病以及肿瘤等。

机体免疫系统在抗原刺激下所发生的一系列变化称为免疫应答反应，免疫应答过程比较复杂，大致分为以下几个时期。

1. 诱导期/感应期　为处理和识别抗原的阶段，外来抗原经巨噬细胞吞噬和处理后，以有效抗原决定簇形式结合在巨噬细胞膜表面，这种巨噬细胞可称为抗原激活的巨噬细胞。T细胞、B细胞与活化的巨噬细胞相互接触，从而对结合在巨噬细胞膜上的抗原决定簇加以识别。

2. 增殖分化期　抗原识别后，在其他细胞因子的作用下，抗原-mRNA复合体刺激B细胞或T细胞活化，使其转化为免疫母细胞并进行增殖。B细胞增殖分化为浆细胞，可合成多种免疫球蛋白IgG、IgM、IgA、IgD、IgE等抗体。T细胞增殖分化为致敏小淋巴细胞，分别对相应抗原起特异作用。

3. 效应期 致敏小淋巴细胞或抗体再次与抗原反应,产生细胞免疫或体液免疫效应。致敏小淋巴细胞再受抗原刺激时,可有直接杀伤作用或释放淋巴毒素、炎症因子等免疫活性物质,使抗原所在细胞破坏或发生异体器官移植的排异反应等,这称为细胞免疫。抗原与抗体结合,直接或在补体协同下破坏抗原的过程称为体液免疫。不论细胞免疫或体液免疫,其最终效果都是消除抗原,保护机体。

在调节免疫和炎症方面,淋巴因子或单核因子等细胞调节蛋白也起到重要的作用。它们可以由淋巴细胞、单核细胞及巨噬细胞产生,如干扰素、白细胞介素、肿瘤坏死因子、克隆刺激因子、巨噬细胞激活和抑制因子等,其中已有多种作为免疫调节剂应用。

影响免疫功能的药物通过影响免疫应答和免疫病理反应而调节机体的免疫功能,防治免疫功能异常所致疾病。影响免疫功能的药物可分为两类:一类为免疫抑制药,抑制免疫活性过强者的免疫反应,降低免疫反应的程度;另一类为免疫增强药,能提高免疫功能低下者的免疫功能。

第一节　免疫抑制药

免疫抑制药是一类对机体的免疫反应具有抑制作用的药物,能抑制与免疫反应相关细胞(主要是 T 细胞和 B 细胞)的增殖和功能,降低免疫应答。目前临床常用的免疫抑制药有 6 类:①CNI(钙调磷酸酶抑制剂),包括环孢素(CsA)和他克莫司(FK506);②抗细胞增殖与抗代谢类药物,包括硫唑嘌呤(AZA)、环磷酰胺、吗替麦考酚酯(MMF)、麦考酚钠肠溶片(EC-MPS)、咪唑立宾(MZR)和来氟米特(LEF);③哺乳动物雷帕霉素靶蛋白抑制剂,包括西罗莫司(SRL),胍立莫司;④糖皮质激素类药物,如泼尼松、甲泼尼松等;⑤植物药,主要有雷公藤和白芍等;⑥生物性免疫抑制药,如抗胸腺细胞球蛋白、莫罗单抗-CD3、达利珠单抗、巴利昔单抗、依法珠单抗和那他珠单抗等。常用的免疫抑制药及其作用环节见图 47-1。

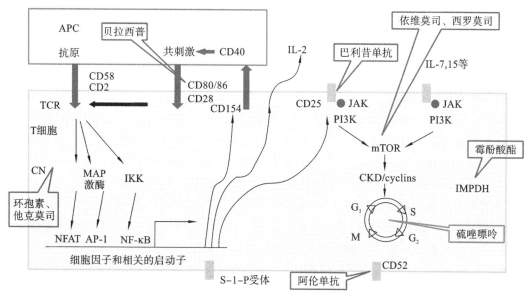

APC为抗原提呈细胞;IL为白细胞介素;TCR为T细胞受体;JAK为Janus激酶;PI3K为磷脂酰肌醇-3-激酶;mTOR为哺乳动物雷帕霉素靶蛋白;CN为钙调磷酸酶;MAP激酶为有丝分裂原活化蛋白激酶;IKK为核因子-κB激酶抑制剂;NFAT为活化T细胞核因子;AP-1为激活蛋白因子;CKD/cyclins为周期蛋白依赖激酶;IMPDH为次黄嘌呤核苷酸脱氢酶。

图 47-1　常用免疫抑制药及其作用环节示意图

免疫抑制药都缺乏选择性和特异性,对正常和异常的免疫反应均呈抑制作用,故长期应用后,除了各药的特有毒性外,易出现降低机体抵抗力而诱发感染、肿瘤发生率增加及影响生殖系统功能等不良反应。用于器官移植抗排斥反应和自身免疫病如类风湿关节炎、红斑狼疮、皮肤真菌病、膜性肾小球肾炎、炎性肠病和自身免疫性溶血性贫血等。

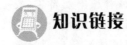

知识链接

免疫抑制药在器官移植术中的应用

各种免疫抑制药的作用机制不同，且其不良反应的程度多与使用剂量有关，因此，针对移植排斥反应发生的不同靶点和关键步骤常采用多种免疫抑制药联合的方案，既可协同增强免疫抑制效果，又可降低免疫抑制药的剂量和不良反应的发生率。合理的免疫抑制方案最大程度发挥其抗排斥反应作用的同时可减少其不良反应，是保障移植受者长期高质量生存的重要基础。目前临床应用的免疫抑制药分为免疫诱导药物和维持治疗药物两类。

临床药理学上将免疫诱导药物分为两类：多克隆抗体和单克隆抗体。

排斥反应是影响同种异体器官移植术后移植器官长期存活的独立危险因素，移植后早期发生急性排斥反应的风险较高，而免疫诱导治疗的目的就是针对这一关键时期提供高强度的免疫抑制，从而有效减少急性排斥反应的发生，提高移植手术成功率。诱导的开始时间通常是在术前或术中，术后数日内结束。免疫诱导治疗并非受者免疫抑制治疗必不可少的部分，依据器官移植的种类而有所不同。

器官移植维持期免疫抑制药的应用是预防急性排斥反应，应逐步减少剂量，获取平衡，以获得受者和移植物的长期存活。目前常用的药物有 4 类：①CNI；②抗细胞增殖与抗代谢类药物，包括硫唑嘌呤、吗替麦考酚酯、咪唑立宾和来氟米特；③哺乳动物雷帕霉素靶蛋白抑制剂，包括西罗莫司；④糖皮质激素类药物。

一、钙调磷酸酶抑制剂

钙调磷酸酶抑制剂(CNI)是最重要的基础免疫抑制药，其问世对器官移植具有划时代的重要意义，极大地提高了移植物的短期存活率。

环孢素(cyclosporin,cyspin,CsA,环孢素 A,新山地明,山地明,新赛斯平,田可)

【药理作用】

环孢素是第一种 CNI 制剂，一种从霉菌酵解产物里提取的只含 11 个氨基酸的环形多肽，选择性地抑制 T 辅助细胞和毒性 T 细胞的激活，选择性阻断依赖 TH 细胞的免疫应答，而对 T 抑制细胞无明显抑制作用；抑制淋巴细胞生成干扰素；抑制白细胞介素、IFN、TNF 的合成与释放。

CsA 是作用很强、毒性小的细胞免疫抑制药，优点是抑制免疫反应的同时不产生明显的骨髓抑制作用，较其他免疫抑制药所致感染的发生率低。

环孢素可口服或静脉注射给药。口服吸收不规则、不完全、个体差异大，其生物利用度仅为 20%～50%。口服后 2～4 h 血浆浓度达峰值。有 40% 的药物存在于血浆，50% 在红细胞，10% 在白细胞。与血浆蛋白的结合率为 95%。有明显的肝肠循环，它在体内几乎全部被代谢，从尿中排出的原形药不足服用量的 0.1%。其 $t_{1/2}$ 约 16 h。

【临床应用】

环孢素是目前使用最多的免疫抑制药，也是预防器官移植排斥反应的主要药物。主要用于肾、肝、心、肺、角膜和骨髓等组织器官移植患者，常与其他免疫抑制药如肾上腺皮质激素类药物等联合应用；非移植性适应证有内源性葡萄膜炎、银屑病、异位性皮炎、类风湿关节炎、红斑狼疮等。

【主要制剂】

1. 环孢素软胶囊 25 mg,50 mg。

2. 环孢素注射液 5 mL：0.25 g。

3. 环孢素口服溶液 50 mL：5 g。

4. 环孢素滴眼液 3 mL：30 mg；0.4 mL：0.2 mg(0.05％)。

【用法用量】

1. 口服软胶囊 应整体吞服。除了某些情况需静脉滴注环孢素浓缩液外，对大部分患者，推荐口服治疗。同时常规监测环孢素血浓度以决定使用剂量。

2. 口服溶液 成人口服常开始剂量按体重每日 12～15 mg/kg，1～2 周后逐渐减量，一般每周减少开始用药量的 5％，维持量为按体重每日 5～10 mg/kg。对移植术的患者，在移植前 4～12 h 给药。

小儿常用量：器官移植初始剂量按体重每日 6～11 mg/kg，维持量按体重每日 2～6 mg/kg。

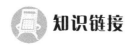 **知识链接**

环孢素的新发现

1. 环孢素单药治疗证实对银屑病有效，且对银屑病关节炎同样有效，可减少脊柱及外周关节的症状和体征。

2. 已作为眼科药物上市，用于治疗干眼症。

【不良反应】

不良反应发生率较高，其严重程度、持续时间均与剂量、血药浓度相关，多为可逆性。其最大缺点在于有效治疗剂量与肾毒性剂量很接近。

（1）肾毒性是最常见和最严重的不良反应，在治疗的最初几周内可以出现血浆肌酐和尿素氮水平的增高，呈剂量依赖性，并且是可逆的，当剂量降低时可恢复。因存在肾脏衰竭的危险，故在使用本药时需密切检测肾脏功能。

（2）其次是肝毒性，常见于用药早期，多为一过性肝损害；继发性感染（病毒、细菌、真菌、寄生虫）也较为常见，多为病毒感染，可发生全身和局部两种感染。

（3）继发肿瘤也较为常见，如皮肤癌、淋巴瘤或淋巴细胞增生性疾病等。可见震颤、无力、头痛、下身感觉消失特别是手足的烧灼感（通常在治疗的第一周出现）。

（4）牙龈增生、胃肠功能紊乱（食欲减退、恶心、呕吐、腹痛、胃炎、胃肠炎）、轻度可逆的血脂升高、多毛也较为常见。

（5）浓缩输注液中含有聚氧乙烯化蓖麻油，会导致类过敏性反应，如面红、胸廓上移、非心因性肺水肿、急性呼吸窘迫、呼吸困难和喘息、血压改变和心动过速等。

【注意事项】

由本药转换至其他环孢素口服制剂前，必须进行适当的环孢素血药浓度、血清肌酐以及血压测定。但若由环孢素微乳化胶囊转换至环孢素微乳化口服液，则不必进行此类测定。除皮质激素外，本药不应与其他免疫抑制药合用。对肾功能的影响：在长期用药过程中，有可能发生肾结构的改变（如肾间质纤维化），倘若发生在肾脏移植受者中，必须与慢性排斥反应引起的变化相区别。对肝功能的影响：可引起与剂量相关的可逆性的血清胆红素升高，偶尔也可见转氨酶升高。故应定期测定肝、肾功能，必要时降低本药用量。若发现癌变或癌前病变情况，则应停用本药。正接受本药治疗的银屑病和异位性皮炎的患者，不应在无足够防护措施的情况下过度暴露于阳光下。

他克莫司(tacrolimus，FK506，普乐可复)

【药理作用】

他克莫司是从链霉菌属中分离出的发酵产物，其属于 23 元大环内酯类抗生素，为一种强力的新型免疫抑制药，主要通过抑制白细胞介素-2 的释放，全面抑制 T 细胞的作用，较环孢素（CsA）强 100 倍。其成为肝、肾脏移植的一线用药，已在日本、美国等 14 个国家上市。在治疗特应性皮炎（AD）、系统性红斑狼疮(SLE)、自身免疫性眼病等自身免疫性疾病中也发挥着积极的作用。

【临床应用】

预防肝或肾脏移植术后的移植物排斥反应。治疗肝脏或肾脏移植术后应用其他免疫抑制药无法控制的移植物排斥反应。

与环孢素相比,FK506的免疫抑制作用更强且不良反应相对更低,因而成为现阶段肾脏移植术后首选的核心基础免疫抑制药。美国FDA及改善全球肾脏病预后组织(KDIGO)指南均建议FK506＋MPA＋糖皮质激素为肾脏移植术后标准免疫抑制方案。但是FK506属于狭窄治疗指数药物,即药物的疗效、毒性与血药浓度密切相关。

【不良反应】

由于患者的基础疾病和同时服用多种药物,与免疫抑制药相关的不良反应通常很难确立。药物不良反应均为可逆性的或降低剂量后可减轻或消失。与静脉给药相比,口服给药的不良反应发生率更低。患者感染的风险增加(病毒、细菌、真菌和原虫),患者发生恶性肿瘤的风险增加,血液和淋巴系统异常(贫血、白细胞减少、血小板减少、白细胞增多)常见,过敏和过敏样反应,高血糖、糖尿病、高钾血症、震颤、头痛、腹泻、恶心等。

【注意事项】

(1)移植术后早期应对下列参数进行常规监测以调整治疗方案:血压、心电图、神经和视力状态、空腹血糖、电解质(特别是血钾)、肝肾功能检查、血液学参数、凝血值、血浆蛋白测定。

(2)不相容性:稀释时,不能与其他药物混合,除了处置和其他操作注意事项中提及的。

他克莫司可被聚氯乙烯(PVC)吸收。他克莫司在碱性条件下不稳定。与本药稀释后的溶液混合可产生明显碱性的溶液(如阿昔洛韦和更昔洛韦),应避免合用。

(3)处置和其他操作注意事项如下。

必须稀释后进行注射。用5%(m/V)葡萄糖注射液或生理盐水在聚乙烯、聚丙烯或玻璃瓶中稀释,不能在PVC容器中稀释本药。用于给药的溶液应无色透明。稀释后溶液的浓度应在0.004～0.100 mg/mL范围内。24 h总输液量应在20～250 mL范围内。稀释后溶液不能用于静脉推注。已开封安瓿中未用完的本药或未用完的稀释后溶液应根据当地要求立即处理,并避免污染。

(4)储藏注意事项。

将安瓿存放于原包装内避光保存,储存温度不得超过25 ℃。药物稀释后,应立即使用。如不立即使用,已证实在25 ℃条件下稀释后使用时的化学和物理稳定性可维持24 h。

二、抗细胞增殖与抗代谢类药物

包括硫唑嘌呤、环磷酰胺、吗替麦考酚酯、麦考酚钠肠溶片、咪唑立宾和来氟米特。

吗替麦考酚酯(mycophenolate mofetil,MMF,赛可平,骁悉)

吗替麦考酚酯是一种抗代谢药物,临床上已应用于器官移植和自身免疫性疾病,且副作用少,具有良好的应用前景。

1995年MMF被美国FDA批准用于肾脏移植排斥反应的预防治疗。在与CsA和糖皮质激素联合使用时,MMF能有效地预防排斥反应的发生。

【药理作用】

吗替麦考酚酯是几种青霉菌的发酵作用产物,其活性成分为麦考酚酸(mycophenolic acid,MPA),是MMF在体内形成的具有免疫抑制活性的代谢物,MPA通过抑制鸟嘌呤的合成,选择性阻断T细胞和B细胞的增殖,对移植排异和自身免疫性疾病均有显著疗效。

【临床应用】

与皮质类固醇以及环孢素或他克莫司同时应用。用于治疗接受同种异体肾脏移植的患者预防器官移植的排斥反应;用于治疗接受同种异体肝脏移植的患者预防器官移植的排斥反应;还可用于肾病综合征、狼疮性肾炎的诱导缓解及维持治疗原发性肾小球疾病。

【主要制剂】

1. 吗替麦考酚酯片 0.25 g。

2. 吗替麦考酚酯胶囊 0.25 g。

3. 吗替麦考酚酯分散片 0.25 g。

4. 吗替麦考酚酯干混悬剂 0.5 g(按 $C_{23}H_{31}NO_7$ 计算)。

5. 注射用吗替麦考酚酯 0.5 g。

【用法用量】

1. 口服制剂

(1)肾脏移植:成人肾脏移植受者,推荐口服剂量为每次 1 g,每日 2 次(每日剂量为 2 g)。于移植术前 12 h 或移植术后 24 h 内开始口服。维持治疗根据临床表现或 MPA 血药浓度曲线下面积(AUC)调整剂量。

(2)肝脏移植:成人肝脏移植受者,推荐口服剂量为每次 0.5~1 g,每日 2 次(每日剂量为 1~2 g)。在肾脏、心脏或肝脏移植后应尽早开始口服吗替麦考酚酯治疗。

食物对 MPA 的 AUC 无影响,但使 MPA 的血药浓度下降 40%。因此吗替麦考酚酯应空腹服用。但是对稳定的肾脏移植受者,吗替麦考酚酯可以和食物同服。肝功能异常伴有严重肝实质病变的肾脏移植受者不需要做剂量调整。

2. 注射剂 推荐剂量为 1 g,每日 2 次,间隔 12 h,首次剂量应在肾脏移植后 24 h 内使用,持续 14 日。

必须使用5%的葡萄糖溶液配制,1 g 剂量,浓度为 6 mg/mL,宜采用两步稀释法。静脉缓慢滴注应超过 2 h,速度为 84 mL/h 左右。禁忌静脉快速滴注,静脉滴注 MMF 的疗程一般为 7~14 日,主要适用于胃肠道功能异常,或不能进食的患者,如无禁忌证应改为口服。

注射用吗替麦考酚酯的静脉输液配制方法见表 47-1。

表 47-1 注射用吗替麦考酚酯的静脉输液配制方法

步 骤	两步稀释法
第一步	(1)每一个小瓶中注入 20 mL 5%的葡萄糖溶液并摇匀。注意无菌操作。 (2)轻轻摇动小瓶使药品溶解(若室温低,可微热)。 (3)溶解后溶液应为淡黄色液体,无杂质和沉淀物。否则应弃去不用
第二步	用 125 mL 5%的葡萄糖溶液将溶液进一步溶解,最终药物浓度约为 6 mg/mL。观察溶液是否透明、无杂质,否则应弃去不用,溶液应在配制后立即或 4 h 内使用

【不良反应】

MMF 无肝毒性、肾毒性和神经毒性,较适用于肾功能不全的患者。对有严重慢性肾功能损害的患者,除移植麻醉恢复后使用以外,应避免每日剂量超过 2 g。

常见的不良反应包括以下内容:

(1)机会性感染,尿路感染、巨细胞病毒及疱疹病毒感染等,会增加巨细胞病毒性肺炎的发生率。

(2)骨髓抑制,如外周血白细胞减少,服药期间应当密切复查血常规,尤其是刚开始服药阶段。

(3)消化道症状,恶心、呕吐、腹泻、便秘、胃肠道出血等,胃肠道不良反应多为剂量依赖性,降低剂量多能缓解。

(4)与其他免疫抑制药联合应用时,可能会增加淋巴瘤和其他恶性肿瘤(特别是皮肤癌)发生的风险。育龄妇女应避孕。妊娠期妇女使用本药可能增加流产和胎儿先天畸形的风险。

【注意事项】

(1)禁止静脉快速注射或推注给药;禁止用于未使用高效避孕方法的育龄期妇女;在开始接受本药前 4 周内及停止治疗后 6 周内,育龄妇女必须采取高效避孕措施(同时采取两种措施)。

（2）特殊人群用药：严重慢性肾功能损伤的肾脏移植受者应避免每次使用剂量超过 1 g，服药次数每日不超过 2 次，且需严密观察。与年轻人相比，老年患者发生不良事件的风险更高，如某些感染（包括巨细胞病毒组织侵袭性疾病）、胃肠道出血和肺水肿。禁用于孕妇和哺乳期妇女。在驾驶或操作机器时慎用。口服混悬液含有阿司帕坦，可产生苯基丙氨酸，苯丙酮尿症的患者应慎用本药的口服混悬液。男性患者在治疗期间以及停用本药后 90 天内不得捐精。

咪唑立宾（mizoribine，MZR，布累迪宁）

1971 年日本参天制药株式会社曾开发出咪唑立宾。1984 年 MZR 获日本厚生省批准用于肾脏移植术后排斥反应的预防治疗，1999 年在我国上市，可替代 AZA 与其他免疫抑制药构成不同的组合方案。

【药理作用】

咪唑立宾是真菌培养液中的咪唑类核酸物质，在腺苷激酶的作用下成为一磷酸化咪唑立宾，后者通过抑制 IMP 脱氢酶和 GMP 合成酶而影响 GMP 合成，从而抑制免疫细胞的淋巴细胞增殖和抗体产生，适用于器官移植及自身免疫性疾病，肝毒性和骨髓抑制作用较小。

【临床应用】

用于预防肾脏移植术后的器官排斥反应。

【不良反应】

（1）高尿酸血症为常见不良反应。

（2）与 AZA 或 MPA 类药物相比，骨髓抑制作用较轻，也可出现血小板减少、红细胞减少等，必要时可减量、停药，加服升白细胞药物等对症治疗。

（3）偶可出现食欲不振、恶心、呕吐、腹痛、腹泻。

硫唑嘌呤（azathioprine，AZA，依木兰）

硫唑嘌呤是一种应用较早的抗排斥药物，尽管它有一定的毒副作用，但由于它价格便宜，且具有较好的免疫抑制效果，部分患者因经济受限仍在使用此药。

【药理作用】

AZA 为嘌呤类抗代谢剂，干扰细胞分裂，抑制核酸生物合成，进而抑制活化的 T 细胞、B 细胞的增殖，以及其他细胞类型如红细胞前体的增殖，并可引起 DNA 损害。

【临床应用】

AZA 与皮质类固醇和（或）其他免疫抑制剂及治疗措施联用，可防止器官移植（肾脏移植、心脏移植及肝脏移植）患者发生的排斥反应。并可减少肾脏移植患者对皮质类固醇的需求。还可用于严重的类风湿关节炎，系统性红斑狼疮，皮肌炎，自身免疫性慢性活动性肝炎，自发性血小板减少性紫癜等。

【主要制剂】

片剂：每片 50 mg。

【用法用量】

器官移植的剂量如下。

首日剂量：用药剂量取决于所采用的免疫治疗方案，通常第一天的最大剂量为一日按体重 5 mg/kg。

维持剂量：维持剂量则要根据临床需要和血液系统的耐受情况而调整，一般为一日按体重 1～4 mg/kg；AZA 对初次免疫反应具有很强的抑制作用，但对再次免疫反应几乎无任何作用，故其仅适用于器官移植术后排斥反应的预防性治疗；近 20 年来，临床上 AZA 已被 MPA 类衍生物替代。较多见于早期（MPA 类药物在我国未上市时）的肾脏移植受者小剂量应用。对不耐受 MPA 或多瘤病毒（BK 病毒）感染等的受者仍可考虑选择性应用。

【不良反应】

(1) 骨髓抑制,白细胞、血小板减少和贫血。

(2) 胆汁淤积和肝功能损伤。

(3) 可发生皮疹,偶见肌萎缩。

来氟米特(leflunomide,LEF,爱若华)

【药理作用】

LEF 为人工合成的异唑衍生物类抗炎及免疫抑制药,与目前使用的免疫抑制药在化学结构上无任何相似性,具有抗增殖活性,能高效、特异、非竞争性抑制线粒体内二氢乳酸脱氢酶的活性,通过抑制嘧啶的全程生物合成,影响活化的淋巴细胞嘧啶合成,使 T 细胞和 B 细胞的增殖停止在 G1 期,从而抑制淋巴细胞介导的细胞性和体液性免疫应答。

【临床应用】

(1) 适用于成人类风湿关节炎,有改善病情作用。

(2) 狼疮性肾炎。近年来,有学者尝试将其用于肾脏移植,预防排斥反应的发生。

【用法用量】

(1) 来氟米特片,每片 10 mg。半衰期较长,每 24 h 给药 1 次。

(2) 成人类风湿关节炎:前 3 日每日 50 mg 的负荷剂量,之后每日 10 mg 或 20 mg 维持。

(3) 狼疮性肾炎:口服。根据病情选择适当剂量,一次 20~40 mg,病情缓解后适当减量。可与糖皮质激素联用。

【不良反应】

较常见的有腹泻、瘙痒、可逆性丙氨酸转氨酶和天冬氨酸转氨酶升高、脱发、皮疹、白细胞下降等。孕妇和哺乳期妇女禁用。

环磷酰胺(cyclophosphamide,安道生,和乐生,匹服平)

环磷酰胺是最开始的肿瘤化疗药物苯丁酸氮芥的改良产物。在治疗风湿性疾病领域,由于不良反应更少而取代了苯丁酸氮芥。尽管 50 多年过去且新药层出不穷,但环磷酰胺还是系统性红斑狼疮、血管炎等重症风湿病的关键药物。免疫抑制作用强而持久。作用原理及不良反应见第四十四章。临床上常用于糖皮质激素不能缓解的自身免疫性疾病及器官移植时的抗排斥反应。治疗时,可采用小剂量短疗程疗法或小剂量多种免疫抑制药并用疗法,可避免或减轻不良反应。

三、哺乳动物雷帕霉素靶蛋白抑制剂

雷帕霉素/西罗莫司(rapamycin,SRL,赛莫司,雷帕鸣,宜欣可)

雷帕霉素 1999 年由美国 FDA 批准上市,用于肾脏移植受者预防器官排斥反应,2000 年 SRL 口服液在中国上市,2008 年 SRL 片剂在我国上市,与口服液相比,片剂的保存和服用更为方便。

【药理作用】

雷帕霉素是一种新型大环内酯类免疫抑制药,通过不同的细胞因子受体阻断信号传导,阻断 T 细胞及其他细胞由 G1 期至 S 期的进程,从而发挥免疫抑制效应。SRL 与 CNI 免疫抑制的重要区别在于,SRL 只影响 IL-2R 的信号传递,并不像 CNI 那样干扰 IL-2 的转录与合成。因此 SRL 虽可抑制由 IL-2 介导的 T 细胞增殖,但并不抑制由 IL-2 介导的 T 细胞凋亡过程,而后者对免疫耐受或免疫低反应性的诱导和维持起着重要的作用。

【临床应用】

西罗莫司适用于 13 岁或 13 岁以上的接受肾脏移植的患者,以预防器官排斥反应。建议西罗莫司与环孢素和皮质类固醇联合使用。推荐对所有接受西罗莫司治疗的患者进行治疗药物血药浓度监测。

【不良反应】

（1）最常见的不良反应为高脂血症，机制尚不清楚，现已证明 SRL 血药谷浓度与血清总胆固醇和三酰甘油水平显著相关。

（2）SRL 与蛋白尿的发生密切相关，合并糖尿病的受者较易在转换后出现蛋白尿。

（3）可能会引发 SRL 相关间质性肺炎，导致骨髓抑制及切口愈合不良。

四、糖皮质激素类药物

常用的有泼尼松、甲泼尼松和地塞米松等。本类药物对免疫反应的多个环节均有明显抑制作用，广泛用于器官移植时的排斥反应的防治。此类药物作为免疫抑制药应用时，剂量较大，疗程较长，易产生严重不良反应和并发症。常与其他类型的免疫抑制药合用。

五、植物药

目前常用来提取免疫抑制药的中药材有雷公藤、白芍、红花（有效成分为红花黄素）、山茱萸（有效成分为山茱总苷）、青藤等。

六、生物性免疫抑制药

多克隆抗体是将不同来源的人类淋巴细胞作为免疫原，致敏鼠、兔、猪或马等动物，激活其 B 细胞分泌特异性抗体（免疫球蛋白）后，采集并纯化这些抗体而制成。目前临床应用的多克隆抗体有两类：抗胸腺细胞球蛋白（ATG）和抗人 T 细胞免疫球蛋白（ALG），前者有兔抗人胸腺细胞免疫球蛋白（rATG，即复宁），后者有兔抗人 T 细胞免疫球蛋白（ALG-F），国内产品有猪抗人 T 细胞免疫球蛋白。

单克隆抗体是由单一 B 细胞克隆产生的，高度均一、仅针对某一特定抗原表位的具有高度特异性的抗体。目前临床应用的白细胞介素-2 受体拮抗剂（IL-2RA）是 T 细胞活化第 3 信号的阻滞剂，国内常用药物为巴利昔单抗。

巴利昔单抗（basiliximab，舒莱）

【临床应用】

用于预防肾脏移植术后的早期急性器官排斥反应。通常与环孢素和皮质类固醇激素为基础的二联免疫抑制药治疗方案（成人和儿童）或长期的环孢素、皮质类固醇激素和硫唑嘌呤或吗替麦考酚酯为基础的三联免疫抑制药治疗方案（仅成人）联合使用。用于肝脏移植抗排斥反应的预防时，术前 2 h 及术后第 4 日，静脉滴注 20 mg。

【用法用量】

成人剂量：标准总剂量为 40 mg，分 2 次给予，每次 20 mg，首次应于移植术前 2 h 内给予，第 2 次于术后第 4 日给予。经配制后的巴利昔单抗可一次性静脉推注，亦可在 20～30 min 内静脉滴注。如果术后出现对巴利昔单抗严重的过敏反应或移植物丢失等，则应停止第 2 次给药。

【不良反应】

不良反应较少。少见的不良反应包括发热、乏力、头痛、胸痛、咳嗽、呼吸急促、心率加快、血压升高、血糖升高、恶心、呕吐、便秘、腹泻、皮肤切口愈合缓慢等。用药前和用药期间需监测血糖，血常规，肝、肾功能和生命体征。未见细胞因子释放综合征，故不必使用糖皮质激素预防。妊娠期、哺乳期妇女慎用。对巴利昔单抗或处方中其他任何成分过敏者均禁用。

第二节　免疫增强药

免疫增强药是影响免疫功能药的一大分支（本文的免疫增强药指不含疫苗产品在内的可增强机体

免疫功能的药物),因大多数免疫增强药可使过低的免疫功能调节到正常水平,临床主要用其免疫增强作用,治疗免疫缺陷疾病、慢性感染和作为肿瘤的辅助治疗。

临床上常用的药物依其来源分为五类:

(1) 微生物来源的药物。如卡介苗、短小棒状杆菌苗、溶血性链球菌制剂、辅酶 Q10 等。

(2) 人或动物免疫系统产物。如胸腺肽、转移因子、免疫核糖核酸、干扰素(万复洛、赛若金等)、白细胞介素、人免疫球蛋白等。

(3) 化学合成药物。如匹多莫德、左旋咪唑、异丙肌苷、聚肌胞苷酸、聚肌尿苷酸等。

(4) 真菌多糖类药物。如香菇多糖(能治难、天地欣、瘤停能等)、灵芝多糖、银耳多糖、猪苓多糖、云芝多糖等。

(5) 中药及其他。如人参、黄芪、枸杞、白芍等中药有效成分、植物血凝素(PHA)、刀豆蛋白 A 及胎盘多糖等。

一、微生物来源的药物

甘露聚糖肽注射液(PAA,多抗甲素)

多抗甲素为我国首创的一种免疫增强药,属于糖蛋白,是由 α-溶血性链球菌 33 号菌株经培养和提纯后得到的多糖类物质 α-甘露聚糖肽。进入消化道后,多抗甲素可被消化酶分解为低聚甘露糖和碱性多肽两部分,而低聚甘露糖经相应酶不完全水解后可产生甘露寡糖(MOS),再通过这几种生物活性物质发生作用。其作用机制如下:激活并促进单核巨噬细胞系统的吞噬功能;增强和改善机体的应激机能和免疫活性;提高淋巴细胞的转化率。用于免疫功能低下、反复呼吸道感染、白细胞减少症和再生障碍性贫血及肿瘤的辅助治疗。减轻化疗、放疗对造血系统的副作用。不良反应较少,少数患者有一过性发热,偶见皮疹。风湿性心脏病患者禁用。自身免疫病患者慎用。

二、人或动物免疫系统产物

胸腺肽

胸腺肽注射剂因严重过敏反应,已经被胸腺五肽大量替代,临床应用表明:胸腺五肽有明确的分子式、更先进的工艺和更好的疗效以及良好的安全性。

胸腺五肽(thymopentin,欧宁,和信,瑞力能)

【药理作用】

目前临床上使用的胸腺素主要为从小牛胸腺中纯化而得的胸腺五肽,或被称为胸腺素 F5,含有 40 余种肽类,具有免疫调节活性,且作用无种属特异性。具有诱导 T 细胞成熟和调节成熟 T 细胞的功能。胸腺素 α 原是胸腺素 F5 的活性成分之一,具有免疫调节活性。可用于先天性或获得性 T 细胞免疫缺陷病、自身免疫病和肿瘤等疾病的治疗。

【临床应用】

(1) 用于 18 岁以上的慢性乙型肝炎患者。

(2) 各种原发性或继发性 T 细胞缺陷病(如儿童先天性免疫缺陷病)。

(3) 某些自身免疫性疾病(如类风湿关节炎、系统性红斑狼疮)。

(4) 各种细胞免疫功能低下的疾病。

(5) 肿瘤的辅助治疗。

【主要制剂】

注射用胸腺五肽,每支 10 mg。

【用法用量】

肌内注射,用前加灭菌注射用水 1 mL 溶解;或溶于 250 mL 0.9%氯化钠注射液静脉慢速单独滴注。一次 1 支(10 mg),一日 1~2 次,15~30 日为一个疗程。

【不良反应】

个别可见恶心、发热、头晕、胸闷、无力等不良反应,少数患者偶有嗜睡感。

【注意事项】

通过增强患者的免疫功能而发挥治疗作用,故而正在接受免疫抑制治疗的患者(例如器官移植受者)应慎重使用本药,除非治疗带来的好处明显大于危险性。慢性乙型肝炎患者治疗期间应定期检查肝功能。18 岁以下患者慎用。

胸腺肽 α1(thymosin α1,日达仙,泰普生,迪赛)

胸腺肽 α1 耐受性良好。主要不良反应是注射部位疼痛,极少数情况下有红肿、短暂性肌肉萎缩、多关节痛伴有水肿和皮疹。慢性乙型肝炎患者可能 ALT 水平有一过性上升到基础值的两倍(ALT 波动)以上,当 ALT 波动发生时本药通常应继续使用,除非有肝衰竭的症状和预兆出现。

白细胞介素(interleukin)

白细胞介素-2(IL-2)又名 T 细胞生长因子,由 TH 细胞产生,为 Ts 和 TC(杀伤)细胞分化增殖所需的调控因子,它均可促进 B 细胞、自然杀伤(NK)细胞、抗体依赖性杀伤细胞和淋巴因子激活的杀伤(LAK)细胞等的分化增殖。它在抗恶性肿瘤、免疫缺陷病和自身免疫性疾病的治疗和诊断方面有潜在的重要意义。

白细胞介素-3(IL-3)由激活的 T 细胞产生,可刺激某些细胞分化为成熟的 T 细胞,还能刺激骨髓多能造血干细胞和各系统细胞分化、增殖,可促进自然细胞毒细胞的杀瘤活性。

近年来,已从激活的 T 细胞的产物中分离出 IL-4、IL-5、IL-6,对于它们的作用和应用前景正在研究中。

干扰素(interferon,IFN,干复津,利比,万复洛、赛若金,派罗欣)

干扰素是一类糖蛋白,它具有高度的种属特异性,故动物的 IFN 对人无效。干扰素具有抗病毒、抑制细胞增殖、调节免疫及抗肿瘤作用。

在抗病毒方面,它是一个广谱抗病毒药,其机制可能是作用于蛋白质合成阶段,临床可用于病毒感染性疾病,如乳头瘤病毒引起的尖锐湿疣、疱疹性角膜炎、病毒性眼病、带状疱疹等皮肤疾病、慢性乙型肝炎等。

其免疫调节作用在小剂量时对细胞免疫和体液免疫都有增强作用,大剂量则产生抑制作用。

IFN 的抗肿瘤作用在于它既可直接抑制肿瘤细胞的生长,又可通过免疫调节发挥作用。对多种肿瘤如肾细胞癌、某些淋巴瘤、黑色素瘤、乳腺癌、慢性白血病等有效,尤其对毛细胞白血病有很好的疗效。此外,对艾滋病并发的 Kaposi(卡波西)肉瘤有一定的抑制作用;并可抑制 HIV;与其他化疗药物合用可作为放疗、化疗和手术治疗的辅助药物,可提高机体的免疫功能。

常见的不良反应为发热、疲乏、头痛和肌痛。

转移因子(transfer factor,TF)

转移因子是从正常人的淋巴细胞或淋巴组织、脾、扁桃体等中提取的一种核酸肽。它可将供体细胞免疫信息转移给受者的淋巴细胞,使之转化、增殖、分化为致敏淋巴细胞,从而获得供体一样的免疫力。

由此获得的免疫力较持久。其作用机制可能是 TF 的 RNA 通过逆转录酶的作用掺入受者的淋巴细胞中,形成含 TF 密码的特异 DNA。主要用于原发性或继发性细胞免疫缺陷的补充治疗。还用于慢性感染、麻风病及恶性肿瘤等。

三、化学合成药物

左旋咪唑(levamisole,LMS)

左旋咪唑为四咪唑的左旋体,是一种广谱驱虫药,后发现其有免疫调节作用,能使受抑制的巨噬细胞和 T 细胞功能恢复正常。这可能与激活环核苷酸磷酸二酯酶,从而降低淋巴细胞和巨噬细胞内 cAMP 含量有关。其不良反应不严重,可有胃肠道症状、头痛、出汗、全身不适等。少数患者有白细胞及血小板减少,停药后可恢复。主要用于免疫功能低下者,恢复免疫功能后,可增强机体的抗病能力。肺癌手术合用左旋咪唑可延长无瘤期,降低复发率及肿瘤死亡率。对鳞癌效果较好,可减少远处转移。多种自身免疫性疾病,如类风湿关节炎、红斑狼疮等用药后均可得到改善,可能与提高 T 细胞功能,恢复其调节 B 细胞的功能有关。

匹多莫德(普利莫)

匹多莫德为德国进口药,但目前此药物的临床应用争议较大,疗效和安全性均不确定。在我国大量应用于儿科,作为慢性或反复发作的呼吸道感染和尿路感染的辅助治疗。2018 年,国家市场监督管理总局决定对匹多莫德制剂(包括匹多莫德片、匹多莫德散、匹多莫德分散片、匹多莫德口服溶液、匹多莫德口服液、匹多莫德胶囊、匹多莫德颗粒)说明书进行了修订。其中明确 3 岁以下儿童、妊娠 3 个月内妇女禁用。

四、真菌多糖类药物

真菌多糖类药物常用的香菇多糖、灵芝多糖、人参多糖等,具有抗肿瘤、免疫调节、抗凝血、抗病毒、降血脂等多方面的生物活性,用于抗衰老、抗肿瘤、抗感染、自身免疫性疾病、细胞免疫功能低下、艾滋病的辅助治疗。

五、中药及其他

黄芪多糖(astragalus polysaccharide,APS)

黄芪多糖为黄芪中最重要的天然活性成分,是黄芪中起决定性作用的一类大分子化合物。黄芪多糖可显著提高机体的细胞免疫和体液免疫功能,对艾滋病等多种免疫缺陷症均有良好的防治作用。黄芪多糖可促进巨噬细胞产生 IL-1,同时抑制前列腺素 E_2(PGE$_2$)的合成;体内应用可明显提高 T 细胞转化,并促进已受抑的 IL-2 的产生及 IL-2 受体的表达,进而促进 T 细胞增殖等。但对于黄芪多糖更深入的作用机制仍需进一步研究。

姜黄素(curcumin)

姜黄素为从姜黄中提取得到的主要有效成分,具有免疫调节作用,且与剂量有关,可能的机制与抑制免疫细胞 NF-κB 的活化有关。

Note

本章思维导图

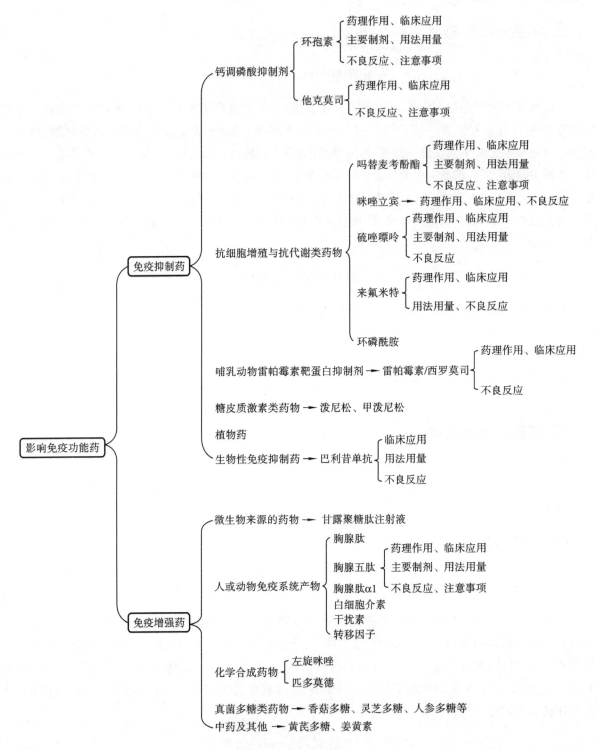

影响免疫功能药

免疫抑制药

钙调磷酸抑制剂
- 环孢素
  - 药理作用、临床应用
  - 主要制剂、用法用量
  - 不良反应、注意事项
- 他克莫司
  - 药理作用、临床应用
  - 不良反应、注意事项

抗细胞增殖与抗代谢类药物
- 吗替麦考酚酯
  - 药理作用、临床应用
  - 主要制剂、用法用量
  - 不良反应、注意事项
- 咪唑立宾 → 药理作用、临床应用、不良反应
- 硫唑嘌呤
  - 药理作用、临床应用
  - 主要制剂、用法用量
  - 不良反应
- 来氟米特
  - 药理作用、临床应用
  - 用法用量、不良反应
- 环磷酰胺

哺乳动物雷帕霉素靶蛋白抑制剂 → 雷帕霉素/西罗莫司
- 药理作用、临床应用
- 不良反应

糖皮质激素类药物 → 泼尼松、甲泼尼松

植物药

生物性免疫抑制药 → 巴利昔单抗
- 临床应用
- 用法用量
- 不良反应

免疫增强药

微生物来源的药物 → 甘露聚糖肽注射液

人或动物免疫系统产物
- 胸腺肽
- 胸腺五肽
- 胸腺肽α1
  - 药理作用、临床应用
  - 主要制剂、用法用量
  - 不良反应、注意事项
- 白细胞介素
- 干扰素
- 转移因子

化学合成药物
- 左旋咪唑
- 匹多莫德

真菌多糖类药物 → 香菇多糖、灵芝多糖、人参多糖等

中药及其他 → 黄芪多糖、姜黄素

Note

目 标 检 测

1. 环孢素最常见的不良反应是( )。

A. 肾毒性 　　　B. 肝损害 　　　C. 多毛 　　　D. 继发感染 　　　E. 继发肿瘤

2. 免疫抑制药中有明显的肝肠循环的是( )。

A. 左旋咪唑 　　B. 卡介苗 　　C. IL-2 　　D. 环磷酰胺 　　E. 环孢素 A

3. 下列对干扰素描述错误的是( )。

A. 通过抑制病毒复制而发挥抗病毒作用 　　　B. 可用于治疗单纯疱疹性结膜炎

C. 丙型肝炎的一线用药 　　　D. 乙型肝炎的一线用药

E. 有明显的肝肠循环

4. 下列关于干扰素的药理作用特点描述错误的是( )。

A. 小剂量增强免疫 　　　B. 大剂量抑制免疫

C. 属于广谱抗病毒药物 　　　D. 只抑制细胞免疫,不抑制体液免疫

E. 小剂量可增强细胞免疫和体液免疫

5. 环孢素的药理作用是( )。

A. 抑制巨噬细胞功能 　　　B. 抑制 NK 细胞活性

C. 抑制 T 细胞活化 　　　D. 抑制 B 细胞活化

E. 抑制 T 细胞和 B 细胞活化

6. 患者,男,45 岁,诊断为酒精性肝硬化失代偿期。实验室检查:血浆白蛋白 17 g/L,PT 45 s,血总胆红素 87 mg/L,HBsAg 阴性,拟实施肝脏移植术。关于肝脏移植术后免疫抑制剂的使用,不正确的是( )。

A. 环孢素是常用的免疫抑制药

B. 由于肝脏是"免疫特惠器官",因而只需短期使用免疫抑制药

C. 免疫抑制药主要是抑制 T 细胞的作用

D. 糖皮质激素的药理作用是诱导活化的 T 细胞凋亡

E. 糖皮质激素可用于器官移植排斥反应

Note

第四十八章　解　毒　药

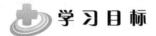

学习目标

知识目标

1. 掌握:急性中毒的处理原则、金属中毒的解毒药及氰化物中毒的解救药的临床应用、不良反应及注意事项。

2. 熟悉:氰化物中毒解毒药、灭鼠药中毒解救药的作用机制。

3. 了解:各类毒物中毒的临床表现。

技能目标

学会观察解毒药的疗效和不良反应,能正确进行用药护理,指导患者合理用药。

案例导入

患者,男,38岁,长期在个体装饰陶瓷片厂从事涂釉工作,腹痛13天,加重4天,急诊以"腹痛待查"收入院,伴有头晕,乏力,恶心,食欲不振,患者入院前13天无明显诱因逐渐出现上腹隐痛,脐周明显,伴阵发性腹绞痛,初始疼痛程度较轻,可以忍受。随后疼痛程度及每次持续时间逐渐增加,转为持续性。病史:银屑病病史3年余,一直内服＋外用私人诊所开的中药秘方,(内服药成分不明,外用药为红油膏),近1个月明显好转。经腹部B超、血常规、生化检查无异常。

讨论:

1. 请问应考虑再做何种检查?

2. 推测可能致病原因是什么?

3. 如果推测正确,该如何治疗?

解毒药是指能中和毒物,对抗毒性作用,减弱毒性反应,解除或减轻中毒症状,降低中毒死亡,以治疗中毒为目的的药物。解毒药可分为特异性(专属性高)和非特异性(专属性低)两种药物;前者为特效解毒剂,后者称为通用解毒药,解毒谱广,专属性低,可用于多数毒物中毒,例如活性炭、氧化镁、硫酸镁、鞣酸等。前者专属性高,有特效作用。本章重点讨论特效解毒药。

急性中毒的处理原则如下:①去除毒物以减少毒物的吸收;②促进毒物的排泄;③对症治疗;④应用特异性解毒药。

第一节　金属与类金属中毒的解毒药

金属和类金属主要包括汞、银、铅、铜、锰、铬、锌、镍、砷、锑、磷、铋等,均能引起生物中毒。它们的毒

Note

害作用主要是能与机体内功能酶、辅酶以及细胞膜的代谢活性基团(如巯基—SH)结合,抑制了酶的活性而影响组织细胞的生理功能,特别是组织细胞的呼吸作用。

解毒药多为含有—OH、—SH、—NH 等功能基团的络合剂,能与金属或类金属离子结合成环状络合物,生成低毒或无毒的可溶性化合物,由尿排出,解除它们对体内巯基酶系统的作用,而达到解毒的目的。

理想的金属络合剂应具有以下特征:①对于毒性金属离子具有较内源性结合位点更高的亲和力;②对于内源性金属离子(钙、镁、锌等)亲和力低;③可以到达中毒金属聚积的部位;④在体液 pH 条件下具有高活性;⑤与金属离子形成的络合物的毒性较游离金属离子低;⑥所形成的络合物易于从体内排出。

二巯丙醇(双硫代甘油,巴尔)

【药理作用】

二巯丙醇分子结构中的二个巯基能够有效地与砷、汞、金等重金属离子络合,形成无毒性的络合物,迅速从尿中排出,产生解毒作用。本药是一种竞争性解毒药,形成的络合物可有部分逐渐解离出二巯丙醇并很快被氧化,游离的金属仍能引起中毒反应,因此应尽早并足量反复应用,重金属中毒后 1～2 h 使用疗效最好。

【临床应用】

主要用于急性砷、汞中毒;也可用于金、铋、锑金属中毒的解救。

【主要制剂】

二巯丙醇注射液:2 mL∶0.2 g。

【用法用量】

肌内注射:成人常用量为按体重 2～3 mg/kg,第一、二天,每 4 h 1 次。第三天改为每 6 h 1 次,第四天后减少到每 12 h 1 次。疗程一般为 10 天。

【不良反应】

本药有特殊气味。常见不良反应依次有恶心、呕吐、头痛、唇和口腔灼热感、咽和胸部紧迫感、流泪、流涕、流涎、多汗、腹痛、肢端麻木和异常感觉、肌肉和关节酸痛。剂量超过 5 mg/kg 时出现心动过速、高血压、抽搐和昏迷,暂时性血清丙氨酸氨基转移酶和门冬氨酸氨基转移酶增高,持续应用可损伤毛细血管,引起血浆渗出,导致低蛋白血症、代谢性酸中毒、血浆乳酸增高和肾脏损害。儿童不良反应与成人相同,但可有发热和暂时性中性粒细胞减少。一般不良反应常在给药后 10 min 出现,30～60 min 后消失。

【注意事项】

(1) 严重肝功能障碍者禁用,但砷中毒引起的黄疸除外。

(2) 禁用于铁、硒、镉中毒,因与这些物质形成的化合物毒性更大。有花生或花生制品过敏者,不可应用本药。

(3) 老年人的心脏和肾脏代谢功能减退,慎用。

(4) 对有心脏病、高血压、肾脏病、肝病和营养不良的患者应慎用。有严重高血压、心力衰竭和肾衰竭的患者应禁用。

(5) 应用本药前后应测量血压和心率。治疗过程中要检查尿常规和肾功能。大剂量长期应用时还要检查血浆蛋白。本药与金属结合的复合物,在酸性条件下容易离解,故应碱化尿液,保护肾脏。二次给药间隔时间不得少于 4 h。本药为油剂,肌内注射局部可引起疼痛,并可引起无菌性坏死,肌内注射部位要交替进行,并注意局部清洁。

二巯丁二钠

二巯丁二钠是一种广谱金属中毒的解毒促排特效药,解毒作用与二巯丙醇相似,解锑毒效能最强,对铅、汞、砷中毒,也有明显解毒作用,对其他金属中毒的解毒作用亦显著,亦用于肝豆状核变性。

二巯丙磺钠(尔巯皇)

【药理作用】

本药具有两个巯基,其巯基可与金属络合,形成不易离解的无毒性络合物由尿排出。二巯基类化合物与金属的亲和力较大,并能夺取已经与酶结合的金属而恢复酶的活性。二巯基类药物与金属形成的络合物仍有一定程度的离解,如排泄慢,离解出来的二巯基化合物可很快被氧化,游离的金属仍能产生中毒现象,故本药在解救金属中毒时,需反复给予足量的药物。

【临床应用】

常用于治疗汞中毒、砷中毒,为首选解毒药物。对有机汞中毒有一定疗效。对铬、铋、铅、铜及锑化合物(包括酒石酸锑钾)均有疗效。实验治疗观察对锌、镉、钴、镍、钋等中毒,也有解毒作用。

【主要制剂】

二巯丙磺钠注射液:2 mL∶0.125 g。

【用法用量】

用于急性金属中毒时可静脉注射,每次按体重 5 mg/kg,每 4～5 h 1 次,第二日 2～3 次,以后1～2次/日,7 日为一个疗程。

用于慢性中毒:每次按体重 2.5～5 mg/kg,1 次/日,用药 3 日停 4 日为一个疗程,一般用 3～4 个疗程。

【不良反应】

本药比二巯丙醇毒性低。但静脉注射速度过快时有恶心、心动过速、头晕及口唇发麻等,一般 10～15 min 即可消失。偶有过敏反应,如皮疹、寒战、发热,甚至过敏性休克,剥脱性皮炎等。一旦发生应立即停药,并对症治疗。轻症者可用抗组胺药,反应严重者应用肾上腺素或肾上腺皮质激素。

【注意事项】

高敏体质者或对巯基化合物有过敏史的患者,应慎用或禁用,必要时脱敏治疗后在密切观察下小剂量使用。

依地酸钙钠(calcium disodium edetate,氨羧素,依地钙钠,解铅乐)

【药理作用】

依地酸钙钠能与多种金属离子形成稳定而可溶的络合物。与钙、镁、钡等络合较牢固,与铅、钴、铬、镉、铜、镍等离子形成的络合物更为稳定。尤其对无机铅中毒效果好。本药在体内络合汞的能力不强,因此对汞中毒无效。本药极性大,胃肠道吸收差,不宜口服给药。肌内注射有效,但可致局部疼痛,加适量普鲁卡因可减轻。在体内主要分布于细胞外液,静脉注射血浆半衰期为 20～60 min。以原形经肾脏排泄,1 h 排出 50%,24 h 排出 95%以上。

【临床应用】

主要用于治疗急、慢性铅中毒,亦可治疗镉、锰、铬、镍、钴和铜中毒,以及作为诊断用的驱铅试验。

【主要制剂】

1. 依地酸钙钠片　0.5 g。

2. 依地酸钙钠注射液　5 mL∶1 g。

【用法用量】

1. 成人常用量　每日 1 g(依地酸钙钠注射液)加入 5%葡萄糖注射液 250～500 mL,静脉滴注 4～8 h。连续用药 3 日,停药 4 日为一个疗程。肌内注射,用 0.5 g 加 1%盐酸普鲁卡因注射液 2 mL,稀释后作深部肌内注射,每日 1 次,疗程参考静脉滴注。

2. 小儿常用量　每日按体重 25 mg/kg,静脉用药方法参考成人。

3. 铅移动试验　成人每次 1 g(依地酸钙钠注射液)加入 5%葡萄糖注射液 500 mL,4 h 静脉滴注完毕。自用药开始起留 24 h 尿。24 h 尿铅排泄量超过 2.42 μmol(0.5 mg),认为体内有过量铅。

4. 片剂 口服。一次 1.0 g(一次 2 片),一日 2～4 次,或按病情给药。

【不良反应】

①部分患者可有短暂的头晕、前额痛、关节酸痛、食欲不振、恶心、畏寒、发热,组胺样反应如鼻黏膜充血、喷嚏、流涕和流泪。②静脉注射过快可发生低钙性抽搐,故须静脉滴注,滴速应在 15 mg/min 以内。③大剂量能损害肾脏,使肾小管发生坏死,尿中出现管型、蛋白、红细胞、白细胞,也可能出现少尿,甚至急性肾衰竭,停药后可恢复。④血药浓度超过 0.5％时,可引起血栓性静脉炎。⑤有患者应用本药出现高钙血症,应予以注意。不良反应和肾脏损害一般在停药后恢复。

【注意事项】

(1) 本药与乙二胺有交叉过敏反应。

(2) 动物实验证明本药有增加小鼠胚胎畸变率,但可通过增加饮食中的锌含量来预防。组织培养中加入本药可影响早期鸡胚上皮细胞的发育。

(3) 各种肾脏病患者应慎用本药。

(4) 每一疗程治疗前后应检查尿常规,多疗程治疗过程中要检查血尿素氮、肌酐、钙和磷。

青霉胺(penicillamine)

青霉胺有促排铅、汞、铜的作用,但非首选药物。优点是可以口服,不良反应较轻,在其他药物有禁忌时可选用。还可治疗肝豆状核变性(Wilson 病),也用于其他药物治疗无效的严重活动性类风湿关节炎。研究发现它能选择性地抑制某些免疫细胞,使 IgG 及 IgM 减少,有免疫抑制作用。已用于治疗自身免疫性疾病包括类风湿关节炎、慢性活动性肝炎、硬皮病、口眼干燥、关节炎综合征等。

不良反应与给药剂量相关,发生率较高且较为严重,部分患者在用药 18 个月内因无法耐受而停药。最初的不良反应多为胃肠道功能紊乱、味觉减退、中等程度的血小板计数减少,但严重者不多见。长期大剂量服用,皮肤胶原和弹性蛋白受损,导致皮肤脆性增加,有时出现穿孔性组织瘤和皮肤松弛。大多数不良反应可在停药后自行缓解和消失。

去铁胺(deferoxamine,得斯芬)

去铁胺主要用于治疗急性铁中毒和慢性铁蓄积引起的疾病。维生素 C 与本药合用可促进排铁作用,因维生素 C 可动员更多的铁转为可络合铁,但若可络合铁超过本药能络合的量,则多余的可络合铁将促进脂质过氧化作用,引起组织损伤。口服可有胃肠刺激症状,如恶心、腹部不适感。肌内注射可引起局部疼痛、视听障碍、晶状体混浊、全身发红、荨麻疹和过敏等。静脉给药除有上述反应外,偶有低血压、心悸、呼吸加快、低氧血症、惊厥、休克等。若剂量控制在 15 mg/(kg·h)或 50 mg/(kg·d)以下,不良反应很少发生。静脉注射宜慢,否则可引起血压下降甚至休克。

喷替酸钙钠(calcium trisodium pentetate,促排灵,Ca-DTPA)

喷替酸钙钠为防治放射病药,作为重金属螯合剂,可与金属离子形成稳定的螯合物,从而提高放射性污染物的清除率。用于铅、铁、锌、铬、钴等重金属中毒和加速放射性元素自体内排出。与依地酸钙钠相似,与金属铬合力较强。少数患者可引起皮炎、湿疹、轻度头晕、无力、恶心、呕吐、食欲减退,大剂量尚可引起腹泻,应停药。

第二节 氰化物中毒解毒药

氰化物作用迅速,毒性强烈,来源广泛,首先是含氰植物,如杏仁、李仁、桃仁、白果等果仁及木薯中含有氰的前体——生氰糖苷,进入机体后可产生氢氰酸,大量误食可引起氰化物中毒;其次是职业接触氰化物(工业生产中常用的有氰化钠、氰化钾、氢氰酸及有机氰如乙腈、丙烯腈),这是氰化物中毒最主要的途径。人畜误服后,在肠道内水解释出氰离子(CN^-)而致中毒。

氰化物进入组织中释放出氰离子(CN^-),能与细胞色素氧化酶中的 Fe^{3+} 结合,从而抑制细胞色素 C 氧化酶的活性,阻断呼吸链使组织缺氧。有氧代谢被抑制,无氧呼吸成为主导,可产生乳酸等大量酸性物质,最终导致代谢性酸中毒从而引起一系列神经系统症状(缺氧、发绀等),呼吸中枢麻痹常为氰化物中毒致死的原因。

氰化物中毒治疗的关键在于迅速恢复细胞色素氧化酶的活性和加速氰化物转化为无毒或低毒的物质。所用解毒药主要有:①高铁血红蛋白形成剂,如亚硝酸钠、亚硝酸异戊酯、亚甲蓝等。②硫供体,主要为硫代硫酸钠。③含钴化合物等。解毒疗法中首选药物为亚硝酸异戊酯、亚硝酸钠、硫代硫酸钠,其中亚硝酸钠和硫代硫酸钠组合是氰化物和氰酸中毒的最好治疗剂。

一、高铁血红蛋白形成剂

高铁血红蛋白形成剂是最传统的氰化物解毒药物,临床上常用的有亚硝酸异戊酯(AN)、亚硝酸钠(SN)、4-二甲氨基苯酚(4-DMAP)和对氨基苯丙酮(PAPP)。

亚硝酸异戊酯能扩张血管平滑肌,故静脉注射时不能过快,以免引起血压骤降。亦可引起恶心、呕吐、头昏、头痛、出冷汗、气急、抽搐等。孕妇禁用。

亚硝酸钠(sodium nitrite)

亚硝酸钠属氧化剂,是氰化物中毒的有效解毒剂。

【药理作用】

亚硝酸钠很容易使血红蛋白氧化为高铁血红蛋白。高铁血红蛋白分子中的 Fe^{2+} 与细胞色素氧化酶中的 Fe^{3+} 有互相竞争与 CN^- 相结合的作用,而且高铁血红蛋白与 CN^- 亲和力较强,易形成毒性较低的复合物,故能清除血液中游离的 CN^- 并可夺取已经与氧化型细胞色素氧化酶中高铁离子结合的氰离子,从而恢复酶的活性,解除氰化物的急性中毒。

口服吸收迅速,15 min 即起作用,可持续 1 h,静注立即起作用。约 60% 在体内代谢。

【临床应用】

主要用于治疗氰化物中毒,疗效较亚甲蓝好。硫化氢或硫化钠等中毒时,亚硝酸钠也是有效的解毒药。

【主要制剂】

亚硝酸钠注射液:10 mL:0.3 g。

【用法用量】

本药为 3% 水溶液,仅供静脉使用,每次 10～20 mL(即 6～12 mg/kg),每分钟注射 2～3 mL;需要时在 1 h 后可重复半量或全量;出现严重不良反应应立即停止注射本药。成人常用量:静脉注射 0.3～0.6 g。小儿常用量:按体重 6～12 mg/kg。

【不良反应】

可引起恶心、呕吐、头昏、头痛、出冷汗、发绀、气急、昏厥、低血压、休克、抽搐等。上述反应的程度与剂量过大和注射速度过快有关。孕妇禁用。

【注意事项】

(1) 有心血管和动脉硬化的患者需要应用时,要适当减小剂量和减慢注射速度。

(2) 注射较大剂量本药可因高铁血红蛋白过多导致发绀,可用亚甲蓝使高铁血红蛋白还原。

(3) 本药对氰化物中毒仅起暂时性的延迟毒性作用。因此随后立即通过原静脉注射针头注射硫代硫酸钠,可使其与 CN^- 结合变成毒性较小的硫氰酸盐由尿排出。

(4) 必须在中毒早期应用,中毒时间稍长无解毒作用。

二、硫供体

硫供体的作用是提供硫原子,其解毒机理为在体内硫氰酸酶的催化下,硫原子与体内游离(或与高铁血红蛋白结合)的 CN^- 生成毒性较低的硫氰酸盐(SCN^-)随尿排出体外。已知可用于对抗氰化物中毒的各种硫供体如下:硫代硫酸钠,3-巯基丙酮酸前体,大蒜素,机体内源性的半胱氨酸、蛋氨酸和谷胱甘肽等也可作为硫供体解毒。

硫代硫酸钠(sodium thiosulfate,次亚硫酸钠,大苏打)

硫代硫酸钠是一种供硫剂。

【药理作用】

硫代硫酸钠结构中具有活泼的硫原子,在转硫酶的作用下,与 CN^- 生成稳定性强、毒性低的无毒的硫氰酸盐(SCN^-)而随尿排出;本药不易由消化道吸收,$t_{1/2}$ 为 0.65 h,静脉注射迅速分布到各组织的细胞外液,而后从尿排出。

【临床应用】

(1)主要用于氰化物中毒,也可用于砷、汞、铅、铋、碘等中毒。

(2)作为非特异性抗炎药,用于皮炎、湿疹、荨麻疹、药物性皮炎、副银屑病的治疗。

临用前,用灭菌注射用水溶解成 5% 的溶液后应用。常用量:肌内或静脉注射一次 0.5～1 g。

【主要制剂】

1. 注射液 10 mL∶0.5 g;20 mL∶1.0 g;20 mL∶10 g。

2. 注射用无菌粉末 0.32 g、0.64 g。

【用法用量】

1. 注射液 临用前,用灭菌注射用水溶解成 5% 的溶液后应用。

常用量:肌内或静脉注射一次 0.5～1 g。

2. 注射用无菌粉末 成人常用量:氰化物中毒,缓慢静脉注射 12.5～25 g。必要时可在 1 h 后重复半量或全量。

洗胃:口服中毒时用 5% 的溶液洗胃,并保留本药适量于胃中。

【不良反应】

可引起头晕、水肿、乏力、恶心、呕吐、瘙痒、皮疹、胸闷、憋气、过敏性休克等反应,注射部位疼痛、局部麻木等。静脉注射过快可导致心悸,使血压下降,不宜与亚硝酸钠混合注射。

【注意事项】

本药与亚硝酸钠从不同解毒机制治疗氰化物中毒,应先后静脉注射,不能混合后同时静脉注射。本药继亚硝酸钠静脉注射后,立即由原针头注射本药。口服中毒者,须用 5% 溶液洗胃,并保留适量于胃中。肾功能不全患者慎用;必须使用时应注意选择剂量,并监测肾功能。

硫代硫酸钠主要由肾脏排出,老年患者肾功能下降的可能性较大,在剂量选择上应注意,并应监测肾功能。

三、含钴化合物

含钴化合物的主要解毒机制是其可与 CN^- 结合生成无毒的氰钴胺经尿液排出,目前研究较多的是羟钴胺素和钴啉醇酰胺。澳大利亚复苏理事会认为可将羟钴胺素(vitamin B_{12a})作为一线解毒剂,Vitamin B_{12a} 可与 CN^- 形成氰钴胺(vitamin B_{12})从肾脏排出,使细胞色素氧化酶恢复活性,并且不干扰组织的氧合作用。

羟钴胺(hydroxocobalamin)

美国主要以亚硝酸钠、硫代硫酸钠以及羟钴胺素用作氰化物解毒剂,而在法国和其他的欧洲国家,只有羟钴胺被批准使用。羟钴胺大剂量注射可用于氰化物中毒,使氰化物转变为氰钴胺。

【临床应用】

氰化物的解毒剂,还用于治疗恶性贫血、巨幼红细胞贫血、神经痛、肝实质损害与接触性皮炎等。

【主要制剂】

盐酸羟钴胺注射液:1 mL : 0.25 mg;1 mL : 0.1 mg;1 mL : 05 mg;1 mL : 1 mg。

【用法用量】

肌内注射。

(1)成人:一日 0.025～0.1 mg,或隔日 0.05～0.2 mg。

(2)儿童:每次 25～100 μg,每日或隔日 1 次。避免同一部位反复给药,且对早产儿、婴儿、幼儿要特别小心。

(3)用于神经炎和氰化物的解毒时,用量可酌增。

【不良反应】

肌内注射偶可引起皮疹、瘙痒、腹泻及过敏性哮喘,极个别可有过敏性休克。

【注意事项】

用药过程中可致过敏反应;有条件时用药过程中应监测血中维生素 B_{12} 浓度;痛风患者可能发生高尿酸血症。在治疗巨幼红细胞贫血最初 48 h 内应查血钾,以防低血钾发生。

第三节　灭鼠药中毒解毒药

灭鼠药的种类很多,常见的灭鼠药分为抗凝血类、灭毒胺类、有机氟及含磷毒鼠药。发生中毒后,首先要确认中毒鼠药的种类,然后应用解毒药物并给予对症治疗。

一、抗凝血类灭鼠药中毒解毒药

抗凝血类灭鼠药主要品种按其化学结构可分为香豆素衍生物(如华法林、大隆、溴敌隆)和茚满二酮类(如敌鼠、杀鼠酮)两大类。其毒性作用速度较慢,故称缓效灭鼠药。此类药物主要经消化道吸收,进入机体后,产生与维生素 K 相拮抗的作用,干扰维生素 K 的氧化还原循环,使肝细胞生成的凝血酶原和维生素 K 依赖性凝血因子 II、V 及 VII 等不能转化为有活性的凝血蛋白,从而影响凝血过程,导致出血倾向。临床表现可见恶心、呕吐、食欲缺乏及出血等症状。解毒药主要通过增加体内维生素 K 的含量,提高其与灭鼠药竞争的优势,恢复并加强原有的各种生理功能。人类口服这类灭鼠药后常不会立即发病,带有一定迷惑性,故对询问有明确服毒史的患者应及时给予维生素 K_1 治疗,为后续抢救及降低病死率争取宝贵的时间和机会。

维生素 K_1 注射液:肌内或深部皮下注射,每次 10 mg,每日 1～2 次,24 h 内总量不超过 40 mg。

二、毒鼠磷中毒解毒药

毒鼠磷中毒机制主要是抑制胆碱酯酶活性,使突触处乙酰胆碱过量堆积,胆碱能神经节后纤维支配的效应器出现 M、N 样作用,如平滑肌兴奋、腺体分泌增加、瞳孔缩小、骨骼肌兴奋等。毒鼠磷是有机磷化合物,主要应用 M 受体阻断剂阿托品及胆碱酯酶复活药如氯解磷定等解救。

三、其他灭鼠药中毒解毒药

有机氟灭鼠药中毒机制尚不完全清楚,目前认为有机氟进入机体后在酰胺酶作用下分解生成氟乙酸,氟乙酸与辅酶 A 作用生成氟乙酰辅酶 A,后者再与草酰乙酸缩合形成氟柠檬酸。氟柠檬酸与柠檬酸的化学结构相似,可与柠檬酸竞争三羧酸循环中的顺乌头酸酶,并抑制其活性,从而阻止了柠檬酸转化为异柠檬酸的过程,造成柠檬酸堆积,破坏了体内三羧酸循环,使糖代谢中断,组织代谢发生障碍。同时,组织中大量的柠檬酸可导致组织细胞损害,引起心脏和中枢神经系统功能紊乱,引起中毒。解毒的常用药物为乙酰胺。

乙酰胺(acetamide,解氟灵)

【药理作用】

乙酰胺与氟乙酰胺等的化学结构相似,进入体内后与氟乙酰胺等竞争酰胺酶,使氟乙酰胺等不能分解产生对机体有害的氟乙酸。同时乙酰胺本身分解产生的乙酸能干扰氟乙酸的作用,因而解除有机氟中毒。

【临床应用】

主要用于解除氟乙酰胺和氟乙酸钠的中毒,能延长中毒的潜伏期,减轻症状或制止发病。

【主要制剂】

注射剂:5 mL∶2.5 g;2 mL∶1 g;10 mL∶5 g。

【用法用量】

肌内注射。

乙酰胺注射液一次 2.5～5 g(1～2 支),一日 2～4 次,或按体重每日 0.1～0.3 g/kg,分 2～4 次注射,一般连续注射 5～7 日;危重患者可给予 5～10 g(2～4 支)。乙酰胺为特效解毒剂,需早期、足量应用。儿童使用剂量为每次按体重 0.1～0.3 g/kg。

【不良反应】

注射时可引起局部疼痛,本药一次量(2.5～5 g),注射时可加入盐酸普鲁卡因 20～40 mg 混合使用,以减轻疼痛。大量应用可能引起血尿,必要时停药并加用糖皮质激素使血尿减轻。

【注意事项】

氟乙酰胺中毒患者,包括可疑中毒者均应及时给予本药,尤其早期应给予足量。与解痉药、半胱氨酸合用,效果较好。

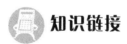

知识链接

毒鼠强中毒的解救

毒鼠强国家已经禁用,作用机制主要是抑制脑内抑制性神经递质GABA,过度兴奋导致患者持续性的抽搐,造成重要的脏器包括大脑、心脏缺氧缺血,从而诱发严重的并发症,死亡率极高。毒鼠强中毒目前尚无特效解毒药。解救措施如下:

(1)首先应清除胃内毒物:可采取催吐、洗胃、灌肠、导泻等手段。

(2)对症处理:抗惊厥以苯巴比妥钠的疗效较安定效果好。抽搐、躁动、烦躁不安时,肌内注射苯巴比妥钠或安定。必要时重复。也可预防性肌内注射苯巴比妥钠。呕吐、腹痛时,可用654-2。心率每分钟慢于 50 次者,临时给予适量 654-2 或阿托品。心率每分钟低于 40 次者考虑体外临时起搏器,在发生阿-斯综合征时进行人工起搏。心电图心肌损害者,静脉滴注ATP,CoA,CoQ10 等。肝大或转氨酶升高者予护肝治疗。也可给予维生素 C、维生素 E 或1,2-二磷酸果糖等氧自由基清除剂。

(3)活性炭血液灌流:中毒较重者尽快进行活性炭血液灌流。有报道中毒者血液灌流后,血中毒鼠强浓度明显降低,灌流后活性炭颗粒的提取液中检测到毒鼠强。

(4)应用二巯丙磺钠,可降低毒鼠强的惊厥发生率和死亡率,首剂 0.125～0.25 g 肌内注射,必要时 0.5～1 h 再追加,每次 0.125～0.5 g,至基本控制抽搐。

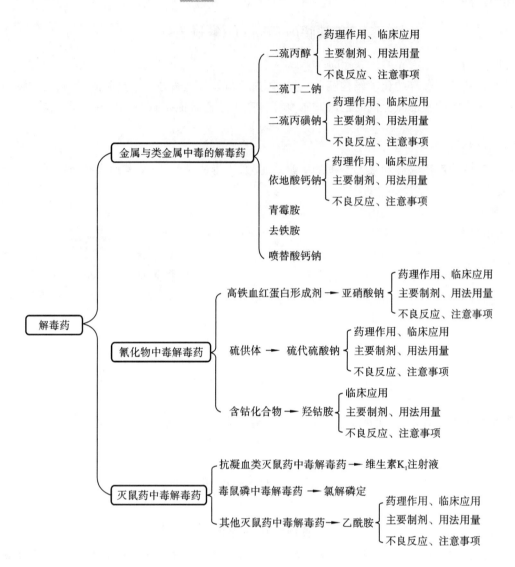

本章思维导图

目标检测

1. 亚硝酸盐中毒的特效解毒药是（　　）。

A. 亚甲蓝（美蓝）　　　　　　　　B. 镁乳　　　　　　　　　　　　C. 阿托品

D. 碘解磷定　　　　　　　　　　　E. 氯解磷定

2. 氰化物中毒的特效解毒药是（　　）。

A. 亚硝酸钠　　　B. 镁乳　　　C. 阿托品　　　D. 碘解磷定　　　E. 氯解磷定

3. 中毒的一般处理方法不包括（　　）。

A. 清除未吸收的毒物　　　　　　　　　　B. 加速药物排泄，减少药物吸收

C. 对昏迷状态的患者催吐　　　　　　　　D. 使用特殊解毒药

E. 支持对症治疗

4. 下列有关二巯基丙醇的说法不正确的是（　　）。

A. 能夺取已与酶系统结合的金属，形成不易解离的无毒性络合物而由尿排出，恢复巯基酶活性，解

除金属引起的中毒症状

B.治疗慢性汞中毒疗效较好

C.对砷、汞及金的中毒有解救作用

D.有收缩小动脉作用,可使血压上升,心跳加快

E.碱化尿液可以减少络合物的解离而减轻肾损害

5. 小剂量用于治疗高铁血红蛋白血症,大剂量用于轻度氰化物中毒的解毒药是(   )。

A.亚甲蓝　　　　B.二巯基丙醇　　　C.谷胱甘肽　　　D.亚硝酸钠　　　E.依地酸钙钠

6. 能扩张血管平滑肌,静脉注射时能引起血压骤降的解毒药物是(   )。

A.亚甲蓝　　　　B.二巯基丙醇　　　C.谷胱甘肽　　　D.亚硝酸钠　　　E.依地酸钙钠

7. 依地酸钙钠对下列哪种金属中毒效果较好?(   )

A.汞中毒　　　　B.砷中毒　　　　C.铜中毒　　　　D.铅中毒　　　　E.镍中毒

8. 铁中毒的特效解毒药是(   )。

A.依地酸钙钠　　B.二巯丙醇　　　C.二巯丁二钠　　D.青霉胺　　　　E.去铁胺

9. 青霉素过敏者禁用的药物是(   )。

A.二巯丙醇　　　B.氟马西尼　　　C.去铁胺　　　　D.二巯丁二钠　　E.青霉胺

10. 氰化物中毒是由于氰化物抑制(   )。

A.胆碱酯酶　　　　　　　　B.细胞色素氧化酶　　　　　　C.细胞色素还原酶

D.Na^+-K^+-ATP 酶　　　　　　E.H^+-K^+-ATP 酶

参考文献

[1] 樊一桥,陈俊荣,方士英.药理学[M].3 版.北京:科学出版社,2015.

[2] 韦翠萍,廖丽燕.药理学及用药指导[M].北京:化学工业出版社,2014.

[3] 高春艳,杜景霞,曹华.药理学[M].武汉:华中科技大学出版社,2019.

[4] 秦红兵,姚伟.护用药理学[M].4 版.北京:人民卫生出版社,2018.

[5] 张虹,秦红兵.药理学[M].3 版.北京:中国医药科技出版社,2017.

[6] 杨宝峰,陈建国.药理学[M].9 版.北京:人民卫生出版社,2018.

[7] 李学玲,秦红兵,邹浩军.常用药物新编[M].2 版.北京:人民卫生出版社,2016.

[8] 师海波,王克林.最新临床药物手册[M].5 版.沈阳:辽宁科学技术出版社,2018.

[9] 徐元贞,郭长升,卢飞舟.新全实用药物手册[M].4 版.郑州:河南科学技术出版社,2019.

[10] 苗久旺,袁超.药理学[M].北京:中国科学技术出版社,2016.